固体医薬品の物性評価 第2版

監修　日本薬剤学会 物性FG　　編集　星薬科大学 米持 悦生

じほう

はじめに

　現在の製剤開発は，原料，初期製剤から工業化に至るまで，開発時間の短縮のためにより
シンプルな処方設計が主流となっている。このような状況では，原薬・添加剤などの原材料
物性が製剤特性に直接反映される可能性が高く，また製剤化を視野に入れた原薬物性制御が
必須である。QbD（Quality by Design）に基づいた製剤設計においても，原材料物性は
CQA（Critical Quality Attribute）達成のための CMA（Critical Material Attribute）の評価
につながり，その重要性は非常に高い。本書初版「固体医薬品の物性評価」は，製剤の物性
評価手法を初めて体系化した書籍として 2003 年 6 月に上梓され，大学・医薬品メーカーの
プレフォーミュレーション，CMC に関連した業務に携わられている方々から，物性関連の
テキストとして愛読されてきた。関係者の間では，通称「物性赤本」と呼ばれるほど親しま
れていたが，発行から 15 年が経過し，物性評価関連技術も飛躍的な進歩を遂げたこともあ
り，その内容を「最新の情報にアップデートしてほしい」という意見を多くいただくように
なった。

　製剤に関わる分析評価技術，関連するレギュレーションは，旧版出版時から大きく変化し
た。旧版で，取り上げられていた分析手法には，その後ハーモナイズされ日局の一般試験法
として収載されたものも多い。本書は，今回の改訂により最新の分析評価技術，レギュレー
ションを盛り込み，研究者のニーズに沿った書籍となるように，内容を大幅に見直した。全
体の構成は，旧版にならい，固体医薬品の基礎理論，物性測定法の理論と実際，開発医薬品
の物性評価に関する解析例，そしてレギュレーションとした。第 2 章には新たな評価法，特
にイメージング技術に関する項目を追加した。第 3 章は，内容を全面的に見直し，原薬と製
剤に整理した上で，最新の評価事例を取りこんだ。もちろん，第 4 章のレギュレーションに
関連する項目も最新の内容に更新した。また，旧版の読者からは，「教科書として使用する
には難解である」，「具体的なノウハウが知りたい」など多くのご意見をいただいた。本改訂
版には，少し難しい内容に対しては，新たに「コラム」として解説を加えた。また，実験の
ノウハウについても「コラム」として，内容を補完した。本書を通じて，製剤の研究・技術
者が，物性評価技術を深く理解し，将来の製剤開発につながる成果を上げることを期待して
いる。

　本書の出版にあたり，多忙にもかかわらず，多くの依頼に快くご対応頂いた執筆者各位に
心から御礼する。執筆・編集に際して多大なご協力をいただいた日本薬剤学会物性フォーカ
スグループ（FG）のメンバーに深謝申し上げる。彼らによる熱い議論なしには本書の改訂
は成しえなかった。また，本書の企画を推進頂いた日本薬剤学会 FG 統括，編集にご尽力頂
いた岡田正人氏に感謝申し上げる。

20018 年 8 月吉日

日本薬剤学会物性 FG リーダー　編集代表　米持悦生

● 監修

公益社団法人 日本薬剤学会　物性 FG

● 編集

米持 悦生　　　星薬科大学

● 執筆者一覧　　（五十音順）

淺原 初木	グラクソ・スミスクライン株式会社
庵原 大輔	崇城大学
池田 幸弘	武田薬品工業株式会社
伊豆津 健一	国立医薬品食品衛生研究所
井上 靖雄	小野薬品工業株式会社
岩尾 康範	静岡県立大学
岩田 健太郎	アステラス製薬株式会社
植戸 隆充	中外製薬株式会社
宇佐見 弘文	知的財産戦略ネットワーク株式会社
大貫 義則	富山大学
小野 誠	第一三共株式会社
垣尾 智子	元 武田薬品工業株式会社
香取 典子	国立医薬品食品衛生研究所
辛島 正俊	武田薬品工業株式会社
川上 亘作	国立研究開発法人物質・材料研究機構
小出 達夫	国立医薬品食品衛生研究所
小林 克弘	第一三共株式会社
近藤 啓	静岡県立大学
高田 則幸	中外製薬株式会社
滝山 博志	東京農工大学
谷田 智嗣	中外製薬株式会社
寺田 勝英	高崎健康福祉大学
土肥 優史	アステラス製薬株式会社
野口 修治	東邦大学
箱守 正志	アステラス製薬株式会社
東 顕二郎	千葉大学
平倉 穣	アステラス製薬株式会社
深水 啓朗	明治薬科大学
保坂 明	エーザイ株式会社
松井 康博	大日本住友製薬株式会社
真野 高司	小野薬品工業株式会社
森部 久仁一	千葉大学
山下 計成	アステラス製薬株式会社
山下 博之	アステラス製薬株式会社
米持 悦生	星薬科大学

目　　次

第 1 章　固体医薬品の基礎理論

1　固体医薬品の熱力学……………………………………………………3
2　結晶化技術………………………………………………………………16

第 2 章　固体医薬品の物性測定法の理論と実際

1　X 線回折法　粉末 X 線回折測定，単結晶 X 線構造解析 ………………35
2　熱分析・熱量測定………………………………………………………51
3　振動スペクトル分析 1　赤外，近赤外，ラマン ……………………69
4　振動スペクトル分析 2　テラヘルツ …………………………………83
5　NMR ……………………………………………………………………94
6　気体吸着法　粉体の比表面積測定法，水蒸気吸着等温線測定法…………124
7　粒子径測定………………………………………………………………141
8　表面分析…………………………………………………………………158
9　イメージング解析 1　分光，MASS…………………………………176
10　イメージング解析 2　X 線 CT ………………………………………188
11　イメージング解析 3　MRI ……………………………………………199
12　顕微鏡　SEM，TEM，AFM …………………………………………214

第3章　固体医薬品の物性評価の解析例

1. 原薬の物性評価の解析例……………………………………………………232
 1　物性研究のワークフロー………………………………………………233
 2　原薬形態と溶解性の理論………………………………………………236
 3　国内での塩開発状況……………………………………………………243
 4　塩のスクリーニングと選定……………………………………………250
 5　水懸濁による塩結晶化スクリーニング………………………………255
 6　共結晶のスクリーニング技法…………………………………………263
 7　共結晶のキャラクタリゼーション……………………………………268
 8　共結晶スクリーニングと吸収改善……………………………………271
 9　同形構造に着目した共結晶デザイン…………………………………275
 10　塩共結晶…………………………………………………………………279
 11　共結晶の結晶多形解析…………………………………………………283
 12　共結晶医薬品のレギュレーション……………………………………287
 13　結晶多形スクリーニング　安定形探索………………………………293
 14　結晶多形スクリーニング　水和物探索………………………………297
 15　医薬品の原薬と特許……………………………………………………301
 16　結晶の特許知識…………………………………………………………310
2.　製剤分析に関する事例……………………………………………………323
 1　吸収に関する概論………………………………………………………324
 2　分光法を用いた固形製剤中の結晶形の定性・定量分析………………331
 3　シクロデキストリン製剤………………………………………………339
 4　連続生産における製造プロセスモニタリングへの PAT ツールの利用 347
 5　簡易製剤…………………………………………………………………354
 6　外観観察・ハンドヘルドラマン・X 線 CT・スペクトル解析・蛍光を
  用いた医薬品の真贋判定………………………………………………358
 7　製剤の特許知識…………………………………………………………363

目　次

第4章　レギュラトリーサイエンスの動向

1　医薬品の品質とレギュレーション………………………………………373
2　日米欧での製造販売承認取得に向けての CMC に係る薬事的要件と
　　薬事戦略の構築…………………………………………………………387

略語等一覧………………………………………………………………404
索引……………………………………………………………………406

第1章

固体医薬品の基礎理論

1. 固体医薬品の熱力学

　固体医薬品とひと口にいっても，分子レベルではいろいろな状態が存在する．まず，結晶構造としてみた場合，同じ医薬品でも結晶の析出条件の違いによって生じる結晶多形，溶媒和物がある．さらには，結晶性の良し悪しとしてみた場合，医薬品分子が固体中で三次元的に規則的に並んだ結晶から規則性をもたない非晶質，またその中間の状態がある．

1. 結晶多形

　結晶多形とは，同一分子でありながら結晶中での医薬品分子の配列の仕方が異なるものをいう．固体医薬品の中で結晶多形が重要なのは，それぞれの結晶多形間で溶解性，バイオアベイラビリティ，安定性等が異なるためである．結晶多形が生じる理由は，溶液から結晶が析出する段階でエネルギー状態の異なる状態で結晶化するためである．熱力学で考えると，定圧条件下で医薬品のエンタルピーを温度で微分すると定圧比熱となる［(1) 式］．理想結晶の絶対温度での定圧比熱は 0 であり，エンタルピー H は (2) 式で表せるので図1のようになる．また，Gibbs の自由エネルギー G は，(3) 式で表され，0 K では (4) 式となる．

$$\left(\frac{\partial H}{\partial T}\right)_P = C_P \tag{1}$$

$$dH = \int_{T_1}^{T_2} C_P\, dT \tag{2}$$

$$G = H - TS \tag{3}$$

$$G = H \tag{4}$$

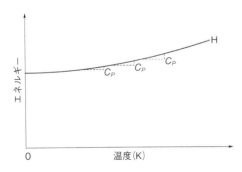

図1　一定圧力下におけるエンタルピーと温度の関係

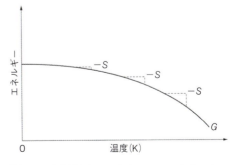

図2　一定圧力下における Gibbs の自由エネルギーと温度の関係

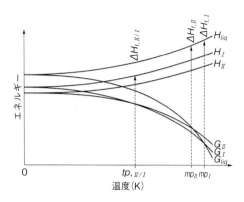

図3 互変形の結晶多形のエンタルピー H，Gibbs の自由エネルギー G と温度の関係

mp_I，mp_{II}：I形，II形の融点，
$tp_{II/I}$：II形からI形への転移温度，
$\Delta Ht_{II/I}$：II形からI形への転移エンタルピー，
$\Delta H_{f,I}$，$\Delta H_{f,II}$：I形，II形の融解エンタルピー

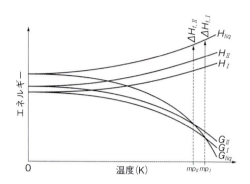

図4 単変形の結晶多形のエンタルピー，Gibbs の自由エネルギーと温度の関係

mp_I，mp_{II}：I形，II形の融点，
$\Delta H_{f,I}$，$\Delta H_{f,II}$：I形，II形の融解エンタルピー

定圧条件下でGibbsの自由エネルギーを温度で微分すると（5）式のように $-S$ となり，エントロピーは常に正なので，Gibbsの自由エネルギーと温度との関係は図2のようになる。

$$\left(\frac{\partial G}{\partial T}\right)_P = -S \tag{5}$$

図3，4は，2つの結晶多形がある場合，それぞれの温度において各結晶形でエネルギー状態が違うことを示しており，ある温度で自由エネルギーの低いものを安定形，高いエネルギー状態のものを準安定形という。その際，温度変化に対し，途中で各結晶形のエネルギー状態が交差しないものを単変形（monotoropy），交差するものを互変形（enantiotropy）という。互変形の場合，途中で交差する点を転移点といい，図3の場合は，転移点以下ではII形，転移点以上ではI形が安定形である。

この Gibbs の自由エネルギーを絶対値として求めることは困難であるが，次の熱力学の式からそれぞれの温度での相対的な位置関係は決めることができる。結晶多形をI形，II形とすると，Gibbs の自由エネルギーは，それぞれ次式で示すことができる。

$$G_{I(s)} = G_{(l)} - RT \ln X_I \tag{6}$$
$$G_{II(s)} = G_{(l)} - RT \ln X_{II} \tag{7}$$

$G_{I(s)}$，$G_{II(s)}$：I形，II形の Gibbs の自由エネルギー，
$G_{(l)}$：医薬品を溶解した状態の Gibbs の自由エネルギー，X_I，X_{II}：I形，II形の溶液のモル分率

（6）（7）式の差をとると以下のようになる。

$$\Delta G_{I(s)-II(s)} = RT \ln \frac{X_I}{X_{II}} \tag{8}$$

よって，それぞれの温度で溶解度を求めることにより，相対的な Gibbs の自由エネルギーの関係が求まる。溶解度が等しい温度が転移温度（転移点）である。

単変形と互変形は，高融点の結晶多形をI形，低融点の結晶多形をII形とすると，一般に表1の関係が得られる。表2には，実際の例としてニモジピンの結晶多形の物性値を示し

1. 固体医薬品の熱力学

表1 単変形，互変形の結晶多形の熱力学的パラメータの大小関係

	Monotropism	Enantiotropism		
		$<t_p$		$>t_p$
Heat of transition	exothermic	exothermic	endothermic	
Heat of fusion	I > II		II > I	
Heat capacity	II > I		I > II	
Entropy	II > I		I > II	
Entropy of fusion	I > II		II > I	
Solubility	II > I	I > II		II > I
Density	I > II		II > I	
Physical stability	I > II	II > I		I > II

I形：高融点の結晶多形，　II形：低融点の結晶多形，　t_p：転移温度

表2　ニモジピン結晶多形の熱力学的パラメータ

	Mod. I	Mod. II
Melting point （DSC-onset temperature）（℃）	124±1	116±1
Heat of fusion （kJ mol^{-1}）	39±1	46±1
True density （g cm^{-3}）	1.27±0.01	1.30±0.01
Calculated density （data from X-ray diffraction analysis）（g cm^{-3}）	1.271	1.303
Solubility in water at 25.0±0.1℃ （mg pro 100 ml）	0.036±0.007	0.018±0.004

た。両結晶多形の値からこの医薬品は互変形であり，転移点以下の温度では，II形が安定形，転移点以上の温度ではI形が安定形であることがわかる。

結晶多形を有する薬物が，互変形なのか，単変形なのかは，以下の一般則より判断できる[2]。

①転移熱則（heat of transition rule）

ある温度で吸熱の相転移を生じた場合は互変形であり，転移点はもっと低い温度に存在する。ある温度で発熱の相転移を生じた場合は単変形，互変形の両者でみられ，それ以下の温度には転移点は存在しない。

②融解熱則（heat of fusion rule）

高融点の結晶多形の方が低融点の結晶多形よりも融解熱が小さい場合は互変形である。その逆，高融点の結晶多形の方が低融点の結晶多形よりも融解熱が大きい場合は単変形である。

③融解エントロピー則（entropy of fusion rule）

高融点の結晶多形と低融点の結晶多形の融解エントロピーを比較したとき，高融点の結晶多形の方が小さい場合は互変形である。一方，低融点の結晶多形のほうが小さい場合は単変形である。

④熱容量則（heat capacity rule）

高融点の結晶多形の比熱が低融点の結晶多形の比熱よりも大きい場合は，互変形である。

⑤密度則（density rule）

低密度の薬物は，一般に，準安定形である。

結晶多形の溶解度に対する温度依存性は，van't Hoff式より求めることができる。

第 1 章　固体医薬品の基礎理論

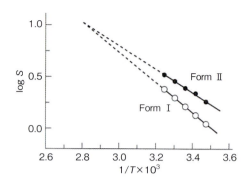

図 5　セラトロダスト結晶多形の 0.05 M リン酸緩衝液（pH 8.0）における van't Hoff プロット

表 3　溶解性から求めたセラトロダスト結晶多形の熱力学的パラメータ

	Transition temperature（℃）	ΔH_{soln} (kJ/mol)	ΔH_{trans} (kJ/mol)	$\Delta G_{25℃}$ (J/mol)	ΔS_{trans} (J/K・mol)
Form I	83.4	27.8	6.5	1024	18.3
Form II		21.3			

表 4　種々の結晶多形の 25℃における DMF 中での溶解熱と転移熱

Compound	Crystal form	ΔH_{soln}	ΔH_{trans}	Direction of transition
Seratrodast	Form I	22.66	6.05	II → I
	Form II	16.61		
Acetazolamide	Form A	−4.35	2.02	B → A
	Form B	−6.37		
Carbamazepine	Form I	4.50	−2.93	III → I
	Form III	7.43		
Indomethacin	Form α	5.46	−1.13	γ → α
	Form γ	6.59		

$$\frac{d \ln S_I}{dT} = \frac{\Delta H_I}{RT^2} \tag{9}$$

$$\frac{d \ln S_{II}}{dT} = \frac{\Delta H_{II}}{RT^2} \tag{10}$$

S_I, S_{II}：結晶多形 I 形および II 形の温度 T における溶解度．
ΔH_I, ΔH_{II}：結晶多形 I 形および II 形の溶解熱

　セラトロダストについて各温度で溶解度を測定し，溶解度の対数を温度の逆数でプロット（van't Hoff プロット）すると図 5 のようになる．この傾きがそれぞれの結晶多形の溶解熱であり，交点が転移温度となる．また，それぞれの結晶形の溶解熱の差が転移熱となる．さらに，I 形と II 形の溶解度の差より転移の Gibbs 自由エネルギーが得られる．その結果をもとに（3）式より転移エントロピーも得られる．

1. 固体医薬品の熱力学

表5　種々の結晶多形の転移熱と溶解度より求めた転移温度

Compound	Crystal form	ΔH_{trans} (kJ/mol)	Solubility at 25℃ (mg/ml)	T_{trans} （℃）	
				Calculated value	Literature value
Seratrodast	Form Ⅰ	6.05	0.543	84.9	83.4
	Form Ⅱ		0.817		
Acetazolamide	Form A	2.02	2.04	72.1	78.4
	Form B		2.28		
Carbamazepine	Form Ⅰ	−2.93	11.56	77.6	77.6
	Form Ⅲ		9.68		
Indomethacin	Form α	−1.13	0.576	534.3	—[a]
	Form γ		0.432		

[a] 単変形のため転移温度は認められない。

　転移にともなう熱力学的パラメータは表3に示す通りである。また，2つの結晶多形に対する van't Hoff の式と転移熱の関係から次の（11）式が得られる。

$$T_{Trans}=\left[\frac{(\ln S_{I,T}-\ln S_{II,T})}{\Delta H_{Trans}}+\frac{1}{T}\right]^{-1} \tag{11}$$

　Urakami らは[3]，この関係を利用して，各結晶多形の転移熱と 25℃ における溶解度を求めて，セラトロダスト，アセタゾラミド，カルバマゼピン，インドメタシンのそれぞれが単変形か互変形かについて調べた。転移熱は，各結晶形の溶解熱を微少熱量計より求め，各結晶多形の溶解熱の差を転移熱として求めた（表4）。この値と 25℃ における溶解度を用いて計算すると，セラトロダスト，アセタゾラミド，カルバマゼピンは表5に示すように，70〜90℃ のあたりに転移点が得られ，互変形であることがわかった。一方，インドメタシンについては，計算から転移点が 500℃ 以上となり，融点よりもはるかに高い温度であるため，インドメタシンの α 形と γ 形は単変形であることが示された。これらの実験結果は，文献値ともよく一致しており，結晶多形の熱力学的な性質を比較的容易に予測することができる。

2.　溶媒和物・水和物

　結晶中に溶媒を一定の化学量論比で含有する化合物を溶媒和物と呼び，特に溶媒和している溶媒が水の場合を水和物という。無水物と水和物を比較した場合，一般に無水物のほうが水和物よりもエネルギー的に高い状態にあるため，水への溶解度は無水物のほうが水和物よりも高い。無水物のほうがバイオアベイラビリティに優れているが，保存条件により水和物に転移するため安定性に問題がある。固体状態では，水和物から無水物への転移は，水和物の蒸気圧が大気中の水の蒸気圧よりも高い場合に生じる。逆に，水和物の蒸気圧が大気中の水の蒸気圧よりも低ければ転移は生じない。図6には，テオフィリン水和物●とカフェイン水和物○の 25，30，35℃ における飽和蒸気圧と，各温度における相対湿度，77%，53% のライン（破線：1951〜1980 年の東京における 7 月と 1 月の平均相対湿度）を示す[4]。この図から，カフェインは蒸気圧が高いため一般的な保存条件では水和物から無水物に転移する傾向が推定される。一方，テオフィリンは保存相対湿度の影響で結晶形が変化することが示唆さ

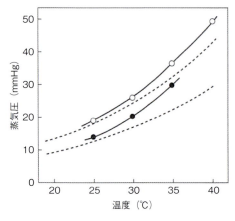

図6 テオフィリン水和物●とカフェイン水和物○の蒸気圧−温度曲線

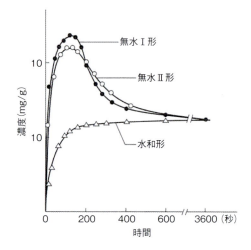

図7 テオフィリンの水に対する溶解プロファイル（25℃）

れる。一方，水中では，無水物は徐々に水和物に転移する。図7には，テオフィリン無水物の水への溶解プロファイルを示す。テオフィリン無水物は初期に高い溶解性を示すが，水中で徐々にエネルギー的に安定な水和物に転移するため，溶解性は低下する。

3. 非晶質

　固体中で分子の三次元配列に一定の規則性を持たないものを非晶質という。非晶質という言葉を広義な意味で用いる場合，測定した物質が粉末X線回折法，熱分析などで結晶とは異なる特性を表わす時に用いる。粉砕，凍結乾燥，噴霧乾燥などで非晶質は得られるが，狭義な意味で見ると分子レベルでは規則性が一部存在することもあり，それぞれの分析手法がどのレベルの検出精度で測定できているのかによる[5,6]。そういう意味で，狭義に非晶質といえるのは融解した薬物を急冷して得られるガラスであろう。

　結晶は通常，融点において熱を吸収して液体となる。この液体を急激に冷却すると，融点において結晶化しないで過冷却液体となることがある。この場合，さらに冷却していくと粘度が急激に増大し，分子運動の凍結が起こる。このとき，体積やエンタルピーを測定すると図8のような折れ曲がりを生ずる。この点をガラス転移点と呼び，それ以下の状態をガラス状態という[7]。ガラス状態は構造的には完全な非晶質であり，熱力学的に非平衡の状態にある。非晶質薬物は，非平衡状態にあるため緩和を生じる。これはガラス状態にある医薬品が，時間とともにより安定な状態に移ろうとするためである。緩和は，非晶質を調製するまでの履歴，保存温度に依存する。この非晶質薬物が安定化する緩和現象は，しばしばKohlrausch-Williams-Wattsの経験式で速度論的解析が行われる。

　非晶質医薬品の緩和現象は，一般に以下の式を用いて解析される。

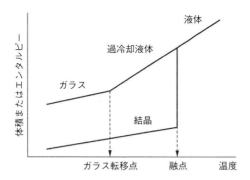

図8 ガラス転移における体積やエンタルピーの模式図

$$\Delta H_\infty = (T_g - T)\Delta C_p \quad (12)$$

ΔH_∞：測定温度での全緩和量，ΔC_p：ガラス転移温度 T_g での比熱の差

ある時間 t での緩和量は，次式で求められる。

$$\phi_t = 1 - \left(\frac{\Delta H_t}{\Delta H_\infty}\right) \quad (13)$$

$$\phi_t = 1 - \left(\frac{t}{\tau}\right)^\beta \quad (14)$$

τ：平均緩和時間，β：緩和時間の分布の広がりを示すパラメータ（0〜1 の範囲）

Hancock らの報告[8]によると β の値は，インドメタシン（0.3〜0.6），PVP（0.5〜0.8），スクロース（0.4〜0.8）であり，緩和時間 τ は，ガラス転移温度から温度が下がるにつれ，非線形的に著しく遅くなる。緩和実験から，非晶質薬物を通常の使用期間の間，安定に保つには，少なくともガラス転移温度よりも 50℃ 以上低い温度で保存する必要があると報告されている。

また，非晶質は，エネルギー的に高い状態にあるため，溶解性には優れているが，物理的にも化学的にも不安定であり，保存時に安定な結晶に転移する可能性がある。ガラス転移点以上の保存温度で非晶質が結晶に転移する際，結晶多形が存在する場合はオストワルドの逐次転移の法則により，準安定形が生じることが経験的に知られている。非晶質からの結晶化には，安定な核を形成するのに要するエネルギーと粘度が関係する。結晶核生成速度は，(15) 式で表わすことができる。

$$I = K \cdot exp\left(-\frac{W^* N}{RT}\right) \cdot exp\left(-\frac{G'}{RT}\right) \quad (15)$$

I：核生成速度，K：定数，N：アボガドロ数，R：気体定数，T：絶対温度，G'：拡散に関する活性化エネルギー

$$W^* = \frac{16\pi\sigma^3}{3G^2} \quad (16)$$

σ：結晶—液体界面エネルギー，
G：非晶質から結晶転移を生じる際の単位面積あたりの Gibbs の自由エネルギー

第1章　固体医薬品の基礎理論

（15）式から，結晶化には安定な核を生成するのに要するエネルギー項と粘性項が関係し，結晶多形の生成には，主に，結晶—液体界面エネルギーの寄与が高いと考えられる。高分子の添加による固体分散体化手法は，非晶質の結晶転移の防止を目的としている。薬物を高分子と混合したときの2成分混合物系のガラス移転点は，各成分のガラス転移点に加成性のあることが Gordon-Taylor の式として経験的に知られており，これを利用したものである。ガラス転移点の高い高分子を添加して高分子—薬物2成分系とすることで，ガラス転移点の上昇と粘度を上昇させて薬物の結晶化を防ぐことを目的としている。また，非晶質は吸湿により結晶化しやすい。これは，ガラス転移温度の非常に低い水との2成分系では，薬物のガラス転移点が顕著に低下するため，わずかな吸湿量でも非晶質の物理的安定性が乾燥条件下に比べ，著しく低下する。

4. 結晶多形，水和物，結晶化度と溶解性

　結晶化度の違いは，溶解性，吸収性，安定性に直接影響するため，品質をコントロールする必要がある。結晶多形あるいは結晶化度の異なる医薬品の溶解性は種々の方法で予測することができる[9〜11]。

　一般に医薬品が溶解するときの自由エネルギー変化（G）は，（17）式で示される。

$$\Delta G = -RT \ln \gamma K = -RT \ln \gamma \left(\frac{X_1}{X_1 + X_2} \right) \tag{17}$$

γ：活量係数，R：気体定数，T：測定温度，K：平衡定数，
X_1：溶質のモル分率，X_2：溶媒のモル分率

　難溶性医薬品が溶解する場合は，$X_1 \ll X_2$ であり希薄溶液であるため $\gamma \fallingdotseq 1$ となり，（18）式となる。

$$\Delta G = -RT \ln \gamma \left(\frac{X_1}{X_2} \right) = -RT \ln C_S \tag{18}$$

C_S：固体の溶解度

　さらに，拡散律速の溶解速度式である Noyes-Whitney の式およびシンク条件から（19）式のように表わすことができる。

$$\frac{dC}{dt} = kC_S \tag{19}$$

$\frac{dC}{dt}$：医薬品の溶解速度，k：みかけの溶解速度定数，C：時間おける溶液の濃度

これより（20）式が得られる。

$$\Delta G = -RT \ln \left(\frac{dC}{dt} \right) + RT \ln k \tag{20}$$

　また，Gibbs 自由エネルギー，$\Delta G = \Delta H - T\Delta S$ およびエントロピー・エンタルピー補償効果，$\Delta H = \beta \Delta S$ を用いて（21）式を導くことができる。

$$\Delta G = -RT \ln \left(\frac{dC}{dt} \right) + RT \ln k = \Delta H \left(1 - \frac{T}{\beta} \right) \tag{21}$$

ここで，β は定数である。

さらに（21）式の2, 3項の関係から（22）式が得られる。

$$\ln\left(\frac{dC}{dt}\right) = \left(\frac{1}{R\beta} - \frac{1}{RT}\right)\Delta H + \ln k \tag{22}$$

この式から，ΔH すなわち溶解エンタルピー変化と溶解速度の対数との間には，比例関係があることが予測される。

5. 結晶多形の溶解熱と溶解速度との関係

インドメタシンには，結晶多形として α 形，および γ 形がある。また，結晶を融点以上の温度にまで上げた後，急冷すると非晶質が得られる。この3種のインドメタシンを錠剤に成形し，表面積を一定とした条件で，回転円盤法により固有溶解速度（Intrinsic dissolution rate）を求めた。図9に各インドメタシンの溶解速度を示す。初期の溶解速度は非晶質が最も速く，次いで α 形，γ 形の順となった。これらの試料の初期溶解速度の対数と微少熱量計より求めた各試料の溶解熱をプロットすると，図10に示すような直線関係が得られた。その他，カルバマゼピンの結晶多形，α 形，β 形，γ 形についても，初期溶解速度の対数とそれぞれの結晶多形の溶解熱との間に直線関係が成立しており，結晶多形の溶解熱から溶解速度を予測することができることが示唆された。

6. 医薬品の結晶化度と溶解速度の関係

医薬品の結晶性は，結晶化度を指標とすることが多い。熱測定で求めた溶解熱あるいは融解熱から（23）式で結晶化度 α（%）を定義して結晶化度を求めることができる。

$$\alpha = \frac{\Delta H_s - \Delta H_a}{\Delta H_c - \Delta H_a} \times 100 \tag{23}$$

ΔH_s，ΔH_a，ΔH_c：それぞれ測定試料，結晶化度0%の非晶質，および結晶化度100%の試料の溶解熱あるいは25℃における融解熱

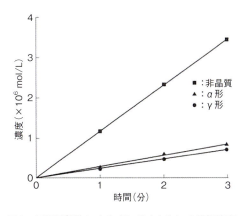

図9　回転円盤法によるインドメタシンの溶解速度

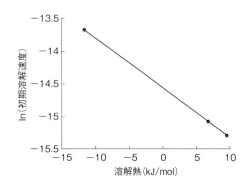

図10　インドメタシンの溶解速度と溶解熱の関係

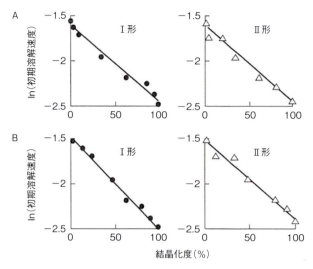

図11 テルフェナジンの溶解熱A・融解熱Bから求めた結晶化度と溶解速度との関係

　微少熱量計による溶解熱Aあるいは融解熱Bから求めた結晶化度と溶解速度との関係を図11A，Bに示す。いずれも，溶解速度の対数と結晶化度との間には良好な相関性が認められた。

7. 結晶化度の異なる医薬品の溶解熱・融解熱と溶解速度との関係

　抗アレルギー薬であるテルフェナジンについて，粉砕により結晶化度の異なる試料を調製し，溶解熱と溶解速度との関係が報告されている。テルフェナジン結晶の溶解熱は吸熱を示したが，粉砕による結晶化度の低下とともに発熱反応となった。図12にテルフェナジンのⅠ形およびⅡ形の溶解熱と初期溶解速度の対数との関係を示す。結晶多形に関係なく，初期溶解速度の対数は，各試料の溶解熱と非常によい相関関係を示した。このことは，結晶性の異なる試料の溶解熱を測定すれば，溶解速度が予測できることを示している。

　微少熱量計による溶解熱測定は比較的測定に時間を要するため，より簡便なDSC測定から結晶化度の異なる医薬品の溶解速度を求めることを検討した。結晶性の異なる試料に対して，図13に示す方法で25℃における融解熱ΔH_{25}を求めた。

$$\Delta H_x = \Delta H_m \cdot \frac{T_x}{\Delta H_m} - \Delta H_{crys} \tag{24}$$

$$\Delta H_{25} = \Delta H_x \cdot \frac{T_{25}}{T_x} \tag{25}$$

T_x：結晶化温度，ΔH_x：T_xでの融解熱，ΔH_{crys}：結晶化熱，ΔH_m：融解熱，T_m：融解温度

また，ガラスを含む場合は，図14に示す方法で補正を行った。

1. 固体医薬品の熱力学

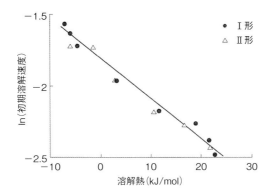

図12 テルフェナジンの初期溶解速度と溶解熱の関係

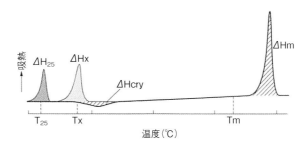

図13 テルフェナジン粉砕試料の典型的なDSC曲線（模式図）

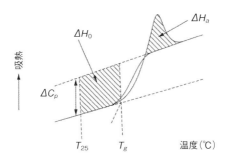

図14 ガラス状態を含む試料の典型的な
DSC曲線

$$\varDelta H_{25} = \varDelta H_0 - \varDelta H_a \tag{26}$$
$$\varDelta H_0 = \varDelta C_p \cdot (T_g - T_{25}) \tag{27}$$

$\varDelta H_0$：緩和が起こらないとした時のガラス状態のエンタルピー，
$\varDelta H_a$：緩和量，$\varDelta C_p$：過冷却液体とガラスの比熱の差

したがって，ガラス状態の医薬品を含む試料の25℃における融解熱は（28）式から求まる。

$$\varDelta H_{25} = \varDelta H_x \cdot \frac{T_{25}}{T_x} - [\varDelta C_p \cdot (T_g - T_{25}) - \varDelta H_a] \tag{28}$$

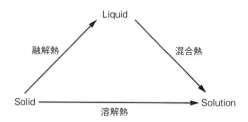

図15　医薬品の溶解熱と融解熱の関係

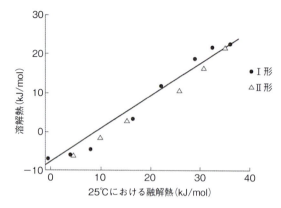

図16　テルフェナジンの融解熱と溶解熱の関係

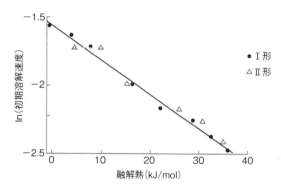

図17　テルフェナジンの初期溶解速度と融解熱の関係

　ところで，図15に示すように，医薬品の溶解熱は，医薬品の融解熱および医薬品分子と溶媒の混合熱の和として表わすことができる。そこで，テルフェナジンの溶解熱と融解熱の関係をプロットすると，図16に示すような直線関係が得られた。ここで，縦軸との切片は，テルフェナジンの溶解熱測定を行った溶媒へのおおよその混合熱を示している。また，DSCより求めた25℃における融解熱と初期溶解速度の対数をプロットすると，図17に示すように直線関係が得られる。このことから，DSCにより融解熱が求まれば，結晶性の異なる試料の溶解速度を予測することが可能である。

1. 固体医薬品の熱力学

参考文献

1) A. Grunenberg, et al., Int. J. Pharm., 129, 147-158（1996）
2) Y. lkeda, et al., Yakugaku Zasshi, 115, 937-943（1995）
3) K. Urakami, et al., Chem. Pharm. Bull., 50, 263-267（2002）
4) E. Suzuki, et al., Chem. Pharm. Bull., 37, 493-497（1989）
5) E. Yonemochi, et al., Pharm. Res., 14, 798-803（1997）
6) Y. Ueno, et al., J. Pharm. Sci., 50, 1213-1219（1998）
7) 吉田博久，古賀信吉「熱分析第4版」，講談社（2017）
8) B.C. Hancock, et al., Pharm. Res., 12, 799-806（1995）
9) K. Terada, et al., Pharm. Res., 17, 920-924（2000）
10) Y. Yoshihashi, et al., Int. J. Pharm., 204, 1-6（2000）
11) Y. Yoshihashi, et al., Pharm. Dev. Tech., 7, 89-95（2002）

米持　悦生（よねもち　えつお），寺田　勝英（てらだ　かつひで）

2.　結晶化技術

1.　再沈・再結晶操作と結晶化技術

　固体医薬品製造の現場では，精製の目的や粒子群を製造する目的で「再沈」や「再結晶」が行われている。ところがその操作の少しの違いが，結晶化物質の品質に影響を与え，生産性にも多大な影響を与えることがある。例えば，純度，多形，粒径分布，結晶形態に関わる問題である。結晶性物質にこれらの品質を作り込むプロセス技術が「晶析操作」である。有機合成の分野で「再沈」＝「結晶化」＝「晶析」と理解されることはあまりない。

　簡単な結晶化の例として，アスピリン結晶の製造を考えてみよう。

①サリチル酸と無水酢酸を原料とし，触媒となる濃硫酸を加え加温する。

②冷却して白色の結晶を析出させる。

③水を加えて未反応の無水酢酸を加水分解する。

④ろ過することでアスピリンの粗結晶を得る。

　この白色の結晶を析出させる作業がプロセス分野では晶析操作と呼ばれ，反応混合物の中からアスピリンを結晶粒子として分離・精製していることになる。製造手順にはまだ続きがある。

⑤得られたアスピリン粗結晶を加温しながらエタノールに溶解する。

⑥冷却してアスピリンを再結晶させる。

　この再結晶作業でアスピリンは高純度化される。

　有機合成を行う者にとっては当たり前の作業であろうが，結晶を析出させる場合，急冷と徐冷とでは析出する結晶の形状や純度が変化する。再結晶で用いる溶媒組成によっても結晶の品質が変化する。使用する溶媒によっては析出する多形が変わる場合もある。このように，有機合成の分野で再沈操作や再結晶操作と呼ばれている一部の操作にはテクノロジーがあり，それが晶析操作と呼ばれている。晶析分野には"From Molecules to Crystallizers"

本項内の記号一覧

B	二次核発生速度　[#/(m³·s)]		N	回転速度　[1/s]
C	溶液濃度　[mol/m³] [kg/m³]		r_c	結晶核臨界半径　[m]
C^*	飽和濃度　[mol/m³] [kg/m³]		R	気体定数　[J/(mol·K)]
G	結晶成長速度　[m/s]		S	飽和比　[—]
ΔH_s	溶解熱　[J/mol]		T	温度　[K]
J	一次核発生速度　[#/(m³·s)]		σ	過飽和比　[—]
k	ボルツマン定数　[J/K]		γ	表面張力　[N/m]
M_T	懸濁密度　[kg/m³]		τ	回分操作時間　[s]

と名付けられた教科書[1)]があるように，常にスケールアップが意識されている。分子をいかに設計するのかという「Product Innovation」を得意とする有機合成分野と，結晶をいかにして作るのかという「Process Innovation」を得意とする晶析分野をシームレスにつなぐことができれば，結晶性物質の製造に関する部分に関して革新的な技術が創製されることが期待できる。

結晶性物質を製造する上で最も基本的な概念は「過飽和」である。過飽和がなぜ大切かといえば，結晶化現象を進めるほぼすべての推進力となっているからである。通常過飽和の生成といえば，「平衡論」で決まる，どの程度の値かを議論することになるが，非平衡分離操作として分類される晶析では，どのくらいの速さで生成されるのかという「速度論」も大切な概念になる。平衡論を議論するには相図あるいは相平衡（溶解度曲線）の理解が必須であるが，相図上のどこを操作点（溶液濃度）が通るのかを議論するのが速度論である。この速度論の概念を用いると，結晶多形や結晶形態あるいは粒径分布などの結晶粒子群品質の制御のヒントを得ることができる。本項では，このように有機合成の最後に行われる再沈操作，そして平衡論と速度論を駆使する結晶化技術あるいは晶析技術についてふれる。

1.1. 晶析操作の目的とその応用

晶析は結晶化現象を利用した分離操作で目的成分のみを分離する「分離・精製」と，製品を結晶性の粒子群として製造する「粒子群製造」が主な目的である。ある溶質が溶けた溶液を冷却する，あるいは，溶媒を蒸発させると核が発生し，結晶が析出する。この現象が晶析の基礎となる。溶液を過飽和状態にさえすれば良い操作であるため，古くから用いられているが，近年の製品品質に関する高い要求に答えるためには，結晶をいかに製造するのかという結晶化現象と晶析操作に対する理解が必要となる。結晶粒子群の品質としてはいくつかあるが，その代表的な品質を図1に示す。

さて，このような結晶粒子群に品質を作り込む晶析技術であるが，装置としては工業的に何種類か提案されている。製造する品種の切り替えが頻繁で，粒径分布など細かな特性に対する要求も変更される場合（多品種少量生産）には，回分プロセスで晶析が行われる。回分プロセスの場合には反応装置とほぼ同じ槽型の装置形状で冷媒や温水あるいはスチームを導入可能なジャケット付きの槽と撹拌翼からなる比較的単純な装置が用いられる。一方，少ない品種を大量に生産して，コストダウンを図る場合には，連続プロセスで晶析が行われる。

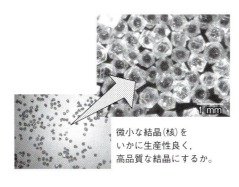

図1　求められる結晶粒子群品質

連続プロセスの場合には長時間の運転となるため，槽型の装置内に結晶が経時的に蓄積されてこないように，ドラフトチューブやバッフルを導入し流動に工夫が施されている。ドラフトチューブとは懸濁液の流れを撹拌軸方向に整流する部品で，バッフルとは円周方向の流れを乱す板のことである。また，最近は反応でマイクロリアクタ様のフロー型小型装置が用いられるが，これと同様に結晶粒子群製造でも連続フロー製造で連続晶析（固相生成）が行われることもある。この場合，生産量のアップは容量アップではなく，ナンバリングアップが行われる。結晶粒子群の連続製造には小型の槽型晶析装置を複数機シリーズにする場合もあれば，チューブ型の晶析装置を用いる場合もある[2]。

1.2. 相図からみる溶解度と結晶化の推進力

晶析操作で固液平衡の理解は重要である。図2に二成分系の典型的な固液平衡相図を示す。この系は単純共晶系である。晶析による分離精製は蒸留と比較されることがあるが，晶析の場合，析出した固相内での成分の拡散が液相に比べて著しく遅いため，結晶一粒を見た場合でも，偏析（結晶の中心と周辺で組成が異なる）が生じている場合や，粒径ごとに純度が変わっている場合もあることから，固相を均一相として取り扱うことができないことに注意を払う必要がある。

図2で，塩化カリウムの水溶液を冷却したら何の結晶が析出するかを考えてみよう。答えはその溶液の初期濃度に依存するというのが正解である。例えば塩化カリウムの濃度が十分に高い溶液では塩化カリウムが析出するが，低濃度の水溶液からは水，すなわち氷が析出する。このようにどの組成の溶液を冷却するとどんな結晶が析出するかがわかるのが，固液平衡であり，相図である。相図について図3を用いてもう少し詳しく説明してみる。

図3も2成分系（成分A，成分B）で成分同士が固相で溶け合わない単純共晶系である。例えば，温度T_0の混合溶液（組成あるいは濃度C_0）（点P）を冷却し，温度T_1に長時間保つと，組成C^*の液相（点L）と，成分Bの固相（点Sで組成1.0）とが平衡となる。すなわち，溶液濃度がC_0からC^*に下がり，純度1.0（純粋な成分Bの結晶）の結晶が得られたことになる。このように，相図はある濃度の溶液をある温度で設定したとき，その条件でどんな固相が存在するのか，また，そのときに析出している固相と，平衡にある溶液の濃度がどの程度なのかを示している。ただ，平衡とはあくまでも十分な時間が経過した後の状態な

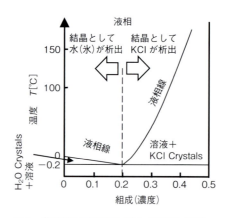

図2　典型的な固液平衡相図（単純共晶系）

2. 結晶化技術

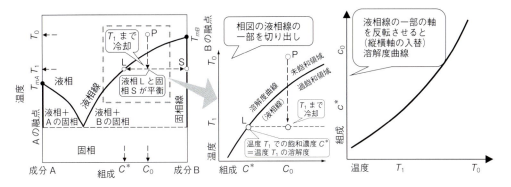

図3　固液平衡と溶解度曲線との関係

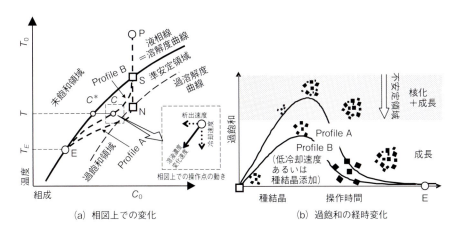

(a) 相図上での変化　　　　(b) 過飽和の経時変化

図4　相図上での操作点の動き（a）と過飽和の経時変化（b）

ので，時間の概念は入っていない。すなわち平衡論からは，用意した溶液をある状態に保持し続けた場合，どんな状態に最終的に落ち着くかがわかる。しかし，最終的な状態までどのような経路で変化するかについては速度論の概念を入れなければ示すことはできない。

　結晶化させている際，相図はなじみがないかも知れないが，この相図に示される液相線の一部を切り出し，さらに縦軸と横軸を入れ替えると，よく知られている溶解度曲線になる（図3）。結晶を析出させるためには，溶解度曲線（液相線）よりも温度を下げる，あるいは溶解度曲線よりも濃度が高い状態にする必要がある。すなわち溶液状態を過飽和領域内に変化させる必要がある。

　図4aを用いて，ある溶液の冷却を速度論を加えながら考えてみよう。温度 T_0 で初期濃度が C_0 の溶液（点P）を，温度 T_E まである有限時間内に冷却することを考える。溶液の状態を相図上に操作点として示すことを考えると，点Sを超えた時に溶液は過飽和溶液となり，さらに過溶解度曲線を越えた点Nで核が発生しはじめ，同時に結晶成長が起き，溶液濃度が低下し始める。冷却も同時進行しているので，過飽和は点Eまで持続し，常に非平衡状態で結晶が析出する。この場合，操作点（溶液の状態）はProfile Aのように変化する。操作点の経時変化すなわち操作点の相図上での動きは，冷却速度と析出速度の比で決定

第1章　固体医薬品の基礎理論

される。すなわち，図4a では，冷却によって操作点が下に動き，結晶析出によって操作点が左に動くことになるので，結晶が析出し始めると操作点は，斜め左下方向に動く。

　溶液濃度と平衡（飽和）濃度の差を過飽和とし，それを経時的に示すと，図4b となり，これは結晶化のための推進力である過飽和の経時変化（過飽和プロファイル）となる。準安定領域（成長が核発生よりも支配的な領域）を超えた領域では，核化が頻繁に起きる。この領域では核化と成長が同時に起きるので結晶粒径の差が生じ，結果として粒径分布が悪くなる。冷却速度が速いと操作点が相図上を速く下に動き，溶解度曲線から離れてしまうため急激な過飽和が付く結果となり，多くの場合粒径分布が悪くなる（図4a）。図4b で考えると，過飽和の経時変化のピークが高くなることに相当する。このように，冷却速度によって結晶粒子群の品質が変わってくるのは相図上を動く操作点の軌跡が変わっていることにほかならない（コラム「操作点の軌跡の重要性」参照）。

　ここで操作を工夫することで図4b の過飽和のピークを下げることを考えてみよう（操作の工夫をすることで Profile A を Profile B にする）。図4a であれば，操作点の軌跡を溶解度曲線に近づけることに相当する。なので，より速く操作点を左に動かせばよいことになるので，溶質の析出速度が変化しなければ，冷却速度を遅くする操作が有効となることがわかる。このように，操作点を相図のどの領域を通すのか，あるいは過飽和の経時変化をどのように設計するかが結晶化を上手くさせるために重要で，晶析操作を設計するとは，相図上に操作ポイントの軌跡をどのように描くのかということである。

　結晶化の理屈を理解すると，なぜ冷却速度によって結晶粒子群の品質が変わってしまうのかがわかると同時に，どう工夫すれば粒径分布を改善できるかの戦略も見えてくる。この例の場合，冷却速度を落とせば良い品質が得られることは間違いないが，それでは生産速度が確保できない，では冷却速度を落とさず，品質を改善する手法はないのかというと，図4の操作点の移動を見ると答えが見つかる。操作点の軌跡を決める一つは冷却速度であるが，もう一つは見かけの析出速度である。すなわち析出速度を上げればよいことになる。すなわち結晶の表面をあらかじめ装置内に導入する，言い換えれば種結晶を導入すると，みかけの析

■■ Column ■■

操作点の軌跡の重要性

　結晶化は非平衡状態が保たれることで，結晶化の推進力である過飽和が生まれ，それによって析出速度が維持されて進行する。しかも析出してくる新たな結晶相は，溶解しない限り析出した時点の履歴を保持していることになるので，非平衡の状態がどの程度だったのかによって，結晶品質が変化する。すなわち，製品となる結晶粒子群を形成する一粒の結晶には，その結晶がどんな溶液状態から析出したのか，そしてどの程度の過飽和で成長したのかがすべて反映されていることになる。

　再結晶を行うときの操作の違いが，結晶粒子群品質に影響を及ぼすのは，一粒一粒の結晶がどんな非平衡状態を経験したのか，すなわちどんな過飽和を経験したのかに依存していることが原因となっている。過飽和は固液平衡とのズレで定義できるので，固液平衡を表している相図上に溶液の状態，すなわち操作点をプロットして軌跡として表現することは，析出した結晶がどんな過飽和を経験したのかを解析できるので重要な考えである。

出速度が上がることになるので，冷却速度を下げなくとも操作点は相図上を左に動き，溶解度曲線の近くを動くことになるので，品質を改善できることとなる。さらに，工夫の応用として，常に同じ速度で冷却し続ける必要があるかといえば，そうではないことがわかる。析出速度に合わせて冷却速度を変えればよいので，懸濁量が少ない場合には冷却速度を落としておき，懸濁量が増加するにつれて，冷却速度を増加してゆく方法が考えられる。事実，P 29 以降で解説する冷却温度プロファイル（冷却温度の経時変化）もその考え方を導入すれば設計できることになる。

　結晶化の推進力である過飽和を定量的に考えると次のようになる。過飽和状態では液相での結晶化成分の化学ポテンシャルが固相の化学ポテンシャルよりも高いので，結晶を析出させることで系の自由エネルギーを下げようとする。すなわち，結晶化の推進力は固相，液相間の化学ポテンシャルの差となる。よって，ある温度での結晶化の推進力は式（1）で定義される過飽和で表現される。

$$\frac{\Delta \mu}{kT} \cong \ln \frac{C}{C^*} = \ln S = \ln (1+\sigma) \cong \sigma \tag{1}$$

　ここで，$\Delta \mu$ は化学ポテンシャルの差，C および C^* はそれぞれ図 4a に示す，ある温度での溶液濃度と飽和濃度を示している。また飽和比 $S = C/C^*$，過飽和比 $\sigma = (C-C^*)/C^*$ である。

　過飽和プロファイルの設計を行う際には溶解度曲線が必須である。結晶が懸濁した状態で十分な時間経過していれば，その溶液は平衡になっていると考えられるので，溶液濃度と温度を測定すれば，溶解度を求めることができる。温度は熱電対や白金測温抵抗体などで測定すればよいが，溶液濃度を測定するためには懸濁溶液から溶液のみをフィルターなどを利用してサンプリングする必要がある。濃度測定で簡便なのは，蒸発乾燥法である。ただし，この方法は時間がある程度必要なので，クロマトグラフィー，UV，屈折率など光学的方法，電気伝導度などが便利である。

■■ Column ■■

操作点を相図上のどこを通すかのか

　合成を専門としている研究技術者にとって，相図はあまり馴染みがないかも知れない。しかし，ある溶液状態（濃度や温度条件）で何が析出するかを考える場合には，必ず必要となる概念である。PAT（Process Analytical Technology：リアルタイム品質計測）の導入あるいは，その考え方の進展は，最終製品の品質計測だけでなく，生産途中のプロセスの監視にもセンサーが導入されるきっかけとなっている。実際 FTIR をインラインでの溶液濃度計測に利用する研究も盛んとなっており，リアルタイムで溶液の濃度と温度の同時計測が可能となってきている。安定的に析出する結晶形の種類や溶媒和結晶の種類などは，相図上に領域として表現できるので，相図上に溶液温度と組成で表現できる操作点をプロットし，その軌跡が見える化できると，今まで以上に晶析の制御が容易になることが期待できる。

　医薬品の精製工程で結晶を析出させようとしたときに，結晶が析出する前にオイルアウト現象という液液平衡に遭遇してしまうと，結晶が析出し難くなることが知られている。このオイルアウト現象は液液平衡と固液平衡が近接していると起きやすい。したがって，オイルアウト現象を回避する手法を開発するためにも，相図上での操作点の動きの把握は大切である。

理想溶液の場合，van't Hoff 式より溶解度曲線（液相線）は式（2）で表現できる．

$$\ln\left(\frac{x_1}{x_2}\right) = -\frac{\Delta H_\mathrm{s}}{R}\left(\frac{1}{T_1} - \frac{1}{T_2}\right) \tag{2}$$

ここで，ΔH_s は溶解熱，x_1 と x_2 はそれぞれ絶対温度 T_1 と T_2 での飽和濃度である（ただし，単位は溶質のモル分率）．よって溶解度曲線は半経験式として式（3）でフィッティング可能となる．

$$\log x = A + B \cdot T^{-1} \tag{3}$$

式（3）は片対数プロットを行うと直線となるので，溶解度の概略を知るためには，まず三点の溶解度データがあれば良いことになる．すなわち，高温，低温，そしてその中間の温度で溶解度を測定し，式（3）で整理して直線近似すれば，溶解度の概要がわかることになる．もし片対数プロットを行っても，直線近似できない場合，それは結晶多形の転移点や溶媒和数の異なる結晶の転移点があると考えてよい．

1.3. 核発生・成長速度論

Mullin はその著書 Crystallization[3]で，核発生を図5のように分類している．

一次核発生（Primary Nucleation）とはクリアな溶液，すなわちほかの結晶が懸濁していない過飽和溶液内で自然に核が発生する現象で，異質物の存在の有無で不均一核化と均一核化とに分類されている．不均一核化は均一核化よりも低い過飽和度で生ずる．もう一つが二次核発生（Secondary Nucleation）で，これは同種の結晶が懸濁している過飽和溶液内で生ずる核発生現象である．一次核発生については系の自由エネルギー変化からその現象が説明されている．すなわち，核が生成する場合には系の表面自由エネルギーが増加し，固相変化によってエネルギーが減少する．球形の核（半径 r）の生成に伴う Gibbs の自由エネルギー変化 ΔG は界面エネルギーを γ とすると式（4）で示すことができる．

$$\Delta G = 4\pi r^2 \gamma - \frac{4\pi r^3 kT}{3v}\ln S \tag{4}$$

v は溶質のモル体積，γ は界面エネルギー，k はボルツマン定数である．ΔG は $r = r_\mathrm{c}$ で極大値 ΔG_crit 示し，この r_c は臨界半径と呼ばれ，核の大きさを示している．

$$r_\mathrm{c} = \frac{2\gamma v}{kT \ln S} = \frac{2\gamma v}{kT \ln(C/C^*)} \tag{5}$$

$$\Delta G_\mathrm{crit} = \frac{16\pi\gamma^3}{3}\left(\frac{v}{kT \ln S}\right)^2 \tag{6}$$

$S(=C/C^*)$ の増大，すなわち溶液濃度と平衡濃度との差が増加するに伴い，ΔG_crit，r_c はともに減少し，エネルギー障壁が低くなるために核が発生しやすくなる．式（5）は過飽和が増加するに伴い臨界半径は小さくなることを意味しているが，式（5）の C は半径 r_c の

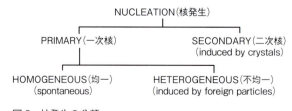

図5　核発生の分類

粒子の溶解度を示しているとも解釈できる。そこで、粒径依存の溶解度を $C(r)$ と書き改めると、式 (7) のように変形できる。これは Gibbs-Thomson 式と呼ばれる。

$$\ln\left(\frac{C(r)}{C^*}\right)=\frac{2v\gamma}{kTr} \tag{7}$$

これは半径 r の小粒子の結晶の溶解度 $C(r)$ は、十分大きな結晶粒子の溶解度 C^* よりも高くなることを意味している。すなわち、さまざまな粒径の結晶が存在しているとき、ある条件が決められ臨界半径 r_c が決まると、臨界半径 r_c 以下の結晶粒子は溶解してしまうことを意味する。これはオストワルドライプニングと呼ばれている。回分冷却晶析で温度を下げた後、ある温度でホールドする操作が行われることがあるが、それはこのライプニング現象（熟成）を期待して行われている。

さて、工業的な核化の速度論を次に考えてみる。均一一次核発生の場合、ΔG_{crit} が核形成のためのエネルギー障壁と考えることができるので、一次核発生速度 J は式 (8) で近似できる。

$$J\propto\exp\left(-\frac{\Delta G_{crit}}{kT}\right) \tag{8}$$

この式は反応晶析や沈殿晶析の解析にしばしば用いられる。

一方、二次核発生は次のような機構で発生する。

①イニシャルブリーディング：種結晶の表面に着く微小結晶由来の核である。種結晶使用前に溶媒で洗浄することで過剰な核化を抑えることが可能である。

②ニードルブリーディング：針状晶や樹枝状晶が懸濁中に折れることで核として作用する。

③接触核化：懸濁している結晶は、結晶と結晶あるいは、結晶と撹拌翼、または、晶析装置の壁と接触したりする。それによって結晶が破損して核化の原因となる。

④せん断核化：結晶と流体との速度差が大きくなると、その速度差が原因でせん断力が生じ、流体によって結晶表面から微小結晶が剥がされ、それが核化の原因となる。

二次核発生は懸濁している結晶粒子の相互関係から生ずる核化現象であるので、結晶粒子が懸濁している工業晶析装置内では二次核発生が支配的となっている。二次核発生速度 B は工業的には式 (9) で整理されている。

$$B=k_B N^i M_T^j \sigma^b \tag{9}$$

N は撹拌翼の回転数、M_T は懸濁密度である。i は 2〜3、j は 1、b は 0.5〜2.5 程度と報告されている[4]。

次に結晶成長について考えてみる。結晶成長は溶質分子などの成長単位が結晶格子に組み込まれていく現象である。成長単位は濃度差を推進力にした物質移動によって結晶表面まで移動（物質移動）し、最終的に最も安定な部位で結晶格子に取り込まれる（表面集積）。過飽和溶液中に存在している結晶粒子は、過飽和度を推進力として式 (10) で表現される速度で成長する。

$$\frac{dW}{d\theta}=k'_g\cdot A\cdot\rho\cdot(C-C^*)^n \tag{10}$$

W は結晶の質量を示し、A は表面積を示す。また、k'_g は総括成長速度定数である。結晶の形が、粒径に依存しないとすれば、式 (10) は体積形状係数 $\phi_v(=W/\rho_s L^3)$ と面積形状係数 $\phi_a(=A/L^2)$ を用い式 (11) (12) となる。

$$G=\frac{dL}{d\theta}=k_g\cdot\rho\cdot(C-C^*)^n \tag{11}$$

第1章　固体医薬品の基礎理論

> ■■ **Column** ■■
>
> ### 成長速度を求める方法
>
> 　結晶粒子群の生産量や生産計画を決める際には，成長速度のデータが必須となる。これは，回分プロセスである過飽和を与えたときに，それが消費されるまでの時間は成長速度に依存しているためである。したがってある過飽和を与えたときに，結晶がどの程度の成長速度をもつのかを知ることが重要となる。数百 μm の結晶であれば，結晶観察用のガラスセルに結晶を入れ，一粒の結晶を顕微鏡下で観察しながら単位時間当たりの成長量を測定することで成長速度を知ることができる。この手法は溶液の過飽和を自在に設定できるので，いくつかの過飽和条件で成長速度を測定すれば，過飽和に依存した成長速度式が求められることになり確実な方法である。
>
> 　最新の測定技術の導入で，溶液濃度の経時変化，結晶個数変化等が実測できる場合がある。この時には晶析プロセスを表現するシミュレーションモデルを作成し，そのモデルを使って計算される結果と，実測値が合うように，パラメータの最適化を行うことで成長速度式を求めることが可能である。

$$k_g = k'_g \cdot \frac{\phi_a}{3\rho_s \phi_v} \tag{12}$$

　ここで G は結晶の線成長速度と呼ばれる。ラボ実験で成長速度を実験的に決めておけば，生産性を考慮した晶析装置の運転や設計が可能となる。単一結晶を過飽和溶液に吊し，結晶面の前進速度から成長速度を求める方法や，結晶群の粒径分布の経時変化から成長速度を求める方法などが提案されている（コラム「成長速度を求める方法」参照）。

2.　結晶粒子群品質

　結晶製造には，冷却して結晶を析出させる冷却法，目的の成分が溶けない溶媒を添加することで結晶を沈殿させる Anti-solvent 添加法（貧溶媒あるいは非溶媒添加法），溶媒を蒸発等により除去させる濃縮法，溶液の pH を調整することで結晶を析出させる pH 調整法などが利用される。冷却晶析を題材に詳細な説明を行っているが，冷却以外の晶析操作も考え方は全く同じである。例えば第三成分を導入（貧溶媒や非溶媒の導入）することで結晶粒子群を析出させる場合，冷却速度が結晶品質に影響したように，第三成分の添加速度によって結晶粒子群の品質はまったく異なる結果となる。ここでは晶析操作によって作り込みがなされる結晶粒子群品質について概説する。

2.1.　結晶純度

　析出する結晶の組成は系の相平衡関係で決まっていると考えられる。しかし，結晶化現象が非平衡条件下で進行するために，製品結晶の組成（純度）は，必ずしも平衡組成に等しいとは限らない。すなわち，平衡論的に純粋な結晶が得られるとしても，実際には結晶の析出速度によってその純度が悪くなるということである。本来純粋な結晶が析出する単純共晶系

2. 結晶化技術

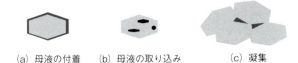

(a) 母液の付着　(b) 母液の取り込み　(c) 凝集

図6　結晶純度低下の原因

に対しても，製品粒子群の純度の低下が見られる。その原因として以下の項目が考えられる（図6）。

(a) 母液の付着

結晶粒子群と母液の分離が不十分なとき，純度低下が見られる。小粒径の粒子群ほど比表面積が大きく，したがって影響も大きい。固液分離の容易さは，結晶の粒径分布と形態（外観）によって大きく支配される。薄い板状晶や針状晶は固液分離が困難で，プリズム状の粒子は容易である。したがって結晶粒子の形態や粒径分布を改良することによって，粒子群としての製品純度を改善できる。この機構が原因で結晶粒子群の純度が悪くなっている場合，結晶粒子群を洗浄する（若干未飽和な母液，あるいは貧溶媒や非溶媒で洗浄）ことで，かなり純度が改善することがある。洗浄によって付着している母液を洗い流す効果がある。もちろん結晶形態の変更を同時に行えば，その効果は倍増する。

(b) 母液の取り込み

結晶の成長中に母液が結晶内部に取り込まれると純度低下が生じ，母液中に含まれている溶媒および不純物によって純度が低下する。取り込まれた母液が結晶中に，インクルージョン（液胞）として存在することが観察できることもある。特に成長速度が急に変化するような操作法をとると母液の取り込みが生じやすい。この機構が純度低下の主な原因である場合，洗浄は効果が見込めない。母液の取り込みは結晶成長速度が速いと起こりやすいので，過飽和を若干落として成長させると純度改善できる可能性が高い。

(c) 凝集晶の粒子間への取り込み

凝集晶を構成する粒子間へ母液が取り込まれるために純度が低下する場合がある。

もちろん溶液中の不純物（分子やイオン）が結晶表面に選択的に吸着して，結晶の成長を妨げるとともに，成長に伴って結晶内に取り込まれることがあるが，多くの場合，上述の母液の存在が結晶粒子群の純度を悪化させている。いずれにしても母液が結晶粒子群中のどこに存在しているかを明らかにして，対応策を考えることが妥当である。

2.2. 結晶多形（Polymorph）

結晶粒子群の安定製造の面で，注目される現象が結晶多形である。多形現象とは同一化合物が複数の結晶構造を示す現象をいう。Acetaminophen（$C_8H_9NO_2$, MW：151.17）には図7に示すように，複数の多形があることが知られている[5]。多形によって溶解度や融点などの諸物性，および多くの場合結晶外形が異なるため，所望の多形のみを効率よく生産することが必要となる。結晶多形には常に一方の結晶形の溶解度が低い単変形，ある温度で溶解度曲線が交差する互変形がある。溶解度の低い方が安定な結晶形となるので，互変形ではある温度を境にして，安定な結晶形が変わる。互変系の溶解度の例を図8に示す。

まず安定多形を判断してみると，転移温度 T_t 以上では Form II の溶解度が低いので

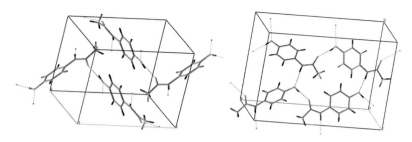

図7　Acetaminophen の結晶多形（左：Form Ⅰ，右：Form Ⅱ）

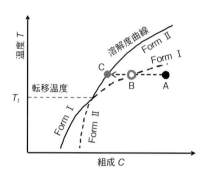

図8　多形を有する化合物の溶解度曲線（互変系）

Form Ⅱが安定多形である．次に，過飽和状態のある溶液（点 A）から準安定多形の Form Ⅰが析出したと考えると，Form Ⅰの成長とともに溶液濃度は点 B に至る．点 B の溶液濃度は準安定多形の Form Ⅰの飽和濃度である．しかし，点 B は Form Ⅱに対しては過飽和状態となっているので，ここで Form Ⅱの核化が起きると，すでに析出している Form Ⅰが溶解し，Form Ⅱの析出が始まる．したがって，準安定多形と安定多形の溶解度曲線に挟まれている領域では溶液媒介転移が進行し，転移中には複数の多形が溶液中に懸濁することになる．溶液媒介転移とは準安定な結晶が溶けて，その溶液から新たな安定結晶が核化して成長する現象である．

この溶液媒介転移を溶液濃度の経時変化から見ると図9のようになる．図9に示したケースでは準安定多形が板状晶で，安定多形が針状晶である．写真から，準安定多形の板状晶が溶解し，安定多形の針状晶が成長し溶液媒介転移が進行していることがわかる．安定多形のForm Ⅱが析出しない限り溶液濃度は Form Ⅰの飽和濃度を下回らないので，Form Ⅰが溶解することはない．

冷却速度の違いによって析出する結晶多形が変わる場合がある．図10にその理由を説明する概念図を示す．相図上を動く操作点の移動を考えると，溶液の冷却速度が速い場合，初期の過飽和が高くなり，そうすると，準安定多形（Form Ⅰ）の過飽和領域（析出領域）に入ることになる．そうするとForm Ⅰの析出後の冷却途中に溶液媒介転移が生じて Form Ⅱが析出することになる．一方，初期の過飽和が高くならない工夫，すなわち冷却速度を下げる，あるいは種結晶を導入して見かけの析出速度を上げておくと，操作点が準安定多形

2. 結晶化技術

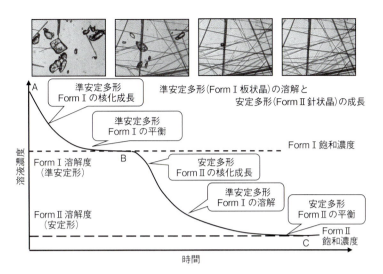

図9　溶液媒介転移中の溶液濃度経時変化

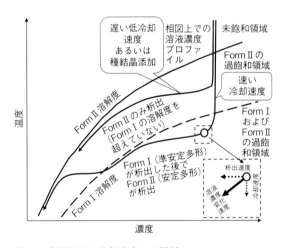

図10　多形析出と冷却速度との関係

(Form Ⅰ) の溶解度を超えることがなくなり，安定多形の Form Ⅱ のみが析出することになる。

　このように，相図上を移動する操作点の軌跡の違いにより，多形析出現象が変わる。スケールアップを行った際に結晶多形の析出状態が変わる原因もこれで説明できる。すなわち，ラボ実験で成功していた冷却速度を実機で実施しようと考えた場合，装置容積に対する冷却面積の比率の少なさから，実機でその冷却速度を実現しようとすると，ジャケット付近の冷却速度が急になり，結果としてジャケット付近の操作点がラボ実験とは異なる軌跡をたどり，異なる多形が析出するという機構である。

2.3. 結晶形態（Morphology）

　結晶形態（晶癖）は結晶構造と析出条件の2つの要因で決まる。結晶形態は，構成してい

る各結晶面の成長速度の比に基づいており，前進速度のより遅い結晶面が発達し，その結晶の外形を支配する。各面の成長速度は，不純物によって変化することが知られているが，溶液の過飽和によっても変化する。特に有機物では，結晶面ごとに分子の原子団の配列が異なっていることが多いために，各結晶面の成長機構が異なり，結果として成長速度の過飽和依存性が変わり，過飽和の程度によって形態が変化する。したがって，結晶粒子群が経験した過飽和が異なると結果として粒子群の結晶形態も変化することがある。結晶粒子群の製造では，Anti-solvent を添加して過飽和を生成する方法（貧溶媒あるいは非溶媒添加晶析とも呼ばれる）多用されているが，この晶析方法では比較的ダイナミックに過飽和が変化するので結晶形態の変化も起こりやすい[6]。結晶多形が異なると，多くの場合結晶外形も変化する。ところが，同じ分子パッキング（多形）でも，過飽和条件によって外形が変化することから，結晶外形が異なる結晶が析出したからといって，それを単に異なる多形が析出したとは判断できないことに注意すべきである。

2.4. 粒径・粒径分布

粒径分布が決定される機構を図11で説明しよう[7]。粒径分布は核化速度と成長速度で決定される。核化速度と成長速度の両方が，過飽和の関数となっているので，過飽和プロファイルに強く影響を受ける。また，物質収支を考えると，式（13）のように，析出量が同じであれば核化速度が高く結晶個数が多いほど平均粒径は小さくなる。

$$M_T \propto \phi_V \times \rho_s \times (L_M)^3 \times N_T \tag{13}$$

ここで M_T は単位体積当たりの析出量，ϕ_V は体積形状係数，ρ_s は結晶密度，L_M は平均粒径，N_T は単位体積当たりの結晶総個数である。

回分晶析で核化が継続的に起きてしまうと，常に新たな結晶が装置内に発生することになるので，粒径分布はブロードになる。すなわち，粒径分布改善には核をある限定された期間のみ発生させ，それを成長させる方法が有効である。初期の核発生量が少なければ，平均粒径は大きくなるし，核発生量が多ければ製品結晶の粒径分布は小さくなる。よって粒径分布を揃えるためには，回分晶析操作の初期の種結晶導入が有効であることが広く知られている。

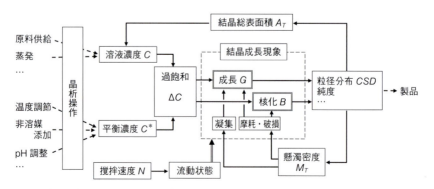

図11　粒子群製造の際に関連する主な現象

3. 結晶製造の操作設計

3.1. 回分冷却晶析

回分式の冷却晶析では，冷却プログラムの温度パターン（冷却温度プロファイル）が結晶品質に多大な影響を与える。これは冷却温度プロファイルが直接，過飽和を変化させるためである。代表的な冷却温度プロファイルを図12aに示す。

自然冷却とは，ジャケットに一定水温の冷却水を流した場合の冷却法であり，線形冷却とは一定の冷却速度で温度を下げる方法である。これらに対し制御冷却は過飽和がほぼ一定になる冷却法であり，近似的に式（14）で表すことができる。

$$T = T_0 - (T_0 - T_f)\left(\frac{\theta}{\tau}\right)^3 \tag{14}$$

T_0は初期溶液温度，T_fは最終溶液温度である。またτは回分時間である。自然冷却法では冷却初期の大きな過飽和が，多量の核化の原因となり粒径分布が悪くなるのに対し，溶液濃度を準安定領域に保つよう制御冷却で操作すると，製品結晶の平均粒径が大きくなる[8]。冷却初期では装置内の結晶量が十分でないため，結晶表面積が少なく，そのため溶質の消費速度が高くない。それに対して冷却速度が速いと，過飽和が高くなってしまう。よって，結晶量の増加，すなわち溶質の消費速度に合わせて冷却速度を操作する必要がある（図12b）。式（14）のような冷却温度パターンを使用すると，粒径分布が改善できるので，固液分離の効率も向上し，母液付着も軽減できることになるので，結晶粒子群としての純度も向上する。

粒径分布の改善法には，図12に示した交互冷却のように，晶析操作途中に未飽和操作（冷却晶析ならば昇温操作）を周期的に加えて，操作途中に発生した微小結晶を溶解させる手法もある[9,10]。あるいは，種結晶を十分量確保できない，あるいはコンタミネーションを防止するために種結晶添加が敬遠される場合に対して，単調な冷却ではなく，昇温操作を組み込んだ変調操作によって粒径分布を改善する試みも行われている[11]。

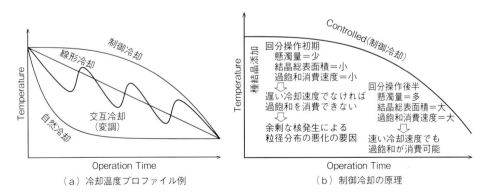

図12 冷却温度の経時変化（冷却プロファイル）

3.2. Anti-solvent 添加晶析

過飽和を生成させる手法として，Anti-solvent を添加する方法も使われている。Anti-solvent は貧溶媒（あるいは非溶媒）と呼ばれている。図 13 には Anti-solvent 添加法による過飽和の生成方法が三角相図上（三成分相図）に図示してある。目的物質と，それを溶かしている良溶媒，そして Anti-solvent が加わるので三成分となり，相図は三角相図となる。図 13 は次のように理解することができる。まず，三角形のそれぞれの頂点が，目的物質，良溶媒（Solution B），Anti-solvent（Solution A）を表している。図 13 の曲線で示されているのは，ある物質の溶解度曲線である。その曲線より上にある領域は，その溶液が過飽和状態にあることを示しており，下の領域は未飽和領域である。

ここで，目的物質が溶けている Solution B 溶液に非溶媒の Solution A を添加することを考えてみる。ある溶質が溶けている Solution B（点 X）に，Anti-solvent として点 Y の Solution A を添加すると，添加後の溶液の見かけ組成は点 M になる。点 M は点 X と点 Y を結んだ直線上にあり，線分 XM と線分 MY の長さの比（$\alpha : \beta$）が Solution A と Solution B（良溶媒ではなく溶液）との混合比（質量比 $m_A : m_B$）となる。（点 X に Anti-solvent を少し添加すると，点 Y に少し近づき，Anti-solvent 添加量を増やしていくと点 Y に近づいていく）。点 M の溶液は溶解度曲線よりも上にあり，過飽和状態になっているのでその溶液から目的の溶質が析出して溶液組成は点 S に至る。結晶化の推進力は，二成分系と同様に定義することが可能である。この操作の場合，冷却などの温度操作が必要なく，また，Anti-solvent の量によって生産量も確保できるので，操作上のメリットがある。Anti-solvent 添加晶析の場合，粒径が細かすぎる，形状が定まらないなど，問題があるといわれているが，三成分相図を用いた解析を行うことで，解決できる可能性がある。

Anti-solvent 添加晶析でも多形制御が必要な場合があるが，その場合でも冷却晶析と同様に，速度論（Anti-solvent の添加速度と結晶の析出速度）を考慮しながら操作点を過飽和領域のどこを通すのかという設計が重要である[12,13]。操作点は Anti-solvent を添加すると右方

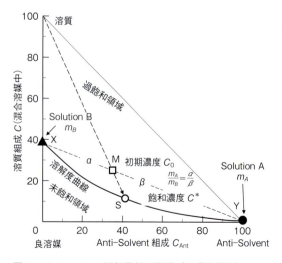

図 13　Anti-solvent 添加晶析の原理（三成分相図）

2. 結晶化技術

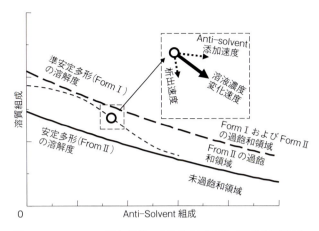

図 14　Anti-solvent 添加晶析での結晶多形制御（三成分相図上）

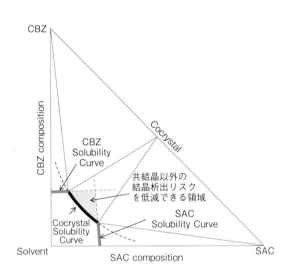

図 15　共結晶の三成分相図

向に動き，結晶析出によって下方向に動く．例えば図 14 に示す準安定多形と安定多形の溶解度をもつ系の場合，安定多形 Form II のみを得ようとした場合，準安定多形 Form I と安定多形 Form II の溶解度の間の領域を操作点が通れば良い．Anti-solvent の添加速度が析出速度を上回ると早く右方向に動くことになるので，準安定多形 Form I の溶解度を超える可能性がある．したがって，析出量に合わせて Anti-solvent を添加する必要があることがわかる．

　三角相図は共結晶（Cocrystal）の安定製造を考えるときにも便利である．図 15 はカルバマゼピン（CBZ）とサッカリン（SAC）の共結晶について，それぞれの溶解度を模式的に表した三成分相図である．この場合，三角相図の各頂点は，CBZ，SAC，溶媒を示している．共結晶を製造する際，共結晶を校正する純成分が析出してしまうと，それは不純物となってしまうため純成分の析出リスクを抑えて操作する必要がある．そのような場合，図 15 を用いれば，操作点をどの領域に設定すればよいか明らかとなる（具体的には CBZ と SAC

第1章　固体医薬品の基礎理論

の溶解度曲線を延長した疑似溶解度曲線に囲まれている領域）。その領域を逸脱しないように操作することで，目的とした共結晶以外の結晶析出のリスクを低減することが可能となる[14]。

　結晶化を利用した晶析技術は非平衡分離操作であるがゆえに，平衡論だけでなく速度論の考慮が必須である。速度論を考え，操作の工夫を行うためには相図上のどこを操作点が移動するかを検討することが重要で，操作点の移動経路で決まる過飽和によって結晶粒子群の品質が決定される（コラム「操作点の軌跡の重要性」参照）。本項が，晶析を用いた結晶製品製造の品質制御の一助となれば幸いである。

参考文献

1) Davey, R.J. and J. Garside, "From Molecules to Crystallizers" Oxford Univ Pr on Demand（2001）
2) Zhang, D., et al., Engineering, 3, 354-364（2017）
3) Mullin, J.W., Crystallization 3rd ed., Butterworth-Heinemann（1993）
4) van der Heijden, A.E.D.M. and G.M. van Rosmalen, Handbook of Crystal Growth, vol. 2a, Elsevier（1994）
5) Haisa, M.S., et al., Acta Crystallogr, B32, 1283-1285（1976）
6) Takiyama, H., et al., Trans IChemE, 76, Part A, 809-814（1998）
7) 滝山博志, "晶析の強化書【増補版】～有機合成者でもわかる晶析操作と結晶品質の最適化～", Ｓ＆Ｔ出版（2013）
8) Jones, A.G., and J.W. Mullin, Chem. Eng. Sci., 29, 105-118（1974）
9) Heffels, S.K., and E.J. de Jong, AIChE Symp. Series, 284, 170-181（1991）
10) Moscosa-Santillan, M., et al., Chem. Eng. Sci., 55, 3759-3770（2000）
11) Takiyama, H., T. Eto and M. Matsuoka, J. Chem. Eng. Japan, 35, 1072-1077（2002）
12) Takiyama, H., et al.,, Chem Eng Res Des, 88, 1242-1247（2010）
13) Minamisono, T. and H. Takiyama, J. Crystal Growth, 362, 135-139（2013）
14) Nishimaru, M., S. Kudo and H. Takiyama, IND ENG CHEM, 36, 40-43（2016）

滝山　博志（たきやま　ひろし）

第2章

固体医薬品の物性測定法の理論と実際

　製剤に関わる分析評価技術の進歩は目覚ましい。本章では従来から用いられた分析手法に加え，国際調和により日本薬局方（日局）の一般試験法として収載されたものも掲載している。日局の分光学的測定法には，核磁気共鳴・赤外吸収スペクトル測定法が，ほかにも熱分析法，粉末X線回折測定法が取り上げられている。また，ラマン分光法，テラヘルツ光を利用した評価手法も要注目である。一方，粉体物性測定法としては，比表面積や粒度の測定法，収着—脱着等温線測定法，レーザー回折・散乱法による粒子径測定法が日局に収載されており，動的光散乱法による液体中の粒子径測定法，吸入剤の空気力学的粒度測定法も検討されている。このほかにも，本章では有用性が注目されているイメージング解析技術（分光，質量分析，X線CT，MRI，SEM，TEM，AFM）を取り上げた。これら手法はそれぞれ特長があり，目的製剤の特性を理解するためには，複数の情報を総合的に判断することが重要である。各項目は分析法の理論と応用例で構成されているので，各分析法の原理を理解し，検討項目への適用性を十分に吟味したうえで利用することが重要である。

1. X線回折法
粉末X線回折測定,
単結晶X線構造解析

　低分子医薬品の原薬は,その多くが結晶性を示し,決して少なくない種類の医薬品で結晶多形が認められている。多形間では原薬分子の配列やコンフォメーションが異なるため,水への溶解性や物理的な安定性といった医薬品としての重要な物性に差が現れることから,結晶形は品質管理の上で必須の評価項目である。このことは,日本薬局方に収載されている医薬品各条において,2012年の第十六改正 第一追補から,性状の項に「結晶多形を認める」旨が記載されるようになったことも証拠の1つといえる。

　X線回折を用いた分析法は,結晶性物質の評価法として最も強力な技術である。歴史的な経緯を簡単に振り返ると,1895年のレントゲン(W.C. Röntgen)によるX線の発見に始まり,1912年にはラウエ(Max von Laue)が結晶によるX線の回折現象,続いてブラッグ父子(W.H. and W.L. Bragg)が実用的で簡便な理論式を見出したことにより,現在でも汎用される重要な手法が確立されてきた。また,医薬品の評価法として汎用される"粉末"X線回折測定については,1916年にデバイ(P.J.W. Debye)とシェラー(P. Scherrer)の貢献が知られている。一方,単結晶を測定することによる構造解析はX線回折の黎明期から発展しているが,近年では低分子の結晶構造だけでなく,生命科学(創薬)においても重要な標的となる受容体(その実体はタンパク質である)やウイルスの構造を続々と明らかにしている。本項では,両手法に共通する基本原理について概説した後,各々の手法と相互の関連性について述べる。

1. X線回折法の原理

1.1. X線の性質

　X線回折に用いるX線は電磁波の一種であり,真空中で加熱された陰極(フィラメント)から放出される熱電子を高電圧で加速し,対陰極(金属の陽極,ターゲット)に衝突させることで発生する。ここで生じたX線は,あらゆる方向に放射されるので,X線管球に窓(Beの薄膜など)を設けて取り出している(図1)。

　この方法で発生させたX線は,波長が連続的に分布した連続X線(白色X線)と,ターゲット物質を構成する元素に依存した,特定の波長で高い強度を示す特性X線からなる。回折実験では強度が特に強い特性X線が利用されている。その発生機構は,図2aに示すように,高速電子が原子に衝突することによって核に近い内側の殻の電子が叩き出されて空位となった軌道に,上の準位の軌道電子が遷移することで生じた余剰エネルギーがX線とし

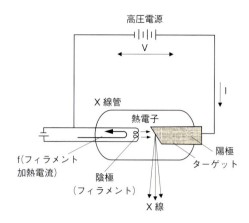

図1　X線の発生装置

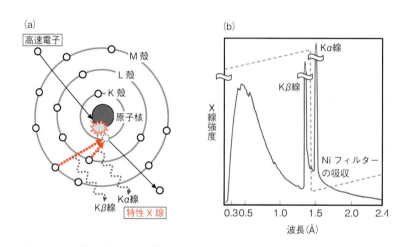

図2　X線回折に利用するX線の発生方法
(a) 特性X線の発生機構，(b) NiフィルターによるX線の単色化
NiフィルターによりCuの特性X線からKβ線を除去し，Kα線（1.5419 Å）のみを取り出している

て放射されている．このとき，K殻の空孔がL殻からの電子によって埋められて生じるX線をKα線，M殻からの電子で生じるものをKβ線という．例えば対陰極がCuの場合はNiフィルターを通すことにより，特性X線のうちKβ線を吸収させ，Kα線だけを取り出すことができる．

1.2.　結晶におけるX線の回折現象（ブラッグの法則および条件）

　X線回折は，X線と原子の電子雲との間の相互作用に起因している．すなわち試料にX線を照射した際，その物質中の電子が強制振動させられて干渉性の散乱X線が生じる．この干渉は，回折した2つのX線波の光路差が波長の整数倍となるときに強い散乱X線として観測される．このときの選択的な条件をブラッグの法則と呼び，ブラッグの式（1）で表される．

1. X線回折法（粉末X線回折測定，単結晶X線構造解析）

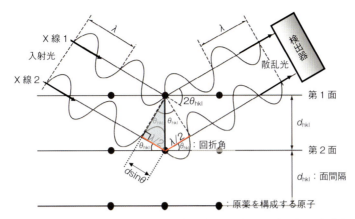

第十七改正　日本薬局方，＜2.58＞粉末X線回折測定法，71(2016)を一部改変

図3　結晶のX線回折で最も重要なブラッグBraggの条件
光路差は面間隔d_{hkl}を斜辺とする直角三角形の狭角θに対する$\sin\theta$の2倍（$2d\sin\theta$）で表される

$$2d\sin\theta = n\lambda \tag{1}$$

　式（1）で示されるブラッグの法則を最も簡潔に表すと図3のようになる．現在，医薬品の多くは低分子の有機化合物であるため，その結晶は原薬の分子が配列した分子結晶であるが，分子内および分子間における種々の結合を仮にないものとすれば，原子（図3中の●）が配列している姿となる．ある面間隔d_{hkl}で配列している原子群（結晶構造を構成する格子）に，X線を入射角θ_{hkl}で照射したとき，その格子の第1面および第2面に照射された各々のX線1およびX線2の光路差は，幾何学的に$d\sin\theta$の2倍に等しくなることが見てとれる．この光路差が照射したX線の波長λに等しい場合に散乱X線の位相がそろい，強いX線（回折ピーク）として観測されるのがX線回折法の基本原理である．なお，より理論的な解釈としてはX線および格子点をベクトルで表し，逆格子の概念を導入するとよいので，参考文献1〜3)を参照されたい．

1.3. 粉末X線回折と単結晶X線構造解析の差異

　上述したように，X線回折を医薬品結晶の評価に応用している分析手法には，大別して粉末X線回折測定法と単結晶X線構造解析がある．単結晶にX線を照射すると，その三次元構造の原子配列（分子配列とも読み替えられる）のうち，ブラッグの条件を満たす格子面に応じて回折し，ある面で捉えれば斑点が浮かび上がる（ラウエ斑点，図4a）．一方，粉末試料の場合は多結晶体であり，測定点において結晶はあらゆる方向に向いていることから，入射X線に対して回折角θの点（つまりラウエ斑点）が無数に生じ，結果的には同心円状の回折像（デバイ・シェラー環）として観察される．したがって，粉末X線回折測定においては試料部に均一な微結晶がランダムに（一定方向に偏っていない状態で）詰められていることが正確な回折パターンを得る上で重要な要件となる．

第 2 章　固体医薬品の物性測定法の理論と実際

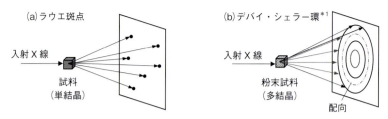

図4　単結晶および粉末試料における X 線回折像
＊1：粉末試料（多結晶）中の，ある回折角をもつ格子面から散乱（回折）された X 線が，結果的に環状の回折像を結ぶ様子を模式的に表している

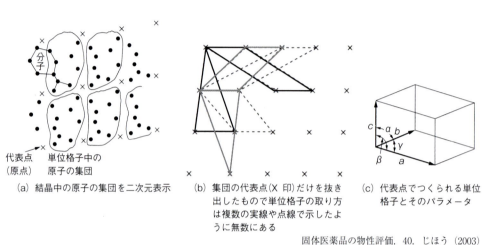

固体医薬品の物性評価，40，じほう（2003）

図5　結晶中の分子配列と単位格子

1.4. 結晶学の基礎

　結晶とは，分子が三次元的に規則的に配列したものであり，その中の一定の繰り返し単位を基本にして，ある決まった点を取り出すと，これらの点で必ず平行六面体で表すことができる（図 5a, b, ここでは二次元表示）。この平行六面体の最小体積を単位格子といい，単位格子の中はどれをとっても分子が全く同じように配列している。ここで図 5c に示すように，単位格子の 3 つの陵の長さを a, b および c，また，それぞれの陵の対角を α, β および γ とする。

　単位格子はさまざまな形で選ぶことができるが，自然に現れる実際の結晶構造から，単位格子は 7 種類に分類される（結晶系，図 6）。また，格子の取り方にも，格子点を縁とした取り方（単純格子），格子の中に格子点が存在する複合格子（面心，体心および底心）の取り方が考えられ，結晶系とあわせると，14 種類の格子を取ることが可能である（ブラベー Bravais 格子，図 7）。また，原点のまわりの点の対称性，らせん軸および映進面（図 8）を考慮すると，結晶中に存在する点の集団の空間的配列は 230 種類のいずれかで表すことができる（空間群）。これらの群論から得られる三次元空間を隙間なく埋めるための条件制約を課すことにより，構造決定に至るまでの計算量を格段に減らすことができる。ただし実際に

1. X線回折法（粉末X線回折測定，単結晶X線構造解析）

結晶系	結晶軸	ブラベー格子と記号		特徴を表す図形
立方晶系 (cubic)	$a=b=c$ $\alpha=\beta=\gamma=90°$	単純 体心 面心	P I F	
正方晶系 (tetragonal)	$a=b\neq c$ $\alpha=\beta=\gamma=90°$	単純 体心	P I	
斜方晶系 (orthorhombic)	$a\neq b\neq c$ $\alpha=\beta=\gamma=90°$	単純 体心 底心 面心	P I C F	
菱面晶系 (rhombohedral or trigonal)	$a=b=c$ $\alpha=\beta=\gamma\neq90°$	単純	P	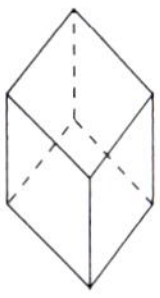
六方晶系 (hexagonal)	$a=b\neq c$ $\alpha=\beta=90°$ $\gamma=120°$	単純	P	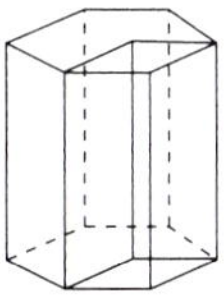
単斜晶系 (monoclinic)	$a\neq b\neq c$ $\alpha=\gamma=90°\neq\beta$	単純 底心	P C	
三斜晶系 (triclinic)	$a\neq b\neq c$ $\alpha\neq\beta\neq\gamma\neq90°$	単純	P	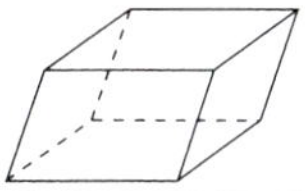

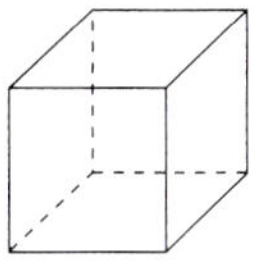

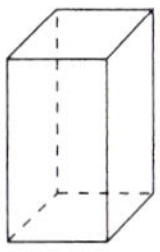

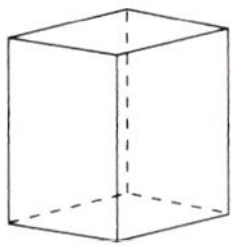

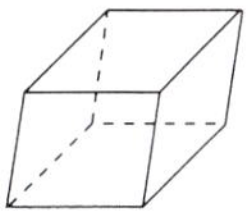

固体医薬品の物性評価，41，じほう（2003）

図6　7種類の結晶系

観察される結晶では，これほど多様には出現せず，特に有機結晶の場合は経験的に8割以上の結晶が5種類程度の空間群に収まっていることが知られている[5]。

　上述したように，結晶内に存在する単位格子を並べると結晶格子ができる。さらに，この結晶格子の中にある一定方向の面を格子面とし，一定のルールにしたがって命名される。例えば図9a に示すように，単位格子の各軸 a を1/h，b を1/k および c を1/l で切った面を(hkl) で表記する。h, k および l を面指数（Miller 指数），切り取った面のことを格子面という。より具体的には図9b に示すように，単位格子の軸 a を2/1，b の部分および c の ∞ 部分で横切った面は（210）で表される。図9c にさまざまな Miller 指数の例を示す。Miller 指数は単位格子に対して，格子面の傾きと単位格子の原点 O からの距離を規定している。すなわち，結晶中には単位格子が三次元的に繰り返し並んでいるため，Miller 指数は原子（分子）の周期的な分布（面間隔）を表している。

第2章 固体医薬品の物性測定法の理論と実際

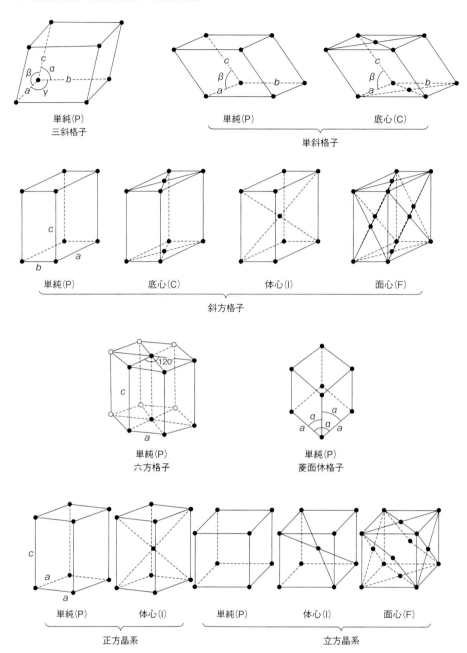

図7 14種類のブラベー格子

1. X線回折法（粉末X線回折測定，単結晶X線構造解析）

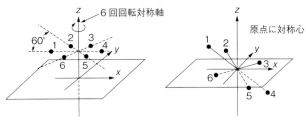

(a) 回転対称軸，1〜6の各点はz軸を60°回転することにより全部重なる。このz軸を6回回転軸という

(b) 原点が対称心となって，1は4,2は5,3は6へ移る

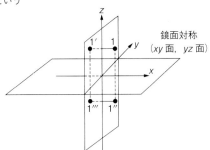

(c) 対称面xyとyzによって，1が1',1",1'"と重なることを示している

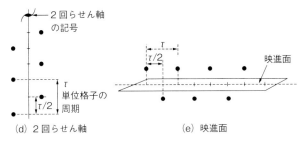

(d) 2回らせん軸　　(e) 映進面

固体医薬品の物性評価，43，図4，じほう（2003）

図8　結晶中における原子の単位集団が取りうる規則性

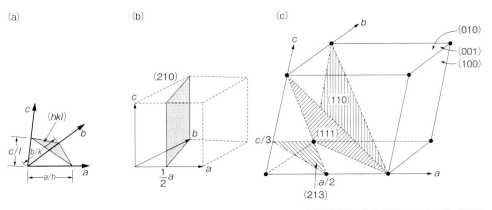

固体医薬品の物性評価，51，じほう（2003）

図9　Miller指数の決め方とさまざまな例

第 2 章　固体医薬品の物性測定法の理論と実際

2.　単結晶 X 線構造解析

　単結晶 X 線構造解析を実際に行うには結晶学と X 線回折測定ならびに解析に関する専門のトレーニングが必要である。本稿では，得られた構造を解釈するための基本的な原理や用語について解説する。なお，本格的に取り組む場合，参考文献 6 は初心者にも平易な表現で，基礎理論だけでなく実践的な内容を多く含む良書であるので参考にされたい。

■■ Column ■■

構造解析に適した結晶を得るための結晶化法

　製造過程で得られる結晶は必ずしも単結晶構造解析に適した質の結晶ではなく，再結晶操作が必要になることが多い。良質な結晶を得る再結晶条件は，製造条件とは全く異なることもあり，結晶化条件の探索には試行錯誤による地道な検討が求められる。

　一般的には，結晶核の生成を抑えて生じた結晶核がゆっくり成長する条件で良質な結晶を得やすい。医薬品化合物では溶液から結晶化させることが多く，溶液からの結晶化では結晶核の生成速度および結晶成長速度を支配する過飽和度を適切に制御することが良質な結晶を得るために重要である。過飽和度を制御する結晶化手法は共通して，化合物の溶液を飽和状態からゆっくりと過飽和状態に移行させる。以下に代表的な結晶化手法を紹介する。

(1) 溶媒蒸発法では，溶媒をゆっくり蒸発させて化合物溶液を濃縮する。過飽和度は溶媒の蒸発速度で行い，蒸発速度は溶液にふたをして，そのふたにあける穴の数や大きさを変える，水系の溶媒の場合はデシケータ中で少し減圧するなどの操作で制御できる。

(2) 温度勾配法は，高温と低温で溶解度の差を利用して結晶化する方法で，溶解度の高い温度で調製した飽和溶液の温度をゆっくり変化させる。過飽和度は温度差に加えて温度を変化させる速度でも調整できるため，温度を細かく制御できるほうが望ましい。温度変化をプログラム制御できる装置を利用する場合もある。

(3) 蒸気拡散法では，化合物溶液が入った容器を化合物溶液と混合できる揮発性の貧溶媒が入った容器のなかに入れて密栓して保存する。蒸気相を通じて化合物溶液に貧溶媒が拡散することで化合物の溶解度が低下して過飽和状態に移行する。過飽和度は化合物溶液と貧溶媒の割合を変化させて調整できる。

(4) 液—液拡散法では，キャピラリーなどに化合物溶液を入れて，その上から化合物溶液よりも密度の高い貧溶媒を静かに加えて 2 液の層を形成させてふたをする。時間経過とともに，徐々に 2 液が混合して過飽和状態が達成される。蒸気拡散法と同様に，化合物溶液と貧溶媒の割合を変化させて過飽和度を制御できる。

　微結晶が大量に生成した場合は飽和溶液をあらかじめろ過する，結晶がなかなか発生しなかった場合はほかの条件で得られた結晶を種結晶として添加するなどの操作を上記の結晶化法と組み合わせることも有効である。結晶の形状を変化させたい場合には，極性などの物性が異なる溶媒を用いることで達成できる場合もある。

2.1. 低分子化合物の単結晶 X 線構造解析における一般的な手順

①単結晶の調製

現在，X 線回折装置や構造解析を行うコンピュータおよびソフトウェアの発展により，精度の高い結果を得るために最も必要とされるのは，「良質な単結晶試料を調製する」ことである。ここで単結晶とは，1 種類の単位格子が周期的に整然と配列している結晶粒のことをいう。X 線回折の測定に必要な結晶のサイズは，使用する回折計などの測定条件にもよるが，近年では概ね 0.1 mm 角程度とされている。図 10 に単結晶の質を判断する外形の一般的な目安を示す。

良質な結晶は，板状や柱状などさまざまな外形を取りうるが，平面で囲まれた凸の多面体になる。結晶の一部が階段状や放射状である場合は多結晶と考えられるが，その一部を切り出せば測定できる可能性もある（図 10b）。図 10c のうち，薄板状晶や湾曲している結晶の場合は，さまざまな溶媒から再結晶や他の結晶化方法を試みることにより，多結晶の中に混ざって単結晶が得られる可能性がある[7]。

②X 線回折強度の測定

単結晶の質の良し悪しは，この段階で判断できるため，測定に向かない結晶の場合は同じロット内の異なる結晶を選ぶか，試料調製からやり直す。測定の詳細は専門的になるので割愛するが，窒素吹付け型の低温装置により結晶を－100℃（173K）以下に保って測定するのが一般化していることは知っておくべきである。これは原子の熱振動が抑制されるため，室温の測定に比べて精度の高い測定が可能となるためである。また，水和物など溶媒和している結晶の溶媒分子が回折測定中に蒸発して，脱溶媒による結晶形転移を防ぐ目的でも有用である。しかしながら，医薬品（結晶）は通常，常温で取り扱われるため，測定時と取扱時の温度差による結晶構造の差異について留意する必要がある。

③結晶構造の解析

収集した回折データからまず晶系やラウエ群ならびに格子定数が算出された後に，単位格子内の三次元座標系における電子密度分布が得られる。ここからは結晶学だけでなく，化学

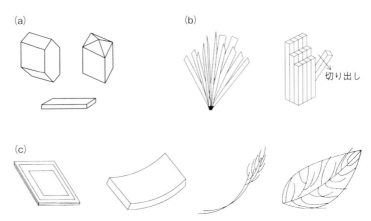

大場茂，植草秀裕，X 線結晶構造解析入門，化学同人（2004），75 頁，図 4.2 および右側の挿絵，76 頁，図 4.3 を統合した。

図 10　X 線回折測定に適した結晶の外形；(a) 良い結晶の例，(b) 工夫により使用できる例，(c) 測定に不適切な例

的知識が必要とされる。つまり，X線回折測定からは電子密度の高低が得られているのみなので，C，NおよびO原子などの原子番号の近い（電子密度が同じ程度の）原子の位置を判断するには，分子の構造や原子の相対的配置が化学的に妥当であるかなどの知識も必要となる。また，H原子は電子密度が低く正確には位置を決定することが困難であるため，幾何学的な計算により導入されることもある。既報あるいは専門家のチェックを受けた結晶構造を解釈する際に，非水素原子の位置が異なっていることは考えにくいが，H原子の位置はあくまでも推定座標であることを覚えておくとよい。

2.2. 一般的な結晶構造データ

X線構造解析に成功すると，分子のコンフォメーションや分子が配列した結晶構造の絶対配置だけでなく，結晶中の構造の乱れに関する知見も得られることがある。これらの情報は結晶の性質を理解する上で最も強力な情報といえるだろう。原子座標のゆらぎを視覚的に表現する代表的な方法にORTEP（Oak Ridge Thermal Ellipsoid Plot）図がある。これは座標のゆらぎの様子を楕円体で示したものである（図11a）。溶媒和物のカウンター分子として存在するエタノールの楕円が薬物分子と比較して大きいことから，結晶構造内において構造の乱れが大きいことが図からわかる。より一般的にはMercuryでの操作および観察が便利である。直感的な操作方法で分子を自由回転させて観察でき，水素結合など分子間相互作用の表示や解析も簡単に行える。

次に，論文で報告される場合の代表的な結晶構造パラメータを表1に示す。晶系，空間群，格子定数，単位格子体積および単位格子中の分子数 Z に加えて，測定した全反射数，独立した（等価反射を除いた）反射数，等価反射の一致度 R_{int} および適合度（S 因子ともよばれる）等が示される。格子定数の末尾にある（　）内の数値は標準偏差で，2〜19の範囲とされている。また，構造解析の精度を表す R 値（表中では基準を満たす反射に対する値として $R_1=0.0433$ および $wR_2=0.1418$，全反射に対する値として $R_1=0.0477$，$wR_2=0.1533$）も示される。一般的な基準は国際結晶学連合が推奨する0.10および0.25（10％および25％ともいう）以下とされている。

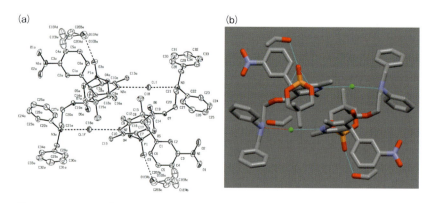

図11　エホニジピン塩酸塩エタノール和物の結晶構造；(a) ORTEP図，(b) Mercuryによる表示例[7]

1. X線回折法（粉末X線回折測定，単結晶X線構造解析）

表1 エホニジピン塩酸塩エタノール和物の結晶構造パラメータ[7]

	Efonidipine hydrochloride ethanolate
Molecular formula	$C_{34}H_{38}N_3O_7P \cdot HCl \cdot C_2H_6O$
Molecular weight	714.17
Temperature（K）	296
Crystal color, habit	Yellow, prism
Crystal system	Triclinic
Soace group	$P\bar{1}$
Lattice parameters（Å, °）	
$a=$	11.4763（11）
$b=$	11.9281（12）
$c=$	15.1054（15）
$\alpha=$	87.156（5）
$\beta=$	78.155（5）
$\gamma=$	64.918（4）
Volume（Å^3）	1831.3（3）
Z	2
D_{calcd}（Mg m^{-3}）	1.295
Reflections collected	25 692
Independent reflections	5958
R_{int}	0.0224
Absolute structure parameter	—
Goodness-of-fit on F^2	1.086
Final R indices $[I>2\sigma(I)]$	$R_1=0.0433$
	w$R_2=0.1418$
R indices（all data）	$R_1=0.0477$
	w$R_2=0.1533$

2.3. 結晶構造データの取扱いにおける留意事項

①単結晶X線回折の低温測定

　前述した通り，原子の熱振動を抑制して精度を高めるために低温で測定が行われる。このとき結晶（試料）の種類にもよるが，単位格子が縮小するために，得られる結晶構造パラメータが温度によって変化する。したがって，粉末X線回折パターンを計算した場合に，低温測定では回折パターン全体が広角側にシフトすることがある。アセトアミノフェン（Ⅰ形，安定形）の測定例を図12に示す。

②構造の乱れ（disorder）

　結晶構造における原子や分子の位置あるいは配向の乱れを構造の乱れ（disorder）と呼んでいる。理想的な結晶格子では，同一の構造が三次元的に繰り返されているが，実際には単位格子ごとに原子や分子の位置が異なる配置で重なりあったような像が得られることがある。例えばアルキル基の末端は自由度が高いために，結晶内で2つの可能な位置をもつ場合もあるし，カルボン酸ダイマー（環状の水素結合）のように，C＝OとC-OHが入れ替わったような配置が混在することがある。結晶構造を報告する論文やCIFに"disorder"の記述がある場合，構造の一部が乱れている（単一の構造ではない）ことに注意が必要である。

第 2 章　固体医薬品の物性測定法の理論と実際

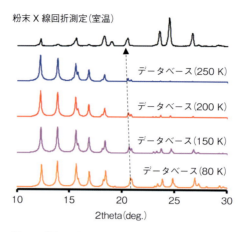

図 12　低温〜室温付近で測定したアセトアミノフェンの結晶構造[8]から計算した粉末 X 線回折パターンと実測パターンの比較

この例において，実際には X 線ではなく中性子回折による構造解析散乱であるが，理屈は同様である

3. 粉末 X 線回折測定

3.1. 結晶相の確認あるいは同定

　粉末 X 線回折測定は，医薬品原薬（ときに添加剤）の結晶性を評価する方法として日常的に用いられている。結晶形の制御が必要とされる典型的な原薬として，抗炎症薬であるインドメタシンの測定例を図 13 に示す。インドメタシンは結晶多形として準安定形である α 形および安定形である γ 形と，非晶質の存在が知られている。粉末 X 線回折測定の結果，それぞれの結晶形で異なる回折角にピークが認められる（図 13a）。このときブラッグの条件から（$2d \sin \theta = n\lambda$），低角側ほど長距離の情報（面間隔 d_{hkl} の広い格子面の回折）を示していることがわかる。一方，非晶質では分子配列が無秩序である（ランダムに集合している）ため，ブラッグの条件を満たす格子面が存在しないことから，回折ピークをもたないブロードなパターン（ハローパターンと呼ばれる）が観察されている。このような測定結果から，晶析操作によって得られた原薬の結晶形を簡便に判別することが可能である。また，詳細は他章に譲るが，噴霧乾燥や凍結乾燥あるいは固体分散体の調製といった，製剤化工程における原薬の結晶形転移に関する情報（結晶性原薬の物理的安定性）も得ることができる。

　例示したインドメタシンについては各々の結晶構造がすでに報告されていることから，それぞれの回折ピークについて Miller 指数を求めること（指数付け）ができる。例えば，γ 形で観察されている $2\theta = 13°$ 付近の回折ピークは（111）面に帰属されるため，結晶構造中で図示することにより，それぞれの回折ピークに由来する格子面周辺の分子（原子）配列を特定することができる（図 13b）。このことを上手に利用すれば，どの格子面が晶析過程で成長，あるいは粉砕などの処理によって減衰しているか評価できるため，例えば種々の溶媒で晶析した際の回折ピーク（パターン）から，結晶形の制御に好ましい条件を判断するための

1. X線回折法（粉末X線回折測定，単結晶X線構造解析）

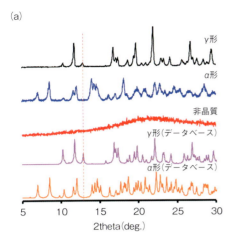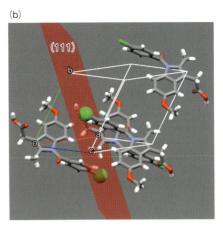

図13 粉末X線回折測定における典型的な回折パターンと結晶構造との対応；(a) 実測および計算[*1]した回折パターン，(b) インドメタシン（γ形）の結晶構造および13°付近の回折ピークに対応する格子面（111）[*2]

* 1 結晶構造を図示できるソフトウェア（Mercury）を用いて結晶構造ファイル（CIF）から計算した。CIFは世界共通の書式で結晶情報が記述されたテキスト形式のファイルであり，拡張子が.cifで表されている。
* 2 上述のMercuryでは面指数も表示される。インドメタシンのγ形に特異的な13°付近の回折ピークに由来する（111）格子面（図13bのa, bおよびc点を通る平面）にはインドメタシン分子中の塩素が存在していることがわかる。

有力な情報を得ることが可能となる。

3.2. 粉末X線回折ピークとMiller（面）指数の関係

上述したように，結晶構造解析がなされている場合，実際に測定したときに得られる粉末X線回折パターンの各ピークがどの格子面に相当するか求めることができる。具体的には結晶系と格子定数がわかっていれば，表2の関係より各々の回折ピークにMiller指数を割り当てることができる。例えばインドメタシンのγ形は三斜晶系であり，その格子定数は$a=9.236(5)$ Å，$b=9.620(5)$ Å，$c=10.887(5)$ Å，$\alpha=69.897°$，$\beta=87.328°$および$\gamma=69.501°$である。このうち軸の値とブラッグの式から算出した面間隔および回折角を基にして，図13bで示しているような指数付けが行われる。

近年ではケンブリッジ結晶学データセンター（CCDC, The Cambridge Crystallographic Data Centre）に結晶構造情報ファイル（CIF, Crystallographic Information File）が登録されており，Mercuryというソフトウェアを入手すれば，卓上のPCで簡単に粉末X線回折パターンの計算と指数付けを行うことができる。手元にある試料の結晶形を確認（同定）する目的でも非常に有用である。

3.3. 試料結晶の晶癖あるいは試料調製による配向現象

粉末X線回折測定では，同一ロットの（同じ試料ビンに入っている）試料でも，複数回の測定ごとに回折ピークの強度比が一定にならないことが多々ある。前節でも述べたが，粉末試料の場合は多結晶体であることから，測定の前提条件として試料部に均一な微結晶がランダムに詰められている必要がある。この状態を無配向といい，逆に結晶粒がある特定の格

表2 各結晶系の格子定数と面間隔の関係

面間隔
(hkl) のある面と，その隣接面との間の距離 d の値は，次の式から求められる．

立方： $\dfrac{1}{d^2}=\dfrac{h^2+k^2+l^2}{a^2}$

正方： $\dfrac{1}{d^2}=\dfrac{h^2+k^2}{a^2}+\dfrac{l^2}{c^2}$

六方： $\dfrac{1}{d^2}=\dfrac{4}{3}\left(\dfrac{h^2+hk+k^2}{a^2}\right)+\dfrac{l^2}{c^2}$

斜方面体： $\dfrac{1}{d^2}=\dfrac{(h^2+k^2+l^2)\sin^2\alpha+2(hk+kl+hl)(\cos^2\alpha-\cos\alpha)}{a^2(1-3\cos^2\alpha+2\cos^3\alpha)}$

斜方： $\dfrac{1}{d^2}=\dfrac{h^2}{a^2}+\dfrac{k^2}{b^2}+\dfrac{l^2}{c^2}$

単斜： $\dfrac{1}{d^2}=\dfrac{1}{\sin^2\beta}\left(\dfrac{h^2}{a^2}+\dfrac{k^2\sin^2\beta}{b^2}+\dfrac{l^2}{c^2}-\dfrac{2\,hl\cos\beta}{ac}\right)$

三斜： $\dfrac{1}{d^2}=\dfrac{1}{V^2}(S_{11}h^2+S_{22}k^2+S_{33}l^2+2S_{12}hk+2S_{23}kl+2S_{13}hl)$

三斜晶の式において $V=$ 単位格子の体積（下式参照）

$S_{11}=b^2c^2\sin^2\alpha$
$S_{22}=a^2c^2\sin^2\beta$
$S_{33}=a^2b^2\sin^2\gamma$
$S_{12}=abc^2(\cos\alpha\cos\beta-\cos\gamma)$
$S_{23}=a^2bc(\cos\beta\cos\gamma-\cos\alpha)$
$S_{13}=ab^2c(\cos\gamma\cos\alpha-\cos\beta)$

固体医薬品の物性評価，58，じほう（2003）

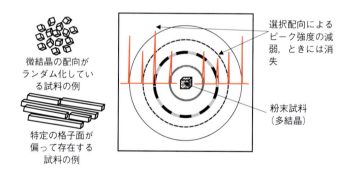

図14 粉末X線回折測定において問題となる選択配向した試料のデバイ・シェラー環と粉末X線回折パターン
図4bを入射X線の方向から正対した図で表している

子面が偏ってそろうことを，「選択配向性を持つ」と表現する．得られた結晶が針状あるいは柱状，もしくは平板状の晶癖を残したままで測定に供された場合，入射X線に対して特定の格子面による回折線が強調あるいは減弱して観測されるため，デバイ・シェラー環としては不連続あるいは強度の異なる環が観察される．粉末X線回折パターンは，デバイ・シェラー環の一部を一次元的に観測しているともいえるので，計測（強度を積算）する位置によっては回折ピークの強度に差が生じることになる（図14）．

いくつかの手法が微結晶の配向をランダム化させるために（要は選択配向性の最小化）用いられているが，最も簡便な方法は粒子径を小さくすることである．測定に最適な粒子径は試料や測定条件によるが，日本薬局方の一般試験法では50 μm程度という目安が提示され

ている。ただし，粉砕による微細化では，結晶化度の低下や他の結晶形への転移が生じうるため，特に測定経験の浅い試料においては，粉砕前後の回折パターンを比較することが重要である。有機化合物が形成する分子結晶は，回折強度が比較的低いことが多いので，選択配向によるピーク強度の増減を結晶多形あるいは結晶形転移等の相変化と見誤ることがあるので，十分に注意が必要である。

3.4. 結晶化度の評価

インドメタシンの例で説明したように，固体医薬品の結晶性が低下すると鋭い回折ピークが現れなくなり，ブロードな回折パターン，あるいは回折ピークの認められないハローパターンとなる。結晶化度は水への溶解性や安定性といった結晶性固体の物性に直結するので，X線回折法だけでなく，熱分析や種々のスペクトル測定による方法が用いられている。いずれの方法においても，得られた値は絶対的なものではなく相対的なものである。

X線回折法でよく用いられる方法として，Hermans法[10]とRuland法[11]がある。Hermans法は，試料（結晶）に特徴的なピークが認められる範囲の粉末X線回折パターンを測定し，結晶による回折部分と非晶質による散乱部分を分離して，その比率から結晶化度を求める方法である。一方，Ruland法は結晶格子の乱れを考慮に入れて結晶化度を求める方法である。すなわち，原子の熱振動や格子の乱れにより結晶領域から散乱されるX線強度の一部がピークから失われ，散漫散乱となるので，この補正を行って結晶化度を求める手法とされている。

また，医薬品の開発過程において，より実用的に用いられている方法として内部標準法がある。開発の過程で得られている最も結晶性の良いものと非晶質，ならびに内部標準物質としてLiF（フッ化リチウム）などを添加した後，これらの物理的混合物を用いて検量線を作成する方法である。実際の試料は結晶に特徴的な回折ピークの面積や高さを測定し，検量線に基づく結晶化度を算出する。この場合，内部標準物質としては有機化合物と回折ピークが重複しにくい無機化合物が選択されるが（一般的に無機化合物の方が小さい面間隔を有するので広角側に回折ピークが表れる），両者の均一混合性を確保することに留意する必要がある。Hermans法あるいは内部標準法のいずれにしても，現状ではソフトウェアで簡単に回折ピークの分離および積分計算ができるので，検量線の作成に用いる標準試料の調製が測定

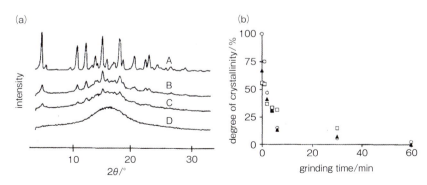

図15 テルフェナジンの安定形結晶を用いた結晶化度の評価[8]；(a) 粉砕による結晶化度の異なる試料の調製，粉砕時間：A 0分，B 5分 C 15分 D 30分，(b) 3種類の解析方法による結晶化度の評価，▲ Hermans法，□ Ruland法，○ 内部標準法

第2章　固体医薬品の物性測定法の理論と実際

法の精度（成否）を左右するといえる。

　寺田らは，粉砕により結晶化度が低下するテルフェナジンをモデル薬物として，X線回折による結晶化度の評価法を比較している[12]。図15aでは，テルフェナジンの安定形結晶を用いて，種々の時間で粉砕することで異なる結晶化度の試料を調製し，Hermans法，Ruland法および内部標準法により結晶化度を求めた。その結果，いずれの評価法において粉砕時間の増加にともない結晶化度は低下したが，解析法の違いによって得られた数値に大きな差が認められた（図15b）。しかしながら，医薬品の開発における品質管理の目的を考慮すれば，実際の晶析工程で得られている範囲の結晶化度を相対的に評価することが重要であり，いずれの解析方法においても傾向は同様であることから，開発品目に応じて適切な解析方法を用いるのが現実的な対応といえる。

3.5.　粉末X線回折パターンからの結晶構造解析

　本項の冒頭で述べたように，良質な単結晶を調製することが結晶構造解析の鍵である。しかしながら，必ずしも良質な単結晶が得られず単結晶構造解析に至らないことも多い。粉末X線回折測定と単結晶X線構造解析は表裏一体ともいえることから，粉末の回折パターンから結晶構造を求めることも行われてきた。近年は実験室系装置で高分解能のデータが取得できるようになったことに加えて，PCの演算能力や非経験的構造解析手法による解析効率などの飛躍的な向上もあり，粉末状の試料からでも結晶構造を決定した報告が増えてきた[13,14]。その手順は単結晶構造解析ほど簡単ではないものの，単結晶が得られないときに結晶構造を得る唯一の手法であり，今後の発展と普及が期待される。

参考文献

1)　加藤誠軌，X線回折分析，内田老鶴圃（1990）
2)　X線回折ハンドブック，株式会社リガク（1998）
3)　角戸正夫，笹田義夫，X線解析入門　第3版，東京化学同人（1993）
4)　第十七改正日本薬局方解説書，廣川書店（2016）
5)　Mighell and Rodger, Acta Cryst., A36, 321（1980）
6)　大場茂，植草秀裕，X線結晶構造解析入門，化学同人（2014）
7)　平山令明，有機化合物結晶作成ハンドブック，丸善出版（2008）
8)　M. Otsuka, Y. Maeno, T. Fukami et al., Cryst. Eng. Comm., 17, 7430-7436（2015）
9)　C.C. Wilson, Z. Kristallogr., 215, 693-701（2000）
10)　P.H. Hermans and A. Weidinger, J. Apple. Phys., 19. 491（1948）
11)　W. Ruland, Acta Cryst., 14, 1180（1961）
12)　寺田勝英，吉橋泰生，熱測定，25, 105-110（1998）
13)　日本化学会　編，実験化学講座（第5版）11巻　物質の構造Ⅲ　回折，丸善出版（2006）
14)　植戸隆充，高田則幸，寺田勝英，製剤機械技術学会誌，21, 185-191（2012）

深水　啓朗（ふかみ　としろう）

2. 熱分析・熱量測定

1. 医薬品評価における熱分析・熱量測定の位置付け

　「熱」の出入りの観察は医薬品原薬や製剤の性質を把握するうえで有用であり，特に示差走査熱量分析（Differential scanning calorimetry：DSC）が代表的な測定手法である．本手法においては原薬や製剤などに温度変化を与え，物理的・化学的変化を熱として検出する．DSC装置には，昇温時の被験物質と対照物質の温度を同一に保つために必要な熱の出入りを観察する入力補償型と，昇温中の被験物質と対照物質の温度差を観察する熱流束型の二種類が存在するが，これらを一般的な医薬品研究において使い分けることはないため，詳細の説明は専門書[1,2]に譲ることとする．データを表示する際には，前者は発熱を下に，後者は発熱を上にプロットすることが多い．温度変化に変調周期を与える温度変調型DSCも，近年は広く普及している（図1）．本手法によって応答熱を可逆成分と不可逆成分に分離することができるため，複雑な熱挙動の解析に有用である．

　熱重量測定（Thermogravimetry：TG）も原薬評価等に欠かせない手法であり，試料に温度変化を与えたときの質量変化を観察する．両者の温度差を測定することによって，DSC

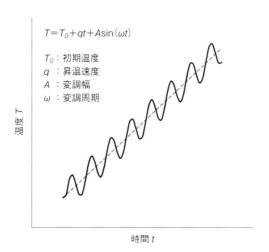

図1　温度変調型DSCの昇温パターン（実線）
点線部は通常のDSCの昇温パターンを示す．これは正弦波変調のパターンであり，他にもノコギリ波，ステップ状変化などの手法がある

第2章　固体医薬品の物性測定法の理論と実際

表1　医薬品原薬および製剤について熱分析で観察される現象

現象	熱の出入り	定量的目安	質量変化
融解	大きな吸熱	>90 J/g	なし
分解	大きな発熱・吸熱	非常に大きい**	あり
結晶転移	小さな発熱・吸熱	3-15 J/g	なし
脱溶媒	大きな吸熱	非常に大きい**	あり（減少）
結晶化	大きな発熱	>50 J/g	なし
ガラス転移	ベースラインのシフト	0.2-0.6 J/(g℃)	なし
構造緩和	小さな吸熱*	<6 J/g	なし

*昇温過程で観察されるのは緩和エンタルピーではなく，それに由来する回復エンタルピー
**ブロードなピークとなることが多い

と定性的に同等の情報が得られる示差熱分析（Differential thermal analysis：DTA）と同時測定が可能な装置も広く用いられている。発生気体を誘導して質量分析や赤外吸収スペクトルを同時に評価する複合装置も普及している。なお医薬品評価においては，TGは本来の熱分析法としての利用に加え，乾燥減量試験法や水分測定法として用いられることもある。

　熱分析は日本薬局方に掲載されている測定手段であり，比較的少量の試料で高感度の測定ができる。表1に示す通り，医薬品原薬や製剤の評価において熱分析は非常に多くの情報を与えるが，それは弱みにもなり得る。すなわち何らかの現象が観察されても，それが何を観察しているのかをただちに判断できないことも珍しくないため，その有効活用には多くの知識が求められる。したがって評価検体の成分も単純な方がよく，熱分析が有効活用されるのは一般に原薬評価であり，複数組成からなる製剤のデータ解釈には困難を伴うことが多い。各現象に対応する大体のピークの大きさを把握しておくことは判断の助けになるため，その目安も表1に示した。また測定条件の工夫の自由度が大きいことも，熱分析の大きな長所のひとつといえる。

　（基本的に）等温条件において，熱の出入りを高感度で検出することによって物質の性質を評価する手法が熱量測定である。医薬品評価においては溶解熱や結晶化熱などが評価されることが多く，また物質間の相互作用評価には滴定熱が利用される。本項では，熱分析・熱量測定を利用した原薬・製剤物性評価について解説する。

2.　熱分析装置の取り扱いと条件選択

　熱分析装置は，定期的に校正を行う必要がある。医薬品関連物質の観察温度範囲は通常300℃以下であり，特に重要な温度領域は室温〜200℃程度であることから，温度および熱量校正に用いる標準物質も融点がそれに近いインジウム（融点156.6℃），スズ（融点231.9℃）などを用いる。これら標準物質は表面に酸化層を形成するため，それを落として使用しなければならない。校正時には，昇温速度や雰囲気ガスを測定条件に合わせる必要がある。比熱容量の校正にはサファイアが用いられる。TGの質量校正には，分銅およびシュウ酸カルシウム一水和物が用いられる。

　昇温速度や試料量など，熱分析における条件選択は目的によって異なる。DSC信号（dq/dt）は，(1)式により決定される。

2. 熱分析・熱量測定

■■ Column ■■

医薬品化合物の測定の注意点

　医薬品化合物の測定においては，パンには使い捨てのアルミニウムパンを用いることが多いが，600℃付近で融解するので高温測定が必要な場合には用いることができない。また水と反応して発熱ピークを生じるため，水分を含む試料測定の際には事前に煮沸処理が必要となる。一般的にはシール（クリンプ）パンを用いるが，これは密封されているわけではではない。液体や昇華性試料の測定や，また水分量の影響をみたい場合などは密封パンを用いる。ふたに意図的に小さいピンホールを空ける方法もあり，これは水分の蒸発などを助けるが，それでも内圧は上昇すると考えた方がよい。TG の結果をそのまま再現したい場合などは，ふたをせずに測定することも可能であるが，セルを汚す可能性が高いことから推奨はできない。測定目的等によっては試料が吹きこぼれてセルを汚すことがあるが，この場合はセルのクリーニングが必要となる。ブラシや有機溶媒を染み込ませた綿棒を用いるか，600℃付近まで昇温して汚染物質を焼く方法がある（この場合，雰囲気ガスを乾燥空気か酸素にしなければならない）が，装置への負荷も考慮したうえで行わなければならない。

$$\frac{dq}{dt} = mC_p\frac{dT}{dt} \tag{1}$$

m：試料質量，C_p：比熱容量，T：温度

　測定感度を上げるためには，試料量を増やし，昇温速度を速くすればよい。一方，分解能の観点からは，試料量は少なく，昇温速度も遅くするのがよい。これらのバランスを考慮して一般的にはまず 10℃/min 程度で測定し，必要に応じて条件を変更する。試料量は，融点観察が目的なら 3 mg もあれば十分であるが，非晶質物性の評価には高い感度が求められるため，緩和なら 3～5 mg，ガラス転移なら 5～10 mg 程度がよい。試料はパンの底になるべく密着させる必要があり，薄く均一に入れ，さらに押し付けるのが望ましい。ディスク状への成形も効果的である。粒子径が大きすぎる場合にはパン底との密着が悪くなるため粉砕することが望ましいが，粉砕は試料の状態を変えてしまう可能性もある（非晶化など）。温度上昇は，融解が終わった時点でただちに止めることが望ましい。これは分解が進行するとセルの汚染につながることが多いためである。したがって融解挙動が未知の試料については，TG-DTA で融解・分解挙動を事前に把握しておくのが望ましい。

　TG 測定においても，10℃/min 程度の昇温速度を第一選択とすることが多い。試料量は，多い方が感度の面では望ましいが，多すぎると溶媒蒸発等の妨害となるため，5～10 mg が一般的である。質量変化が認められる間は昇温を止める擬等温測定が可能な装置もあり，脱水挙動の厳密な評価等に有用である。

3. 熱分析の利用法

3.1. 結晶多形

近年の医薬品化合物はほとんどの場合，開発中に複数の結晶形が見出される。準安定形は最安定形よりも溶解性に優れるが，その差は一般的に大きくない[3]ため，先発企業では熱力学的に最も安定な結晶形を用いることがほとんどである。2つの結晶多形間の熱力学的関係は，いかなる温度でも安定形・準安定形の関係が不変のモノトロピー型と，転移温度を境に安定形と準安定形が入れ替わるエナンチオトロピー型に分けることができる[4,5]。この熱力学的関係は，結晶形制御のためにはきっちり把握しなければならない。Burger らは結晶多形の熱力学関係を判断するための四法則を提案したが[6,7]，それらの中でも信頼性の高い以下の二法則は，DSC 測定によって取得される情報に基づいている。

法則①：転移エンタルピーが吸熱ならエナンチオトロピー型転移，発熱ならモノトロピー型転移である。ただし例外として，エナンチオトロピーの関係でも転移温度以下で転移が起これば発熱エンタルピーが観察される（極めて稀）。

法則②：高融点形の融解エンタルピーが低融点形のそれよりも小さい場合，これらの関係はエナンチオトロピーであり，逆の場合はモノトロピーである。ただし融点差が大きい場合（概ね 30℃以上），本手法は適用できない。

図2 に，アセトアミノフェン，プロブコール，およびトルブタミドの DSC 曲線を示す。アセトアミノフェン（Ⅲ型）についてはまず転移による小さな発熱ピークが観察され，その後に安定形（Ⅰ型）の融解による大きな吸熱ピークが観察される。法則①より，これはモノトロピー型の転移と判断できる。プロブコールについては，準安定形（Ⅱ型）が融解したのち，安定形（Ⅰ型）に再結晶化している。この融解・再結晶パターンも，準安定形の DSC

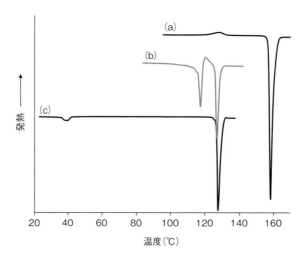

図2 （a）アセトアミノフェンⅢ型，（b）プロブコールⅡ型，
（c）トルブタミドⅠ型低温安定形の DSC 曲線
昇温速度はいずれも 10℃/min

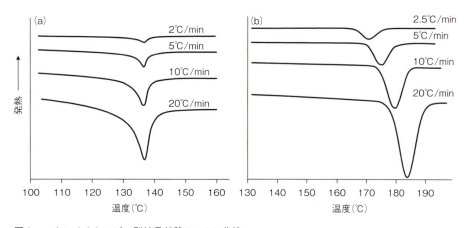

図3 エナンチオトロピー型結晶転移のDSC曲線
(a) フロセミド, (b) サルファメラジン。昇温速度は図中に示す通り

測定で頻繁に観察される。さらなる加温で、再結晶した安定形の融解ピークが観察される。トルブタミド（I型低温安定形）は40℃で小さな吸熱ピークを生じ、127℃付近で融解に伴う大きな吸熱ピークが観察される。エナンチオトロピー型転移で高温安定形となったのちに、融解していると解釈できる。

多形転移に伴う吸発熱は、結晶化や融解のピークと比較すると非常に小さく、通常は15 J/g以下である。なおDSCで観察される転移温度は、転移の際のエネルギー障壁が大きい場合には熱力学的な転移温度とは一致せず、昇温速度に依存する。図3はフロセミドとサルファメラジンについて、昇温速度を変えて転移ピークを観察した例である[4]。フロセミドの転移温度は熱力学的転移温度と一致しているため昇温速度の影響を受けないが、サルファメラジンの転移温度は昇温速度とともに上昇する。DSC上の転移温度が熱力学的な転移温度に一致するかどうかの確認は、温度変調型DSCでも可能である。なお転移後に冷却すると、フロセミドの場合は同じ転移温度で低温安定形に戻るが、サルファメラジンはもとの結晶形に戻らず高温安定形が維持される。なおサルファメラジンの熱力学的転移温度は、51～55℃程度と報告されている[4]。

準安定形を加熱しても、必ずしも転移が起こるわけではない。転移が起こるかどうかは化合物そのものの性質に加え、不純物や昇温速度等にも依存するため、同一化合物でも挙動が再現しないことがある。2つの結晶形について融点がともに観察される場合は上記の法則②が適用でき、高融点結晶の融解エンタルピーと低融点結晶のそれの大小関係より、多形の関係がモノトロピーかエナンチオトロピーかを判断できる。

3.2. 水和物

原薬中に含まれる水については、まず大きな分類として、原薬表面に物理吸着する吸着水と、結晶格子内部に浸入する結晶水に分けることができる。結晶水はさらに、格子水、層間水、クラスレートに分類される。格子水は結晶格子形成に直接関わる水であるため、常に薬物に対して特定の整数比で取り込まれる。横軸に相対湿度、縦軸に水分量をとった吸湿等温線では、通常臨界湿度において吸湿量が急に増えるため、ステップ状の質量変化が観察される。水和・脱水和によって、結晶構造は大きく変化する。層間水とクラスレートは格子形成

第2章　固体医薬品の物性測定法の理論と実際

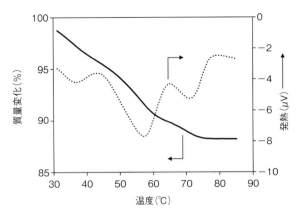

図4　S-3578 の TG-DTA 曲線
昇温速度 10℃/min

には関与せず，結晶構造の隙間に取り込まれたり（層間水），中に閉じ込められたり（クラスレート）している水である。そのため水和数は特定の整数比とはならず，吸湿等温線は一般的に湿度変化に対して連続的に変化する。もっとも層間水とクラスレートの区別は必ずしも明確ではなく，さらにこれらは吸着水との見分けが困難なことも多い。加温や加湿に伴い，わずかな格子面間距離の変化に由来する粉末X線回折パターンの変化が認められれば，層間水と考えることができる。

図4に，複数の種類の水が共存する化合物（S-3578）の TG-DTA 曲線を示す[8]。80℃までに約12%の質量減少が起こっており，これは5.2水和に相当する。DTA 曲線において3つの吸熱ピークが観測され，TG 曲線も三段階の質量減少を示すが，まず室温付近で2.2水の層間水が脱離し，続けて2水の格子水，1水の格子水と，2種類の格子水が順次脱離する。もっともこれは熱分析のみから結論づけられるわけではなく，粉末X線回折をはじめ，水分吸脱着量測定や固体 NMR などを併用して検討しなければならない。

水和物の DSC 測定においては，パンの選択や昇温速度で結果が大きく変わることも珍しくない。例えばパロキセチン塩酸塩については，吸湿した無水物を開放パンやピンホールパンで加温（10℃/min）すると脱水が起きたのち無水物が融解するが，密封パンでゆっくり（2℃/min）加温すると脱離した吸着水が無水物の融解後に再び取り込まれ，昇温中に水和物として再結晶することが報告されている[9]。

3.3. 塩・共結晶

塩は古くから，溶解性や結晶性を改善する手段として広く利用されてきた。異種化合物の非イオン結合によって形成される共結晶も，溶解性や吸湿性を改善する可能性があり，原薬開発形態の選択肢の1つとなっている。これらが形成されれば，熱挙動は元の化合物とは異なる。共結晶を形成するかどうかは塩の形成に比べて予測が難しいが，物理混合物を DSC で昇温するだけで，共融解と共結晶への再結晶化を観察できることもある[10]。図5はカフェインとサリチル酸の等モル物理混合物を加温したときの DSC 曲線である。各々の融点は236℃および160℃であるが，混合物は122℃で共融現象を示し，共結晶に再結晶したのち，その融点の140℃で融解する。共結晶と同様に整数比で複合体を作りながら，非晶質状態と

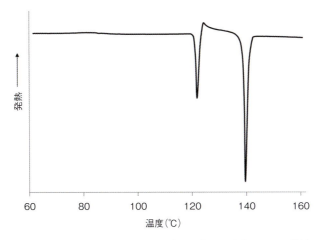

図5 カフェインとサリチル酸の等モル物理混合物のDSC曲線 (10℃/min)

して安定化されるコアモルファス[11]も，今後の研究の進展が期待される原薬形態である。ただし各分子が確実に複合体を形成していることを証明するのは困難であり，ガラス転移温度（T_g）が各成分のそれよりもはるかに高くなることを間接的な証拠とすることが多い。また広義には，必ずしも整数比の複合体となっていなくてもコアモルファスと呼ばれる。

3.4. 非晶質状態

非晶質固体は溶解性に優れるため，難水溶性薬物の溶解性改善やペプチド注射剤のハンドリング改善などを目的として利用される。図6に，非晶質と結晶のエンタルピーの温度依存性を示す[12,13]。調製直後の非晶質は「不安定ガラス」線上にあるが，これは経時的に構造を変化させ，より安定な状態を獲得する。この過程は（構造）緩和と呼ばれる（図中1→2）。ある程度緩和過程が進行した非晶質をDSCで加温すると（2→3），T_g付近で分子運動性が十分に高くなり，平衡線上に戻る（3→4→5）。この過程のDSC曲線を，挿入図として示す。T_gにおける不連続なジャンプは吸熱ピークとして検出されるが，これは回復エンタルピーと呼ばれる（図中斜線部）。これは等温保持中に放出したエンタルピー，すなわち緩和エンタルピーに等しいと考えることができる。またT_gにおいて，エンタルピー/温度曲線の傾きは不連続に変化する。エンタルピーの温度微分は比熱容量であるため，DSC曲線のベースライン位置がT_gで移動することになり，挿入図の通りベースラインシフトと吸熱ピークが重なったDSC曲線が得られる。

構造緩和における（仮想平衡ガラスに対する）過剰エンタルピーH_{ex}の消費過程は，時間tの関数として，以下のKohlrausch-Williams-Watts（KWW）式に概ね従う[12,13]。

$$H_{ex} = H_{ex0} \exp\left[-\left(\frac{t}{\tau}\right)^\beta\right], \quad 0 < \beta \leq 1 \tag{2}$$

ここでτは緩和時間と呼ばれる減衰定数，βは経験的に導入されたフィッティングパラメータであり，緩和時間の分布の広がりを表すとされる。全分子が同じ緩和時間であれば$\beta=1$となり，分布が大きければβは小さい。H_{ex0}は調製直後における過剰エンタルピーである。緩和時間は分子運動性を反映しており，原薬および製剤の化学的・物理的安定性と相関する

第2章　固体医薬品の物性測定法の理論と実際

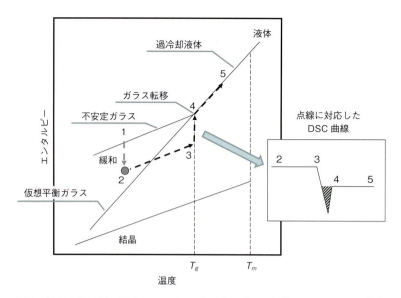

図6　結晶・非晶質の温度—エンタルピー図とガラス転移におけるDSC曲線（挿入図）
T_m：融点，T_g：ガラス転移温度

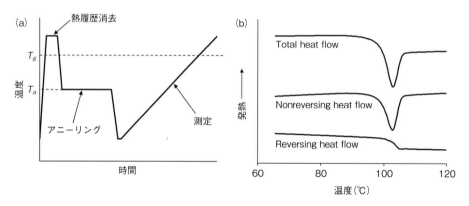

図7　(a) DSCを用いた緩和実験の典型的な温度プログラム，(b) 温度変調型DSCによる非晶質マルトースDSC曲線の分離

事例が知られている[13]。

　任意温度で任意時間の間に進行する緩和量を評価するためには，まず試料温度をT_g以上に上げて熱履歴を消去したのち，所望の温度T_aでアニーリングを行い，その後昇温中に観察される回復エンタルピーを観察する（図7a）。回復エンタルピーは図6で示した通り吸熱ピークを積分することによって得られるが，温度変調型DSCを用いると吸熱ピークがガラス転移によるベースラインシフトと分離できるため，より簡単に評価できる（図7b）。ただしfrequency effectによって回復ピークが大きくなることが多く，補正が必要となる[12]。経時的なエンタルピー変化をKWW式でフィッティングすると，各温度における緩和時間が得られる。ただし緩和時間を温度のみの関数とすることは大胆な近似であり，厳密な検討においては経時変化が無視できない。モデル計算では，100時間のアニーリングの間に緩和時

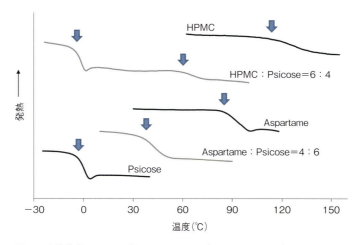

図8 凍結乾燥により調製したHPMC/プシコースおよびアスパルテーム/プシコース非晶質製剤のDSC曲線（10℃/min）
混合比は図中に示す。図中の矢印はT_gを表す

間が二桁以上大きくなる可能性も示された[12]。非晶質医薬品に関する研究のほとんどは緩和時間を温度のみの関数としており，これは論文間における値の不一致の原因となる。緩和時間τの代わりにτ^βを用いることによって時間依存性の影響を排除できる[12]。

非晶質製剤においては，結晶化抑制と溶解時の過飽和維持等を目的として，添加剤が用いられる。一般的に，原薬と添加剤は分子レベルで相溶することが望ましい。非晶質の2成分が混合した場合，混合相のT_gは以下のGordon-Taylor式で表される[14]。

$$T_g^{mix} = \frac{w^d T_g^d + K w^p T_g^p}{w^d + K w^p}, \tag{3}$$

wは重量分率，上付きのd, p, mixはそれぞれ，薬物，添加物，混合相を表す。Kは薬物と添加物の自由体積比であるが，比熱容量比$\Delta C_p^p/\Delta C_p^d$などで近似できる。図8に，二糖類のプシコースをアスパルテームもしくはヒドロキシプロピルメチルセルロース（HPMC）とともに凍結乾燥した場合の非晶質製剤について，DSC測定を行った結果を示す[15]。プシコースとアスパルテームを6：4で混合した製剤の場合は，ほぼGordon-Taylor式から予測される温度においてT_gがひとつだけ観察されており，相溶していると解釈できる。一方でHPMCとプシコースを6：4で混合した製剤においてはふたつのT_gが観察され，さらに低温側のT_gはプシコースのそれと一致するため，本製剤はほぼ純粋なプシコース相と混合相に分離していると考えられる。もっとも，DSCにおいてはナノスケールの相分離を検出することは難しく，一般には100 nm程度の相溶性検出が限界とされているが，それについて精査されたことはなく，また組成にも依存すると思われる。

固体分散体は一般に水溶性高分子が用いられるため吸湿性が高く，上記のような測定を行うためには乾燥操作が必要となることが多い。この乾燥操作が相溶性に影響を及ぼし得ることも念頭に置いておかなければならない。温度変調型DSCによって脱水挙動とガラス転移を分離して観察できることもあるが，一般には困難である。

第 2 章　固体医薬品の物性測定法の理論と実際

3.5. 結晶化

　非晶質製剤の品質を担保するためには，保存中の結晶化は微量であっても許容できない。結晶化のしやすさ（結晶化傾向）は薬物によって異なり，結晶化しにくい方が非晶質製剤に適性をもつ。結晶化傾向を決める最も重要な因子は T_g であり，T_g/T で安定性はほぼ決定される[16]。さらに分子間相互作用も結晶化傾向に影響を与える因子であり，それは DSC で簡単な昇温・冷却サイクル測定で判別できる。図 9 にトルブタミド，アセトアミノフェン，ロラタジンについて，DSC で融解後，冷却・再昇温したときの結果を示す。トルブタミドは冷却中に結晶化ピークが得られており，結晶化傾向が高い薬物といえる。アセトアミノフェンは冷却中には結晶化しないが，再昇温中に結晶化する。ロラタジンは冷却・再昇温過程で結晶化せず，結晶化傾向の低い薬物といえる。トルブタミド，アセトアミノフェンのように冷却・再昇温中に結晶化する薬物の安定性はほぼ T_g で説明がつくが，ロラタジンのように結晶化しない薬物の安定性は T_g からの予測よりも高い。非晶質固体分散体として製品化されている代表的な薬物であるフェノフィブラートは，ガラス転移温度は約 −20℃ と非常に低いものの，ロラタジンと同様の結晶化パターンを示すために製品化に成功している。

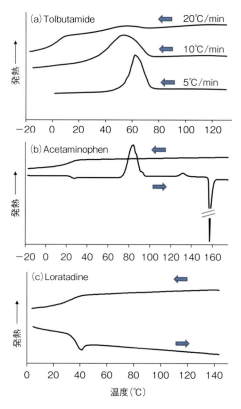

図 9　化合物の結晶化傾向を判定するための DSC 評価
(a) トルブタミドを融点以上で融解後，図中に示す速度で冷却，(b) アセトアミノフェンを融点以上で融解後，10℃/min で冷却，再昇温，(c) ロラタジンを融点以上で融解後，10℃/min で冷却，再昇温

結晶化速度を解析するにあたっては，任意試料の結晶化度を求めなければならない．熱分析による結晶化度決定手法は化合物の性質によって異なる[16]．昇温中に結晶化が起こらない薬物については，融解エンタルピーが結晶化度に比例すると考えればよい．もっとも，どの結晶形が融解しているかには留意する必要がある．昇温中に結晶化が起こる場合には，結晶化エンタルピーが残存非晶質量に比例すると解釈できる．ただし結晶核や結晶の有無によって結晶化温度は異なり，結晶化温度が変われば結晶化エンタルピーも変化するため，それに応じた補正が必要となる．これらの手法で求められない場合には，ガラス転移における比熱容量変化や，ベースラインの位置からも求めることができる．

結晶成長過程の表記にはさまざまな固体反応式が用いられるが，医薬品化合物の結晶化度 X_c の経時変化は，多くの場合以下の Avrami-Erofeev 式でフィッティングできる．

$$X_c(\%) = 100[1 - \exp\{-k(t-d)^n\}] \tag{4}$$

ここで k と d は結晶化速度定数と誘導時間，n は Avrami 定数であり，核形成の均一性と結晶成長の次元が反映される（表2）．以上の手法により，非晶質リトナビルの等温結晶化挙動を解析した例を図10に示す[17]．同じ保存温度でも，凍結乾燥で作成した非晶質と溶融で作成した非晶質の結晶化挙動は異なっており，速度は凍結乾燥物の方が速い．これは表面積が大きいためと考えられる．また Avrami 定数は溶融物の方が大きい．いずれの調製法で作成しても，リトナビルの結晶化は不均一核形成に基づくと考えられるため，この差は成長次元で説明するのが適切と思われる．凍結乾燥物は多孔性を有するため，結晶の成長方向が制約を受けると考えられる．

表2　Avrami 定数の理論値

	1次元成長	2次元成長	3次元成長
均一核形成，成長速度一定	2	3	4
均一核形成，拡散律速成長	3/2	2	5/2
不均一核形成，成長速度一定	1	2	3
不均一核形成，拡散律速成長	1/2	1	3/2

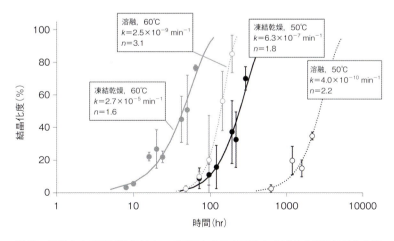

図10　溶融および凍結乾燥によって調製した非晶質リトナビルの等温結晶化曲線
フィッティングは Avrami-Erofeev 式により行った

3.6. 比熱容量

結晶多形や非晶質について熱力学的な考察をするためにはエンタルピーと温度の関係図が不可欠であるが，エンタルピーの温度微分は比熱容量であるため，図における線の傾きは比熱容量に相当する。つまり比熱容量を知ることで，正確な作図が可能となる。また結晶化エンタルピーの結晶化温度依存性や，融解エンタルピーの結晶形依存性を計算するためにも，比熱容量が必要となる。比熱容量は DSC 測定におけるベースライン位置に反映されるが，温度変調型 DSC を用いることによって，理論的には比熱容量の絶対値を簡単に求めることができる。

ただし医薬品原薬や製剤は通常粉末試料であるため，試料内やパン底との熱接触が十分ではなく，その比熱容量測定は決して容易ではない。それを解決する手法として，パン内で融解させてペレットとして測定する方法がある。融解，冷却過程で結晶化しない化合物であれば，非晶質状態の比熱容量測定ができる。図 11 は，融解・冷却でペレット化した非晶質アセトアミノフェンについて，温度変調型 DSC で熱容量測定を行った結果である[18]。試料量が少ない場合には，融解後パン底に均一に広がらないため再現性が悪く，少なくとも 10 mg 程度の試料量が必要である。一方，試料量が多すぎると試料内に熱分布が生じるため，やはり正確な測定ができなくなる。融解・冷却・再昇温中に結晶化する化合物であれば，結晶もペレット化して測定できる。融解時に全量融解させず，微量の結晶を残すことによって所望の結晶形のペレットに誘導し，結晶状態の比熱容量測定を行うこともできる[18]。

3.7. 純度測定

不純物が存在すると融点降下が起こるため，それを利用すれば純度を求めることができる。図 12a はカルバマゼピンに 0.6 mol% のステアリン酸を添加したときの，DSC 曲線の変化である。微量のステアリン酸を添加したことにより，融点が低温側にシフトすることがわかる。ある温度 T において融解している割合を F とすると，以下の式が成り立つ。

$$T = T_{0m} - \frac{RT_{0m}^2 X_i}{\Delta H_{0m}} \frac{1}{F} \tag{5}$$

$T_{0m}, \Delta H_{0m}$：純物質の融点と融解エンタルピー，R：気体定数，X_i：不純物のモル分率

本理論の背景には，融解中の固相は純物質で形成され，液相は二成分が理想溶液として完

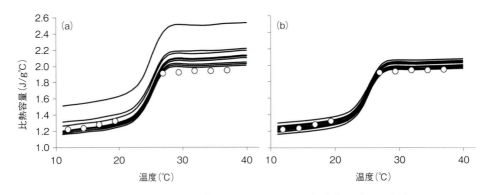

図 11　融解・冷却でペレット化した非晶質アセトアミノフェンの温度変調型 DSC 測定
（a）試料量 5 mg．（b）試料量 10 mg．10 回の測定を各実線にて表す。○は文献値

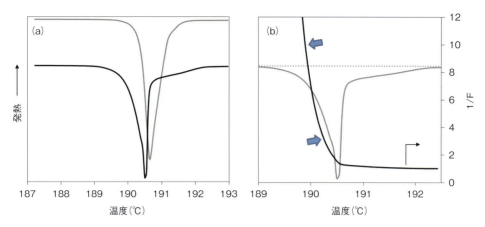

図12 (a) カルバマゼピン（上）および 0.6 mol% のステアリン酸を不純物として含むカルバマゼピンの DSC 曲線（2℃/min），(b) 0.6 mol% のステアリン酸を不純物として含むカルバマゼピンの融解ピーク解析

全混合しているなど多くの仮定が存在する．不純物は極めて微量でなければならず，概ね 2% 以下の場合にのみ適用できる．融解中に固相と液相には平衡が成り立たなければいけないため，昇温もゆっくりと，概ね 2℃/min 以下で行わなければいけない．不純物量は T 対 $1/F$ プロットから求めるが，このプロットは直線とならないことが多く，F のフィッティング範囲は 10〜40% 程度が推奨されている[19]．図 12b は不純物を含む DSC 曲線を積分し，$1/F$ を計算した結果である．矢印で挟まれた区間が F として 10〜40% に相当するが，特に F が大きい領域で直線性が成立していないことがわかる．比較的直線性が良好な 5〜15% 区間で（5）式より純度を計算すると 0.6 mol% となるが，計算範囲を少し変えるだけでこの値が変化してしまうことには注意が必要である．

3.8. X 線-DSC 同時測定

熱分析はさまざまな物理・化学現象を高感度で検出できるが，何を観察しているのか判断に困ることも多い．その判断を助けるべく多くの複合装置が開発されているが，中でも X 線-DSC 同時測定装置（XRD-DSC）は医薬品評価において大きな貢献を果たしている．図 13 はグリセリン脂肪酸エステル（インバイター 742）を冷却・昇温したときの結果である．室温で液体状態にある本添加剤は冷却・再昇温中に多くの発熱・吸熱ピークを生じるが，XRD-DSC 測定により，冷却中には α 型に結晶化し，再昇温中に $\beta + \beta'$ 型への融解・再結晶が起こることが明らかとなった[20]．

X 線測定を行うことから本手法ではパンは開放系となり，また通常はガス雰囲気も DSC 測定とは異なることから，必ずしも DSC と同じ挙動とならないことには気をつける必要がある．また測定中の試料変形が，X 線回折パターンに影響を与えることがある．

3.9. 超高速 DSC

マイクロチップセンサー上で 1 μg 以下の微少試料を直接測定する技術の導入により，1,000℃/s 以上の超高速昇降温熱測定が可能となった．従来の DSC では昇降温中に状態変化が進行するような試料でも，状態変化を起こさずに温度をジャンプさせることができ，熱測

第2章　固体医薬品の物性測定法の理論と実際

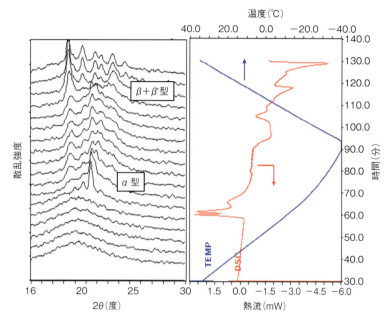

図13　インバイター742のXRD-DSC同時測定
50℃で融解ののち1.5℃/minで-20℃まで，続けて0.75℃/minで-40℃まで冷却後，2℃/minで昇温

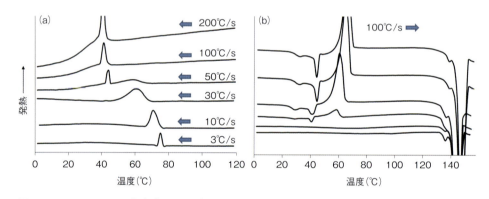

図14　ハロペリドールの超高速DSC測定
(a) 融点以上で融解後，図中に示した速度で冷却，(b) さまざまな速度で冷却した試料（aに対応）を100℃/sで昇温

定の可能性が大きく広がった。図14は，非常に結晶化傾向が高い化合物であるハロペリドールについて，超高速DSC測定を行った結果である[21]。ハロペリドールは，通常のDSC測定においては，融解からの冷却過程において冷却速度にかかわらず100℃で結晶化する。しかしながら超高速冷却を行うと結晶化温度が低温側にシフトし，50℃/s以上の冷却においては新たな発熱ピークが40℃付近に観察されるようになる（図14a）。このピーク温度はさらなる速度上昇でも移動せず，また続く昇温過程においてもまったく同じ温度で吸熱ピークが観察されることから（図14b），何らかの中間相が出現したものと思われる。冷却中の結晶化ピークは100℃/s以上では完全に消失しており，その後の昇温過程では30℃付近にガラス転移らしい挙動が観察され，60～70℃で結晶化が起こる。ハロペリドールのT_gを実験

的に求めた前例はなく，超高速 DSC 測定によって初めて求められた。

4. 熱量測定

4.1. 溶解熱測定

　同じ化合物でも，結晶形や結晶性が違えばエネルギー状態が異なる。その差は熱分析の転移エンタルピーや結晶化・融解エンタルピーから求めることができるが，それはあくまでも転移温度，結晶化温度，融点におけるエンタルピー差であり，任意温度におけるエンタルピー差を直接求めることはできない。また結晶転移が昇温中に必ず起こる場合などは，各結晶形の融解エンタルピーを熱分析で求めることはできないが，溶解熱測定はいかなる試料についても任意温度で行うことができる。

　溶解熱は，結晶多形の熱力学的考察に極めて有用である。表 3 に，ネオテーム各結晶形の 2-プロパノールに対する溶解熱（ΔH_{sol}），融点（T_m），および融解エンタルピー（ΔH_m）を示す[22]。溶解熱より，室温における安定性の順列は G＞A＞D＞F である。融点においては G＞D＞A＝F となる。Burger らの法則②からは，A と D，および A と G はエナンチオトロピーの関係，他のペアはモノトロピーの関係と判断できる。70℃で各結晶形ペアを混合して物理安定性を評価したところ，G＞D＞F および G＞A の関係が明らかとなった。以上より，各結晶形の自由エネルギーと温度の関係は，概ね図 15 の通りとなる[22]。多くの結晶形が存在する場合，自由エネルギーと温度の関係図は熱力学的関係の全体像把握に極めて有用

表 3　ネオテームの熱力学パラメータ

	ΔH_{sol} (kJ/mol, 25℃)	ΔH_m (kJ/mol)	T_m (℃)
A 型	28.48	24.7	92
D 型	20.43	15.3	94
F 型	18.77	11.1	92
G 型	29.71	18.5	112

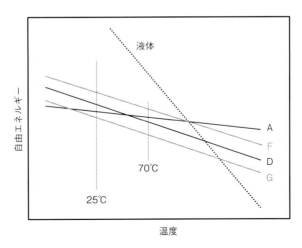

図 15　ネオテーム各結晶形の自由エネルギーと温度の関係

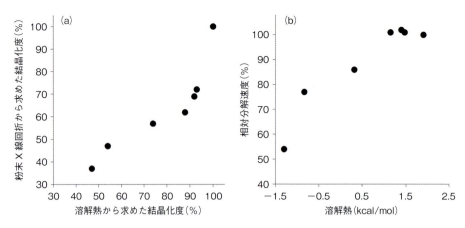

図16 (a) さまざまな手法で調製したセファロシンナトリウムの,粉末X線回折と溶解熱で求めた結晶化度の比較,(b) 溶解熱と相対分解速度の比較

表4 セファロシンナトリウムの溶解熱と安定性の関係

検体番号	ΔH_{sol} (kcal/mol, 25℃)	結晶化度 (溶解熱, %)	結晶化度 (X線, %)	相対分解速度 (50℃, %)
1	1.9	100	100	100
2	1.47	93	72	101
3	1.39	92	69	102
4	1.15	88	62	101
5	0.32	74	57	86
6	−0.84	54	47	77
7	−1.30	47	37	54

であり,その描画に溶解熱測定は大きな役割を果たす。

結晶形が異なれば溶解熱も異なるため,結晶形の混合比を決定する手段としても熱容量測定は有用である。一方の結晶形が非晶質であれば,結晶性を求めることとなる。結晶多形の混合比を求めるためには結晶性が十分に高くなければならず,また吸着水や残留溶媒の混入はデータに大きな影響を与えるため厳禁である。

図16aは,セファロシンナトリウムの結晶化度を粉末X線回折と溶解熱から求めた場合の比較である[23]。本実験では実際に結晶性が異なる試料群を用いており(つまり結晶と非晶質の物理混合物ではない),粉末X線回折の結果が必ずしも正しいわけではないが,これらは似た傾向を示しており,概ねうまく評価できていると考えられる。また図16bは溶解熱と分解速度の関係であり,これらの間には相関が認められる。つまり分解速度は非晶質量と相関していると考えられ,溶解熱測定で化学安定性が予測できる。以上の数値データを表4に示す。

4.2. 等温マイクロカロリメトリ

等温マイクロカロリメトリは,等温条件に保持した試料への熱の出入りを高感度で検出する手法であり,さまざまな用途が提案されてきた。医薬品研究において最も注目を集めた用途は安定性予測であり,装置の感度から考えれば年間分解量が0.1%以下の化合物でもそれが数日以内で予測できる[24]。また薬物と添加剤を混合し,反応性がある場合にはそれが熱と

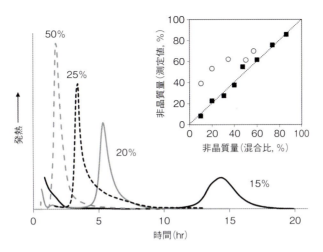

図17 エリスロマイシンの結晶・非晶質混合物の結晶化度を等温カロリメータで評価した例
アセトニトリル水溶液の蒸気で結晶化させた（図中数字はアセトニトリル濃度）。粉末X線回折で求めた結晶化度との比較を挿入図で示す
（■：等温カロリメータ，○：粉末X線回折）

■■ Column ■■

結晶化度の評価

　結晶化度の評価にはさまざまな手法があり，それぞれ一長一短があるものの，熱分析・熱量測定に基づく評価法は一般に精度が高い。一方で，化合物ごとに手法を工夫する必要があり，また完全な結晶や非晶質，もしくはその両方の標準試料も必要となる。下表に，代表的な手法と，実際にそれらの手法で同一の乳糖試料を評価した結果を示す[26]。いかなる手法でも適切に条件を設定すれば，同じ値が求まることがわかる。本例においては，DSC測定では脱水ピークと結晶化ピークが重なっており，これがDSCで異なる値が得られた原因である。つまりこの結果は，結晶化度測定手段としてのDSCの能力を否定するものではない。

表　結晶性が低い乳糖試料の結晶化度をさまざまな手法で求めた例

手法	評価内容	試料1の結晶化度（％）	試料2の結晶化度（％）
粉末X線	相関法	42±2	20±1
DSC	昇温時の結晶化熱	22±2	12±2
温度変調型DSC	T_gにおける比熱容量変化	41±3	21±4
等温カロリメトリ	水蒸気による結晶化熱	44±3	24±2
溶解熱	水への溶解熱	45±3	21±4
ラマン分光	ピーク面積の積分値	39±3	21±3
水分吸脱着	結晶化時の脱水量	44±2	24±2

して検出できるため，配合性試験への利用も可能である。しかしながら実際は，他の要因や外乱因子の熱信号への影響が無視できず，実用化には至っていない。

　非晶質固体と溶媒を共存させることによって結晶化を誘導し，結晶化エンタルピーから結晶性を求めることができる。図17は，エリスロマイシンの結晶・非晶質混合物をアセトニトリル水溶液で結晶化させた例である[25]。まず溶媒の試料への吸着に由来する発熱が観察され，しばらくしてから結晶化ピークが得られる。これらの発熱ピークは完全に分離されてい

第2章　固体医薬品の物性測定法の理論と実際

る必要があるため，あまり速い結晶化は好ましくなく，本例においてはアセトニトリルに水を添加して結晶化時間を調整した。挿入図に示す通り，粉末X線を用いたRuland法よりも，高精度で結晶化度が求められた。もっとも結晶部位と非晶質部位が分子レベルで混ざった実際の試料においては，本例のような物理混合物とは結晶化挙動が異なり，同じ条件では結晶化しないと考えた方が良い。

5.　おわりに

　以上，医薬品開発における熱分析・熱量測定の利用について紹介した。開発現場においてDSCやTG-DTAはルーチン的に使われていることも多いが，少しの工夫で原薬や製剤に関する多くの付加情報を引き出すことができる極めて有用な装置である。本項の解説が，熱分析・熱量測定装置の適正な利用にとどまらず，さらなる有効利用につながれば幸いである。

参考文献

1) 日本熱測定学会編，「熱量測定・熱分析ハンドブック第2版」丸善（2010）
2) 吉田博久，古賀信吉編，「熱分析　第4版」講談社（2017）
3) M. Pudipeddi, A.T.M. Serajuddin, J. Pharm. Sci., 94, 929（2005）
4) K. Kawakami, J. Pharm. Sci., 96, 982（2007）
5) K. Kawakami, Adv. Drug Deliv. Rev., 64, 480（2012）
6) A. Burger and R. Ramberger, Mikrochimica Acta［Wien］, Ⅱ, 259（1979）
7) A. Burger and R. Ramberger, Mikrochimica Acta［Wien］, Ⅱ, 273（1979）
8) K. Kawakami, Y. Ida, and T. Yamaguchi, Pharm. Res., 22, 1365（2005）
9) M.F. Pina et al., Mol Pharmaccutics, 9, 3515（2012）
10) 山下博之，熱測定，42, 17（2015）
11) K. Löbmann et al., Mol. Pharmaceutics, 8, 1919（2011）
12) K. Kawakami and M.J. Pikal, J. Pharm. Sci., 94, 948（2005）
13) 川上亘作，熱測定，35, 185（2008）
14) B.C. Hancock and G. Zografi, Pharm. Res., 11, 471（1994）
15) K. Kawakami et al., J. Pharm. Sci. 102, 518-529（2013）
16) K. Kawakami, et al., Mol. Pharmaceutics, 11, 1835（2014）
17) K. Kawakami, J. Pharm. Sci. 104, 276-279（2015）
18) T. Harada et al., Chem. Pharm. Bull. 61, 315-319（2013）
19) 高木定夫，熱測定，9, 124（1982）
20) K. Kawakami, Pharm. Res. 24, 738-747（2007）
21) K. Kawakami, T. Usui, M. Hattori, J. Pharm. Sci. 101, 3239-3248（2012）
22) Z. Dong et al., Pharm. Res, 19, 1259（2002）
23) M.J. Pikal, A.L. Lukes, J.E. Lang, K. Gaines, J. Pharm. Sci., 67, 767（1978）
24) R.J. Willson et al., J. Phys. Chem., 99, 7108（1995）
25) K. Kawakami, T. Numa, Y. Ida, J. Pharm. Sci. 91, 417-423（2002）
26) V.P. Lehto et al., Powder Technol. 167, 85-93（2006）

川上　亘作（かわかみ　こうさく）

3. 振動スペクトル分析 1
赤外，近赤外，ラマン

　原子がつながりあって構成される分子は，つながっている原子同士の引き合う力と反発する力がつりあってばねのように振動しているが，分子構造によってそれぞれ固有の振動をしている。これに外部から電磁波（光）を与えると振動エネルギー準位の変化が起きる。これを観測する分光学的手法を振動分光法と呼ぶ。本項では振動分光法として赤外，近赤外，ラマン分光法を取り上げる。

1. 赤外分光法

　分子に波長の異なる赤外光を照射すると，その分子に固有の振動と同じ周波数の赤外光だけが吸収されることにより，分子の構造に応じたスペクトルが得られる。このスペクトルから分子の構造を解析する方法を赤外分光法という。

　分子に赤外光を当てると吸収が起こるが，この吸収は分子の $\nu=0$ の振動エネルギー準位（基底状態）から $\nu=1$ の準位（第 1 励起状態）への遷移によって起こる。N 個の原子からなる分子では $(3n-6)$ 個の振動の自由度があり，この個数に等しい分子振動がある。このうち双極子モーメントの変化する振動型のみが赤外吸収を起こし，これを赤外活性であるという。分子の基準振動は本来，分子全体にわたって起こっているものであるが，分子のある特定の原子団に振動が局在化することがしばしばあり，これを特性振動という。この特性振動の振動数は比較的一定であり，この特性振動に基づく特徴的な赤外吸収帯によって原子団を同定することができる。実際には，測定された試料について，赤外吸収スペクトルの振動の帰属を決定しなければならないが，外部からの影響がある場合はフリーの分子の吸収とは全く異なることが多く，慎重な検討が必要である。さらに赤外吸収では帰属を決定するための方法として同位体を用いることができる。例えば水素を重水素に置換し同位体シフトの有無を検討するなどである。

1.1. 代表的な赤外吸収スペクトルの特性振動吸収帯

　赤外分光法では，有機官能基がそれぞれ特有な吸収波数域をもっていることを利用して，あらかじめ試料物質が予測できるときには，既知のスペクトルと比較することにより，同定または類似化合物の判別が可能である。赤外吸収スペクトルからわかる主な構造は，多重結合や官能基であるが，さらに構造異性体や水素結合なども解明でき，分子構造を決めることも可能である。一般に赤外吸収が観測される領域は 4000〜400 cm^{-1} であり，**表 1** に代表的な特性振動と波数を示した[1]。4000〜2500 cm^{-1} の領域では主に水素原子との結合による吸

第2章　固体医薬品の物性測定法の理論と実際

表1　代表的な赤外吸収帯

特性振動	原子団	波数 （cm^{-1}）
OH 伸縮	水素結合なし	3600
	水素結合あり	3600～2500
CH 伸縮	オレフィン CH	～3080
	メチル基	～2960，～2870
	メチレン基	～2925，～2850
C=O 伸縮	カルボン酸塩化物	～1810
	エステル	～1735
	脂肪族アルデヒド	～1730
	脂肪族ケトン	～1715
	芳香族アルデヒド	～1705
	カルボン酸	～1700
	アミド（ペプチド）	～1700，～1630
	芳香族ケトン	～1690
	キノン	～1670
ベンゼン環伸縮		～1610，～1590
CH$_3$ 変角	縮重（非対称）	～1460
	対称	～1380
CH$_2$ 変角	はさみ	～1450
CH 面外変角	RHC=CH$_2$	～990，～910
	RHC=CHR（トランス）	～960
	R$_1$R$_2$C=CH$_2$	～890
	R$_1$R$_2$C=CHR$_3$	～820
	ベンゼン一置換体	～740
	ベンゼン二置換体（オルト）	～750
	ベンゼン二置換体（パラ）	～800

収がみられる。特に OH 基の伸縮振動は 3500 cm^{-1} 付近，CH の伸縮振動は 2900 cm^{-1} 付近にみられる。1900～1500 cm^{-1} の領域では主に C=O，C=O 結合による吸収がみられる。特にカルボニル基の伸縮振動は 1700 cm^{-1} 付近，ベンゼン環の伸縮振動は 1600 cm^{-1} 付近にみられる。1500 cm^{-1} 以下の領域には多くの吸収帯がみられ，これは分子全体の振動を反映したものが多く複雑なため帰属を行うことは難しいが，いくつか有用な吸収帯がある。この領域の吸収を比較することで，同じ化合物であるかどうかが判断できることから，指紋領域と呼ばれる。

1.2.　測定方法

固体試料のスペクトルを取得するためにさまざまな手法が開発されている。以下に主要な方法を記述する。

1.2.1　透過法

透過法は赤外分光法において標準的に使われる手法である。サンプルの形状に応じてさまざまな試料の前処理が行われる。最も汎用されるのは，臭化カリウムもしくは塩化カリウム錠剤法である。固体試料 1～2 mg に赤外吸収スペクトル用臭化カリウムまたは塩化カリウム 100～200 mg を加え，めのう乳鉢でよくすり混ぜた後，圧縮成型して透明なディスクを作成して，それを透過法によって測定する。水分を含んでいるとディスクが不透明となり良好なスペクトルが得られないため作成時には湿気を吸わないように注意する。試料が塩である場合には，加える臭化カリウムや塩化カリウムとの間で塩交換を起こすことがあり[2]，混合時に塩交換を起こしていないか確認が必要である。塩酸塩の場合には原則として塩化カリ

70

ウムを使用する。そのほかの塩の場合にはペースト法を試みるなどの対応が必要である。

ペースト法は，試料5〜10 mgをめのう乳鉢で粉末とし，通常，流動パラフィン1〜2滴を加えて練り合わせ，試料ペーストを作製する。調製した試料ペーストを1枚の窓板に薄く広げた後，空気が入らないようにして別の窓板と挟んで測定する。透過用の窓枠は臭化カリウムや塩化ナトリウムの板などが用いられる。このときパラフィンの吸収が2960〜2850，1460，1380 cm^{-1}付近[3]に現れるので注意が必要である。

そのほかに，試料がフィルムなどの薄膜であればそのまま透過測定できる。試料が液体である場合は溶液法，液膜法等により測定することもできる。

1.2.2 ATR法

ATR法（減衰全反射）はフィルム，ゴム，プラスチック，液体試料などの測定に広く用いることができる。特に透過法で測定が困難である厚い試料に有用である。赤外領域において吸収のない透明で高屈折率のATRプリズム面に試料を密着させると，プリズムからエバネッセント波が出て試料内部にわずかにもぐり込んで反射する。これを測定すると，試料表層部の吸収スペクトルを得ることができる。このとき赤外光は試料表面から数 μm 程度もぐり込むが，このもぐり込み深さ（dp）は，空気中での赤外光の波長（λ），入射角（θ），プリズムの屈折率（n_1）と試料の屈折率（n_2）に依存し，その関係は以下の式で表される。

$$\mathrm{dp} = \frac{\lambda/n_1}{2\pi\sqrt{\sin^2\theta - (n_2/n_1)^2}}$$

もぐり込み深さを調節するには，入射角を変えるか，屈折率の異なるプリズムを用いればよい。また，ATR法はもぐり込み深さが長波長側（低波数側）になるほど深くもぐり込み，吸収強度が強くなる。そのためATRスペクトルを波長の逆数（$1/\lambda$）で補正すると，透過スペクトルと同じようなピーク強度比をもつスペクトルに直すことができる。ATRスペクトルのピーク強度を左右する要因として，プリズムと試料の密着性および試料との接触面積が挙げられる。プリズムと試料との間に空気層があると，プリズムから出るエバネッセント波が試料に届きにくくなるため，密着度を上げる必要がある。ATR測定では試料をプリズムに密着させることが不可欠であるが，押し付けることによって測定結果に影響が出ることがあるので注意が必要である。プリズムとの接触面積が大きいほど反射回数が多くなるために吸収強度が強くなるが，一回反射であればあまり関係がない。屈折率の高い試料のATRスペクトルはその透過スペクトルに比べピークが歪む，ピーク位置や強度の変化が起こる，ベースラインが曲がるなどの影響が出ることがあるので注意が必要である。

1.2.3 拡散反射法

錠剤や充填粉体試料上部に赤外光を照射すると，その一部は表面で正反射するが，残りは試料内部へ入射する。入射した光は内部で透過と反射を繰り返して外部へ拡散する。このような放射光は拡散反射光と呼ばれる。透過光同様，試料を通過する間に吸収が起こり，反射光強度が弱くなるため拡散反射スペクトルが得られる。しかし反射法では吸収帯で屈折率が異常分散を起こし，微分様の歪んだスペクトルが得られることが多いことから，一般的に得られる赤外スペクトルに変換したい場合はクラマース・クローニッヒ変換により変換する。拡散反射法は錠剤法と異なり前処理は必要ないことがほとんどで，固体試料に光を当てるだけでよい。スペクトル強度が強すぎる場合は固体試料をめのう乳鉢で微粉末とし，これに赤外吸収スペクトル用臭化カリウムまたは赤外吸収スペクトル用塩化カリウムで希釈し，その反射スペクトルを測定することもできる。

第2章　固体医薬品の物性測定法の理論と実際

1.2.4　その他の方法

　上述した透過法，ATR法，拡散反射法が赤外分光法で汎用される方法である。それ以外に，高感度反射法，光音響分光法，発光分光法などがあるが使用は限定される。高感度反射法は赤外光を透過しない試料，特に金属における表面の吸着物，塗膜，被膜などの分子構造の分析に用いられる。光音響分光法は，試料に光が照射されると，取り込まれたエネルギーの一部は熱となる。この一部が周囲の気体に伝達し音波が生じることがある。これを高感度マイクロフォンで検知する方法である。周囲からの振動の影響や試料中の水分の影響を受けやすい，特殊な測定セルが必要となるのが欠点であるが，試料の形状を変えずに測定できる。発光分光法は試料を加熱する際に表面より発光する微弱な赤外光を測定する方法である。この測定法は表面などにおける加熱状態での物質挙動を検討するのに有効である。

1.3.　赤外分光法の利用

　赤外分光法の固体医薬品分野への利用としては数多くの例[4]があるが，定性分析と定量分析に分けられる。しかし定量分析では，破壊法では液体クロマトグラフィーなどのほうが感度よく定量できる。非破壊法の場合でも現在では後述する近赤外やラマン分光法のほうがよく使われる。そのため赤外分光法はもっぱら定性分析として用いられる。定性分析では試料がある既知物質と同一物質であるかどうかを調べる場合と，試料の化学構造を決定または推定する場合がある。試料の化学構造を決定または推定する場合では核磁気共鳴法のほうが一般的であり，情報量も多いが，赤外分光法では官能基の情報が得られるため用いられる場合もある。現在，赤外分光法が最も利用されているのは試料の同定，確認試験である。赤外分光法は古くから使われている歴史のある手法のため，これまでのデータの蓄積により赤外スペクトルのライブラリが充実している。また，一般的に使われる日本薬局方収載の医薬品では局方に参照スペクトルが掲載されており，第十七改正日本薬局方の時点で624品目の赤外参照スペクトルが添付されている。これらの多くの赤外スペクトル情報が物質の同定に力を発揮する。しかし，赤外分光法は第1励起状態への遷移を扱うので振動分光法の中では比較的感度がよいため，汎用される透過法では臭化カリウムなどによる希釈，試料の形状によって前処理が必要となる。その前処理過程でスペクトルの変化が生じる可能性があることが問題となっている[2]。そのため，近年では押し付けるだけで前処理の不要なATR法が用いられるケースが増えてきている。

　赤外スペクトルの具体的な同定方法は，標準品による確認，参照スペクトルによる確認，吸収波数による確認が挙げられる。標準品による確認は，試料の吸収スペクトルと標準品の吸収スペクトルを比較し，両者のスペクトルが同一波数のところに同様の強度の吸収を与えるとき，試料と標準品の同一性が確認される。標準品が手に入らない場合は，参照スペクトルによる確認も可能である。これらの方法では，同一物質であれば同一のスペクトルが測定されるが，結晶多形，光学活性物質など物性が異なればスペクトルが異なる場合がある。結晶多形の場合は再結晶してから測定を行うこともできる。日本薬局方には結晶多形の存在が確認されていれば，再結晶の方法が記載されていることもある。また，ATR法での参照スペクトルによる確認は，測定環境によって吸収帯がシフトすることもあるため，通常用いられない。吸収波数による確認は，確認しようとする物質の特性吸収波数が試料スペクトル中に明確に認められるとき，試料と確認しようとする物質の同一性が確認される。しかし，近年似たようなスペクトルを判別しなければならないケースが増えているため，一部の特性吸

収波数のみで判別することは好ましくないと考えられており[5]，医薬品原料などを測定する場合は標準品のスペクトルもしくは参照スペクトルとの一致により確認することとされている。ただし，製剤の場合は添加剤が異なることがあり，吸収波数による確認をせざるを得ない場合がある。

2. 近赤外分光法

近赤外分光法は，試料に可視光と赤外光の間にある近赤外光を照射したときの吸収スペクトルを測定し，その解析を行うことにより，定性的または定量的評価を行う振動分光法の一つである。赤外分光法の延長上にある手法とみなすこともできる。

近赤外分光法は赤外分光法と同じく古くから知られていた方法であるが，本格的に用いられだしたのは 20 世紀後半にスペクトル解析にケモメトリックスが導入されてからである。近赤外領域の吸収は，主として赤外領域における基準振動の倍音（over-tones）または結合音（combinations）の振動による吸収であり，分子構造それぞれの吸収帯が重なって現れることが多いため，非常に複雑で解析が難しい。この複雑なスペクトルから必要な情報を抽出するために，ケモメトリックスという数学的および統計学的手法を用いる革新的な考えが近赤外分光法の発展をもたらすこととなった。この組み合わせは最初は農業分野で，その後，食品，石油化学などの工業製品にも広がっていった。ただ，ケモメトリックスはブラックボックス的なところがあることから，医薬品の評価への活用は他の工業分野と比較して遅れることとなった。例えば，近年，ミカンなどの果実の選別は近赤外分光法を用いた糖度によって行っているところがあるが，分析誤差によって甘いミカンに酸っぱいミカンが混ざっても人体に影響は出ない。一方，医薬品の場合は分析誤差によって主薬含量が異なるものが混ざれば人命に関わるような場合が想定されることから，ケモメトリックスを用いた近赤外分光法を導入することについては慎重であった。しかし，2004 年に米国 FDA が示した新たなガイドライン[6]において PAT（Process Analytical Technology）が推奨されることにより，近赤外分光法の医薬品製造工程管理への応用研究が進むと，徐々にではあるが現場で用いられるようになった。そして現在ではケモメトリックスは近赤外分光法のみならずラマン，赤外分光法などの他の分析手法にも導入されるようになってきている。

2.1. 代表的な近赤外スペクトルの吸収帯

近赤外光は 750 もしくは 800〜2500 nm（13333 or 12500〜4000 cm^{-1}）の波長（波数）範囲の光を指すとされている。近赤外光の吸収は，主として赤外領域（4000〜400 cm^{-1}）における基準振動の倍音（over-tones）または結合音（combinations）による振動による吸収である。例えば，N-H の伸縮振動は 3400 cm^{-1} 付近にあるが，その第一倍音による吸収は 3400 cm^{-1} の 2 倍弱の 6600 cm^{-1} 付近に現れる。

近赤外領域は主に 3 つの領域に分けられるといわれている[7]。12500〜9000 cm^{-1} の領域は基準振動の高次倍音によるものが主で，吸収は非常に弱いが透過性に優れている。近赤外分光法を用いた医療機器はこの領域を用いることが多い。9000〜5500 cm^{-1} の領域は第一倍音，一部の第二倍音，結合音などが観測され，食品，薬品，ポリマーなどの定性定量分析に最もよく使われる。5500〜4000 cm^{-1} の領域は観測される吸収はほとんどが結合音によるも

第2章　固体医薬品の物性測定法の理論と実際

表2　代表的な近赤外吸収帯

原子団	Overtone, Combination	波数（cm^{-1}）
−CH$_3$	combination	4400-4380, 7380-7330
	first overtone	5850-5600
	second overtone	8700-8330
	third overtone	11490-10990
−CH$_2$	combination	4340-4290, 7190-7040
	first overtone	5760-5570
	second overtone	8550-8260
	third overtone	11300-10870
−CH	first overtone	5700-5630
	second overtone	8440-8370
	third overtone	11110-10990
H$_2$O	combination	5180-5150
	first overtone	6900-6850
	second overtone	10260-10150
	third overtone	13510-13330
Free OH alcohol	combination	4850-4780
	first overtone	7170-7020
	second overtone	10640-10470
Bound OH alcohol	first overtone	6970-6270
	second overtone	10200-9570
COOH, COOR	second overtone	5290-5130
CHO	combination	4570-4520

のである。この領域の吸収は比較的強度が強いので，試料を薄くしたりする必要がでることもある。表2に代表的な吸収帯と波数を示した。近赤外領域はO-H，N-H，C-Hによる吸収が主であり，C-O，C-Cの倍音などはほとんど観測されないことからX-Hの分析法ともいわれる。

2.2.　近赤外スペクトルに影響を与える要因

　近赤外分光法はX-Hに敏感な方法であり，複雑な吸収帯の重なり合いであることから，少しの測定環境の変化でもスペクトルに影響を与えることが多い。影響を与える環境要因として，温度が挙げられる。温度が数度違うだけでスペクトルに波数シフトなどが起きることがある。測定環境中の水分（湿度）もスペクトルに影響を与えることがある。また，試料はサンプリング後の時間経過に伴って変化が生じる可能性があるが，それがスペクトルに影響を与えることがある。そのため測定環境の温度，湿度は一定にコントロールすることが好ましい。一方，試料側の要因としては，試料中の水分または残留溶媒などが挙げられる。また，近赤外分光法は赤外分光法と異なり，前処理なしでそのまま試料を測定することが多いため，試料の形状などの物理的要因が挙げられる。物理的要因として例えば，試料の厚さ，充填状態，粒径，表面の粗さなどが挙げられる。医薬品錠剤のような固体混合物は液体とは異なり基本的に不均一であることから，反射法よりは透過法を用いるなど十分に広い範囲を測定するか，複数試料または同一試料の複数箇所を測定するなどデータの平均化を考慮する必要がある。加えて，結晶構造の変化，例えば，結晶多形や混合，粉砕における化合物同士の相互作用もスペクトルに影響を与える一因となる。

3. 振動スペクトル分析 1　赤外，近赤外，ラマン

2.3.　測定機器および測定方法

　赤外分光法では，分光器は現在ではほとんどがフーリエ干渉分光方式であるが，近赤外分光法では紫外分光法に使われる分散型（回折格子型）もフーリエ干渉型も両方使われる。さらに AOTF（Acousto Optical Tunable Filter，光音響光学素子）も使われることがある[8]。どの機器を用いればよいかは測定対象によって変わる。

　近赤外スペクトルの吸収帯は赤外吸収の倍音や結合音のため，測定法は赤外スペクトルとあまり変わらない。近赤外スペクトル測定によく用いられる方法は透過法や拡散反射法であるが，透過反射法なども用いられる。その中でも固体医薬品，粉体の分析には拡散反射法が最も汎用されている。このほかにも，赤外でも用いられる ATR 測定法が用いられることもある。

　近赤外分光法は，定性または定量分析への応用のためには，ケモメトリックスの手法を用いることがほとんどである。近赤外分光法で用いるケモメトリックスとしては，定性分析として主成分分析，因子分析法，クラスター分析法，判別分析法および SIMCA（Soft independent modeling of class analogy）などの多変量解析法が挙げられる。定量モデルを求めるためのケモメトリックスの手法には，重回帰分析法，主成分回帰分析法，PLS（partial least squares）回帰分析法などの多変量解析法がある。また多変量解析を行う前に，近赤外スペクトルの特徴を強調する，スペクトルの複雑さや吸収バンドの重なりの影響を減ずる，物理的要因の影響を軽減するなどのため，スペクトルの一次もしくは二次微分処理または正規化（normalization）などの数学的前処理を行う必要がある。多変量解析やスペクトル前処理法は多数ある[9~11]が，分析目的に合わせ，適切な方法を組み合わせて選択する。

2.4.　近赤外分光法の応用とその特徴

　近赤外分光法は倍音，結合音を扱っているが，本来これらは禁制遷移，いわゆる理論上は起こり得ない。しかし，原子同士はばねのような状態で結合しており，実際には電磁波が照射された際にそのばねが勢い余って基底状態から第 1 励起状態を行き過ぎて第 2，第 3 励起状態へ遷移するものが出てくる。ただし数は限られるため禁制遷移は弱く，第 2，第 3 倍音となるにつれ吸収は弱くなっていく。しかし，逆に赤外分光法のように吸収が強くないため，臭化カリウムなどで希釈するような前処理が必要にならないことから非破壊測定が可能となる。また，近赤外分光法は透過性に優れ，比較的エネルギーの低い電磁波を用いるので，優れた非破壊，無侵襲分光法であり，固体，液体，気体，繊維，フィルム，ペーストなど，いろいろな状態の試料に用いることができる。また，赤外領域に比べ，近赤外領域では水の吸収強度がかなり弱くなるので，水溶液でも研究や分析が容易になるなどの利点がある。他成分の同時分析，化学量のみならず物理量（密度，粒度，結晶化度など）も予測可能という利点もあり，化学薬品を使用しない無公害分析である。このような近赤外分光法の特徴は，原薬および製剤の効率よい品質評価に最適である。特に近赤外分光法は光ファイバーを用いることにより，装置本体から離れた場所にある試料について，サンプリングを行うことなくスペクトル測定が可能であることから，医薬品の製造工程のモニタリング，PAT のための有力なツールとなる。実際に近赤外分光法の利用は医薬品の製造工程管理のリアルタイムモニタリングに利用されており，混合工程での混合状態のモニタリング，打錠工程後の錠剤中の含量モニタリングなどに用いられている[10,11]。また，測定の迅速性を活かして医薬

第 2 章　固体医薬品の物性測定法の理論と実際

品原料の確認試験や偽造医薬品の判別などにも用いられることがある[11]。

3.　ラマン分光法

　ラマン分光法は，測定対象試料に一定波長の光を照射した際に発生する，照射光とは異なる波長の非常に弱いラマン散乱光を分光して得たスペクトルを解析する手法である。1928 年に C.V. Raman らがこの照射光と異なった波長をもつ光の振動数が分子の固有振動数と同じであることを発見して，それをラマン効果と名付けたのがラマン分光法の始まりである。しかし，散乱光の強度が照射光（励起光）に対して非常に微弱なため，1960 年代の単波長レーザーの発明までは，ラマン分光法は実用が難しくほとんど用いられていなかったのが実状である。しかし近年，測定の迅速性から医薬品品質評価に用いる分析手法の一つとして注目されている。

　ラマン分光法ではレーザーを測定試料に照射すると，試料中の分子は励起してレイリー散乱と呼ばれる照射光と同じ波長の光が散乱する。しかし，試料中の分子の一部はエネルギー準位が変化し，そのエネルギー差に対応して波長が変化したラマン散乱光が検出される[12]。レイリー散乱光より短波長側に検出される散乱光はアンチストークスラマン散乱，長波長側に検出されるものはストークスラマン散乱と呼ばれる。一般的にはよりラマン散乱強度の強いストークス散乱が解析に利用される。ラマンスペクトルは，横軸はラマンシフト（cm^{-1}），縦軸は任意のラマン散乱強度で示される。

　ラマン分光法は赤外分光法と同じく光を照射する際に生じる分子の振動エネルギー準位の変化を観測している分析手法であり，そのため，ラマン分光法と赤外分光法では同じ官能基の振動モードが同じ波数に検出される。ラマン分光法では C-C 結合のように分子の振動による分極率が大きく変化する対称性のよい振動モードが強く検出されるが，赤外分光法では O-H のように振動による双極子モーメントが大きい振動モードが強く検出される。そのため，基本的にはラマンスペクトルにおいて強い散乱ピークは赤外スペクトルでは弱い吸収となり，ラマンスペクトルにおいて弱い散乱ピークは赤外スペクトルでは強い吸収となって現れる。それゆえ，ラマン分光法と赤外分光法は相補的といわれている。

　ラマン分光法は，その散乱光の弱さから前処理なしに迅速に試料（固体，半固体，液体，ガス等）を測定できる。しかし励起光に強力なレーザーを用いるのでレーザーに関する安全基準を守る必要がある。特に近赤外領域の励起波長を用いる場合は，目には見えないので注意が必要である。

3.1.　ラマンスペクトルに影響を与える要因

　ラマン分光法の測定において大きな障害となるのが蛍光である。ラマン散乱光は非常に弱いため，試料自体もしくは試料中の微量の不純物の蛍光がラマン散乱光を妨害することが多い。また，強いレーザーを用いるため，試料が発熱する，融解，燃焼による性状変化，結晶形転移などが生じ，スペクトルが変化する可能性がある。特に着色した試料や高い吸収特性をもつ試料，熱伝導の低い微小試料で熱が生じやすい。これらの問題は長波長の励起光を用いることにより軽減されるが，長波長の励起光を用いるとラマン散乱強度が落ちるため，目的や試料に応じて必要な波長および出力を選択して使用する必要がある。蛍光の影響はほか

3. 振動スペクトル分析1　赤外，近赤外，ラマン

に測定前のレーザー照射，照射時間，積算回数による蛍光退色（フォトブリーチング）により緩和することができる。また，試料の加熱を防ぐためには，レーザー出力を抑える，レーザーを集光させずに試料に照射する，試料を冷却するなどの対策が行われる。

　固体試料を測定する際には近赤外分光法と同様で，充填や粒子径の違い，表面の粗さなどの試料の物理的要因が散乱強度に影響する。また，結晶多形，塩，共結晶等でスペクトルが異なる上，結晶化度，結晶形状の影響もあり，結晶の測定方向によってはスペクトルが変化するので注意が必要である。また，これはラマン分光法のみならず振動分光法全体にいえることであるが，試料が物理的，化学的に不均一な場合（これは固体試料のほとんどに当てはまるが），レーザー照射スポットサイズを大きくする，複数試料または同一試料の複数点を測定する，または粉砕するなどして，試料の平均化をする必要がある。さらに，粉体などを袋や瓶等の容器越しに測定する際には試料由来に加えて，容器由来のスペクトル特性にも注意が必要である。温度，湿度等の環境変化は近赤外分光法ほど鋭敏に影響はしないが注意は必要である。

3.2.　測定機器および測定方法

　ラマン分光法も近赤外同様，分散型およびフーリエ変換型両方が使われている。光源部には試料への励起光として単色光を安定に放射するレーザーが設置されている。レーザーにはさまざまな波長のものがあるが，一般的には 532 nm，785 nm，1064 nm などの波長のレーザーが用いられることが多い。その試料部と光学系を一つの試料室に納めている機器と，*in situ* 測定・オンライン分析を主な目的とする光ファイバープローブを備え付けたもの，また，近年では持ち運びが可能な携帯型ラマン分光計などがある。

　ラマン分光法は赤外，近赤外分光法のように吸収を測定するのとは異なり，散乱光を測定している。一般的に使われる測定手法は赤外，近赤外分光法の反射法にあたる後方散乱法であるが，近年，医薬品錠剤中の主薬含量を測定するため透過法（前方散乱），また，表面増強共鳴ラマン（SERS），空間オフセットラマン（SORS），チップ増強近接場ラマン散乱（TERS）といった方法も開発されている。

　ラマン分光法は，近赤外分光法と同じく定性または定量分析への応用のためには，ケモメトリックスの手法を用いることができるが，近赤外スペクトルのように複雑な吸収の重なり合いでは多くなく，各散乱ピークが比較的明確に示されるので，単純に検量線を作成する方法も使うことが可能である。

3.3.　ラマン分光法の応用

　ラマン分光法は，化合物の同定や結晶多形の判別，定量のほかに，近赤外分光法と同じくプローブを用いた迅速測定が可能なため，医薬品の製造工程のリアルタイムモニタリング等[13,14]の医薬品製造管理における応用研究が進んでいる。医薬品の製剤開発，規格及び試験方法として導入される場合も出てきており，今後もさらに利用が増えると考えられる。

　また海外では，製造技術的に不十分なため生じる規格外医薬品，さらには偽造医薬品が大きな問題となっている。医薬品原薬や添加剤のサプライチェーンが複雑化，国際化の傾向があり，生産拠点は海外あるいは国内生産であっても，中間体や出発物質は海外から輸入というケースが日常的に見られるようになっている。このような状況において製造，供給された医薬品およびその原料を安全に管理，流通させるため，携帯型ラマン分光器による包装単位

第2章　固体医薬品の物性測定法の理論と実際

ごとの原料確認試験を導入する企業も増加しており[15]，ラマン分光法のニーズは非常に高くなってきている。

4. 振動分光法の固体医薬品評価への応用

振動分光法は，化合物に対する特異性の高さ，結晶多形等の物性情報も得られること，さらにはその測定の迅速さ，有害物質を使わない試験法であることから，旧来の化学反応を用いた定性試験法に取って代わる試験法となっている。現在，振動分光法はこれらの特性を活かして，原料の確認，偽造薬のスクリーニングなどの定性試験，および製造工程モニタリングのためのツールとしての役割が主となっている。また別の項で述べられるが，イメージング手法を用いることにより製剤中の有効成分，添加物の分布評価に活用されている。ここでは具体的な応用事例について記述する。

4.1. 近赤外およびラマン分光法によるステアリン酸マグネシウム水和物の同定

ステアリン酸マグネシウムは，滑沢剤として医薬品錠剤製造に欠かせない添加物である。ステアリン酸マグネシウムには多くの擬似結晶多形（水和物）があり，確認されているだけでも1〜3水和物が存在し，この水和物の違いが医薬品の最終品質に影響を与える一因になるといわれている。医薬品錠剤を製造するときに，滑沢剤にステアリン酸マグネシウムを使う場合は同品質のステアリン酸マグネシウムが入手できるように管理することが重要であるが，日本薬局方の試験では水分の規定（6%以下）しかなく，同種の水和物が入手できているかを確認するには十分とはいえない。そこで近赤外およびラマン分光法をステアリン酸マグネシウムの確認試験，特に水和物の判別に用いることを検討した。図1にブランドの異なる6種のステアリン酸マグネシウムの近赤外スペクトルを示すが，6種類中（b）に，OH基の結合音である$5200\,\mathrm{cm}^{-1}$付近にほかのスペクトルとの相違が確認された。また（f）の$5200\,\mathrm{cm}^{-1}$付近の吸収がブロードになっていることが確認された。

一方，ステアリン酸マグネシウムのラマンスペクトルを図2に示す。6種類中（b）に，$950\,\mathrm{cm}^{-1}$付近にわずかではあるがスペクトルの相違が確認された。また（f）についても，$950\,\mathrm{cm}^{-1}$付近のピーク形状がほんのわずかではあるがスペクトル形状の違いが確認された。これらのステアリン酸マグネシウムを粉末X線回折で解析したところ，（b）が3水和物，（f）が1水和物と3水和物の混合物，その他の4種類が主に1水和物であることが確認された。熱分析により求めた水分量は（b）が約8%，（f）が約4.8%，そのほかのものは3〜4%程度であった。（b）以外のステアリン酸マグネシウムは局方の水分の規定6%以下なので局方品としての条件を満たしているが，（f）は異なる特性をもつ可能性が高い。ラマン分光法ではこれらの判別には不十分であったものの，OH基に鋭敏な近赤外分光法であれば水和物の違いを迅速に判別可能であることが明らかとなった。

4.2. 低波数領域を用いたラマン分光法による結晶多形の分析

ラマン分光法は照射したときの光と同じ波長のレイリー散乱が発生するが，レイリー散乱はラマン散乱に比べ非常に強く，それがラマン散乱の測定を妨害するため，通常はレイリー

3. 振動スペクトル分析 1 赤外，近赤外，ラマン

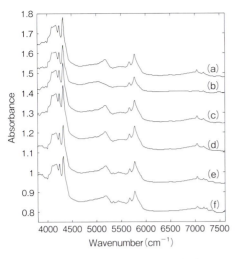

図1 ステアリン酸マグネシウムの近赤外スペクトル

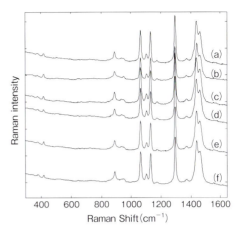

図2 ステアリン酸マグネシウムのラマンスペクトル

散乱を除去するためのフィルターが分析器に備わっている。おおよそ150～200 cm^{-1}より低波数側の散乱光がフィルターによりカットされるため，通常のラマン分光測定はそれより高波数側を測定する。それより低波数側を測定したい場合には，古くはトリプルモノクロメーターなどが使われていたが，機器が大掛かりになり汎用性に乏しいこと，また，単に化学的な情報を得たいだけなら高波数領域だけでも十分に行えるため，低波数領域は積極的には用いられていなかった。しかし最近，レイリー散乱光を効果的に除去できるノッチフィルターが開発された[16]ことにより，従来よりも簡便に5～200 cm^{-1}の低波数領域のラマンスペクトルが測定できるようになった。この領域は，格子振動に関わる情報が出てくるため，化学構造的には変わりがない結晶多形の判別に最適な方法として注目されている[17]。特に近年，医薬品候補化合物において難溶性化合物が増加していることから，より溶けやすい結晶形を用いることが検討されること，ジェネリック医薬品の開発などにおいて結晶形の異なる原薬を用いた医薬品が増加していることから，結晶多形を分析評価するための技術の重要性は増しつつある。そこで，実際に低波数領域のラマン分光法によるアセトアミノフェンの結晶多形の分析例を示す[18]。図3にアセトアミノフェン（1型，2型）の各結晶形の通常のラマンスペクトルを示す1200～1250 cm^{-1}および1500～1600 cm^{-1}付近で結晶形におけるスペクトルの違いが認められるがスペクトル自体は大きくは異なっていない。一方，アセトアミノフェンの低波数領域の各結晶形のラマンスペクトルを図4に示す。低波数領域の結晶多形のラマンスペクトルは，通常の領域よりも明らかな違いが見られ，容易に結晶多形の判別が可能であった。さらに，セルロース，デンプン，カルボキシメチルセルロースナトリウムなどの添加剤は低波数領域にはほとんどピークが存在していない。

製剤には，原薬以外にも賦形剤などの添加剤が入っており，測定，解析にはその影響を考慮する必要がある。医薬品に一般的に使われるスターチ，セルロース系の添加剤は通常領域にラマン散乱ピークが存在し，さらに蛍光を発生するものが多く，そのため製剤処方によっては解析が難しいものもある。低波数領域のラマンスペクトルを利用することができれば，結晶性の主薬の散乱強度が強い上，測定波数範囲が狭いことから，励起レーザー波長の選択

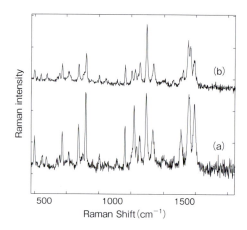

図3 アセトアミノフェンの結晶多形のラマン
　　スペクトル（通常領域）
(a) 1型，(b) 2型

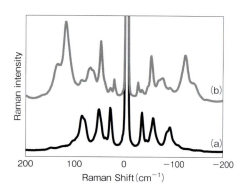

図4 アセトアミノフェンの結晶多形のラマン
　　スペクトル（低波数領域）
(a) 1型，(b) 2型

肢が増えることにより蛍光による妨害を防ぐことができ，さらに結晶性に関する情報も得られる。そのため蛍光を発生する化合物や結晶多形が存在する化合物が含まれる製剤を，より効率的に分析評価することが可能である。逆に結晶性が低い原薬や賦形剤を測定したい場合は通常領域のほうが好ましいともいえる。

4.3. 透過型ラマン分光法を用いた錠剤内共結晶の定量

　共結晶化は，溶解性，安定性，物理的特性，吸収性などの原薬の物性を改善することができる。しかし共結晶は製剤化工程中や長期保存中に分解する可能性がある。このような場合に対応するための定量方法，特に製剤中の定量方法は確立されていないのが現状であり，共結晶の評価法の必要性が指摘されている。ラマン分光法は結晶多形の解析には優れていることが知られているが，従来のラマン分光法は後方散乱型が主流で，錠剤などの固形製剤を定量する場合は製剤の表面の一部の範囲しか測定しないため定量には向いていない。しかし近年，ラマンにおいて透過型の分析器が開発されて[19]，透過測定が可能となった。透過型は後

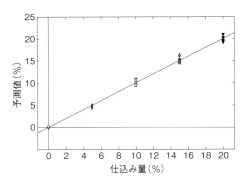

図5　PLSを用いた錠剤内共結晶の定量

方散乱型と比較して測定範囲が広範囲に及ぶため，製剤中の主薬のより正確な定量が可能となる。そのため，透過型ラマン分光器を使用した製剤中の主薬定量，特に結晶多形の定量が多く行われるようになってきている。共結晶においても同様の定量が可能と考え，共結晶の定量試験への透過型ラマン分光法の適用について検討を行った例を示す。製剤モデルとして，インドメタシン/ニコチン酸アミドの共結晶に賦形剤としてマンニトールを用いた錠剤を用いている。

　ラマン分光法による定量を行うにあたり，まずは検量線の作成を行った。PLSにより作成した検量線を図5に示す。表示量（仕込み量）を用いて検量線を作成した0～20％の範囲の含量において相関係数がほぼ1と良好な結果を示した。また，クロスバリデーションの結果，測定誤差の指標となるStandard Error of Cross-Validation（RMSECV）は1.236であり，十分な予測精度が得られているものと考えられた。また，少量混入したインドメタシン，ニコチン酸アミドについても同時解析を行い1％程度の含量でも同様な定量ができることが確認され，透過によるラマン分光法は，製剤中の共結晶の定量試験として有望であることが示された。

おわりに

　本項においては，振動分析法として汎用される赤外，近赤外，ラマン分光法の原理，注意すべき点について記述するとともに，最近の動向を紹介した。振動分光学手法は今後も固体医薬品の評価のための応用が増えていくと思われ，医薬品原薬や製剤の有用な物性測定法として発展していくと考えられる。

第2章 固体医薬品の物性測定法の理論と実際

参考文献

1) 名取信策, 千原呉郎, 羽室淳爾訳, 赤外線吸収スペクトル入門, 東京化学同人 (1983)
2) 小嶋茂雄, 医薬品医療機器レギュラトリーサイエンス, 44(3), 200-210 (2013)
3) 小嶋茂雄, 医薬品医療機器レギュラトリーサイエンス, 44(4), 292-303 (2013)
4) Van Eerdenbrugh, B., Taylor, L.S., Int. J. Pharm., 417(1), 3-16 (2011)
5) 小嶋茂雄, 医薬品医療機器レギュラトリーサイエンス, 44(2), 127-133 (2013)
6) PAT-A Framework for Innovative Pharmaceutical Manufacturing and Quality Assurance, https://www.fda.gov, FDA (2004)
7) 尾崎幸洋, 池羽田晶文, 近赤外分光 I. 概論, 分光研究, 53(1), 43-53 (2004)
8) 大倉 力, 服部秀三, 近赤外分光 II. 近赤外分光計測の装置技術, 分光研究, 53(2), 109-127 (2004)
9) 宮本久美, 近赤外分光 III. 近赤外スペクトルの定量法, 分光研究, 53(3), 192-203 (2004)
10) Reich, G., Adv. Drug Deliv. Rev., 57(8), 1109-1143 (2005)
11) Roggo, Y., et al., J. Pharm. Biomed. Anal., 44(3), 683-700 (2007)
12) Vankeirsbilck, T., et al., TrAC Trends Anal. Chem., 21(12), 869-877 (2002)
13) Burggraeve, A., et al., Eur. J. Pharm. Biopharm., 83(1), 2-15 (2013)
14) De Beer, T., et al., Int. J. Pharm., 417(1), 32-47 (2011)
15) 薮崎敬彦ら, Pharm Tech Japan, 28(9), 37-42 (2012)
16) R. Heyler, et al., in "Raman Technology for Today's Spectroscopists," supplement to Spectroscopy (June), 44-50 (2013)
17) Larkin, P.J., et al., Appl. Spectrosc. 68, 758-776 (2014)
18) 小出達夫, ファルマシア, 52(5), 412-416 (2016)
19) Matousek, P., Parker, A.W., Appl. Spectrosc., 60(12), 1353-1357 (2006)

小出 達夫 (こいで たつお)

4. 振動スペクトル分析2 テラヘルツ

　ICH Q8[1]にて Quality by Design（QbD）による製剤開発が推奨され，近年では欧米のみならず，日本においても QbD による申請が増加している。QbD による製剤開発を進めるにあたって，重要な中間品特性を管理することが重要であり，その管理には Process Analytical Technology[2]（PAT）が有用である。さらに PAT ツールを用いて継続的に品質をモニタリングすることにより工程理解を深め，商用生産後も製品品質を向上させることが，薬制の観点からも期待されている。

　本項では，近年，検討が進んでいるテラヘルツ分光法について，その原理および医薬品プロセスにおける適用事例を紹介する。

1. テラヘルツ分光法

1.1. テラヘルツ波とは

　「電磁波」とは，空間の電気的状態の強さと，空間の磁気的状態の強さ（磁場）とが，決まった周期で強くなったり弱くなったりして進行する波である。電波，赤外線，可視光，X線は，それぞれ周波数が異なっており，電波は周波数が kHz〜THz（テラヘルツ）の電磁波であり，目には見えないが透過性があるという特徴を有する。一方，赤外線や可視光の周波数は電波より高く，X線はさらに高い。赤外線や紫外線などの目に見えない光は光波とも呼ばれ，直進性はあるが透過性はあまりない。

　これらの電波と光波の境界領域に分類される 0.1〜10 THz 程度の電磁波は目に見えない電磁波で，電波の透過性と光波の直進性の特徴を併せもっている。近年，100 フェムト秒（1 fs＝10^{-15} s）以下の光パルスを発振する固体のレーザーが市販されるようになり，パルス状のテラヘルツ波の発生と検出が可能となったことで，テラヘルツ時間領域分光法が確立され，さまざまな分野にテラヘルツ分光法の応用が可能となった。

1.2. テラヘルツ分光法の原理

　テラヘルツ分光法は，0.1〜10 テラヘルツ（3.3〜333 cm^{-1}）の周波数領域（テラヘルツ領域）を測定範囲とする（図1）。テラヘルツ波の発生と検出はこれまで困難であったが，常温でもテラヘルツの発生と検出を可能としたのが「テラヘルツ時間領域分光法」である。この方法は，超短パルスレーザーの安定化と入手容易性の向上により，実現可能になった。超短パルスレーザーとは非常に短い時間（フェムト秒のオーダー）のレーザー発光が得られる

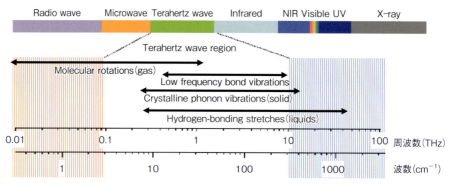

図1 テラヘルツ波測定領域

レーザー装置である。このレーザー光を光伝導アンテナと呼ばれる特殊な半導体素子に照射することにより，アンテナからテラヘルツ波が発生する。発生したテラヘルツ波は空間を伝搬した後，受信アンテナにより検出される。このテラヘルツ波は非常に短い時間のみ発生するため，そのままの波形を検出する。

1.3. テラヘルツ分光法の特徴

テラヘルツ分光法の特徴を以下に示す。

① 中赤外領域における吸収の特徴は，サンプル分子の分子内振動を捉えることにある。一方，テラヘルツ領域における吸収の特徴は，サンプルの分子間振動を捉えることにある。分子間振動は，多数の原子や分子の非局在化した動きに関連している。そのような集合フォノンモードは，周期構造を有する材料内にのみ存在する。すなわち，テラヘルツ分光分析の特徴は結晶構造の特定であり，同一の分子構造をもつが異なる結晶形をもつもの（結晶多形）を検知することができる。

② テラヘルツ分光法では，単にテラヘルツ放射の強度を測定するのではなく，過渡電界を直接測定する。したがって，フーリエ変換赤外分光法と比較して，感度およびダイナミックレンジに優れたスペクトルが得られる。近年では，高品質なテラヘルツスペクトルが低温冷却ボロメータを必要とせずに，20 ms 未満で日常的に得られており，テラヘルツ分光法はより容易かつ広く利用されている。

③ 近年の技術の進歩により，外来ノイズを最小限に抑えることができる。これにより，極端な条件下でのサンプルの評価ができるようになった。また，医薬品固体の相転移の *in situ* 研究にもテラヘルツ分光法が使用されている。

④ パルス放射線および関連する検出方式を用いることにより，時間依存性の位相情報が保存される。この特徴を用いてテラヘルツイメージング技術が発達しており，サンプルの内部構造を非破壊的で定量的に特徴付けることができる。

1.4. 測定形式

テラヘルツ分光法では，振動分光学の標準的な測定形式である透過法，拡散反射法，および全反射減衰法（ATR 法）が適用可能である。透過法では，試料は光源と検出器の間の光路中におかれ，光源からの光が試料を通過する際の入射光強度の減衰の度合いを透過率また

4. 振動スペクトル分析2 テラヘルツ

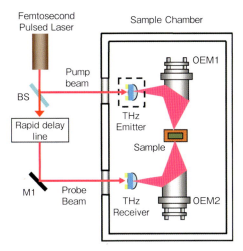

図2 テラヘルツ分光分析（透過法）のシステム図

■■ Column ■■

NIR，ラマン分光法，テラヘルツ分光法の特徴

　近年，近赤外吸収スペクトル測定法（以下，NIR），ラマン分光法，テラヘルツ分光法のような非破壊分析ツールの開発が進み，多変量解析技術も進化したことから，これまで難しかった重要中間体特性の解析も迅速かつタイムリーに行うことができるようになった。NIR，ラマン分光法およびテラヘルツ分光法について，その特徴を表に示す。

測定法	NIR	ラマン分光法	テラヘルツ分光法
原理	・800～2500 nm（12500～4000 cm^{-1}）の範囲におけるサンプルの吸収スペクトルを解析する。 ・O-H，C-H，N-H，S-Hなどの水素を含む官能基の振動モードの倍音または結合音が検出される。	・物質にレーザーを照射し，照射した光と同じ振動数の散乱光（レイリー散乱）と，分子振動数だけシフトした振動数の光（ラマン散乱）が観測される。	・0.1～10 テラヘルツ（3.3～333 cm^{-1}）の周波数領域を測定範囲とする。 ・テラヘルツ時間領域分光法が可能。測定試料を透過した後に生じるパルス状のテラヘルツ波の時間波形を測定し，フーリエ変換して周波数ごとの振幅と位相情報を得る。
長所	・可視光に比べて長波長のため，固体試料中に数 mm の深さまで侵入できる。 ・迅速に測定できるため，工程中にリアルタイムでの解析が可能。	・化学結合の種類の同定ができ，結晶性物質であれば結晶多形の同定が可能。 ・試料中の水分の影響を回避できる。 ・明瞭なスペクトルが迅速に得られる。	・結晶の分子間振動を捉えるため，有機結晶の結晶多形を同定できる。 ・NIRよりもさらにサンプル深部の情報が得られる。 ・物質の屈折率の差を検知できる。
短所	・吸収が弱く，ピークがブロードなため，スペクトルの解釈が容易ではない。 ・試料の温度，厚さ，粒子径の影響を受ける。	・サンプル表面の情報しか得られない。 ・蛍光物質が含まれていると対象物の予測精度に悪影響を及ぼす。	・測定に時間がかかる。 ・スペクトルの帰属が不明なものが多い。

は吸光度として表す（図2）。拡散反射法では，試料から広い立体角範囲に放射する反射光強度と対照となる物質表面からの反射光強度との比を反射率として表す。ATR は比較的容易に測定ができるため，結晶形の確認のスクリーニングに用いられることもある。テラヘルツ領域では波長が赤外領域に比べて長いため，ATR 測定においてよりサンプル深部の情報が得られる。

2. 製剤分野での利用方法

　製薬分野での PAT ツールとしてこれまで NIR が最も頻繁に利用されているのが現状である。近赤外光は医薬品内を透過，屈折，反射，散乱を繰り返し，拡散する。例えば複数のコーティングの厚みを NIR によって非破壊で予測する場合，NIR 吸収スペクトルはコーティング物質中の官能基量によって変化する。よって NIR 吸収スペクトルの変化とコーティング物質の量との相関関係を基に検量モデルを作成する必要があり，正確な膜厚をダイレクトに測定することはできない。一方，テラヘルツ時間領域分光法を用いればコーティング層の表面と内部からの反射時間差を検知し，膜厚を直接測定することができる。テラヘルツ波は電波と光波の中間に位置する周波数領域であり，光波の直進性に加えて，電波の物質透過性を兼ね備えている。テラヘルツ分光法はほかの分光法に比べて，物質内での減衰が少なく，非破壊でサンプル深部の情報が得られるのが大きな特徴である。

　テラヘルツ分光法の医薬品への活用方法については大きく2つに分けられる（図3）。1つはテラヘルツ光が分子間相互作用の検出に適していることを利用した，医薬品化合物の分光分析である。もう1つは，物質透過性の高さを利用した製剤の三次元非破壊イメージングである。サンプルに入射されたテラヘルツ光が，サンプル内の屈折率変化（化学組成や物理構造の変化に由来）に応じて反射される特性を利用することで，サンプル内の物理化学情報を

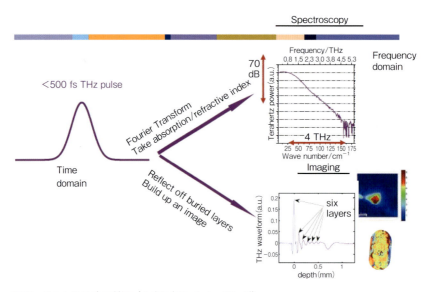

図3　テラヘルツ波の利用（分光分析とイメージング）

4. 振動スペクトル分析2 テラヘルツ

2.1. テラヘルツ分光分析

テラヘルツの1つ目の用途は，医薬品化合物の分光分析，すなわち吸収スペクトルの利用である。テラヘルツ領域では分子内振動や分子間フォノン振動のような結晶の分子間振動を捉えるため，有機結晶の結晶多形に対して非常に敏感である。したがって，特に薬剤などに用いられる低分子量の有機結晶と結晶形の同定に適用可能であり，多形制御や品質管理が重要な製剤，創薬の現場において非破壊の検査手段として利用できると考えられている。

分光法を適用することで，試料固有の吸光度スペクトル（指紋スペクトル）を測定することができる。さらに，このスペクトル情報を解析することで，試料の定性的および定量的分析が可能である。ほとんどの指紋スペクトルは赤外線のほぼ全領域を含む 0.5 THz 以上の周波数領域に存在するため，テラヘルツ分光法ならびに NIR 法を適用することで，指紋スペクトルを得ることができる。また，3 THz 以下の周波数領域においては，多くの試料が透明のため，テラヘルツ波はほかの赤外領域の検出波と比較して透過性が高い。すなわち，テラヘルツ分光法の 0.5〜3 THz の周波数領域は，NIR 法と比較して透過性が高く，かつ NIR 法と同様に指紋スペクトルの取得が可能と考えられる。

2.1.1 サンプルの調製

テラヘルツ分光法の多くは透過法によって測定されるが，その場合はサンプルを希釈し，圧密化して測定することが多い。ポリエチレンまたはポリテトラフロオロエチレンはテラヘルツ光を透過するため，サンプル測定の際の希釈物質としてよく用いられており，再現性のよい高品質なスペクトルが得られる。測定の際，サンプルのスペクトルに影響を与える蒸発水を避けるために，サンプルチャンバーは通常，窒素置換したり，ドライエアーをパージしたりする。

近年は ATR 法が透過法の代わりにサンプルのスクリーニング法としてよく用いられている。試料を屈折率の大きい媒質結晶であるプリズムに密着させ，入射角を臨界角より大きく取り，テラヘルツ光を照射すると，試料と ATR 結晶間で全反射が起きる。このとき，プリズムの屈折率は試料の屈折率よりも大きくなければならない。全反射が生じるとき，界面で光は試料側に少しだけもぐりこんで反射されてくる。これをエバネッセント波と呼ぶ。試料に吸収のある領域では，吸収の強さに応じて反射光のエネルギーが減少する。この反射光を測定することにより試料の吸収スペクトルが得られる。これまでに，ATR 法で取得した試料のスペクトルが透過法で取得したものとよく一致することが確認されている[3]。さらにATR 法ではごく微量の試料で評価ができるため，結晶多形のスクリーニングなどに用いられている。

2.1.2 製薬における適用事例

結晶多形の違いによって物質の物理化学的性質（溶解性，溶出速度，生物学的利用率，製造性）は異なることが知られている。医薬品主成分のような有機化合物は，約 80% は結晶多形をもつとの報告もあり[4]，医薬品開発において留意すべき点である。主には粉末 X 線回折，示差走査熱量計（DSC），赤外分光法（IR），ラマン分光法，固体 NMR などが用いられており，これらの分析手法で特徴のある結晶多形を同定することができる。しかしながら，例えば IR や NIR から得られる情報は非直接的であり，これらの分析法を組み合わせながら医薬品製造中の結晶多形の変化を評価しているのが実状と思われる。

87

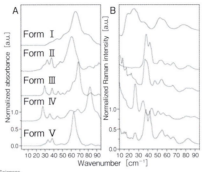

図4 スルファチアゾールの結晶多形による（A）テラヘルツ分光スペクトルと（B）ラマン分光スペクトル

　テラヘルツ分光法は，格子フォノンモードが結晶多形の起源を直接検出できる。初めにテラヘルツ分光法によって結晶多形を検出したのは，Taday らであり，塩酸ラニチジンの2つの結晶多形を検出した[5]。Strachan らは，カルバマゼピン，マレイン酸エナラプリル，インドメタシン，フェノプロフェン・カルシウム等，多くの化合物の結晶多形，非晶質を検知した[6]。Zeitler らは，IR，NIR で検知できなかったスルファチアゾールの5つの結晶多形をテラヘルツで検出した（図4）[7]。その後も多くの報告がなされているが，短時間で精度のよいスペクトルが得られること，ラマン分光法等に比べてエネルギーが弱くサンプルへの熱ダメージが小さいことなども，テラヘルツが利用されている理由として挙げられる。

　結晶多形のみならず，水和物の違いについてもテラヘルツにて検知できる。Zeitler らは，乳糖の3つの異なる水和物（α-1水和物，α-無水物，β-水和物）を検知した[8]。Balbuena らは，テオフィリンの水和物と無水物，カフェインの水和物と無水物の違いを検知した[9]。テラヘルツ分光分析においては小さな違いも検知できるため，安定性試験における水和物・無水物の変化を検知することにも利用可能である。

　また，本分光法を用いて，製剤中の主薬含量を測定する試みも報告されている[10,11]。部分的最小二乗回帰（Partial Least Squares Regression, PLS）等の多変量解析を用いて，賦形剤中の主薬含量を求めることが可能であり，非破壊分析として期待されている。

2.2. テラヘルツイメージング分析

　テラヘルツの2つ目の用途は，物質透過性の高さを利用した医薬品製剤の皮膜量の測定や，三次元非破壊イメージングである。テラヘルツ光は製剤中の粒子よりも長い波長のため，NIR のように製剤中で拡散反射が起こらず減衰が少ない。サンプルに入射されたテラヘルツ光がサンプル内の屈折率変化に応じて反射される特性を利用し，サンプル内の物理化学情報を入手可能である。したがって，錠剤深部の情報が得られ多層膜の分析が可能といった利点が挙げられる。NIR やラマンといった分光分析においても膜厚の予測は可能であるが，多変量解析やスペクトルの前処理を行い，部分最小二乗回帰分析等を用いてキャリブレ

ーションモデルを作成する必要がある。一方，テラヘルツでは直接，膜厚や密度といった特性値を評価することができるため，テラヘルツを用いてフィルムコーティング工程の評価などが多く報告されている。

2.2.1 錠剤イメージングの原理

テラヘルツ波を用いた錠剤のイメージング測定について，その原理，データ解析手法の一例を図5に示す。錠剤の所定の位置にテラヘルツ波を照射し，それらの反射波を取得して解析を行う。錠剤の上面および側面の頂点部分にテラヘルツ波が照射できるようになっており，その頂点から外側に照射する箇所を広げながら，錠剤全体を評価することができる。

本システムを用いて，フィルムコーティング錠の膜厚，密度特性を評価する原理を以下に述べる。まず，錠剤からの反射波の反射率を求めるため，金属ミラーを用いて参照となる反射波形を取得する。その後，錠剤サンプルに置き換え測定を行う。参照となる金属ミラーからの反射波形 $E_{ref(t)}$，および錠剤サンプルからの反射波形 $E_{sam(t)}$ を，図6aにそれぞれ示す。横軸については，フィルム層と素錠層の界面から反射波形が得られた遅延時間に屈折率を考慮して，錠剤表面からの深さに変換した値を示している。図6aにおいて横軸 t_0 で示したポイントは，金属ミラーおよび錠剤の表面に該当する。

テラヘルツパルスが界面において反射した際に波形にピークが現れる。電磁波が屈折率の異なる界面に入射するときの反射率は，フレネルの式から求めることができる。入射面に対してp偏光が入射した場合，反射率 R_1 は（1）式として表すことができる。

$$R_1 = \frac{n_1 \cos \alpha - n_0 \cos \beta}{n_1 \cos \alpha + n_0 \cos \beta} \tag{1}$$

n_0 は被測定物が配置されている媒質である空気の屈折率（≈1.0）を示す。n_1 は被測定物表面の屈折率を示す。α は被測定物に対する電磁波の入射角を示す。β は被測定物内部に透過した電磁波の屈折角を示す（図7）。

（1）式より，テラヘルツ光が被測定物に照射された際，被測定物の屈折率が低い箇所から屈折率が高い箇所に変化した界面においては正のピークが現れるといえる。図6aにおいて，横軸 t_0 で示したポイントで現れる正のピークは，金属ミラーや錠剤の屈折率が空気より高いことを意味している。そして，その空気と被測定物界面における反射率 R_1 は，被測定物

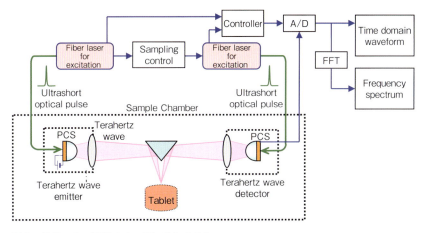

図5　テラヘルツ錠剤イメージングシステム

第2章　固体医薬品の物性測定法の理論と実際

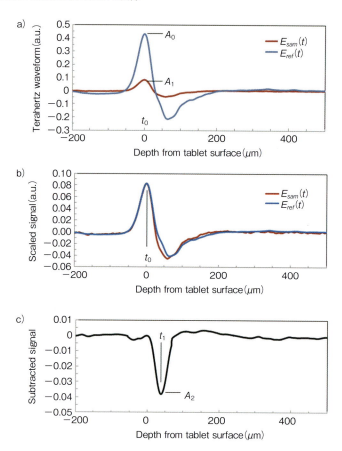

図6　テラヘルツ錠剤イメージングにおける波形

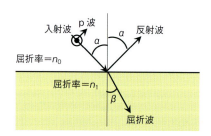

図7　屈折率が異なる界面での電磁波の反射と屈折

表面の屈折率に依存し，一般的に物質の表面密度が大きいほど屈折率も大きくなるため，R_1 も大きくなる。加えて，この反射率 R_1 は光の散乱によっても影響され，特に被測定物の表面粗度によっても変化するものである。

　被測定物（フィルムコーティング錠）の表面反射率は（2）式によって表される。t_0 において，A_0 は参照波形 $E_{ref(t)}$ の振幅を，A_1 は測定波形 $E_{sam(t)}$ の振幅を示す。これらの振幅の比をとることで錠剤の表面反射率が求められる。

$$表面反射率 ＝A_1/A_0 \tag{2}$$

次に，図 6a において t_0 より後ろのポイント（図の右側）で認められる小さい負のピーク
は，フィルム層と素錠の界面における反射を示している。図 6b は，参照波形 $E_{ref(t)}$ のメイ
ンパルスのピーク値が，測定波形 $E_{sam(t)}$ のメインパルスのピーク値と同じになるようスケ
ールを合わせたのち，波形を重ね合わせた結果を示している。これらの信号について，測定
波形から参照波形を差し引いて取った波形を図 6c に示す。図 6c において認められる負のピ
ークは，フィルム層と素錠の境界面から反射された波形であり，フィルムコーティング錠内
部からの反射波形のみを抽出している。図 6c において負のピークが認められた横軸のポイ
ントを t_1 とする。t_1 における振幅 A_2 は，フレネルの式からフィルム層と素錠の境界面の屈
折率差（密度差）によって変化する。参照波形 $E_{ref(t)}$ の振幅である A_0 を用いて，フィルム
層と素錠の境界面の屈折率差を式（3）にて定義し，指標とすることができる。

$$フィルム層と素錠の境界面の屈折率差 ＝A_2/A_0 \tag{3}$$

なお，フィルム層と素錠の境界面の屈折率差の正負は，フィルム層の屈折率 n_1 と素錠の屈
折率 n_2 の大小関係によって決まり，式（4）のようになる。また，本数値の絶対値の大きさ
は，フィルム層と素錠の境界面の明瞭さを表す指標と考えられる。

$$フィルム層と素錠の境界面の屈折率差 ＞0（n_1＜n_2）$$
$$フィルム層と素錠の境界面の屈折率差 ＜0（n_1＞n_2） \tag{4}$$

加えて，図 6 における時間差 Δt（$＝t_1－t_0$）は，フィルム層の膜厚に依存して変化する。テ
ラヘルツ波がフィルムコーティング錠に対して垂直に入射した場合，フィルム層の膜厚 L
は式（5）のように表すことができる。c は光速（3×10^8 m/s）を示す。横軸は，測定から
得られた遅延時間に屈折率を考慮して，厚さに換算した値を示す。

$$L＝\frac{c\Delta t_1}{2n_1} \tag{5}$$

錠剤イメージングの一例を以下に示す。製造条件の異なるフィルムコーティング錠につい
て，スプレー中の表面反射率の変化をイメージング測定した結果を図 8 に示す。スプレー中
のコーティング錠水分が低かったバッチと高かったバッチについて，4,000 g，8,000 g，
10,000 g スプレー時点およびスプレー終了時点でサンプリングしたコーティング錠剤および
素錠について評価した。その結果，どちらのバッチも素錠に対し，コーティング量の増加と
ともに表面反射率の値が大きくなっていく様子が観察された。このことから，素錠に比べて
フィルム層の表面密度はコーティングの経過とともに徐々に高くなっているといえる。ま
た，スプレー中の水分値が低いバッチのほうが錠剤内の表面反射率のばらつきが小さいこと
がイメージング画像から観察された。

2.2.2 製薬における適用事例

テラヘルツイメージングの製薬における適用事例について，以下に述べる。コーティング
層の重量増分といった単純な工程評価に対し，テラヘルツイメージングによって，コーティ
ング厚み，コーティングの均一性，コーティング密度といった重要品質特性を精度よく評価
することができる。テラヘルツ光は多くの医薬品原料成分を透過するという特徴を有してお
り，その特性によってコーティング成分の構造特性を解明することができる。

第2章　固体医薬品の物性測定法の理論と実際

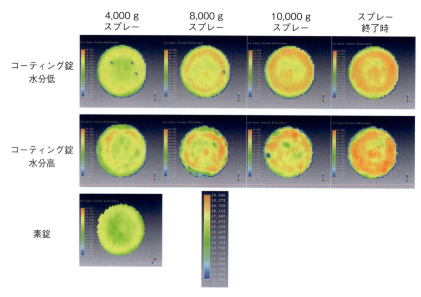

図8　コーティング中錠剤の表面反射率のイメージング画像

　Fitzgeraldらは，テラヘルツイメージングを用いてコーティング厚みを測定することに成功し，複数の一般用医薬品のイブプロフェンについてそのコーティング特性の違いから判別することが可能であった[12]。Zeitlerらは，1層または複数層のコーティングにおいて，三次元の解析を行うことでコーティング厚みの空間的な分布を測定することに成功した[13]。また，コーティング表面の形態分析やコーティング密度に関しても多くの論文が投稿されており，テラヘルツイメージングの結果と製剤からの溶出性に相関関係があるという報告もなされている[14~17]。さらに，テラヘルツイメージング解析においてはサンプルのより深部まで解析ができ，コーティング不良などの構造解析を行うことができたという報告も多くある[18~23]。インラインセンサーを用いることで，商用生産スケールのコーティング機の中でランダムに動くフィルムコーティング錠のコーティング層の厚みを測定することにも用いられている[24]。

まとめ

　テラヘルツ分光法はその特徴的な原理から，これまでの分光法，分析ツールでは検知が難しかった結晶多形や，製剤内部の構造解析に適用することができる。今後，機器および解析の進歩により，さらなる迅速測定が可能となることが期待される。

参考文献

1) FDA/ICH. Guidance for Industry. Q8 Pharmaceutical Development, (2006)
2) FDA, Guidance for Industry, PAT-A Frame-work for Innovative Pharmaceutical Develop-

ment. Manufacturing, and Quality Assurance, Pharmaceutical CGMPs, (2004)

3) Newnham, D.A., Taday, P.F., Appl. Spectrosc., 62, 394-398 (2008)
4) Grunenberg, A., et al., Int. J. Pharm., 129, 147-158 (1996)
5) Taday, P.F., et al., J. Pharm. Sci., 92, 831-838 (2003)
6) Strachan, C.J., et al., J. Pharm. Sci., 94, 837-846 (2005)
7) Zeitler, J.A., et al., J. Pharm. Sci., 95, 2486-2498 (2006)
8) Zeitler, J.A., et al., Int. J. Pharm., 334, 78-84 (2006)
9) Balbuena, P.B., et al., J. Phys. Chem. A., 112, 10210-10219 (2008)
10) Taday, P.F., Philos. Trans. R. Soc. London, Ser. A. Math. Phys. Eng. Sci., 362, 351-363 (2004)
11) Wu, H.Q., et al., J. Pharm. Sci., 97, 970-984 (2008)
12) Fitzgerald, A.J., et al., J. Pharm. Sci., 94, 177-183 (2005)
13) Zeitler, J.A., et al., J. Pharm. Sci., 96, 330-340 (2007)
14) Ho, L., et al., Int. J. Pharm., 382, 151-159 (2009)
15) Ho, L., Müller, et al., J. Pharm. Sci., 98, 4866-4876 (2009)
16) Ho, L., et al., J. Pharm. Sci., 99, 392-402 (2010)
17) Spencer, J.A., et al., J. Pharm. Sci., 97, 1543-1550 (2008)
18) Wallace, V.P., et al., Faraday Discuss., 126, 255-263 (2004)
19) Malaterre, V., et al., Eur. J. Pharm. Biopharm., 74, 21-25 (2009)
20) Niwa, M., et al., Int. J. Pharm., 452, 249-256 (2013)
21) Niwa, M., Hiraishi, Y., Int. J. Pharm., 461, 342-350 (2014)
22) Momose, W., et al., Results Pharma. Sci., 2, 29-37 (2012)
23) Masafumi Dohi, et al., J Pharm. Biomed. Anal., 119, 104-113 (2016)
24) May, R.K., et al., J. Pharm. Sci., 100, 1535-1544 (2011)

土肥　優史（どひ　まさふみ），山下　計成（やました　かずなり），
箱守　正志（はこもり　ただし）

5. NMR

　NMR は"分子を構成する原子一つひとつを区別して観察する"方法であり，他の測定法では得られにくい原子レベルの情報を取得できる。溶液試料を測定対象とした溶液 NMR は，有機化合物などの低分子からタンパク質・核酸などの高分子まであらゆる試料の構造解析・定量手法として古くから汎用されている。一方，固体試料を測定対象とした固体 NMR は，感度・分解能の低さ，測定手順・原理の困難さなどのため敷居の高い測定法としてとらえられ，溶液 NMR と比較してその利用は限定的であった。しかし 2000 年以降，固体NMR はハードとソフトの両面で革新的な技術発展を遂げた。測定手順もマニュアル化され，だれでも短時間で比較的簡単に結果を得られるようになった。固体医薬品の評価法としてもすでに確立されつつあり，固体 NMR のポテンシャルを考えるとその応用は今後ますます進んでいくと予想される。

　固体 NMR の測定自体は容易になった一方，得られた結果の解釈については多少の知識を要する。これは，固体 NMR から得られる結果にはさまざまな情報が反映されることから，複雑化するためと推察される。筆者も計算には疎いため，数学や物理の高度な知識を要する固体 NMR 結果の完全な解釈は到底できない。ただし，固体 NMR を単に医薬品原薬・製剤の分析のためのアプリケーションとして使用する場合には，過去の文献と照らし合わせ，結果を丁寧に解析することで必要な情報のみを抽出することは十分可能である。

　固体 NMR では測定法が無数にありさまざまな応用測定が可能ではあるが，目的とする測定ができるかどうかは装置のスペックに依存するところも大きい。本項では汎用的な装置で原薬・製剤の分析に用いることができる方法を中心に解説する。初めに，NMR の原理や装置等について示す。次に，固体 NMR で広く用いられている基本的な技術とその原理について解説する。その後，これまでに原薬・製剤について評価した事例を示し，製剤分野における固体 NMR のアプリケーションについて紹介する。

1.　NMR 法の原理

1.1.　NMR の対象核

　NMR は nuclear magnetic resonance の略であり，日本語では核磁気共鳴法と称される。原子核は固有の核スピン量子数 I を有しており，$I \neq 0$ の原子核は核スピンをもつ。原子核は正の電荷をもつため，量子論的な意味での自転により，磁気モーメントが生じる（図1a)[1]。すなわち，このような原子核はミクロな磁石と見なすことができる。NMR の観測対

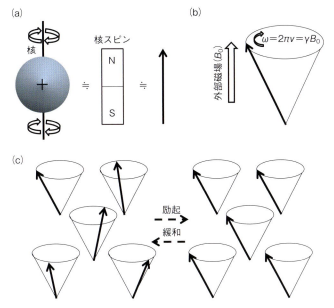

図1 (a) 核スピンの模式図，(b) ラーモアの歳差運動，(c) 核スピンがランダムな状態（左）とコヒーレントな状態（右）

表1 医薬品に多く含まれる核磁気共鳴を示す核種

核種	天然存在比 (%)	スピン I ($h/2\pi$)	磁気回転比 $\gamma \times 10^{-4}$ (rad. $G^{-1}s^{-1}$)	共鳴周波数（MHz）（磁場強度 2.348 T）	相対強度（^1H を 1.00 としたとき）
^1H	99.984	1/2	2.675	100.00	1.00
^2H	0.0156	1	0.411	15.3	0.00965
^{13}C	1.108	1/2	0.673	25.1	0.0159
^{14}N	99.635	1	0.193	7.2	0.00101
^{15}N	0.365	1/2	−0.271	10.1	0.00104
^{17}O	0.037	5/2	−0.363	13.6	0.0291
^{19}F	100	1/2	2.517	94.1	0.833
^{23}Na	100	3/2	0.707	26.5	0.0925
^{31}P	100	1/2	1.083	40.5	0.0663
^{35}Cl	75.4	3/2	0.262	9.8	0.00470
^{37}Cl	24.6	3/2	0.218	8.2	0.00271

象は核スピンである。核スピン量子数 $I=0$ の原子核は磁気モーメントをもたないため，NMRでは原理上観測できない。一方，核スピン量子数 $I \neq 0$ の核は原則としてNMRの観測対象となる。表1[1]に示すように同位体を含めれば，医薬品の構成成分となるほとんどの元素が測定対象であるのがわかる。

1.2. NMR現象

医薬品で最も検討されている核スピン量子数 $I=1/2$ の ^1H 核や ^{13}C 核を例にとってNMR現象の基本原理をみてみる。磁場がないときは，核スピン（慣習として矢印で表される）はさまざまな方向を向いて回転している（図2）。核スピンを外部磁場 B_0 の中に入れると，ゼーマン分裂により $2I+1$ のスピン状態，すなわち $+1/2$ および $-1/2$ の2通りのエネルギー

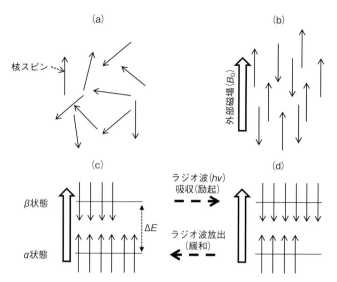

図2 (a) 外部磁場がない状態，(b) 外部磁場がある状態，(c) ラジオ波照射前のエネルギー準位，(d) ラジオ波照射後のエネルギー準位

状態を取りうる。この分裂したエネルギー状態は，それぞれ磁場と同じ向きのエネルギーの低い状態（α状態）と磁場に対して逆に向いたエネルギーの高い状態（β状態）にあたる。両者のエネルギー差であるゼーマンエネルギーΔEは外部磁場の大きさに比例する[2]。

$$\Delta E = \mu B_0 / I \tag{1}$$

核磁気モーメントμは（2）式で表される。

$$\mu = \gamma h I / 2\pi \tag{2}$$

ここで，γ：磁気回転比，h：プランク定数である。磁気回転比は原子核固有の値で，どの程度「強い磁石であるか」を示す尺度となる。

（2）式より（1）式は（3）式のように表される。

$$\Delta E = \gamma h B_0 / 2\pi \tag{3}$$

ここでΔEに相当するエネルギーを電磁波により与えてやれば，α状態のものはβ状態へ励起される。これが核磁気共鳴である。このエネルギーには，分光法に用いられる電磁波の中でも波長がメートルと最も長く，エネルギーが小さいラジオ波領域の電磁波が使われる。電磁波によるエネルギーは$h\nu$であるから共鳴周波数νは，

$$\nu = \gamma B_0 / 2\pi \tag{4}$$

となる。すなわち，共鳴周波数ν（Hz）のラジオ波を照射したときに，核スピンがエネルギーを吸収する。原子核は外部磁場中で自転しながら磁場の方向を軸として倒れかかったコマのような角周波数ω（rad/sec）の回転運動をしており，これをラーモアの歳差運動と呼ぶ（図1b）[1]。この回転運動の周波数はラーモア周波数と呼ばれ，これがNMRの共鳴周波

数にあたる。回転速度の単位を Hz で表したものが周波数，rad/sec で表したものが角周波数であるから，角周波数 ω はラーモア周波数 ν と以下の式が成り立つ。

$$\omega = 2\pi\nu \tag{5}$$

よって，(4) 式より角周波数 ω は以下のように表される。

$$\omega = \gamma B_0 \tag{6}$$

ラジオ波の照射を止めると，核スピンに吸収されたエネルギーは放出され，再びエネルギーの低い熱平衡状態に戻る。この過程を緩和と呼ぶ。以上に示した核スピンのラジオ波によるエネルギーの吸収・放出過程（励起・緩和）をみているのが NMR である。

1.3. NMR の感度

NMR の感度は他の分光法と比較して著しく低く，これは NMR の最大の欠点である。例えば，NMR の感度を 1 とすると，赤外分光法の感度は約 10^6 にもなる[3]。図 2 で示したように，エネルギー状態が α 状態と β 状態の 2 つに分裂している場合，核スピンの数の比は (7) 式で表されるボルツマン分布に従う。

$$N_\alpha / N_\beta \fallingdotseq \exp(\Delta E / k_B T) \tag{7}$$
N_α：α 状態の核スピンの数，N_β：β 状態の核スピンの数，
k_B：ボルツマン定数，T：絶対温度

ここで，ΔE の値が大きくなるように，最も磁気回転比 γ が大きい ^{1}H 核について，高い外部磁場 B_0 を用いた場合を想定しても，N_α の方が N_β よりも $10^{-4} \sim 10^{-5}$% だけ多いにすぎない。これは，エネルギーを吸収する核スピンの数が極めて少ないことを意味している。そのため，基底状態と励起状態のエネルギー差が大きい他の分光法と比較して，NMR の感度は著しく低くなる。

1.4. NMR 装置

NMR 装置は，①液体ヘリウムで冷却された超電導磁石，②ラジオ波を発生させ，検出された NMR 信号を受信する分光計，③試料にラジオ波を照射し，吸収エネルギーを検出するプローブ，④分光計のコントロールや NMR 信号の処理を行うコンピューターなどから構成される（図 3a）。NMR 装置の磁石の強さは磁場（磁束密度）の単位であるテスラよりも，^{1}H 核の共鳴周波数（MHz）で表されることが多い。この値が大きいほど磁場の強い磁石を意味しており，高分解の NMR スペクトルが得られる。現在の世界最高磁場の NMR 装置は 1 GHz ＝ 1,000 MHz を上回っているが，市販の装置では 300〜600 MHz（7.0〜11.7 テスラ（T））の磁場を有する装置が汎用されている。測定試料はコイルが巻かれているプローブヘッドにセットされ，磁石の中に入れられる。発振器から出たラジオ波をプローブヘッドに導き，試料に巻いたコイルを通して試料にラジオ波が照射する。近年では，ほぼすべての装置がラジオ波として連続波を用いた continuous wave（CW）-NMR ではなく，パルスを照射して共鳴させる fourier transform（FT）-NMR となっている。FT-NMR では，観測したい核のラーモア周波数範囲のすべての周波数を含むラジオ波パルスを，非常に短い時間（数 μsec 程度）だけ照射する。その結果，得られるすべての信号をコイルで検出して NMR 信

第2章　固体医薬品の物性測定法の理論と実際

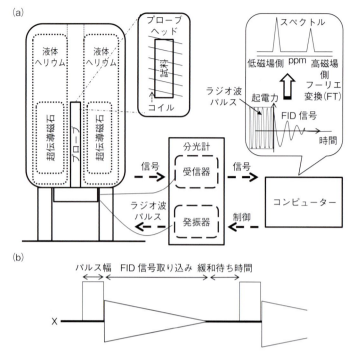

図3　(a) NMR装置の概念図，(b) シングルパルス法のパルスシークエンス

号を抽出する。NMR信号はパルスを与えた直後に数ミリ秒から数秒程度現れ，時間とともに減衰していく。この横軸が時間軸，縦軸が起電力の信号を自由誘導減衰（FID）信号と呼ぶ。このFID信号をフーリエ変換（FT）により，時間領域から周波数領域へ数学的変換をすることで，普段よく目にするNMRスペクトルが得られる。なお，ここで測定に使用するパルス照射時間（パルス幅と称される），パルスの後のFID信号取り込み時間，緩和待ち時間などを時系列にまとめたものはパルスシークエンスと称される。図3bに示したのはシングルパルス法と称される最も簡単なパルスシークエンスであり，ある観測対象とするX核に1つのパルスが照射され，その直後のFID信号を取り込んでいる時間，その後の緩和待ち時間が表現されている。実際の測定では積算を重ねるため，このパルスシークエンスが繰り返されることになる。二次元測定などの応用測定では，複数の核種に複数のパルスを同時あるいは一定の間隔で照射する複雑なパルスシークエンスが用いられる。

1.5.　緩和

　緩和時間は一次元NMRスペクトルを取得する上でも最低限必要な実験パラメータであり，緩和機構の理解は重要である。また，後述するように緩和時間を評価することで，その分子の運動性に関する情報も得られる。緩和には2種類あり，一つは縦緩和（スピン―格子緩和）と称され，その緩和時間はT_1で表される。これは，図2のエネルギー準位図で示した核スピンがβ状態からα状態になる"吸収したエネルギーの放出過程"にあたる。主に分子運動や振動などにより核スピンのエネルギーが熱的に放出されることで起こる。もう一つの緩和は横緩和（スピン-スピン緩和）と称され，その緩和時間はT_2で表される。横緩

和では,"核スピンの歳差運動の位相がコヒーレントな状態からランダムに戻る"過程にあたる。図1c[1]のように,核スピンが外部磁場におかれた場合,その向きはバラバラで歳差運動の位相はそろっていない(ランダムな状態)。ここにラジオ波を照射すると核スピンは同じ方向を向き,位相がそろう(コヒーレントな状態)。その後,ラジオ波の照射をやめると,再びランダムな状態に戻る。エネルギー準位図でみると,ある核スピンがα状態からβ状態になるのと同時に他の核スピンがβ状態からα状態になる過程にあたる。そのため,エネルギーの出入りは核スピン同士で帳消しとなる。すなわち,エネルギーの出入りがある縦緩和はエンタルピー的緩和であるのに対して,横緩和はエントロピー的緩和といえる[4]。横緩和は主に核スピン同士が相手の磁場の不均一な揺れを感じることで起こる。

1.6. ベクトルモデル

NMR現象を数式なしで理解するためには,エネルギー準位図に加えてベクトルモデルが有用である。ベクトルモデルは,三次元座標上での核磁気モーメントの集合の様子を簡略化して表したものである(図4a)[1]。外部磁場と並行の同じ向きにZ軸を置き,ラジオ波の検出コイルの方向をY軸とする。外部磁場の方向と同じ上向きの矢印がα状態の核スピン,下向きの矢印がβ状態の核スピンであり,それぞれZ軸周りをラーモア周波数で歳差運動している。これら無数にある核磁気モーメントのX,Y,Z成分のほとんどはお互いに打ち消され,外部磁場に平行な上向きの成分がわずかにZ軸に正味の成分として残る。これは磁化ベクトルと称され,太い矢印で表される。ラジオ波検出コイルはY軸方向に置かれているため,NMRで検出される信号は核磁気モーメントのY軸成分である。ラジオ波パルスを照射していない状態では,Y軸成分はゼロであるためNMR信号は観察されない。このように磁化の運動を実験室に固定したような座標系は,実験室座標系と称される(図4b)。これに対して,X-Y平面がZ軸の周りを核スピンの歳差運動と同じ角速度ωで回転しながら観測する回転座標系がある(図4c)。この回転座標系では外部磁場の存在を無視できるので,磁化の動きを観察するのが格段に簡単になる。以後,実験室座標系の座標軸をX,Y,Zで表すのに対して,回転座標系の座標軸をx,y,zで表すことにする。

ラジオ波パルスを照射したときの磁化の挙動をベクトルモデルで考える(図5)[1]。パルスの照射により,磁化ベクトルはある軸に沿って回転する。パルスの強さやパルス幅により磁化ベクトルの回転する角度を調整でき,また回転軸もX,Y,Zと変えることができる。通常の一次元NMRスペクトルを得るのに使われる90°xパルスを照射すると,外部磁場と同

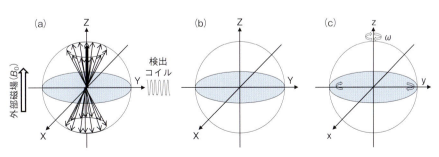

図4 (a) 外部磁場に置かれた時の核磁気モーメントの集合の様子,(b) 実験室座標系,(c) 回転座標系

第2章　固体医薬品の物性測定法の理論と実際

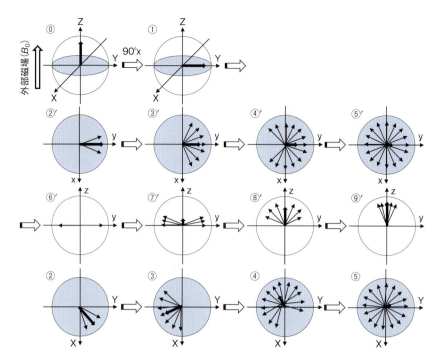

図5　ベクトルモデルでみる磁化ベクトルの緩和機構：(⓪〜①)　実験室座標系における90°xパルス照射，(②'〜⑤')　回転座標系でz軸方向から観察した横緩和，(⑥'〜⑨')　回転座標系でx軸方向から観察した縦緩和，(②〜⑤)　実験室座標系でz軸方向から観察した横緩和

じ方向を向いたZ軸上の磁化ベクトルはX軸を回転軸として90°回転し，Y軸上に倒される（図5 ⓪〜①）。このときY軸成分が生じることから，NMR信号が観察され始める。その後，緩和過程を経て元の状態にもどる。ここで簡便のために緩和の過程を回転座標系で観察すると図5 ②'〜⑨'のようになる。z軸方向から観察した②'〜⑤'までの過程が横緩和であり，xy平面上で核磁気モーメントがバラバラになる過程を指す。一方，x軸方向から観察した⑥'〜⑨'までの過程が縦緩和であり，xy平面上に広がった核磁気モーメントがz軸の方向へ回復していく過程である。通常，横緩和は縦緩和よりも速いため（特に固体試料では顕著に速い），実際にも横緩和②'〜⑤'の後に縦緩和⑥'〜⑨'が起きると考えるとわかりやすい。一方，横緩和過程を実験室座標系でみると，歳差運動を考慮する必要があるため図②〜⑤のようにやや複雑なものになる。ここで，検出コイルが置かれているY軸成分をみると，cos関数を描きながら指数関数 $\exp(-t/T_2)$ で強度が減衰するのがわかる。これが上述したFID信号である。

1.7. 化学シフト

NMRスペクトルにおいてピークが現れる位置は化学シフトと呼ばれる。(4)式で示したように，共鳴周波数 ν は磁場の強さに比例するので，化学シフトを周波数で表示すると，磁場が異なるNMR装置を用いた場合に比較ができない。そこで，以下の(8)式のように，基準物質の共鳴周波数 ν_{ref} からの試料の共鳴周波数 ν のシフト δ を化学シフトとする。

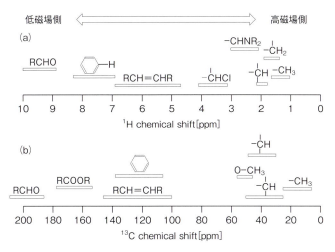

図6 (a) ¹H 核，(b) ¹³C 核の化学シフト

$$\delta = (\nu - \nu_{ref})/\nu_{ref} \times 10^6 \tag{8}$$

　このとき，化学シフトの単位は ppm（100万分の1）で表される。化学シフトが小さいスペクトルの右側を高磁場側，化学シフトが大きいスペクトルの左側を低磁場側と表す。化学シフトは原子核の置かれた磁場環境，すなわち原子核の周りの電子的環境により変化する。磁場の中で原子核の周りを回転している電子は外部磁場と反対方向の磁場を作る。このため，原子核が実際に感じる磁場は外部磁場より弱くなる。この作用を磁気遮蔽という。この磁気遮蔽の強さは，主に原子核の周りの電子密度によって異なる。原子核の周りの電子密度が大きく磁気遮蔽が強い状態では，原子核が実際に感じる磁場は与えられている外部磁場の強さより弱くなる。そのため，例え同じ核種だとしても共鳴周波数 ν は比較的小さくなり，化学シフトは高磁場側に観察される。逆に，原子核の周りの電子密度が低い場合には共鳴周波数 ν が比較的大きくなり，化学シフトは低磁場側に観察される。すなわち，化学シフトの値を評価することで，その原子核を取り巻く電子環境に関する情報が得られる。図6には ¹H 核と ¹³C 核の化学シフトを示した[3]。¹H および ¹³C 核ではそれぞれ 0～15 および 0～250 ppm の間におおよそ全てのピークが観察される[2]。NMR スペクトルについては，多くの化合物のピークの帰属が文献やデータベース[5]に記載されている。また未知試料の場合でも構造式作画ソフト Chem Draw® などを用いれば，構造式に基づいて化学シフトを計算することで大まかな帰属も行える。化学構造を完全に同定するためには，二次元 NMR を用いて原子のつながりを実験的に評価する必要がある。

2. 固体 NMR の基本的測定法とその原理

　ここでは固体 NMR ですでに広く用いられている高分解能スペクトル測定および緩和時間測定の方法とその原理について概説する。

第2章　固体医薬品の物性測定法の理論と実際

2.1.　固体 NMR 高分解能スペクトル測定

　溶液 NMR では，サンプルを内部標準物質入りの重水素溶媒に試料を溶解させる。これを
ガラス製の細い試料管にいれたものを測定試料とする。溶液 NMR で得られるピークは先鋭
であり，有機化合物を測定した場合，構造式中の ^{1}H 核および ^{13}C 核に対応するピークを明
確に分離して観察できる。さらに，測定も数分から数十分で良好な signal to noise（S/N）
比を示すスペクトルが得られる。一方，溶液試料を測定するのと同様の手法で固体試料を測
定しても，非常に広い線幅をもつピークが得られるのみである。そのため，個々のピークの
化学シフトについての議論が難しい。これは，固体 NMR の方が溶液 NMR より多くの相互
作用がスペクトルに反映されるためである。(9) 式に NMR において働く主な相互作用を示
した[6]。

$$H = H_Z + H_\sigma + H_{CSA} + H_J + H_D + H_Q \tag{9}$$

H_Z：ゼーマン相互作用（外部磁場と核スピン間の相互作用），H_σ および H_{CSA}：化学シフトの等方項
および異方項（周辺電子の磁気遮蔽による効果），H_J：スピン-スピン相互作用（結合電子を介した
核スピン-核スピン間の間接的相互作用，J カップリング），H_D：双極子相互作用（核スピン-核スピ
ン間の直接的相互作用），H_Q：四極子相互作用（核スピン $I > 1/2$ の核で観察される核スピン-核内電
場勾配の相互作用）

　分子運動が速い溶液試料では，外部磁場に対する分子配向の変化が NMR の時間スケール
（数十〜数百ミリ秒）より十分に小さいため，異方成分である化学シフトの異方項，双極子
相互作用および四極子相互作用は消去・抑制される。そのため，溶液 NMR においては，ゼー
マン相互作用，化学シフトの等方項とスピン-スピン相互作用の 3 つのみが観察され，高
分解能のスペクトルが得られる。一方，固体試料では，分子運動が溶液に比べて束縛されて
いるため，異方成分を含むすべての相互作用が足し合わされて観察され，スペクトルは著し
く広幅化する。しかし，固体 NMR 特有の高分解化手法を用いることで，これらの異方性相
互作用を人工的に消去し，溶液に近い高分解能スペクトルを得ることができる。核スピン
$I = 1/2$ 核に限っても，固体試料の高分解能スペクトルを得る方法は，^{13}C 核，^{15}N 核のよう
な天然存在比の低い rare spin を観測対象とした場合と，^{1}H 核，^{19}F 核，^{31}P 核のような天
然存在比が高い abundant spin を観測対象とした場合で大きく異なる[7]。ここでは，rare
spin および abundant spin の代表として，それぞれ ^{13}C 核と ^{1}H 核の固体高分解能スペクト
ルを得る方法について解説する。

■■ **Column** ■■

MAS の際に注意するべきポイント

　固体 NMR 特有の操作である MAS では，試料管の超高速回転により発生する熱や機械的な
力により試料の状態が変わりうる。例えば，試料温度は MAS 回転数に応じて指数関数的に上
昇し，MAS 速度が 5 kHz 以下の場合では温度上昇は数℃程度であるのに対して，15 kHz では
30℃近く上昇するという報告もある。非晶質固体分散体などの熱や力に不安定な試料について
は，MAS を低速度で行うことも考慮に入れる必要がある。

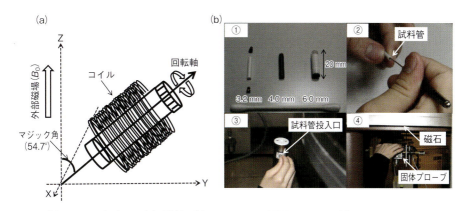

図7 (a) MASの概念図，(b) 試料調製からMASを適用するまでの手順

1）^{13}C核（rare spin）高分解能スペクトル測定

有機化合物の解析において，溶液NMRでは^{1}H核が基本的な観測対象であるのに対して，固体NMRでは^{13}C核が基本的な観測対象である。固体医薬品の評価においても，これまで報告されている固体NMRスペクトルのほとんどは^{13}Cスペクトルである。中でも，MAS，DD，CPの3つの方法を併用したCP/MAS法（DDは省略表記されることが多い）が最も広く用いられており，固体試料について測定する場合には，"まずCP/MAS測定を行う"といっても過言ではない。3つの方法のうち，MASおよびDDは高分解能化，CPは高感度化にそれぞれ寄与する。CP/MAS測定の実験条件の設定においては，各手法の理解は重要であり，それぞれの原理について詳細に解説する。

①マジックアングルスピニング

マジックアングルスピニング（MAS：magic-angle spinning）では，固体NMR用の試料管を外部磁場の方向と$3\cos^2\theta-1=0$を満たす$\theta=54.7°$の角度（マジック角）をもつ軸の周りで高速回転させる（図7a）。MASにより化学シフト異方項および双極子相互作用の両方を消去・軽減できる。

図7bに試料調製からMASを適用するまでの手順を示す。試料形状は，粉末が望ましいがフィルムやゴム状でも試料管に入り，安定した回転さえ得られれば測定可能である。近年では，MASで試料の漏洩がないような特殊な試料管も開発されており，ゲルや懸濁液などの半固形試料についても測定可能である[8]。試料管に試料を封入した後，試料管を固体NMR用のプローブヘッドにある投入口（マジック角に傾いている）に入れ，プローブごと磁場環境に導入する。そして，試料管に圧縮空気を吹き付け，試料管を高速回転させる。

達成できる最高MAS速度は試料管のサイズに主に依存する。一般的には外径2.5〜4.0 mm程度の試料管が用いられており，^{13}C核の測定には十分な15〜30 kHz程度のMAS速度が得られる。試料管の外径が大きい8.0 mmも開発されており，最高MAS速度は8 kHz程度であるが容量は477 μLと大きくなる（3.2 mmの試料管の容量は17 μL）。試料量が十分用意できる場合では，測定時間の大幅な短縮，低含量製剤等の微量成分の解析等が可能になる[9]。さらに，天然存在比が0.37%と極めて低い^{15}N核についても，同位体標識なしで評価できることが報告されている。

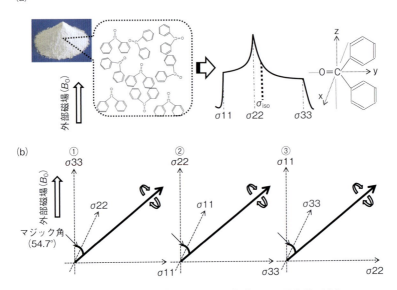

図8 (a) パウダーパターン，(b) MASによる化学シフト異方項の消去

i) MASによる化学シフト異方項の消去

　周りの原子との化学結合のために電子的環境が方向によって異なると，分子が外部磁場に対する向きによって化学シフトの磁場方向依存性（化学シフトの異方性）を示す。粉末や多結晶の試料では，図8aのように各分子は外部磁場に対してさまざまな方向を向いている[6,10]。そのため，すべての方向の化学シフトを同時に観測することになり，化学シフトの異方項が広幅なピークとして観察される[2]。この広幅で特殊な形状を示すピークはパウダーパターンと呼ばれる。磁気遮蔽定数 σ は溶液試料がスカラーで表されるのと異なり，固体試料ではテンソルで表され，その主値 $\sigma11$，$\sigma22$，$\sigma33$ をスペクトルから読み取ることができる。高度な解析技術を要するが，パウダーパターンの形状やテンソルの主値より，分子構造や運動性に関する情報を得ることもできる。ただし，広幅なピーク同士が重なるため，解析が困難になることが多い。そこで，分子運動性が低い固体試料を機械的に運動させるMASの適用により，図8bの①，②，③すべてが時間平均化された化学シフト σ_{iso} ＝ $(\sigma11+\sigma22+\sigma33)$ を得る。結果として，化学シフトの異方項が平均化・消去され，等方項のみが残り，溶液NMRと同じ化学シフトにピークが観察される。しかし，MAS速度が不十分で化学シフトの異方項より小さい場合には，真のピークから回転周波数の整数倍離れた位置にスピニングサイドバンド（SSB：spinning sideband）と呼ばれる，高速回転による変調成分に由来するピークが観察される。

　図9にはMAS速度を変えて，グリセオフルビン結晶の ^{13}C スペクトル測定を行った結果を示す。MAS速度が0 kHzの静的条件では，スペクトル上に広幅なパウダーパターンが重なり合っているのが観察され，解析が困難である。MAS速度が5 kHzではピークが明瞭に観察されるようになるが，SSBが真のピークの両側に5 kHzずつ離れて現れる。この場合では，真のピークとSSBが重なり合うため解析が困難となる。^{13}C 核の化学シフト異方項は数十kHz程度であるため，10〜15 kHzまでMAS速度を上げた場合には十分に平均化され

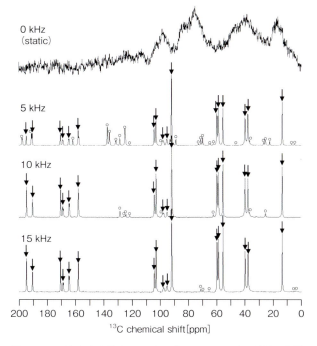

図9 MAS 速度を変化させた時のグリセオフルビン結晶の固体 ^{13}C スペクトル。
(↓) 真のピーク, (○) SSB

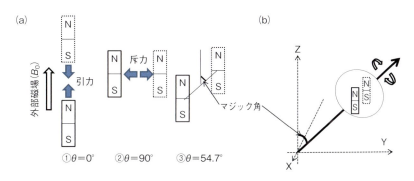

図10 (a) 双極子相互作用の模式図, (b) MAS による双極子相互作用の抑制

SSB は小さくなる。さらに，SSB は真のピークが観測される範囲からはずれるため，ほとんど無視できるようになる。また，回転数を抑えて測定したい場合には，SSB を抑制・消去できる total suppression of spinning sidebands（TOSS）法が広く用いられている[2]。

ii) MAS による双極子相互作用の抑制

図1a で示したように核スピンは小さい磁石と見なすことができ，外部磁場中に置かれると一定の方向を向く。このとき，隣り合う磁石の間で双極子相互作用が働く。2つの磁石が隣接すると仮定すると，図10a[6]で示すように磁石を結ぶ線と外部磁場の角度 θ によって，①引力が働く場合，②斥力が働く場合，③引力も斥力も働かない場合となる。双極子相互作用はこの角度 θ に依存し $3\cos^2\theta-1$ と比例関係をもつ。すなわち $\theta=54.7°$ のときに，双極子

相互作用はゼロになる。実際の測定では，すべての核スピンを $\theta=54.7°$ に配置するのは不可能である。そこで，図10bのようにMASにより双極子相互作用を平均化し，すべての核スピンを $\theta=54.7°$ に配置したのと同じ効果を機械的に作り出す。しかし，双極子相互作用を完全に平均化するには，双極子相互作用よりも十分に速いMAS速度が必要になる。^{13}C 核のような天然存在比が小さいrare spinでは同核種の隣り合う確率が低くなるため，^{13}C-^{13}C 同核種双極子相互作用はほぼ無視できる。しかし，有機化合物では ^{13}C 核がabundant spinである ^1H 核と隣り合う場合がほとんどであり，^1H-^{13}C 異核種双極子相互作用を考慮しなければならない。ある核Aと核B間の異核種双極子相互作用の強さ ω_d は以下の(10)式で表される。

$$\omega_d/\pi = 122\,\text{kHz} \times \gamma_A/\gamma_H \times \gamma_B/\gamma_H \times 1/(r_{A-B}/1\,\text{Å})^3 \tag{10}$$

γ_A：A核の磁気回転比，γ_B：B核の磁気回転比，
γ_H：^1H 核の磁気回転比，r_{A-B}：A-B間の距離

例えば，1.1Åの距離を有する ^1H 核と ^{13}C 核の ^1H-^{13}C 双極子相互作用は以下のように計算できる。

$$\omega_d/\pi = 122\,\text{kHz} \times 1 \times 1/4 \times 0.751 = 23\,\text{kHz} \tag{11}$$

(10)式の r_{A-B} からわかるように，^1H 核と ^{13}C 核の距離が遠い四級炭素では双極子相互作用は弱いのに対し，距離が近いメチレン基では双極子相互作用が強くなる。一方，メチル基では距離は近いが，自身の回転効果により双極子相互作用がある程度平均化され弱くなる。運動性により異なるが，通常の有機化合物の固体試料では ^1H-^{13}C 双極子相互作用により線

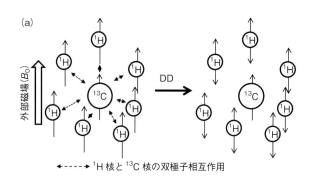

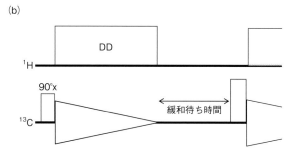

図11 (a) DD前後の模式図，(b) DD/MAS法のパルスシーケンス

幅が 10〜50 kHz 程度に広がる。そのため，MAS だけでは双極子相互作用を消去しきれない場合が多く，次の双極子デカップリングを併用する。

②双極子デカップリング

双極子デカップリング（DD：dipolar decoupling）では ^{1}H 核の共鳴周波数をもつ強い高周波数のラジオ波を用いる。そして，^{13}C 核を観測するときに，この強い高周波数を照射し回転する磁場（高周波磁場）を与えることで，^{1}H 核の双極子を磁場に対して平行と反平行で高速回転させ，^{13}C 核への局所磁場を時間平均としてゼロにする（図 11a）[11]。これは溶液で通常用いられている ^{1}H 核と ^{1}H 核のスピン相互作用（J カップリング）を消去するために用いられているデカップリングと同じ原理に基づく。ただし，溶液でのスピン相互作用（数百 Hz）よりも，非常に大きな双極子相互作用（数十 kHz）を切断する必要があるため，溶液のデカップリングと比較すると 10 倍以上もの強い高周波磁場を発生させる必要がある。そのため DD はハイパワー（高出力）デカップリングとも呼ばれる。理論上は，デカップリングパワーは強ければ強い方が双極子相互作用を消去できるが，プローブを破損させない程度に調整する必要がある。

MAS および DD の 2 つを併用した方法は DD/MAS 法と称される。図 11b に DD/MAS 法のパルスシークエンスを示す。MAS 条件下で観測核である ^{13}C 核に 90° x のパルスを照射し，その後の FID 信号取り込み時間の間だけ ^{1}H 核に DD を適用する。DD/MAS 法により，^{13}C 核のピークが広幅化する主な要因であった化学シフトの異方項および ^{1}H–^{13}C 核双極子相互作用を抑制・消去することで，^{13}C 核の高分解能スペクトルが得られる。DD/MAS 法は ^{13}C 核を直接励起して観測するシンプルな手法であるため，後述する CP/MAS 法と異なり，得られる NMR 信号の強度は分子の運動性によらない。そのため理論上は，あらゆる運動性をもつ分子の評価が可能であり，また定量評価もできる。しかし，rare spin である ^{13}C 核は感度が低い。また，固体試料ではセグメント単位の分子運動が抑制されている場合が多く，^{13}C 核の T_1（T_{1C}）は数十秒から数百秒と長くなる。NMR ではラジオ波の吸収・放出過程（励起・緩和）を観察しているため，緩和が終わるまで十分待たずに次の測定を行った場合では，積算効率が低下し良好な S/N 比を示すスペクトルが得られにくい。よって，DD/MAS 法で良好な S/N 比を示すスペクトルを得るためには長い測定時間を要する。そこ

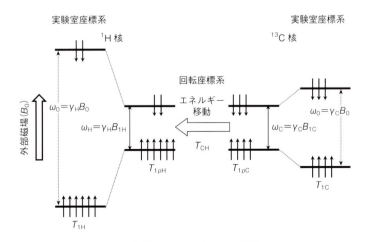

図 12　Hartmann-Hahn 条件におけるエネルギー移動

第2章　固体医薬品の物性測定法の理論と実際

で，感度向上を目的として CP が併用される。

③交差分極

　交差分極（CP：cross polarization）では，T_1 が短くかつ磁化の大きい ^{1}H 核を利用することで ^{13}C 核の感度を飛躍的に向上させる。CP の原理について概説する。実験室座標系において，外部磁場に置かれた ^{1}H 核と ^{13}C 核のエネルギー準位図を図 12 に示す[12]。(3)，(7) 式からわかるように磁気回転比 γ が大きい ^{1}H 核では ^{13}C 核と比較して，ゼーマンエネルギー ΔE が大きくなり，α 状態の核スピンの数が β 状態のものより多くなる。この ΔE が異なる状態では，^{1}H 核と ^{13}C 核間での磁化移動は起こらない。ここで，^{1}H 核と ^{13}C 核それぞれの回転座標系のエネルギー準位図を考える。図 4c で示した回転座標系では静磁場 B_0 を無視できる。そのため，^{1}H 核と ^{13}C 核それぞれの共鳴周波数をもつ高周波磁場 B_{1H} および B_{1C} を照射すると，これを新たな磁場と見なせる。ここで，B_{1H} および B_{1C} の強度を適切に調整すると，回転座標系でエネルギーの分裂幅が一致し，^{1}H 核と ^{13}C 核間の磁化移動が可能となる。このエネルギーレベルが一致する条件は CP の原理の発見者である Hartmann と Hahn の名前に基づき，Hartmann-Hahn マッチング条件あるいは Hartmann-Hahn 条件と称され，(12) 式で表される。

$$\omega_H = \gamma_H B_{1H} = \gamma_C B_{1C} = \omega_C \tag{12}$$

　図 13 に CP/MAS 法のパルスシークエンスを示した[10,13,14]。MAS 条件下で，^{1}H 核に 90x パルスを照射し磁化を y 軸に倒す。直後に y 軸方向に比較的長い時間 B_{1H} パルスを照射し続け ^{1}H 核の磁化を y 軸に固定する。これをスピンロックという。^{1}H 核をスピンロックしたのと同時に ^{13}C 核にも B_{1C} パルスを y 軸へ照射する。^{13}C 核の y 軸成分の磁化は初めまったくない状態である。しかし，Hartmann-Hahn 条件が満たされていれば，^{1}H-^{13}C 双極子相互作用に基づく交差緩和により，次第に ^{1}H 核から ^{13}C 核へ磁化の移動が起き，y 軸方向に磁化が発生する。その後，^{13}C 核に移動した磁化が最大となったところでスピンロックを

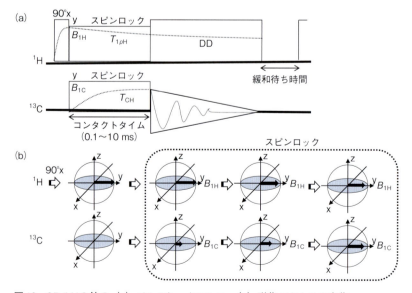

図 13　CP/MAS 法の（a）パルスシークエンス，（b）磁化ベクトルの変化

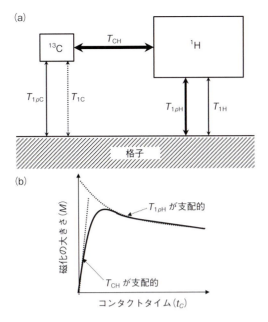

図 14 （a）CP における緩和機構，（b）CP ビルドアップカーブの模式図

止める。そして，^{1}H 核への DD を適用しながら，^{13}C 核からの FID 信号を取り込む。なお，^{1}H 核と ^{13}C 核を同時にスピンロックする時間をコンタクトタイム（接触時間）という。CP/MAS 法では ^{1}H 核を励起しているため，観測核の ^{13}C 核ではなく ^{1}H 核の縦緩和が終わるまで待てばよい。固体試料の T_{1H} は数秒から数十秒と T_{1C} と比較すると約十〜百倍短いため，測定一回ごとの時間が約十分の一〜百分の一まで短縮され，積算効率が大幅に改善される。また CP の副次的な効果として，一回ごとの測定で得られるスペクトルの S/N 比の増大も期待できる。^{1}H 核と比較して ^{13}C 核は天然存在比が極めて少ないため，CP によっても ^{1}H 核の α 状態と β 状態にある核スピン数の分布比率はほとんど変化しない。一方，CP により ^{13}C 核の分布比率は，元の ^{13}C 核の分布比率ではなく ^{1}H 核の分布比率と等しくなる。表 1 より $\gamma_H/\gamma_C=4$ であるから，一回ごとの測定で最大約 4 倍の S/N 比増大が期待できる。

　CP/MAS 法においてコンタクトタイムは設定が必要な実験パラメータであり，CP における ^{1}H 核と ^{13}C 核の緩和過程を理解しておくと，適切なコンタクトタイムの設定に役立つ。図 14a に CP における ^{1}H 核と ^{13}C 核の緩和過程の模式図を示した[2,10]。ここで，$T_{1\rho H}$ は ^{1}H 核の回転座標系における T_1，$T_{1\rho C}$ は ^{13}C 核の回転座標系における T_1，T_{CH} は交差緩和時間である。スピンロックにより y 軸に固定された磁化は，徐々に z 軸方向に戻っていくため，y 軸成分は指数関数 $\exp(-t/T_{1\rho})$ で減衰する。このときの緩和時間が $T_{1\rho}$ である。T_{CH} は，CP 過程に特徴的なパラメータであり，^{1}H-^{13}C 双極子相互作用に基づく磁化の交換速度を表す。図 14a で表現されているように，^{13}C 核の磁化は ^{1}H 核の磁化よりも無視できるほど小さく，$T_{1\rho C}$ は T_{CH} や $T_{1\rho H}$ と比べて十分に長い。そのため，CP による ^{1}H 核から ^{13}C 核への磁化移動は主に T_{CH} や $T_{1\rho H}$ により支配される。スピンロックの開始とともに，^{1}H 核から ^{13}C 核へ T_{CH} で磁化移動が始まる。通常，T_{CH}（数百 μs〜数 ms）は $T_{1\rho H}$（数 ms〜数百 ms）と比べて十分に短く，また ^{1}H 核と ^{13}C 核の磁化の間には大きな差があるため，スピン

第2章 固体医薬品の物性測定法の理論と実際

ロックの初期で磁化移動が急速に生じる。ある程度時間が経つと，^{1}H核と^{13}C核の磁化の差が少なくなり，^{13}C核への磁化移動が飽和に達する。その後，^{13}C核の磁化は^{1}H核の緩和を通して$T_{1\rho H}$により減衰する。すなわち，T_{CH}と$T_{1\rho H}$のバランスによって^{13}C核の磁化を最大とするコンタクトタイムの極大値が存在することになる。この関係は（13）式で表され，横軸にコンタクトタイムを縦軸に^{13}C核が^{1}H核から得る磁化の大きさMをプロットすると，図14bのようなCPビルドアップカーブと称される曲線を描く。

$$M(t_c) = M_{eq}(\exp(-t_c/T_{1\rho H}) - (\exp(-t_c/T_{CH}))/(1 - (T_{CH}/T_{1\rho H})) \tag{13}$$

t_c：コンタクトタイム，$M(t_c)$：t_cの時の磁化の大きさ，

M_{eq}：緩和による減衰がないとした場合の最大の磁化の大きさ

　よってコンタクトタイムが短すぎるとT_{CH}が支配的な磁化移動が十分に起こらず，逆に長すぎれば$T_{1\rho H}$が支配的な緩和によって磁化の大きさは減少するのがわかる。ここで，T_{CH}が^{1}H-^{13}C双極子相互作用に基づいている点を考慮する必要がある。すなわちCP/MAS法は，双極子相互作用が強く分子運動性が低い試料が強調して観察される手法であり，運動性が高すぎるとCP/MAS法では良好なスペクトルが得られない。また同じ分子内でも^{1}H核との距離が遠い四級炭素や自由回転しているメチル基は磁化移動が遅くT_{CH}が長くなるのに対して，メチン基やメチレン基の磁化移動は速くT_{CH}は短くなる。よって，設定したコンタクトタイムによって，^{1}H結合数の違う^{13}C核ではスペクトル上の相対ピーク強度が変化する。上記の理由からCP/MAS法では，一般に定量性を議論することは難しい。しかし，CPビルドアップカーブを描き，T_{CH}や$T_{1\rho H}$を考慮して解析を行えば，CP/MAS法でも定量的な議論は十分可能である。また，CPビルドアップカーブから求まるT_{CH}や$T_{1\rho H}$からは，^{13}C核の周りの^{1}Hの数や^{13}C-^{1}Hの距離，あるいはスピンロック周波数（数十kHz）の局所的な運動性などのさまざまな情報が抽出できる。

2）^{1}H核（abundant spin）高分解能スペクトル測定

　^{1}H核は天然存在比が約100％であるabundant spinであり，また磁気回転比γが高いため，得られるNMR信号は非常に大きい。そのため，溶液NMRでは^{1}H核は最も基本的な観測対象とされている。一方で，固体試料では^{1}H-^{1}H双極子相互作用が非常に大きく，その線幅は数十kHzにまで及ぶ。そのため^{1}H核は，これまで固体試料の高分解能測定の観測対象ではなかった。しかし近年，^{1}H-^{1}H双極子相互作用を有効に抑制する手法が開発され，比較的容易に^{1}H核の高分解能スペクトルが得られるようになってきた。今後は，固体NMRにおいても^{1}H核の重要性が格段に高まると考えられる。ここでは高分解能化法としてCRAMPSおよびfast MASについて解説する。なお，fast MASは専用のプローブが必要，試料管が極微細で取り扱いが難しいなど，本項で紹介するほかの測定法と比べて若干敷居が高い。しかし，それを上回る多くの長所を有しており，また今後の発展性が非常に高いと考えられるため，ここで紹介することとした。

① CRAMPS

　CRAMPSはcombined rotation and multiple-pulse sequenceの略であり，その名称の通りMASと多重パルス法を併用する[15, 16]。多重パルスにより^{1}H-^{1}H双極子相互作用を消去し，残った化学シフトの異方項をMASで消去する。多重パルスでは，パルスによって短い時間の間に磁化をx，y，z方向に次々と倒し，磁化をx，y，z軸に同じ時間だけ存在させる。そして平均としてスピンが外部磁場に対してマジック角となるようにし，磁化を三次元

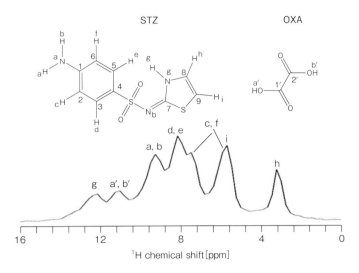

図15 STZ/OXA 複合体 A の wPMLG3 高分解能 ¹H スペクトル

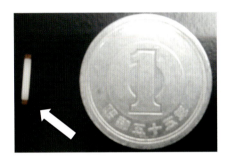

図16 1.0 mm 固体 NMR 試料管の写真

的に平均化する。これまでの CRAMPS 測定は，CRAMPS 専用プローブが必要，また実験条件の設定が難しい等の理由で応用は限られていた。しかし，NMR 分光計（特に発信機）の発展や新しい CRAMPS パルスシークエンスの開発により，現在では汎用的に用いられている CP/MAS プローブで CRAMPS 測定が比較的容易に行える。図15 にスルファチアゾール（STZ）/シュウ酸（OXA）複合体 A について，CRAMPS 測定法の一つである windowed phase-modulated Lee-Goldburg3（wPMLG3）法を用いて ¹H 核スペクトル測定を行った結果を示す[17]。¹³C 核スペクトルの分解能には到底及ばないが，ある程度の解析ができる分解能が得られている。ただし，CRAMPS 測定の性質上，得られるスペクトルの正確な解析・解釈には，依然としてやや困難さを伴う。

② Fast MAS

Fast MAS（あるいは ultrafast MAS と称される）では，外径 0.75～1.6 mm の極微小の試料管を用いて（図16），40～120 kHz の超高速 MAS 速度を実現する[18]。Fast MAS により ¹H-¹H 双極子相互作用を抑制し，通常の MAS 速度では困難であった ¹H 核の高分解能スペクトル測定が可能になる。Fast MAS には，試料が極微量（数 μL 程度）でも測定可能，スペクトルの解釈・解析が CRAMPS の場合と比較して容易などの長所がある。一方，fast MAS により得られる ¹H 核スペクトルの分解能は CRAMPS 測定と同程度である。しかし

fast MAS では，二次元測定において感度の良い ¹H 核を観測核とできるため，比較的短時間で二次元測定が可能である。そのため，¹H-¹H 同核種相関のみならず ¹H-¹³C 等の異核種相関も感度良く検出可能であり，化学構造同定・立体構造解析に有力な情報を与える。さらに，fast MAS では ¹H-¹⁴N 異核種相関を利用することで，核スピン量子数 $I=1$ であるため評価が困難であった ¹⁴N 核測定も可能とした[19]。Fast MAS の応用はさまざまな分野で始まっており，固体医薬品の評価法としても今後の応用が期待される。

2.2. 固体 NMR 緩和時間測定

緩和時間は分子の運動性と深く関連しており，NMR 緩和時間測定は医薬品の安定性評価・制御等を目的として広く用いられている。示差走査熱量測定や誘電緩和測定などからも固体医薬品中の分子の動的な情報が得られるが，固体 NMR 緩和時間では分子中のある特定のサイトの運動性が評価できるという特徴を有する[20]。

1) NMR 緩和時間と相関時間の関係

¹H 核の NMR 緩和時間を例に挙げて説明する。¹H 核の T_{1H}，$T_{1\rho H}$，T_{2H} はそれぞれ以下の式で表される。

$$1/T_{1H}=(9/8)\gamma_H^4(h/2\pi)^2(4\tau_c/15r^6(1+\omega^2\tau_c^2)+16\tau_c/15r^6(1+4\omega^2\tau_c^2)) \tag{14}$$

$$1/T_{1\rho H} \propto B_1^2(\tau_c/4\omega_1^2\tau_c^2) \tag{15}$$

$$1/T_{2H}=(3/4)\gamma_H^4(h/2\pi)^2(3\tau_c/5r^6(1+\omega^2\tau_c^2)+\tau_c/r^6(1+\omega^2\tau_c^2)+2\tau_c/5r^6(1+4\omega^2\tau_c^2)) \tag{16}$$

τ_c：分子運動の相関時間，B_1：スピンロッキング磁場強度，
ω_1：スピンロッキング磁場での角周波数，r：¹H 核間の距離

相関時間 τ_c は分子が 1 ラジアン（≒57.3°）回転するのにかかる平均時間であり，運動性の速さを表す。図 17 に上記の式（14）〜（16）から，緩和時間 T_{1H}，$T_{1\rho H}$，T_{2H} と分子運動の相関時間（τ_c）の関係を模式的に表したグラフを示す[20]。図からわかるように T_{1H} と $T_{1\rho}$

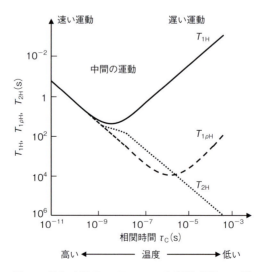

図 17 緩和時間 T_{1H}，$T_{1\rho H}$，T_{2H} と相関時間 τ_c の関係図

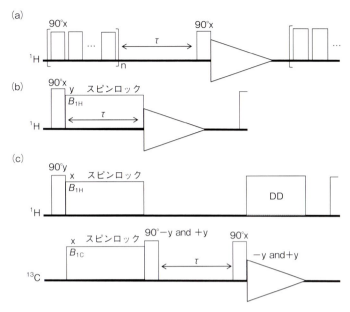

図 18 NMR 緩和時間測定のパルスシークエンス；(a) 飽和回復法（T_{1H}），(b) スピンロック法（$T_{1\rho H}$），(c) Torchia 法（T_{1C}）

は極小値をもつ．一方，T_{2H} は τ_c の増加とともに減少する．一般に，粘性の低い溶媒に溶解した flexible な試料は，τ_c が短い extreme narrowing region（$\omega\tau_c \ll 1$）と称される T_{1H} の極小値より左側の領域に位置する．これに対して，rigid な固体試料では，τ_c が長い slow motional regime（$\omega\tau_c \gg 1$）と称される T_{1H} の極小値より右側の領域に位置する[2]．よって，rigid な固体試料では，温度を上昇させると T_{1H} および $T_{1\rho H}$ は短くなるのに対して T_{2H} は長くなる．一方，固体試料でも比較的 flexible な非晶質試料等では，測定温度によっては（例えばガラス転移点に近づいたり，超えたりする場合），T_{1H} や $T_{1\rho H}$ の極小値付近や extreme narrowing region に位置することがある．一定温度での緩和時間からもある程度の分子運動性に関する情報が得られるが，温度を変化させて緩和時間測定を行うことでより詳細な情報が得られる．なお，固体試料の緩和時間測定では，T_{2H} が極めて短いため測定例は多くなく，T_{1H} や $T_{1\rho H}$ が主な測定対象となる．

2）^{1}H 核の NMR 緩和時間測定

固体試料では ^{1}H-^{1}H 双極子相互作用が非常に強いため，隣接したスピン間でエネルギー状態の交互反転（flip-flop）が起きる[2]．この現象はスピン拡散と称される．通常，スピン拡散速度は縦緩和よりも十分に速いため，分子運動性が高く縦緩和が効率的に進んでいるところから系全体のエネルギーを汲み出す．その結果，系全体の縦緩和は平均化されるため，化学構造中の異なる ^{1}H 核でも単一の T_{1H} や $T_{1\rho H}$ を与える．

T_{1H} の測定には飽和回復（saturation recovery）法または反転回復（inversion recovery）法が用いられる．図 18a に飽和回復法のパルスシークエンスを示した[21]．飽和回復法では，^{1}H 核に短い 90°x パルスを連続して照射することで，x, y 平面成分のみで z 軸成分がない状況（磁化の飽和状態）を作り出す．その後，回復時間 τ を待った後に，再び 90°x パルスを照射し FID 信号を得る．このとき観測される磁化 $M(\tau)$ は以下の（17）式で表される．

第 2 章　固体医薬品の物性測定法の理論と実際

$$M(\tau)=M_{\mathrm{eq}}(1-\exp(-\tau/T_{1\mathrm{H}})) \tag{17}$$

ここで，さまざまな回復時間 τ に対して得られる NMR 信号強度をプロットすることで $T_{1\mathrm{H}}$ を求めることができる。飽和回復法では緩和待ち時間を 0.5 秒程度と短く設定できるため，$T_{1\mathrm{H}}$ の 5 倍以上の待ち時間を必要とする反転回復法と比較して，効率的に測定が行える。後述するように，$T_{1\mathrm{H}}$ は CP/MAS 測定の実験条件設定に必要なパラメータであるが，飽和回復法による有機化合物の $T_{1\mathrm{H}}$ の測定は，多くの場合数分程度で終わる。

　$T_{1\rho\mathrm{H}}$ の測定には図 18b のようなスピンロッキングを用いた方法が使われる[21]。図 13 で示したように，90x パルスにより磁化を y 軸方向に倒し，直後にスピンロック磁場を与えて得られた磁化を y 軸に固定する。その後 z 軸方向へ磁化が回復するため，y 軸成分は (17) 式と同様に指数関数 $\exp(-t/T_{1\rho\mathrm{H}})$ で減衰する。ここで，スピンロックの時間 τ を変えて得られる NMR 信号強度をプロットすれば，$T_{1\rho\mathrm{H}}$ が求まる。$T_{1\mathrm{H}}$ および $T_{1\rho\mathrm{H}}$ は，それぞれ外部磁場 B_0 およびスピンロッキング磁場 B_1 に依存する。そのため，$T_{1\mathrm{H}}$ と $T_{1\rho\mathrm{H}}$ では効率的に反映される運動性領域が，それぞれ 10〜100 MHz 程度の比較的速いものと 10 kHz 程度の比較的遅いものと異なる。これは図 17 における $T_{1\mathrm{H}}$ と $T_{1\rho\mathrm{H}}$ の極小値にも反映されている[20]。

　スピン拡散の影響により $T_{1\mathrm{H}}$ および $T_{1\rho\mathrm{H}}$ には，系全体の平均的な分子運動が反映されるが，平均化される程度は $T_{1\mathrm{H}}$ と $T_{1\rho\mathrm{H}}$ とで異なる。これは，(18) 式で示すスピン拡散の有効最大拡散距離 L が縦緩和時間 T_1 に依存するためである。

$$L^2=6DT_1 \tag{18}$$

　ここで D は拡散係数であり，高分子系では $D=\sim10^{-12}\,\mathrm{cm}^2/\mathrm{s}$ である[2]。この $T_{1\mathrm{H}}$ および $T_{1\rho\mathrm{H}}$ の有効最大拡散距離 L の差を利用して，非晶質固体分散体中の薬物とポリマーの相溶性評価[22]やポリマー中に分散したナノ結晶のサイズ評価[23]などができる。ほかにも，スピン拡散を応用して，複数成分が混合した試料から各成分のスペクトルを分離して観察する方法も開発されている[24]。なお，これら多成分系の試料の場合，^{1}H 核の低分解能スペクトルでは各成分のピーク分離が困難である。そこで，CP で磁化を移して ^{13}C 核の高分解能スペクトルを取得し，各成分に由来する ^{13}C 核のピーク強度から間接的に成分ごとの $T_{1\mathrm{H}}$ と $T_{1\rho\mathrm{H}}$ を求める。

3) ^{13}C 核の NMR 緩和時間測定

　Abundant spin である ^{1}H 核とは異なり，rare spin である ^{13}C 核ではスピン拡散が起きないため，各 ^{13}C 核はそれぞれ異なる $T_{1\mathrm{C}}$ を示す。すなわち，$T_{1\mathrm{C}}$ 測定により，ある特定の ^{13}C 核の運動性を直接評価することができ，分子内の具体的なサイトの運動性に関する情報が得られる。例えば，同じ分子内を比較しても，3 つの ^{1}H が直接結合しているメチル基では縦緩和の要因となる ^{1}H-^{13}C 双極子相互作用が大きく，さらに自身の回転運動のため緩和は速い。一方，カルボニルでは直接結合している ^{1}H がないため，緩和は遅くなる。

　$T_{1\mathrm{C}}$ の測定には，DD/MAS 法をベースとした飽和回復法または反転回復法を用いることができるが，測定に非常に時間がかかる。そこで図 18c で示す CP を利用した Torchia 法を用いることで，測定時間を大幅に短縮する[21]。しかし前述したように $T_{1\mathrm{C}}$ は $T_{1\mathrm{H}}$ と比べて著しく長く，Torchia 法を用いたとしても依然として $T_{1\mathrm{C}}$ の測定には長い時間を要する。しかし，$T_{1\mathrm{C}}$ の評価は，NMR 以外の方法では得られにくい核レベルの運動性情報を与えてくれ

114

■■ **Column** ■■

¹³C CP/MAS 測定の手順

下図に ¹³C CP/MAS 測定をルーチン的に行う際の具体的な測定手順を示す[27]。内部標準法を用いる溶液 NMR とは異なり，固体 NMR では外部標準法が主に用いられる。実試料測定の前に，外部標準物質であるヘキサメチルベンゼン（HMB）を 5 kHz ほどで回転させ ¹³C CP/MAS 測定を行う。そして，HMB のメチル ¹³C ピークが 17.3 ppm の化学シフトとなるように装置を校正する。HMB のピークは高感度で得られるため積算回数は数回程度でよく，数分程度で設定は終わる。その後，実試料を任意の MAS 速度で回転させる。15 kHz 程度の MAS 速度があれば，SSB はほとんど無視できる。緩和待ち時間を設定する必要があるため，初めに飽和回復法により試料の T_{1H} 値を測定する。2.2 2)（P 113）で述べたように固体試料ではスピン拡散が働くため，メチル基など flexible な官能基が含まれている試料では T_{1H} は短くなり，逆に構造の大部分がベンゼン環などからなる rigid な試料では T_{1H} は長くなる。例えば，メチル基を 5 つもつグリセオフルビン結晶の T_{1H} は 1 秒程度と短いが，ベンゼン環が主でメチル基を持たないサッカリン結晶の T_{1H} は 100 秒以上と長い。また，同一化合物でも，より flexible な非晶質試料では rigid な結晶よりも T_{1H} は短くなる。次に本測定である ¹³C CP/MAS 測定を行うが，ルーチン測定では緩和待ち時間と積算回数の設定で十分と考える。緩和待ち時間は T_{1H} の 1.26 倍の値に設定することで，最も積算効率よくスペクトルが得られる。複数成分が含まれる混合物の場合は，T_{1H} が最も長い試料に合わせて設定する。積算回数は，結晶性の試料単独であれば数十回から数百回程度で良好な S/N 比のスペクトルが得られるケースが多い。測定時間はおよそ緩和待ち時間と積算回数の積となる。よって，T_{1H} が数秒と短い場合には数分〜数十分程度，T_{1H} が数百秒と長い場合には数十分〜数時間程度で測定が完了する。図 14b で示したように，コンタクトタイムは各 ¹³C ピークで最適値が異なるため，全ての ¹³C ピークが観察できない場合もある。このような場合には，コンタクトタイムを変えて測定を行う。また，溶液のように運動性が非常に高く CP/MAS 法ではピークが検出できない試料には，DD/MAS 法を適用する。

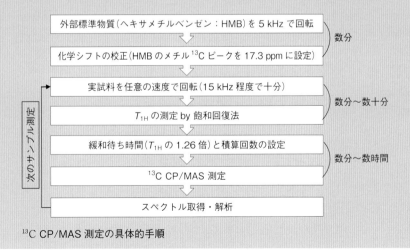

¹³C CP/MAS 測定の具体的手順

る。これまでに，非晶質固体分散体中の薬物と高分子の分子間相互作用部位の評価[25,26]など，詳細な検討に用いられている。

3. ¹³C CP/MAS 測定

3つのモデル薬物について固体 NMR の最も基本的な測定法である ¹³C CP/MAS 測定を行った結果を示し，¹³C CP/MAS スペクトルから得られる情報について概説する。

3.1. L-アスコルビン酸

図 19 に L-アスコルビン酸の溶液 ¹³C スペクトルと固体 ¹³C CP/MAS スペクトルを示す。固体 ¹³C CP/MAS スペクトルでは，溶液 ¹³C スペクトルと比較して依然としてピークは広幅であるが，各ピークそれぞれの化学シフト値を議論できる程度にピークが先鋭化されている。また，固体 ¹³C CP/MAS スペクトル上には SSB が観察されているが，真のピークと重なっておらずその影響を無視できる。2 つのスペクトル中では対応するピークはおおむね同様な化学シフトを示している。しかし 150〜160 ppm に認められる C4 のピークは，溶液 ¹³C スペクトルでは 1 つであるのに対し，固体 ¹³C CP/MAS スペクトルでは 2 つに分かれて

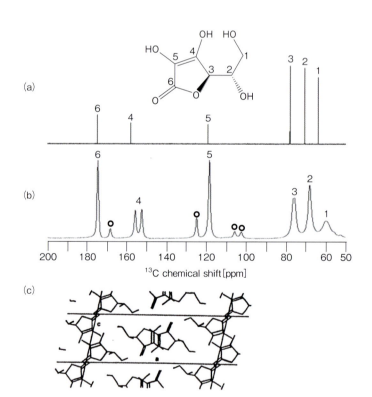

J. Hvoslef, Acta Cryst., B24, 23 (1968)

図 19 L-アスコルビン酸の（a）溶液 ¹³C スペクトル（溶媒；D_2O），（b）固体 ¹³C CP/MAS スペクトル（MAS：5 kHz，外部磁場：9.4 T，○：SSB），（c）結晶構造[28]

5. NMR

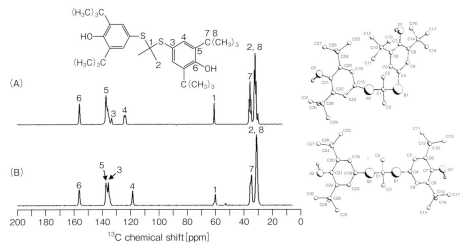

図20 プロブコール (A) I形結晶,(B) II形結晶の (左) ¹³C CP/MAS スペクトル (MAS：15 kHz,外部磁場：9.4 T),(右) 結晶構造[29]

J. Cryst. Spectrosc. Res., 23, 863–869 (1993)

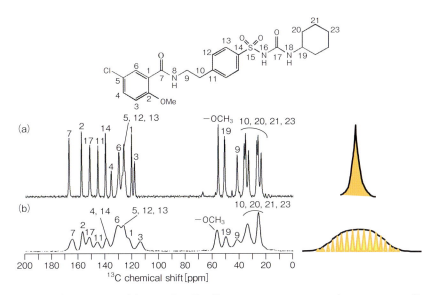

図21 (a) GLB 結晶,(b) GLB 非晶質の ¹³C CP/MAS スペクトル (MAS：15 kHz,外部磁場：9.4 T)。右図のように,非晶質試料のピークが広幅化する理由は,分子運動性によるものではなく,非晶質試料がさまざまなコンフォメーションを有する分子から構成されるためである

観察されている。L-アスコルビン酸結晶の単位格子内には2種類のL-アスコルビン酸分子が存在しており (図19c)[28],2つに分かれたピークはそれぞれのL-アスコルビン酸分子に由来すると考えられる。このように,固体NMRスペクトルでは,単位格子中の分子数を評価できる。

第2章　固体医薬品の物性測定法の理論と実際

3.2.　プロブコール結晶多形

図20にはプロブコールの2種類の結晶多形の^{13}C CP/MAS スペクトルを示す。結晶多形間で異なるスペクトルを示しており，容易に多形の識別が可能である。特にC4の化学シフト値が顕著に異なっており，これは各結晶多形間におけるプロブコール分子のコンフォメーションの違い（C1を挟んで，Ⅰ形結晶は asymmetry，Ⅱ形結晶は symmetry）を反映したものである[29]。多形の識別にはさまざまな分析法が用いられているが，パッキング・コンフォメーションが類似する，異なる結晶形が混在する場合等では，その識別が困難となる場合も多い。固体NMRスペクトルには原子レベルの環境を敏感に反映されるため，他の測定法では評価が難しい場合でも多形識別の有力な手段となりうる。また，図14で示したように，CP/MAS法でもCPビルドアップカーブを描き，検量線を作成することで定量評価も可能である。異なる結晶形が混合した試料から。それぞれの結晶形含量を定量した報告もある[30]。

3.3.　グリベンクラミド非晶質

グリベンクラミド（GLB）結晶および噴霧乾燥法により調製した GLB 非晶質の^{13}C CP/MAS スペクトルを示す（図21）。分子がある一定のコンフォメーション示す結晶試料と異なり，非晶質試料ではさまざまなコンフォメーションを有する分子からなるため，各ピークの化学シフトにある程度の分布を示す[31]。その結果，非晶質試料由来のピークは結晶試料のものと比較して広幅化する。非晶質試料の場合であっても，固体NMRスペクトルには各^{13}C核のピークが反映されるため，構造・分子状態の評価が可能である。非晶質試料についても原子レベルの情報が得られるのは，固体NMRの強い利点である。

4.　固体 NMR の応用測定

固体NMRの応用測定により相互作用や運動性など他の測定法では得られにくい知見が得られる。ここで紹介する方法は，一般に汎用されている磁場やCP/MASプローブで実施可

■■ Column ■■

固体 NMR スペクトルのピークの帰属

固体NMRピークの帰属は，溶液NMRピークの帰属に基づいて簡便に行われることが多い。ただし，両者のスペクトルでは固体状態と溶液状態の化学的環境の違いから，顕著に異なる化学シフトにピークが観察されることもある。固体NMRピークの正確な帰属には，文献値やデータベース[5]の利用，あるいは二次元測定による方法[17]などが考えられる。また，結晶構造から固体NMRピークの化学シフトを計算する gauge including projector augmented wave（GIPAW）法なども開発されている。なお，固体NMRとX線結晶構造解析をこのような計算科学的手法でつなぐことで，より詳細な結晶構造解析を行う NMR crystallography が近年注目されている。

能であり，また測定・解析も比較的容易に行える（MQMAS 測定はより高磁場の方が望ましい）。

4.1. 多核 NMR 測定

NMR では ¹H 核と ¹³C 核以外の核種も測定可能であり，これらは多核と称される。クロモグリク酸 Na（CS）は，Na を中心としたチャンネルを有する結晶構造を示し，異なる調湿条件下においてチャンネル内の Na に水分子を吸着する[32]。CS を異なる調湿条件で保存すると，それぞれ吸着する水分量に応じて低水分含量水和物（CS-L）および高水分含量水和物（CS-H）が形成される。CS-L および CS-H の粉末 X 線回折パターンおよび ¹³C CP/MAS スペクトルは類似しており，これらの手法では水和物の識別は容易ではない。これは CS-L および CS-H が非化学量論的水和物であり，両者でパッキング・コンフォメーションが類似しているためである。一方，水分子が吸着した ²³Na 核の NMR スペクトルでは大きな差が認められた（図 22）。²³Na 核は核スピン量子数 $I=3/2$ で電荷分布に偏りがあるため，(9) 式で示した四極子相互作用（H_Q）の影響で通常の測定ではピークがブロードで化学シフトもずれる。このような場合には，四極子相互作用 H_Q を二次元スペクトル上で分離して評価できる multi-quantum（MQ）MAS 法を用いる。各水和物の ²³Na MQMAS スペクトルでは，異なる位置にピークが観察され，2 つの水和物を明確に区別できているのがわかる。さらに，CS-L とマンニトールを質量比 1：9 で混合した CS-L10% 製剤とそれを調湿保存した製剤についても評価を行った。調湿前および調湿後の製剤のスペクトルで観察され

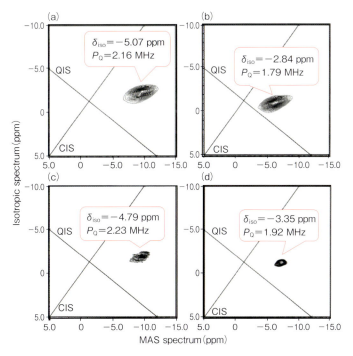

図 22 (a) CS-L, (b) CS-H, (c) 調湿前の CS-L 製剤, (d) 調湿後の CS-L 製剤の ²³Na MQMAS スペクトル。δ_{iso} および P_Q はそれぞれ等方性化学シフトおよび四極子相互作用の強さを示す

たピーク位置はそれぞれ CS-L および CS-H のものとほぼ一致し，薬物含量の少ない製剤中でも CS 水和物の判別が可能であることが示された．各種分析手法や ^{13}C 核や ^{1}H 核の固体 NMR 測定では，特に低含量製剤の場合に薬物と添加剤のピークが重なるため，解析が困難となる場合も多い．しかし，薬物に特異的な F，Na，Cl 等の核種が含まれている場合には，多核 NMR 測定により製剤中の薬物の分子状態を選択的に評価できる．

4.2. 二次元 NMR 測定

溶液 NMR では化学構造同定および立体構造解析を目的として二次元測定が広く用いられているが，固体 NMR でも同様な二次元測定が可能である．STZ と OXA をモル比 1：1 で振動型ロッドミルおよび遊星型ボールミルで粉砕することで，2 種類の複合体 A および B が形成される[17]．図 23 にはコンタクトタイムを変化させて ^{1}H-^{13}C heteronuclear correlation（HETCOR）測定を行った結果を示す．短いコンタクトタイム 0.1 ms を用いた場合では直接結合等の短い距離の相関ピークが認められるのに対して，長いコンタクトタイム 2.0 ms を用いた場合では短い距離の相関に加えて分子間結合等の長い距離の相関に由来するピークも観察される．二次元スペクトル上の ^{1}H-^{13}C 相関を解析することで，各複合体中の STZ および OXA のすべての ^{1}H および ^{13}C ピークの帰属が可能となった．さらに，長いコンタクトタイムを用いた HETCOR スペクトルにおいて，両複合体中の STZ のアミド基の ^{1}Ha，b

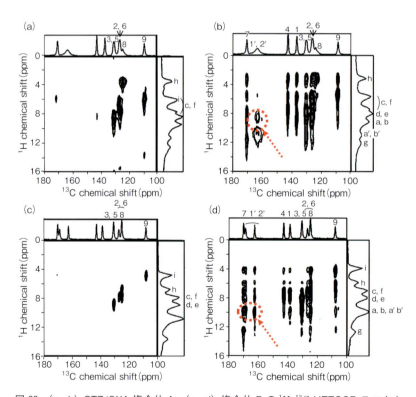

図 23 (a, b) STZ/OXA 複合体 A，(c, d) 複合体 B の ^{1}H-^{13}C HETCOR スペクトル．(a, c) および (b, d) はそれぞれコンタクトタイム 0.1 および 2.0 ms で測定を行った．図中の矢印は STZ の ^{1}Ha，b と OXA の ^{13}C1'，2' の相関ピークを示す．

と OXA のカルボン酸の $^{13}C1', 2'$ の相関ピークが認められており,両複合体中においては STZ のアミド基と OXA のカルボン酸が分子間相互作用していることが示された。このように,二次元測定法を用いることで,複合体多形のようなスペクトルの解析が複雑になる系でも,ピークの帰属のみならず,分子間相互作用解析が可能となる。現在では固体 NMR 用の多種多様の二次元あるいは多次元測定法が開発されており,核間距離や相互作用の揺らぎなど詳細な情報を取得できる[33]。

4.3. NMR 緩和時間測定

非晶質試料の評価を得意とすること,さらに緩和時間測定を併用することで安定性と深い関連性がある分子運動性や相溶性も評価できることなどから,固体 NMR は非晶質固体分散体の評価法として広く用いられている。ここでは,さまざまな組成比で噴霧乾燥により調製した GLB/Eudragit® S100(S100)非晶質固体分散体について評価を行った例を紹介する[34]。図 24 には GLB の C7 に由来するピークを拡大したスペクトルを示す。いずれの C7 ピークも広幅化しており,各試料中で GLB が非晶質状態で存在しているのがわかる。また,その化学シフトは GLB 含量の増加に伴って変化している。これは,GLB 低含量ではほとんどの GLB が S100 と分子レベルで相互作用形成するのに対し,GLB 高含量では,GLB が S100 マトリクス中に分子分散するには過剰であり,一部の GLB が GLB-rich なドメインを形成するためである。さらに $T_{1\rho H}$ により GLB 高含量(75%)試料の GLB と S100 の相溶性を評価した。その結果,GLB および S100 の $T_{1\rho H}$ はほぼ単一の値を示した。$T_{1\rho H}$ が単一の値を示す場合は(18)式より,各成分が 2〜5 nm 程度のスケールで混和していると判断できる(T_{1H} では 20〜50 nm)。よって,GLB 含量 75% の非晶質固体分散体においては,S100 マトリクス中に GLB-rich なドメインが形成されるが,このサイズは 2〜5 nm 以下であると推察される。このように固体 NMR の高分解能スペクトル測定と緩和時間測定を併用することで,薬物と高分子の詳細な相溶性評価も可能であり,非晶質固体分散体の安定性や溶解性を議論する上で有用な知見が得られる[31]。

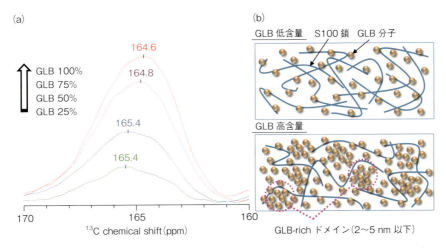

図 24 (a) 薬物含量の異なる GLB/S100 非晶質固体分散体の ^{13}C CP/MAS スペクトル(C7 ピークの拡大図),(b) GLB 低含量および高含量の非晶質固体分散体の模式図

第 2 章　固体医薬品の物性測定法の理論と実際

おわりに

　本項では，固体 NMR の高分解能スペクトル測定および緩和時間測定により，さまざまな情報が得られることを示した。現在，固体 NMR の有用性はアカデミックのみならず企業の研究者の間でも認識され，各製薬会社に装置が導入され始めている。今後は，固体医薬品の汎用的な評価法として発展していくものと期待される。NMR を使ったことのない研究者でも，周囲に固体 NMR を使える環境があれば，まずは試しに ^{13}C CP/MAS 測定を行ってみることをおすすめしたい。思った以上に簡便にスペクトルが得られることが実感できるはずである。さらに固体 NMR に興味をもたれた方は，日本語でも多くの専門書があるので参照されたい。NMR の原理や装置については文献 1，3，4 がわかりやすい。固体 NMR については，世界に 2 つしかない NMR 装置メーカの 1 つである日本電子（JEOL）のホームページが充実している [6, 9, 14, 16, 18, 19, 21]。また，固体医薬品の評価事例としては，高分解能スペクトル測定では文献 35 が，緩和時間測定では文献 20 が詳しい。さらに近年，NMR 最大の欠点であった感度を百倍から千倍程度向上させる dynamic nuclear polarization（DNP）と呼ばれる方法の開発も進んでおり，極めて短い時間で薬物の固体 NMR 高分解能スペクトルが得られることが報告されている [36]。このような NMR 技術の発展をもとに，現在有機化学者が溶液 NMR 法を用いて化合物の構造解析を行っているのと同様の容易さで，製剤研究者が固体NMR を用いてあらゆる製剤の物性評価を行えるようになると期待している。

参考文献

1)　安藤喬志，宗宮創，これならわかる NMR―そのコンセプトと使い方―，1 版，化学同人（1997）
2)　安藤勲 編，高分子の固体 NMR，1 版，講談社（1994）
3)　田代充，加藤敏代，分析化学実技シリーズ　機器分析編・3　NMR，共立出版（2009）
4)　T.D.W. クラリッジ 著，竹内敬人，西川実希 訳，有機化学のための高分解能 NMR テクニック，4 版，講談社（2012）
5)　産業技術総合研究所研究情報公開データベース（http://riodb.ibase.aist.go.jp）
6)　下池田勇一，固体 NMR 実践編―より良いスペクトルを得るために―，日本電子 FT-NMR ユーザーズミーティング資料集（2003）
7)　林繁信，固体高分解能 NMR の表面化学への応用，表面化学，5(2)，15-27（1984）
8)　Y. Hasegawa et al., Mol. Pharm., 12, 1564-1572（2015）.
9)　日本電子株式会社 HP アプリケーションノート NM120010（https://www.jeol.co.jp/applications/detail/1237.html）
10)　齊藤肇，森島績 編，高分解能 NMR―基礎と新しい展開―，現代化学　増刊 11（1987）
11)　寺田勝英，山本恵司，米持悦生 編，固体医薬品の物性評価，固体 NMR（早瀬哲郎，増田勝彦，坂田育幸，田畑祥夫（分担執筆）），じほう，123-140（2003）
12)　杉沢寿志，固体 NMR 基礎編　交差分極，日本電子 FT-NMR ユーザーズミーティング資料集（2000）
13)　神藤平三郎，固体の高分解能 NMR，有機合成化学，39(7)，17-26（1981）
14)　下池田勇一，始めよう固体 NMR〜基礎から学ぶ固体 NMR・基礎編，日本電子 FT-NMR ユーザーズミーティング資料集（2010）
15)　^{1}H 固体高分解能 NMR，日本電子 FT-NMR ユーザーズミーティング資料集，NM100

16) 西山祐介，固体高分解能 MAS NMR：MAGIC SHIMMING および ^{1}H CRAMPS，日本電子 FT-NMR ユーザーズミーティング資料集（2011）

17) R. Koike et al., Cryst. Growth Des., 14, 4510-4518 (2014).

18) 矢澤宏次，超高速 MAS NMR の使い道，日本電子 FT-NMR ユーザーズミーティング資料集（2013）

19) 西山祐介，1 mm MAS 固体 NMR プローブによる新規測定の開拓：^{1}H，^{13}C，^{14}N NMR，日本電子 FT-NMR ユーザーズミーティング資料集（2011）

20) 寺田勝英，山本恵司，米持悦生 編，固体医薬品の物性評価，緩和測定（吉岡澄江，阿曽幸男（分担執筆）），じほう，141-169（2003）

21) 矢澤宏次，始めよう固体 NMR～緩和時間測定～，日本電子 FT-NMR ユーザーズミーティング資料集（2014）

22) X. Yuan et al., Mol. Pharm., 11(1), 329-337 (2014)

23) K. Ueda et al., Mol. Pharm., 13(3), 852-862 (2016)

24) Y. Nishiyama et al., J. Mag. Reson., 202(2), 135-139 (2010)

25) T. Kojima et al., Pharm. Res., 29, 2777-2791 (2012)

26) T. Ueda et al., Mol. Pharm., 12(4), 1050-1061 (2015)

27) 日本薬剤学会出版委員会 編，薬剤学実験法必携マニュアル I 物理薬剤学，固体 NMR 法（東 顕二郎（分担執筆）），50-57，南江堂（2014）

28) J. Hvoslef, Acta Cryst., B24, 23 (1968)

29) J.J. Gerber et al., J. Cryst. Spectrosc. Res., 23(11), 863-869 (1993)

30) M. Asada et al., Anal. Chem., 86(20), 10091-10098 (2014)

31) A. Paudel et al., J. Pharm. Sci., 103, 2635-2662 (2014)

32) M. Umino et al., J. Pharm. Sci., 102, 2738-2747 (2013)

33) K. Maruyoshi et al., Chem. Commun., 48, 10844-10846 (2012)

34) K. Higashi et al., Int. J. Pharm., 494, 9-16 (2015)

35) 川上亘作 監，難水溶性薬物の物性評価と製剤設計の新展開，固体 NMR（菊池純子（分担執筆）），シーエムシー出版，61-72（2010）

36) A.J. Rossini et al., J. Am. Chem. Soc., 136, 2324-2334 (2014)

東　顕二郎（ひがし　けんじろう）

6. 気体吸着法
粉体の比表面積測定法，
水蒸気吸着等温線測定法

　粉体とは微細化された固体粒子の集まりであるが，その物性を記述する際にはバルク固体とは大きく異なっている点が多い。粉体では，その界面的な性質が大きく現れており，表面での吸着や反応が起こり，流動性・充塡性などに関連する独自の集合状態をもち，単なる固相とは異なる粉独特の特性を示す。したがって，同一な化合物であっても，界面の広がりの違いにより異なった物理化学的性質が現れる。

　比表面積とは粉の単位質量あたりの表面積であり，固体の界面特性として最も基本的なパラメータである。製剤物性研究の基礎データとしてだけでなく，医薬品あるいは医薬品添加剤の品質管理においても重要な評価項目とされる。また，原薬または製剤としての医薬品粉体は，製造工程や保存中にしばしば水と接触することがある。水分吸着による医薬品および製剤添加剤の物理化学的特性の変化は，製剤のプレフォーミュレーションにおいて重要な評価項目の１つである。

　固体表面への気体の吸着現象を利用する物性評価手法には，比表面積測定法および水蒸気吸着等温線測定法が挙げられる。両測定法とも第十七改正日本薬局方の「3. 粉体物性測定法」に「3.02　比表面積測定法」，「3.05　収着—脱着等温線測定法および水分活性測定法」として収載されている[1]。ここでは，両測定法についての原理を解説し，応用例を紹介する。

1.　比表面積測定法

　比表面積測定法は，気体吸着法により粉末医薬品の比表面積（単位質量当たりの粉体の全表面積）を算出する方法である。試料の比表面積は，固体表面での気体の物理吸着により測定され，表面上の単分子層に相当する吸着気体の量を求めることにより算出される。物理吸着は，吸着気体分子と粉末試料表面の間の比較的弱い力（van der Waals 力）に起因している。

1.1.　比表面積の算出

　図1のように，固体表面全体に気体分子が単分子層で吸着を起こしているとき，固体の表面積 S は次式で与えられる。すなわち，試料表面でみかけの単分子層を形成する標準状態における吸着気体の体積（気体の単分子層吸着量 V_m）が決定できれば固体の表面積を得ることができる。

6. 気体吸着法　粉体の比表面積測定法，水蒸気吸着等温線測定法

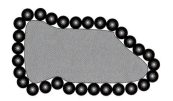

図1　固体表面への気体の単分子層吸着

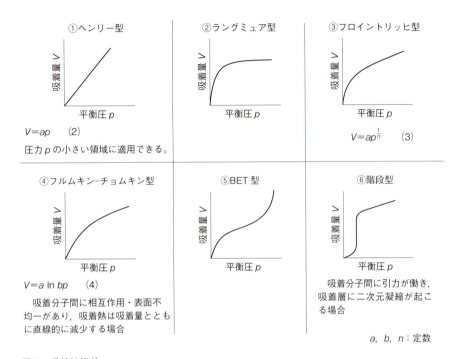

図2　吸着等温線

$$S = \sigma V_m N \tag{1}$$

σ：吸着気体1個の有効断面積，V_m：単分子層吸着量，N：アボガドロ数（$6.022 \times 10^{23}\,\mathrm{mol}^{-1}$）

1.2. 吸着等温線

　温度一定の条件の下，吸着質の平衡圧 p または濃度に対して，固体表面への吸着量 V をプロットしたものを吸着等温線という。図2には吸着等温線の代表的な例をあげた。このうち，比表面積測定に関連するのは②ラングミュア型と⑤BET型である。

1.3. ラングミュア型吸着（ラングミュアの単分子層吸着式）

　固体の表面への分子の吸着が単分子層のみで起こる場合には，吸着等温線は図3のようになり，このような吸着様式をラングミュア型の吸着と呼ぶ。固体表面にはエネルギー的に等価な吸着サイトが存在し，吸着分子間での相互作用はなく，吸着された分子層の上には吸着が起こらないことを仮定して導出された式がラングミュア式であり，単分子層吸着式とも呼ばれる。特に，液相吸着では一般的に成り立つことが知られている。

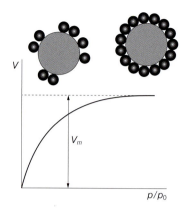

図3　ラングミュア型吸着
p/p_0：相対圧，p_0：飽和蒸気圧

■■ Column ■■

ラングミュア式の導出

ラングミュア式は，気体分子運動論に基づいて，固体表面における気体分子の吸着―脱着平衡を考慮することで導くことができる。下図のように，固体表面にはエネルギー的に等価な N 個の吸着サイトが存在するとする。圧力 p という条件で吸着が起こり，分子に占められているサイトの数を N_A とする。固体表面への吸着速度 v_A は，圧力 p および空席の数 $(N-N_A)$ に比例し，脱着速度 v_D は吸着分子の数に比例し，比例定数をそれぞれ k_A, k_D とすれば，以下のようになる。

$$v_A = k_A p(N-N_A) \tag{7}$$
$$v_D = k_D N_A \tag{8}$$

吸着平衡では $v_A = v_D$ であるから，

$$k_A p(N-N_A) = k_D N_A \tag{9}$$

であり，

$$N = V_m, N_A = V, \frac{k_A}{k_D} = k \tag{10}$$

とおいて整理すると，ラングミュア式が得られる。

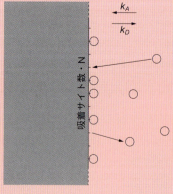

固体表面での気体の分子の吸脱着平衡

$$V = \frac{V_m k p}{1 + k p} \tag{5}$$

k：吸着の強さに関係する定数

式を変形して，

$$\frac{p}{V} = \frac{1}{V_m k} + \frac{p}{V_m} \tag{6}$$

したがって，p に対して $\frac{p}{V}$ をプロットすることにより，その傾きから単分子層吸着量 V_m が得られる。

1.4. BET 型吸着（BET 多分子層吸着式）

単分子層のみの吸着が起こるラングミュア型の吸着とは異なり，分子は積み重なって無限に吸着を起こすことを仮定したモデルである。吸着分子の沸点付近で多くの吸着媒への気相物理吸着の場合に見られ，吸着等温線は図5のようなプロファイルを示す。Brunauer，Emmett，Teller は，ラングミュア理論を多分子層吸着に拡張し，第2層以上の吸着熱 ΔH_L はその気体の液化熱に等しいことを仮定して，次の BET 無限層吸着式を導いた。

$$V = \frac{V_m c x}{(1-x)(1-x-cx)} \tag{11}$$

$x = \frac{p}{p_0}$, $c = exp\left(\frac{\Delta H_1 - \Delta H_L}{RT}\right)$, p_0：飽和蒸気圧，

ΔH_1：第1層の吸着熱，R：気体定数

また，飽和吸着がn層までに限られるときには，n層 BET 式

$$V = \frac{V_m c x \{1-(n+1)x^n + n x^{n+1}\}}{(1-x)\{1+(c-1)x - c x^{n+1}\}} \tag{12}$$

が成り立つ。ここで，n = 1 を代入すれば，ラングミュア式となる。

BET 吸着等温式を変形すると，

$$\frac{x}{V(1-x)} = \frac{1}{V_m c} + \frac{c-1}{V_m c} x \tag{13}$$

となる。$x = \frac{p}{p_0}$ と $\frac{x}{V(1-x)} = \frac{p}{V(p_0-p)}$ との関係を示したグラフ図6は BET プロットと

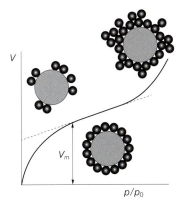

図5　BET 型吸着

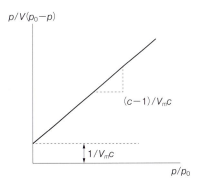

図6　BET プロット

第2章　固体医薬品の物性測定法の理論と実際

呼ばれ，その切片と傾きから，単分子層吸着量 V_m が得られる。通常，$0.05 < x < 0.35$ で良好な直線関係が得られる。単分子層吸着量 V_m の単位は，標準状態（0℃，1 atm）での体積（mL/g）が用いられる。

ところで，c が1に比べて十分に大きい場合には，BET式は，$\dfrac{c-1}{c} \approx 1$ かつ $\dfrac{1}{V_m c} \approx 0$ と近似することができ，

$$\frac{p}{V(p_0 - p)} = \frac{1}{V_m} \times \frac{p}{p_0} \tag{14}$$

のように簡略化される。すなわち，図6に相当するグラフは原点を通る直線となることから，一点の測定データから V_m の算出が可能となる。

窒素ガスの低温吸着などでは c が50以上と大きい値のため，比較的良い近似となり，品質管理などのルーチンの比表面積測定ではほぼ問題はないと思われる。ただし，基礎的な物性研究などでは，その値の信頼性を考慮してデータを扱う必要がある。また，通常の BET プロットにおける直線性からのズレは，前提となっている吸着様式などの妥当性を判断する情報となる点も留意すべきである。

1.5. 比表面積の算出

気体吸着法による比表面積測定は，まず低温において不活性気体が固体表面に単分子層で吸着する量 V_m を決定する。通常は窒素あるいはクリプトンガスが使用される。比表面積が $1.0\,\mathrm{m^2/g}$ 程度以上の試料では窒素ガスが用いられるが，それより比表面積の小さい試料ではクリプトンガスを用いる必要がある。

粉末試料の比表面積 S_w は式（1）を単位質量当たりに換算した（15）式から求められる。

$$S_w = \frac{V_m}{m \times 22.4 \times 10^3} \times 6.02 \times \sigma \times 10^{-23} \tag{15}$$

m：試料の質量，σ：吸着気体分子1個の有効断面積　窒素 σ_{N2}：$0.162 \times 10^{-18}\,\mathrm{m^2}$，クリプトン σ_{Kr}：$0.195 \times 10^{-18}\,\mathrm{m^2}$

2. 試料への気体吸着量測定

2.1. 動的流動法と容量法

気相から固体表面への気体吸着量の測定では，測定は液体窒素の沸点で行われ，吸着した気体量は，動的流動法または容量法により測定される。

動的流動法（図7）では，吸着気体として乾燥した窒素またはクリプトンを使用する。ヘリウムは吸着されないので希釈用気体として用いる。$\dfrac{p}{p_0}$ が 0.05〜0.30 の範囲内で吸着気体とヘリウムの混合比を変えた，少なくとも3種類の混合気体を調製する。所定の温度および圧力条件下で気体濃度を測定する。$\dfrac{p}{p_0}$ が 0.05〜0.30 の範囲内で，少なくとも3つのデータを測定しなければならない。窒素およびヘリウムの混合気体は検出器を通過した後，試験用セルへ導かれ，再び検出器を通過させる。試験用セルを液体窒素中に浸すと，試料は移動相

6. 気体吸着法　粉体の比表面積測定法，水蒸気吸着等温線測定法

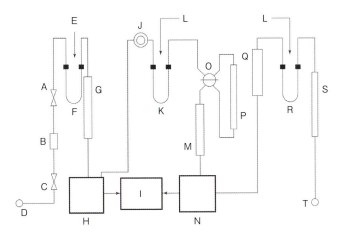

図7　動的流動法吸着測定装置
A：流量制御バルブ，B：微分流量制御計，C：開閉バルブ，
D：気体流入口，E：Oリングシール，F：冷却トラップ，
G：熱平衡管，H：検出器，I：デジタル画面，J：校正用隔膜，
K：試験用セル，L：すり合せ連結管，M：短流路安定管，N：検出器，
O：流路選択バルブ，P：長流路安定管，Q：流量計，R：脱気用部位，
S：拡散調節装置，T：排気口

から窒素を吸着し，熱伝導率検出器を通じて記録計上にパルスとして記録される．次いで，試験用セルを冷却剤から除去する．これによって吸着ピークの反対側にこれと等しい面積をもつ脱着ピークが発生する．この脱着ピークは吸着ピークより明確であるので，測定のために用いられる．校正には，脱着ピークと同様の大きさのピークを与える量の気体を注入し，単位ピーク面積と気体体積との比例関係を求める．一点法では窒素/ヘリウムの混合物を用い，多点法ではいくつかの同様の混合物を用いるか，または2種類の気体の混合により行う．

容量法では，気体の固体への吸着は，装置内の吸着前後の圧力変化を読みとり，吸着前に導入したガス量と吸着後に残存するガス量の差から吸着量を求める．図8には，容量法による窒素ガス吸着表面積測定装置の概略を示した．⑦の試料管に試料を入れ，前処理として加熱および十分な脱気を行う．装置内に窒素ガスを導入した後，試料管を液体窒素に浸して吸着温度に保つ．必要な $\frac{p}{p_0}$ となるように十分な量の窒素を導入し，吸着した気体の体積 V_a を測定する．多点法では連続的により高い $\frac{p}{p_0}$ で V_a の測定を繰り返し行う．吸着気体として窒素を用いるときは，0.10，0.20，0.30 の $\frac{p}{p_0}$ が適切である．定量法では装置内の死容積を正確に知る必要があり，ヘリウムなど，液体窒素温度では試料に吸着を起こさない気体を用いて測定される．本法では混合ガスではなく，純粋な吸着ガスのみを用いるので，熱拡散の干渉効果は避けられる．

2.2. 浸漬熱法

微少熱量計で浸漬熱を測定し，直接そのデータから比表面積を測定する方法である．図9

第 2 章　固体医薬品の物性測定法の理論と実際

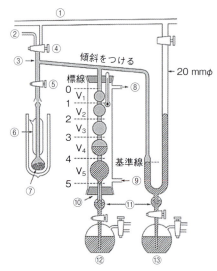

①高真空ライン，②ガスだめへ，③内径 2 mm の肉厚管，④，⑤コック，⑥真空ジャケット，⑦試料，⑧水出口，⑨水入口，⑩ゴムせん，⑪油止め，⑫ガスドーザー，⑬U 字型マノメーター

図 8　容量法吸着測定装置

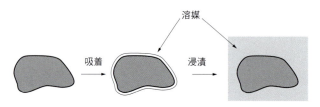

図 9　固体粒子の浸漬

にイメージを示した。粉末試料を液体の飽和蒸気に保存して表面に蒸気吸着層を形成させる。この試料を液体に浸けると，吸着層の表面が消失することによる熱量が発生する。表面に吸着層を形成した粉体の単位面積あたりの浸漬熱は，その液体の表面エネルギーにほかならないので，粉体試料の浸漬熱から表面積を計算できる。

$$S_w = \frac{q_{im}}{h_L} \tag{15}$$

ここで，q_{im} は蒸気吸着させた粉末試料の浸漬熱である。また，h_L は液体の表面エネルギーであり，表面張力の温度変化から求めることができる。

2.3. 試料調製の留意点

比表面積を測定する前に，保存または取扱い中に粉体試料の表面に物理的に吸着した気体を除去しておく必要がある。脱気操作が不十分な場合には，試料表面の一部に吸着している気体の影響により比表面積が低下または変動することがある。物質の表面は反応性をもつので，粉末医薬品の比表面積測定について必要な精度と正確さを得るためには，脱気条件の設

定は重要である．脱気条件の設定に当たっては，BETプロットに再現性があること，試料の質量が一定であること，および試料の物理的または化学的変化がないことを確認しなければならない．温度，圧力および時間によって決められる脱気条件は，粉末試料の元の表面ができるだけ再現されるように選択しなければならない．脱気は，真空とするか，非反応性の乾燥した気体の流れの中に試料をさらすか，または脱着―吸着を繰り返す．いずれの場合においても，加熱操作によって不純物が試料から脱離する速度を増加させることがある．粉末試料を加熱する場合には，表面の性質や試料状態への影響を避けるような注意が必要であり，比表面積測定の再現性を保証するために，できるだけ低い温度と短い脱気時間を用いる．加熱に敏感な試料の場合には，脱着―吸着繰り返し法のような他の脱気法を用いることができる．物理吸着の標準的な方法は，液体窒素の沸点における窒素の吸着である．比表面積の小さい試料（<0.2 m^2/g）では低い蒸気圧をもつクリプトンの吸着を利用する．用いるすべての気体は水分を含んではならない．吸着気体が窒素の場合には試料の全表面積が少なくとも1 m^2，またクリプトンの場合には少なくとも0.5 m^{2}となるように，粉末試料の質量を正確に量る．適切なバリデーションにより，少ない試料量も使用できる．

3. 細孔径分布の測定

多孔性物質は触媒の分野では関連が深いが，医用材料にも活性炭やケイ酸アルミン酸マグネシウムなど，多孔性を有する物質が用いられる．また，粘土鉱物や多孔性結晶セルロース，メソポーラスシリカなどを機能性材料として医薬品を吸着させ，その溶解性を改善するなど，製剤における応用研究もなされている．多孔性材料の特徴はその細孔径に密接に関連しており，細孔径分布は重要な物性のひとつである．

細孔分布測定法としては，吸着等温線を用いる方法と水銀圧入法が一般的である．

3.1. 吸着等温線からの細孔径分布の算出

吸着等温線から細孔径分布を算出するにはいくつかの方法が知られているが，いずれも基本的な原理は同じである．

相対圧 P_r において，半径が r より大きな細孔は t_r の厚さをもつ吸着層で覆われており，半径が r より小さい細孔はすべて吸着質が毛管凝縮を起こし詰まっているとする（図10）．相対圧の微少変化に対する吸着量変化を，毛管凝縮による寄与と多層吸着による寄与に分離して表現する．相対圧 P_r と多分子層吸着層の厚み t_r との関係は実験的に求められ，表で与

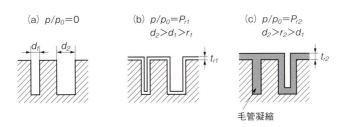

図10　細孔への吸着と毛管凝縮

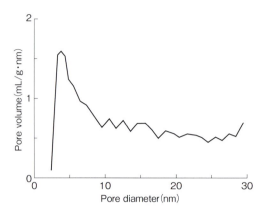

図11 Inkley法により求めた多孔性結晶セルロースの細孔径分布曲線

■■ Column ■■

ガス吸着法による多点法と一点法

多点法における単分子吸着モル数を $(n_m)_{mp}$, 一点法における単分子吸着モル数を $(n_m)_{sp}$ とすると, 両測定における誤差は次式で示される。

$$\frac{(n_m)_{mp}-(n_m)_{sp}}{(n_m)_{mp}} = \frac{1-\frac{p}{p_0}}{1+(c-1)\cdot\frac{p}{p_0}} \tag{17}$$

すなわち, 一点法による誤差は吸着ガスの分圧および c 値に依存することになる。下表は一点法による誤差が c 値および相対圧 $\frac{p}{p_0}$ により, どのように変化するかを示したものである。c 値が大きく相対圧が大きいほど, 一点法と多点法の誤差が少なくなることがわかる。しかし, 実際は相対圧が0.3を超えた場合, 粉体表面の細孔でのガスの濃縮が起き, 理論値と一致しなくなる。そこで, 通常, BET測定は相対圧0.3以下で実施される。相対圧が0.3で一点法を実施した場合, 多点法との誤差は c 値が10のとき19%, 100のときは2%, 1000のときは0.2%となる。また, 下表より誤差はすべて正の値になっている。すなわち, 一点法では, 多点法に比べ, 常に小さな値が得られる。

吸着ガスの相対圧を変化させた場合の一点法による相対誤差

c 値	p/p_0=0.1	p/p_0=0.2	p/p_0=0.3
1	0.90	0.80	0.70
10	0.47	0.29	0.19
50	0.17	0.07	0.04
100	0.08	0.04	0.02
1000	0.009	0.004	0.002

えられている。そして，半径が r と $r+\delta r$ の間にある全細孔の容積 $V_r\delta r$ を考えることで，相対圧の一定量変化の間に毛管凝縮を起こした細孔の容積が求められる（lnkley法）。図11にこの方法によって求めた多孔性結晶セルロースの細孔径分布曲線を示す[2]。

3.2. 水銀圧入法

細孔径分布の直接的な測定法であり，データの信頼性は高い。試料を水銀に浸し，水銀への圧力を変化させると，圧力の増加に応じて順次小さい細孔へも水銀の浸入が可能となる。

半径が r と $r+\delta r$ の間にある細孔の容積を dV として，細孔分布関数を $D(r)$ とすれば，

$$dV = D(r)dr \tag{16}$$

の関係が成り立ち，水銀の浸入量と圧力の関係から細孔分布 $D(r)$ を求めることができる。

4. 比表面積測定の応用例

ステアリン酸マグネシウムの比表面積を多点法と一点法で測定した結果を，表1に示す[3]。すべての試料において多点法の値が一点法に比べ，約12〜15%大きな値になっている。このときの c 値は約10〜14%であり，先の c 値が10の時の理論的誤差が19%であったことを考慮すると，理論値と実測値はよく一致している。

BET法を実施する場合，まず，表面に吸着している空気を脱気しなくてはならない。このとき，ステアリン酸マグネシウムなどの疎水的性質の強い粉体や多孔性物質の場合は，こ

表1　市販ステアリン酸マグネシウムのBET-比表面積測定結果

試料	多点法	c 値	一点法	相対誤差
	(m²/g)		(m²/g)	(%)
1	4.923	14.4	4.241	13.9
2	4.286	14.1	3.664	14.5
3	8.056	13.4	6.867	14.8
4	5.957	10.4	5.194	12.8

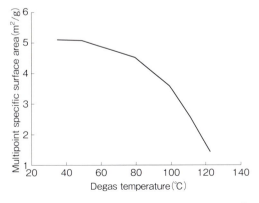

図12　多点法によるステアリン酸マグネシウムの比表面積測定結果

の脱気に時間を要する。そこで，通常は加温して脱気速度を速めるが，その際，低融点物質においては，脱気温度に留意する必要がある[4]。図12はステアリン酸マグネシウムの比表面積測定結果と脱気温度の関係を示したものである。50℃以上で脱気するとステアリン酸マグネシウムの表面状態が変化してしまい，脱気温度の上昇とともに比表面積は減少傾向を示す。このようにガス吸着法では，装置自体よりも試料の前処理やガス吸着量の定量法が測定データの変動要因になる。

5. 水蒸気吸脱着等温線測定

　試料への水分吸着により引き起こされる安定性，結晶構造，粉体の流動性，圧縮性，溶解性，浸透性の変化などは，製剤の製造時において，大きな問題となることがよくある[1~3]。試料への水分吸着挙動の測定には，飽和塩水溶液を用いたデシケーター法が一般的に利用されてきた。この方法は，必要な器具（デシケーター）が安価であること，使用方法が簡単であること，さらに，多くの試料を一度に測定できることなどの利点がある。しかし，水和物など吸湿性が高く，結晶転移の生じやすい試料における正確な転移相対湿度の決定が不可能であること，一定時間ごとの試料重量測定に手間がかかること，使用可能な塩が決まっているため特定の相対湿度でしか測定ができないこと，デシケーターごとの湿度測定のため多量の試料が必要になることが欠点とされている[5]。現在は，全自動の水蒸気吸着量測定装置の普及により試料量が数 mg 程度でも十分な精度で水蒸気吸着等温線測定が可能である。

5.1. 水分子と粉体の相互作用

　水は2つの様式で固体と物理的に相互作用をする。すなわち，表面においてのみ相互作用する吸着と，固体中へ浸透する吸収である（図13）。吸着と吸収の両方が起こるときは，収着という用語が用いられる。水蒸気吸着測定装置が測定可能な現象は，水分子の粉体への吸着，吸収，水和物形成などである。収着または水の取り込みについては，乾燥した試料から開始し，これらを既知の相対湿度下に置いて測定することが，望ましい。脱着はすでに水を含んだ試料から開始し，相対湿度を低下させることによって測定される。その名称が示すように，収着―脱着等温線はある指定された温度に対してのみ有効であり，温度ごとに固有の等温線が存在する。平衡状態であれば，ある相対湿度における含水率は，収着法あるいは脱着法のいずれの方法で測定しても，変わらないはずである。しかし，一般に収着―脱着等温線にはヒステリシスが観察される。

　一般的に薬物あるいは製剤添加剤において測定される水蒸気吸着等温を図14に示す。典

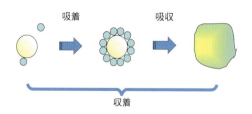

図13　水分子の吸着，吸収と収着

6. 気体吸着法　粉体の比表面積測定法，水蒸気吸着等温線測定法

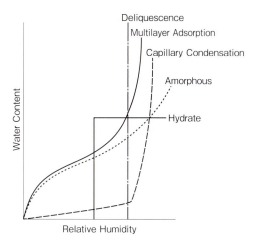

図 14　代表的な水蒸気吸着等温線の例

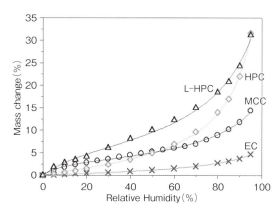

図 15　各添加剤の水蒸気吸着等温線

型的な 5 つのタイプが知られている[4]。結晶など，物理吸着以外の相互作用のない試料では，一般的な BET 式に当てはまるような「多分子層吸着」による吸着等温線が観察される。「水和物」などの溶媒和物では，階段状の吸着等温線を示す。空気中の水蒸気により潮解性を示すような水への高い溶解度をもつ試料では，急激な吸着量の増加が観察される「液化」のパターン，さらに，細孔構造をもつ結晶性試料においてみられる「毛管凝縮」を起こし，吸着量が急激に増加するパターン，水蒸気の一般的吸着のほかに，非晶質高分子などでよく認められる水蒸気の，非晶質相内部への浸透を含めた「吸収」が認められるパターンが知られている。

　水を吸収するタイプの吸着等温線についても，解析が可能である。図 15 は水を収着できる添加剤の収着等温線を示す。水蒸気収着データから水の収着量（W_m）を算出することができる。この収着等温線は，Guggenheim-Anderson-de Boer equation（GAB）式にフィッティングすることにより W_m が算出できる[7]。

第2章　固体医薬品の物性測定法の理論と実際

$$W = \frac{C_G \times K \times W_m \times \dfrac{p}{p_0}}{\left(1 - K \times \dfrac{p}{p_0}\right)\left(1 - K \times \dfrac{p}{p_0} + C_G \times K \times \dfrac{p}{p_0}\right)} \tag{18}$$

ここで，W は水蒸気圧 p における収着蒸気量，W_m は水の収着量，p_0 は測定温度における飽和水蒸気圧であり，C_G，K は次式で表される。

$$C_G = D \times exp\left(\frac{\Delta H_1 - \Delta H_m}{RT}\right) \tag{19}$$

$$K = B \times exp\left(\frac{\Delta H_L - \Delta H_m}{RT}\right) \tag{20}$$

ΔH_1：第1層の収着熱，ΔH_m：中間層の収着熱，ΔH_L：液化熱，
B，D：定数，R：気体定数，T：絶対温度

　GAB 式では，K の値が，固体内部と収着物質の間の相互作用に関するパラメータであるため，水が粒子内部まで入り込み膨潤したときの水の収着量を算出することができる。図15 の EC，MCC，HPC，L-HPC の W_m は，それぞれ，0.012，0.033，0.043，0.067 と見積もられ，L-HPC の水の収着量が顕著に高いことがわかる。これら添加剤については，窒素ガス吸着法により測定した比表面積を，水が吸着したときの比表面積に換算することにより，BET 式（13）を用いて単分子吸着量 V_m を算出できる[7]。W_m から V_m を引いた値は，水が粒子内部に入り込んで膨潤した質量と見積もることができ，膨潤性の指標となる。

5.2.　水蒸気吸着測定用装置と測定法

　本測定法には相対湿度の制御方法の異なる複数の測定装置が利用可能である。1つは，試料をある温度まで加熱し減圧下で乾燥し，その後，水蒸気のみを試料室内に導入し，目的相対湿度を得るもので，もう一方は，水蒸気発生装置をもち，乾燥空気と混合して調整した目的相対湿度の水蒸気（大気圧下）を試料室中に導入するものである。日本薬局方には，図16a として水吸着測定用装置の一例が掲載されている。この装置は，試料部が大気圧下のタイプであり，水和物試料などを高湿度から測定可能な点が利点とて挙げられる。一方，欠点としては，試料の乾燥などを行う場合には脱水が不十分となる場合があるため，加熱が必要になること，水以外の気体を利用することが困難な点が挙げられる。測定は一定温度で種々の相対湿度において，試料の質量が平衡に達した後に測定データを得る。そのデータを用いて収着等温線（例えば，0〜約95%RH，凝縮しない範囲）を作成する。試料が潮解する場合には，質量が平衡には達しないため，測定時間に上限を設ける。質量の測定値に及ぼす試料粉体の静電気の影響についても考慮しなければならない。装置の温度と相対湿度の適格性評価には塩の潮解点が利用される。

　図16b には，減圧下で測定を行うタイプの装置の例を示す。この装置は電子天秤，真空ポンプ，リザーバー，絶対圧トランスデューサー，恒湿槽からなり，減圧下の試料に絶対圧トランスデューサーによりコントロールされた規定量の水蒸気を導入し，吸着された水分量を電子天秤により測定するものである。この装置では，測定が減圧下で行われるため，加熱乾燥中に相転移などを起こす可能性のある試料も測定可能である。また，試料の乾燥，吸着等温線測定が連続して行えるため，試料の他の気体への接触，吸湿等が防止できる。さらに，試料によっては水以外の吸着媒体が使用可能となること，大気中の窒素，酸素などのガ

136

6．気体吸着法　粉体の比表面積測定法，水蒸気吸着等温線測定法

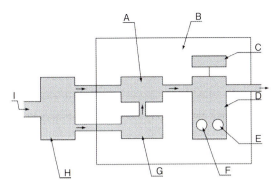

図16a　水蒸気吸着測定用装置の例①
大気圧下で水分吸着量を測定する装置
A：湿度調節器，B：恒温槽，C：天秤モジュール，
D：湿度が制御されたモジュール，E：リファレンス，F：試料，
G：水蒸気加湿器，H：流量調節モジュール，I：乾燥気体

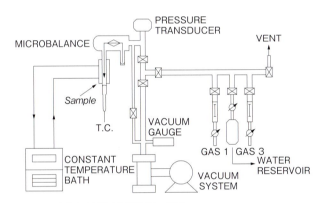

図16b　水蒸気吸着測定用装置の例②
減圧下で水分吸着量を測定する装置

ス分圧が無視でき系内の圧力によってのみ水蒸気をコントロールするため，通常難しいとされている低温においても高精度な相対湿度コントロールが可能であることも利点である。欠点としては，減圧下測定のため，水和物を水和状態から測定不能であること，特定の相対湿度における試料の取り出しが不可能なことである。これら装置は互いに他の方法を補完するようになっており，測定試料により使い分けるのが理想的である。

6．製剤の物性評価法としての応用例

　水和物原薬の分子状態評価には，水蒸気吸着等温線測定は必須と考えられる。また，品質管理の観点からも，本手法による定期的な評価が品質の恒常的維持に不可欠である。近年開発されている医薬品原薬は，溶解性改善のために塩が選択される場合が多く，結果として水和物となっている場合が散見される。このような溶媒和物では，クラスレート形成による非

化学量論的な吸着挙動が観察される場合もある[8]。このような化合物の品質管理には，最適な製造・保存条件の理解，安定製造のためのデザインスペース構築が必須であるが，水分子の吸着挙動の理解なしには達成しえないことは明白である。そのほか，製剤の製造過程における単位操作には，粉体物性を変化させる種々の要因が含まれる。造粒操作による水和物の生成，乾燥過程における脱水，相転移，光照射や微粉化による粉体へのエネルギーの付与，粉砕による粉体表面特性の変化，フリーズドライやスプレードライによる非晶質化などはその最たるものである。

これら粉体物性変化の水蒸気吸着測定による評価の試みがなされている。試料粉砕時に認められる水蒸気吸着挙動の変化については，ネドクロミルナトリウムについて検討されている[9]。7.5水和物を粉砕すると試料中に三水和物が生成する，さらに，三水和物を粉砕した場合には，含水量の多い7.5水も生成することが確認されている。また，図17は三水和物を70℃で加熱乾燥して得られた試料の水蒸気吸着等温線である。この試料は，結晶水が完全に脱水されておらず，RH15％以上で三水和物にRH90％以上で7.5水和物に転移した。また，脱水過程では，RH10％以下で脱水し一水和物に転移した。一方，7.5水和物は50℃以上での加熱により，容易に脱水し非晶質化した。この試料の水蒸気吸着等温線を図18に示

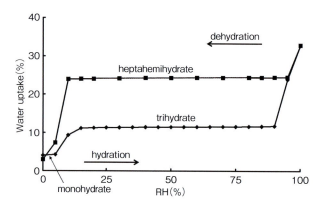

図17　ネドクロミルナトリウム三水和物を乾燥して得られた一水和物の水蒸気吸脱着等温線 25℃

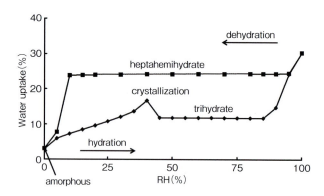

図18　ネドクロミルナトリウム7.5水和物を乾燥して得られた非晶質の水蒸気吸脱着等温線 25℃

6. 気体吸着法　粉体の比表面積測定法，水蒸気吸着等温線測定法

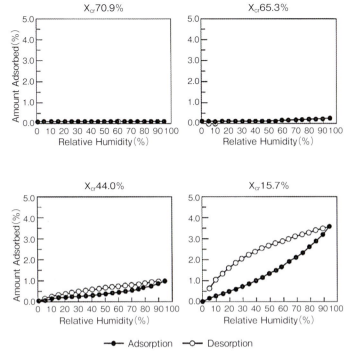

図19　種々の結晶化度 UDCA 試料の水蒸気吸脱着等温線 25℃

す。この非晶質試料は RH40% 程度まで吸湿し三水和物以上の水分が吸着したが，その後三水和物として結晶化した。この結果より，乾燥した試料についても，脱水前の結晶形の違いが無水物の水蒸気吸着挙動に影響を及ぼすことが示唆されている。無水物のほかにも，噴霧乾燥により結晶化度を 15.7～70.9% と変化させたウルソデオキシコール酸（UDCA）の水蒸気吸着等温線も報告されている。図19に示すように，UDCA は水に難溶性であるため結晶化度 70.9% の試料では，ほとんど水の吸着は認められないが，結晶化度の低下にともない，試料への水蒸気吸着量は顕著に増加する傾向が認められている。このような結晶性の低下による水蒸気吸着量の増加の例は，スプレードライによりされた非晶質乳糖においても認められている[10]。図20は結晶乳糖に非晶質乳糖を 0.05～0.5% で混合した試料における水蒸気吸着等温線である。この系では，相対湿度 53% 付近からの重量減少が認められている。これは非晶質乳糖の吸湿による一水和物への結晶化によるものであり，結晶性の低い試料ほど大きな水蒸気吸着量を示すことが確認されている。この結果は，未知試料の結晶化度算出および未知物質の物理的安定性評価が水蒸気吸着等温線測定により可能であることを示すものである。乳糖への水蒸気の吸着によるガラス転移温度の低下は，水蒸気吸着量測定からも検討可能である。水蒸気吸着量測定から得られた水分含量と試料のガラス転移温度には，Gordon-Taylor 式に良好に適合した相関が認められ，水分子の吸着により試料が結晶化しやすい状態へ変化していることが確認されたとの報告もある[11]。

　水分子は，溶媒としても可塑剤としても作用することが可能であり，試料の物理的相変化，化学的安定性，粉体特性に影響を及ぼすこと，さらに，製剤と水分子との相互作用には，吸着，毛管凝縮，液化，水和物形成，収着などがあることを十分理解すべきである。本

第2章　固体医薬品の物性測定法の理論と実際

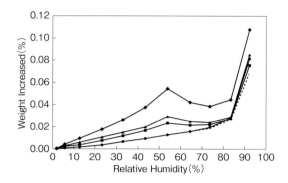

非晶質乳糖含量 0.050(●)，0.125(■)，0.250(▲)and 0.5(◆)％

図20　一水和物結晶中の微量の非晶質乳糖の水蒸気吸着量測定による評価

　試験法による評価データは，処方設計の手助けとなり，製剤製造時の問題点の改善につながり，さらに包装材料の評価および適合性の予測が可能と考えられる。本試験法は，製剤の開発時において，今後一層の応用が期待される。

参考文献

1) 第十七改正日本薬局方
2) K. Matsumoto, et al., Int. J. Pharm., 108, 167 (1994)
3) R.R. Vippagunta, et al., Pharm. Dev. Tech., 1097-9867 (2009)
4) Z.T. Chowhan, et al., Pharm. Tech., 17(8), 72 (1993)
5) 高分子学会編，高分子と水，共立出版 (1995)
6) S.J. Gregg and K.S.W. Sing, "Adosorptjon, Surface Area and Porosity, 2nd ed.", Academic Press (1982)
7) R.M Myhara, et al., LWT-Food Sci. Tech., 31, 699-706 (1998)
8) A.C. Schmidt, I. SchwarzInt. Int. J. Pharm., 320, 4-13 (2006)
9) H. Hoshi, et al., J. Therm. Anal. Calorim., 92, 471-476 (2008)
10) G. Buckton, P. Dancy, Int. J. Pharm., 123, 265 (1995)
11) B.C. Hancock, G, Zografi, Pharm. Res., 11, 471 (1994)

米持　悦生（よねもち　えつお）

7. 粒子径測定

　固形製剤の製造においては粉体を取り扱うプロセスが含まれている。粉体特性のうち，粉体を構成する粒子の大きさは最も基本的な物性であることから，製剤設計あるいは品質管理における粒子径の制御は重要である。すなわち，顆粒剤や散剤あるいは懸濁性注射剤中の粒子の規格，錠剤や含量均一性につながる粉体の混合性，錠剤製造時の粉体の流動性・充填性・圧縮成形性などの特性には，粒子径が密接に関わっている。

1. 粒子の大きさ，形状

　粒子の大きさを表現する用語として，粒子径あるいは粒度などが用いられる。粒子径とは，粉体を構成する個々の粒子を対象としたときのそれぞれの粒子の大きさを意味する。一方，粒度とは分布をもち，粒子群の平均的な大きさを示す漠然とした概念であり，一義的に定義できるものではない。図1は，粉体を構成する粒子群の模式図である。図1aのように同じ大きさの球形粒子で構成される粉体ならば粒子径の記述は容易であるが，実際の粉体は図1dのように大きさのまちまちな不規則な形状の粒子から構成されていることが多い。そのような粒子群を記述する場合，2つの事柄を考慮する必要がある。すなわち，粒子が球形でない場合（図1b）に何をもって粒子径とするか，粒子の大きさが分布をもっている場合（図1c）にどう記述するかという点である。

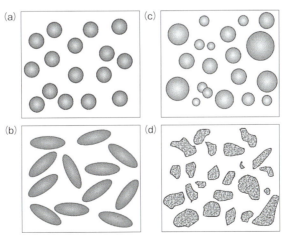

図1　粒子群の模式図

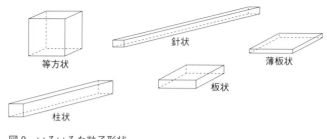

図2　いろいろな粒子形状

不規則な形状の粒子については，粒子径の評価に粒子形状に関する情報も含めなければならない．また，以下に示すものは，粒子形状に関して汎用されているいくつかの用語の定義である（図2）[1]．
①針状：短軸径と厚みがほぼ等しく，細長い針状の粒子．
②柱状：針状粒子より大きい短軸径と厚みをもつ，長くて薄い粒子．
③薄板状：長軸径と短軸径がほぼ等しく，薄くて扁平な粒子．
④板状：長軸径と短軸径がほぼ等しいが，薄板状より大きい厚みをもつ扁平な粒子．
⑤等方状：ほぼ同じ長軸径，短軸径および厚みをもつ粒子．立方体状および球状粒子が含まれる．さらに，試料の均一性は注意すべきである．

2. 粒子径の計測

2.1. 幾何学径

顕微鏡などで観察した粒子の投影像から，個々の粒子の長さを計測して求めた粒子の大きさが幾何学径である（図3）．以下に代表的な粒子径の定義を示す[1]．
①フェレー径（定方向接線径）：ランダムに配向した粒子に接し，接眼スケールに垂直な仮想的平行線間の長さ．
②マーチン径（定方向面積等分径）：ランダムに配向した粒子を2つの等しい投影面積に分割する点における粒子の長さ．①②は，ある一定の方向を任意に設定してそれぞれの定義に従って全粒子についてサイズを決定するので，粒子が配向を起こさず，ランダムに分散していることが前提となる．
③ヘイウッド径（投影面積円相当径）：粒子と同じ投影面積をもつ円の直径，後述する沈降法から求めるストークス径に近い値となる．
④長軸径：接眼スケールに対して平行に配向した粒子の外縁からもう一方の外縁までの最大長さ．
⑤球相当径：物理的意味を考慮した粒子径表現であり，体積，表面積，沈降速度など，粉体が示す性質や現象との対応において，球を基準として表現したものである．例えば，等体積球相当径は粒子と同じ体積をもつ球の直径を粒子径とするものである．そのほかに，等表面積球相当径，等沈降速度球相当径なども用いられる．⑤で定義される粒子径とは，計測対象の粒子についての固有の値ではなく，物理的現象と結びついた定義であることを注

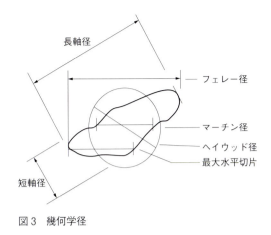

図3　幾何学径

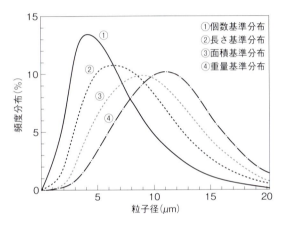

図4　粒子径分布曲線

意すべきである。

3. 粒子径分布と平均粒子径

3.1. 粒子径分布

　粉体に含まれる粒子の大きさの分布を表すプロファイルを粒子径分布曲線という（図4）。縦軸には頻度または積算量をとるが，その基準として表すもの，すなわち個数基準，長さ基準，面積基準，質量基準，体積基準などを明確に記載することが必要である。

3.2. 平均粒子径

　粉体を扱う際には，その粒子群の粒子サイズの表現として代表径を定義すると便利である。粒子径分布曲線の最高点を示す粒子径であるモード径や，積算分布曲線の50%積算値を示す粒子径であるメジアン径（D_{50}）がよく知られているが，これらは単なる代表値であり

第2章　固体医薬品の物性測定法の理論と実際

表1　平均粒子径の定義

参照No.		平均径の名称	記号	個数基準	質量基準	物理的意味（形状係数 ϕ_s, ϕ_v のとき）
重みつき平均径	1	個数平均径	D_1	$\dfrac{\Sigma(nd)}{\Sigma n}$	$\dfrac{\Sigma(w/d^2)}{\Sigma(w/d^3)}$	粒子の全数または全長
	2	個数平均径	D_2	$\dfrac{\Sigma(nd^2)}{\Sigma(nd)}$	$\dfrac{\Sigma(w/d)}{\Sigma(w/d^2)}$	
	3	個数平均径	D_3	$\dfrac{\Sigma(nd^3)}{\Sigma(nd^2)}$	$\dfrac{\Sigma w}{\Sigma(w/d)}$	$S_\mathrm{w}=\phi/(\rho_\mathrm{p}D_3)$ は粒子群の比表面積
	4	個数平均径	D_4	$\dfrac{\Sigma(nd^4)}{\Sigma(nd^3)}$	$\dfrac{\Sigma(wd)}{\Sigma w}$	
5		平均表面積径	D_5	$\sqrt{\dfrac{\Sigma(nd^2)}{\Sigma n}}$	$\sqrt{\dfrac{\Sigma(w/d)}{\Sigma(w/d^3)}}$	$\phi_\mathrm{s}D_\mathrm{s}^2$ は平均粒子表面積
6		平均体積径	D_v	$\sqrt[3]{\dfrac{\Sigma(nd^3)}{\Sigma n}}$	$\sqrt[3]{\dfrac{\Sigma w}{\Sigma(wd^3)}}$	$\phi_\mathrm{v}D_\mathrm{v}^3$ は平均粒子体積, $\dfrac{1}{\rho_\mathrm{p}\phi_\mathrm{v}D_\mathrm{v}^3}$ は単位質量に含まれる粒子数
7			D_vd	$\sqrt{\dfrac{\Sigma(nd^3)}{\Sigma(nd)}}$	$\sqrt{\dfrac{\Sigma w}{\Sigma(w/d^3)}}$	$\phi_\mathrm{v}D_\mathrm{v}^3$ は平均粒子体積
8			D_w	$\sqrt[4]{\dfrac{\Sigma(nd^4)}{\Sigma n}}$	$\sqrt[4]{\dfrac{\Sigma(wd)}{\Sigma(w/d^3)}}$	$\phi_\mathrm{v}D_\mathrm{v}^3$ は平均粒子体積
9		調和平均径	D_h	$\dfrac{\Sigma n}{\Sigma(n/d)}$	$\dfrac{\Sigma(w/d^3)}{\Sigma(w/d^4)}$	平均比表面積

注）n：個数, d：個々の粒径, w：個々の質量, ϕ_s：面積形状係数, ϕ_v：体積形状係数
粉体工学会編, 粉体工学用語辞典, 日刊工業新聞社, p.467

物理的な意味はない。粉体に現れる性質との対応から物理的意味をもつ代表径として, いろいろな平均粒子径が定義されている。表1には平均粒子径の定義をし, また, 図5にはその図解を示した。測定によって得られる粒子径は, その測定の方法によって意味が異なる。したがって, それらを対象とする現象に対応させる場合にも, 物理的意味を考慮して用いる必要がある[2,3]。

4.　各種粒子径測定法

4.1.　顕微鏡法

　光学顕微鏡または電子顕微鏡を用いて, 粉体を構成する粒子の像の大きさと数から粉体の粒子径分布（個数基準）を測定する方法である。画像解析装置との組み合わせにより, 厳密かつ迅速な測定ができる。

4.2.　ふるい分け法

　ふるい分け法は, ふるいを用いて粉末状医薬品の粒子径分布を測定する方法であり, 本質的には二次元の大きさを評価する測定法である。本法により測定された粒子の大きさは, 粒子が通過する最小のふるいの目開き寸法で表される。この方法は, 粒子径分布による粉体や顆粒を対象とした分級法の一つである。織布ふるいを用いるときは, ふるい分けは基本的に

7. 粒子径測定

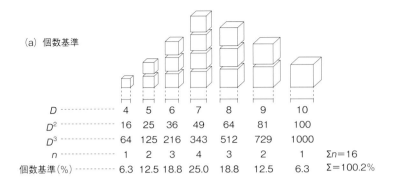

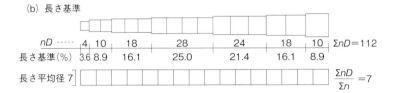

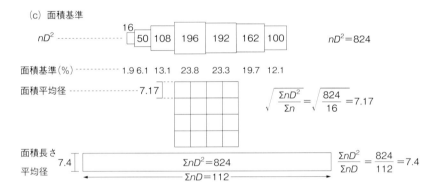

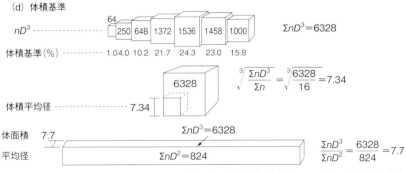

「粉体―理論と応用」, 久保輝一郎他編, 丸善を基に作成

図5 平均粒子径のイメージ図

は粒子をそれらの中間的な粒子径寸法（例えば，幅）によって分級する。機械的ふるい分け法は，粒子の大多数が約 75 μm より大きい場合に最も適している。網ふるいの目開き（μm）は，「2 の 4 乗根」倍ごとの規格がある。また，ふるい番号とは，1 インチ（2.54 cm）あたりの目数のことである。日本薬局方には，ふるいの目開きが 5.6 mm から 38 μm まで 30 種類の規格のふるいが収載されている[1]。各ふるいはふるい番号で呼ばれる。

$$ふるい番号 = 2.54 \text{ cm} / (ふるいの目開き + 金属線の線径)$$

測定の際，ふるいは試料中の全粒子径範囲をカバーできるように選択する。ふるい目開き面積の $\sqrt{2}$ 級数をもつ一群のふるいを用いるのがよい。

ふるい分け法は，通常，比較的粗大な粉体や顆粒を分級するための方法である。この方法は，粉体や顆粒が粒子径のみに基づいて分級される場合には特に適切な方法であり，ほとんどの場合，乾燥状態で行う。問題点は，かなりの試料量（粉体や顆粒の密度および試験用ふるいの直径にもよるが，通常は少なくとも 25 g 以上）を必要とすること，およびふるいの目詰まりを起こす傾向のある油状またはそのほかの付着性粉体や顆粒の場合には，ふるい分けが難しいことである。ふるい開口部からの粒子の通過は，しばしば長さより最大幅または厚みに依存するので，本法は基本的には粒子径を二次元的に評価することになる。

4.3. コールターカウンター法

細孔を有する隔壁で隔てられた電解質溶液に粉末試料を分散させ，液の流れを作って細孔中を通過させる（図 6）。隔壁の両側に電圧をかけておくと，粒子が細孔を通過する際に細孔内から電解質溶液の排除が起こるため，粒子の体積に応じて電気抵抗が増大する。すなわち，その電気抵抗値から体積相当径を求めることができる。直接得られる粒度分布は個数基準であるが，体積基準へ換算される。

4.4. 沈降法

媒体中を粒子が沈降する速度が粒子の大きさに依存するという原理に基づいた測定法であり，沈降速度球相当径あるいはストークス径が求まる。粒子径と沈降速度の関係を示す式がストークス式である。

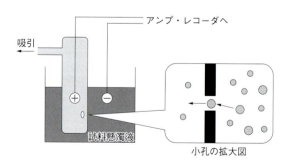

図 6　コールターカウンター法の模式図

$$v = \frac{(\rho - \rho_0)g}{18\eta_0}d^2 \tag{1}$$

v：粒子の沈降速度，d：粒子径，ρ：粒子の密度，ρ_0：媒体の密度，η_0：媒体の粘度，g：重力加速度 (9.81 m/s²)

ストークス式は，粒子が球形でかつ沈降開始から等速運動をしているという前提の上で成立しているため，1～100 μm 程度の粒子が測定の対象となる。粉体試料の沈降速度を測定する際の試料の分散方法および粒子濃度の検出方法の違いにより，直接得られる沈降曲線のプロファイルは異なる。図 7 には，3 種のサイズの粒子からなる粉体の粒子径測定に，沈降法を適用したときの様子を示した。図 7a は一斉沈降法と呼ばれ，分散媒の上方に試料をマウントして同時に沈降させる。図 7b は分散沈降法と呼ばれ，試料を分散媒中に均一に分散させてから沈降を行う。図では理解しやすいように粒子径ごとにカラム分けして示してある。

また，濃度検出の原理の違いにより，得られる沈降曲線は，増分形および積算形という表現をとる。増分形は，光透過法などにより測定面の粒子濃度変化を検出した場合に得られ，一方，積算形は沈降天秤（図 8）などにより測定面以下（または以上）に存在する粒子量を検出する方法により得られる。図 9 には，図 7 に示した沈降モデルで得られる沈降曲線の概要を示した。試料の分散および濃度検出の方法の組み合わせにより，それぞれのプロファイルが得られ，沈降時間と粒子径の関係から粒子径分布曲線に換算される。実際の粉体では連続した粒子径分布をもつが，図 10 には分散沈降法で得られた積算形の沈降曲線およびその解析方法が示されている。

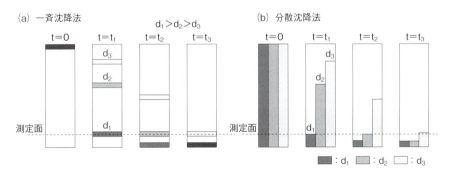

図 7　沈降法

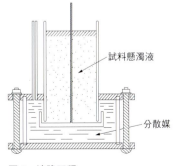

図 8　沈降天秤

第2章　固体医薬品の物性測定法の理論と実際

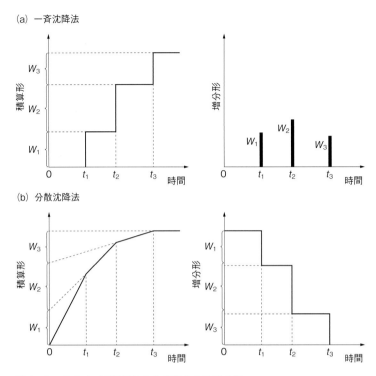

図9　3つのサイズの粒子からなる粉体の沈降曲線

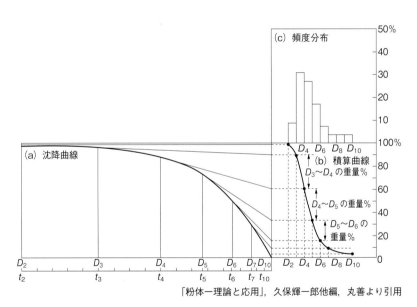

「粉体―理論と応用」, 久保輝一郎他編, 丸善より引用

図10　沈降曲線（分散沈降・天秤）からの解析

■■ **Column** ■■

ストークス式の求め方

　粒子の質量を m, 同体積の媒体の質量を m_0, 重力加速度を g, とすると, 重力および浮力は mg および m_0g で表される。そして, 粒子の沈降速度を v, 運動する粒子が媒体から受ける抵抗力を R とすると, 力のつり合いは下図のようになり, 運動方程式は以下のように示すことができる。

$$m\frac{dv}{dt} = mg - m_0g - R \tag{2}$$

球形粒子の直径を d, 密度を ρ とすれば

$$m = \frac{\pi}{6}d^3\rho \tag{3}$$

であり, また, 粒子の速度を v, 直径を d とすると, 抵抗力 R はストークスの抵抗法則より,

$$R = 3\pi\rho_0 dv \tag{4}$$

と表されることから, 運動方程式は以下のように示される。

$$\frac{\pi}{6}d^3\rho\frac{dv}{dt} = \frac{\pi}{6}d^3(\rho - \rho_0)g - 3\pi\rho_0 dv \tag{5}$$

これを整理して

$$\frac{dv}{dt} = \frac{(\rho - \rho_0)g}{\rho}g - 18\frac{\eta_0 v}{\rho d^2} \tag{6}$$

となる。そこで, 等速運動という条件 $\frac{dv}{dt}=0$ を入れれば, ストークス式

$$v = \frac{1}{18}\frac{(\rho - \rho_0)g}{\eta_0}d^2 \tag{7}$$

が得られる。沈降距離を h, 沈降時間を t として

$$t = \frac{18\eta_0 h}{(\rho - \rho_0)g}\frac{1}{d^2} \tag{8}$$

と表され, 測定条件一定のときは, $\frac{18\eta_0 h}{(\rho - \rho_0)g}\frac{1}{d^2}$ が定数となるので a とすると, t は以下のように示される。

$$t = \frac{a}{d^2} \tag{9}$$

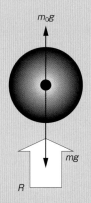

図　粒子の沈降における力のつり合い

4.5. レーザー回折・散乱法[1,4)]

粒子径分布測定に用いられるレーザー回折法は，粒子が単色光のビームに曝された際に生じる回折パターンの解析に基づいている。粒子に光を照射すると散乱が起こるが，その散乱のパターンは図 12 に示したように粒子径 D に依存する。粒子の前方で散乱光を観測すると，照射する光の波長 λ に比べて粒子径が大きい場合 $\left(\alpha=\dfrac{\pi D}{\lambda}=10\right)$ にはその強度は強く，粒子径が小さい場合（$\alpha=1$）には前方への散乱光は広がりをもち，強度は弱いことがわかる。光散乱法とは，このように粒子からの散乱光のパターンを観測し，得られたデータをデコンボリューションすることにより，粒子径を求める方法である。

レーザー回折散乱装置の概念図を図 13 に示した。前方散乱光の回折像と高角度位置での散乱光を観測し，フラウンホーファの回折理論またはミーの散乱理論に基づいて解析し，0.1 μm から 3 mm 程度までの粒子を対象に粒子径分布を測定する。本法は測定が簡便であり，また再現性も良好であるという特徴をもつ。

ただし，この方法は一次粒子による散乱と一次粒子のクラスター，すなわち，アグロメレ

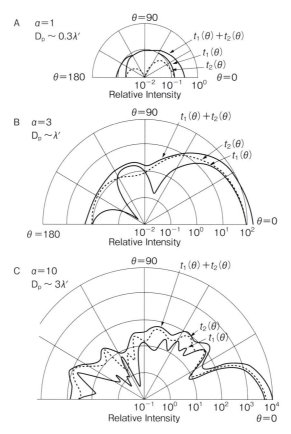

図 12　粒径パラメータ $\left(\alpha=\dfrac{\pi D}{\lambda}\right)$ による散乱分布強度の変化

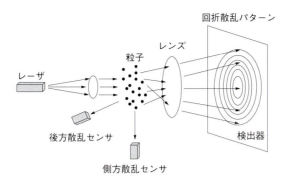

図13 レーザ回折散乱法の原理

■■ Column ■■

粉体の細かさの表示法

粉体の細かさの表示法は日本薬局方に規定されている[1]。ふるい分け法は粒子の大多数が75 μmより大きい場合に適しているが，より小さな粒子を含む試料であってもふるい分け法が検証されている場合には用いることができる。レーザー回折・散乱法も一般的に用いられる測定法であり，広い粒子径範囲に適用可能である。積算分布は分析用ふるいまたは他の方法により測定され，粒子径については次のように表示される。

x_{90}：積算ふるい下分布90%に相当する粒子径
x_{50}：メジアン径（50%の粒子がこの値より小さく，50%の粒子がこの値より大きい）
x_{10}：積算ふるい下分布10%に相当する粒子径

dも粒子径を表すのに用いられ，d90, d50, d10を使用することもできる。
下付き添字rが粒度分布の基準を表すとして，積算ふるい下分布を基に$Q_r(x)$を定義する。

$Q_r(x)$：粒子径x以下の大きさをもつ粒子の積算分布割合

r	粒度分布の基準
0	個数
1	長さ
2	面積
3	体積

そこで，定義より：$x=x_{90}$なら$Q_r(x)=0.90$，$x=x_{50}$ならば$Q_r(x)=0.50$，$x=x_{10}$なら$Q_r(x)=0.10$となる。

下表の用語を用いることにより粉体の細かさを定性的に分類することもできる。

細かさによる粉体の分類

用語	$x_{50}(\mu m)$	体積基準積算分布割合 $Q_3(X)$
粗い	>355	$Q_3(355)<0.50$
やや細かい	180〜355	$Q_3(180)<0.50$, $Q_3(355)\geq0.50$
細かい	125〜180	$Q_3(125)<0.50$, $Q_3(180)\geq0.50$
極めて細かい	≤125	$Q_3(125)\geq0.50$

第 2 章　固体医薬品の物性測定法の理論と実際

ートまたはアグリゲートによる散乱を区別することはできない。また，光学モデルにおいて
球形粒子を仮定しているので，非球形粒子については球相当粒子径分布が得られる。その結
果，得られた粒子径分布は，ほかの物理的原理に基づく方法（例えば，沈降，ふるい分け）
によって得られた分布とは異なることがある。医薬品などの有機化合物を試料とする場合に
は，測定に用いる分散溶媒の選択にも注意を要する。また，粉体を分散するために用いる液
体，界面活性剤および分散剤は，①レーザー光の波長において透明であり，基本的に気泡や
粒子を含まないこと，②試料粒子とは異なる屈折率を有すること，③試料粒子に対して非溶
剤であること（純粋な液体またはあらかじめろ過した飽和溶液），の条件を満たしていなけ
ればならない。

4.6.　動的光散乱法による液体中の粒子径測定[1, 5]

　液体中に分散されたサブミクロン粒子は，常にランダムなブラウン運動を行っている。こ
の粒子にレーザー光が照射されると，拡散係数に依存して移動粒子からの散乱光強度が変動
する。大きな粒子は動きが遅いので散乱光強度の揺らぎは緩やかであり，一方，小さな粒子
は動きが速いので散乱光強度の揺らぎは急激に変化する。動的光散乱法ではこの拡散係数を
反映した散乱光の揺らぎを検出し，ストークス・アインシュタイン式を利用して粒子径を測
定する。

$$x = \frac{kT}{3\pi\eta D} \times 10^{12} \tag{10}$$

　x：球状粒子の粒子径（nm），k：Boltzmann 定数（1.38×10^{-23} J・K^{-1}），T：絶対温度（K），
　η：分散媒の粘度（mPa・s），D：並進拡散係数（$m^2 \cdot s^{-1}$）

　時間的に変化する散乱光強度（信号波形）から粒子径を求める手法として，光子相関法と
周波数解析法のいずれかが用いられる。光子相関法では，信号波形を，それ自身を時間的に
ずらした波形と相関させる。これは自己相関関数と呼ばれる。もし試料が単一粒子径から成っ
ているならば，自己相関関数は，指数関数的に減衰する形となる。この減衰率が，散乱光の
揺らぎ，つまり粒子径を表している（図 14）。周波数解析法では，信号波形をフーリエ変換
することで，パワースペクトルを求める。もし試料が単一粒子径ならば，パワースペクトル
はローレンツ型のピークが 1 つ得られる。この 2 つの手法は，数学的に等価である。つま
り，光子相関法における信号波形の自己相関は，周波数解析法のパワースペクトルを逆フー
リエ変換したものに一致する。このため，どちらの手法を用いても，平均粒子径を反映した
値 $\bar{x}_{DLS}$ と，試料に含有する粒子径分布の広がりを反映した多分散指数（PI）とが求められ
る。例えば，この 2 つの値は，光子相関法においては，自己相関関数の減衰率から求めるこ
とができる。減衰率を求める手段には，キュムラント法か逆ラプラス法のいずれかが用いら
れる。周波数解析法では，パワースペクトル分布がそのまま平均粒子径と多分散指数とを反
映している。

　動的光散乱式測定装置に使われている光学検出方法は 2 つのタイプがある。散乱光のみを
計測するホモダイン法および散乱光と入射光の一部を混合し干渉させるヘテロダイン法であ
る（図 15）。ホモダイン法は光子相関法とも呼ばれ，入射光に対して直角方向に設置した検
出器により，粒子からの側方散乱光を観測する。散乱信号は波長が変化した光同士の干渉波
であり，その散乱光強度の時間的変化から自己相関関数を計測し，拡散係数を求めること に

152

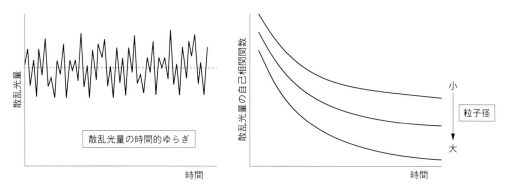

図14　散乱光量の時間的変化および自己相関関数

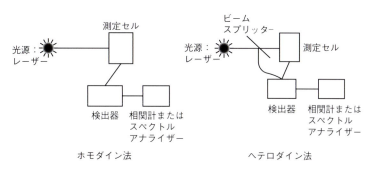

図15　測定装置の光学配置

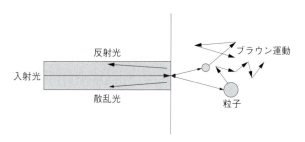

図16　ヘテロダイン法の原理

よって粒子径を決定する。一方，ヘテロダイン法では，図16のように入射光と同じ方向に検出器を設置して，粒子からの後方散乱光を観測する。運動する粒子のドップラー効果により波長が変化した散乱光波と，サンプルセルのガラス面での反射光との干渉波を周波数解析することにより，粒子の速度分布を求め，粒子径分布を決定する。

　この方法は，測定結果が試料の特性に依存するので，異なる試料調製における再現性は物質によって大きく変化する。さらに，測定結果は，測定方法（光子相関法または周波数解析法），光学的配置（ホモダインまたはヘテロダイン），および観測角度などの違い，測定時間または積算回数，試料，試料調製，試料濃度，分散条件，および測定セルに依存し，データ解析プログラム，および使用する光学モデルにも影響を受けるため注意が必要である。

第2章　固体医薬品の物性測定法の理論と実際

表2　種々の粒子径測定法と測定できる範囲

測定方法（湿式）	測定範囲	測定方法（乾式）	測定範囲
重力沈降法	数百 nm〜1 mm	光学顕微鏡法	$1\,\mu m$〜1 mm
遠心沈降法	1 nm〜数 μm	電子顕微鏡法	$1\,\mu m$〜$10\,\mu m$
コゼニー・カーマン法	100 nm〜1 mm	光散乱法	1 nm〜$10\,\mu m$
湿潤熱法	1 nm〜$10\,\mu m$	ふるい分け法	数 μm〜数 mm
コールターカウンター法	$1\,\mu m$〜1 mm	BET 法	1 nm〜$10\,\mu m$
		X 線法	1〜10 nm

　ここまで紹介した以外にも，種々の粒子径測定法がある。表2に各粒子形測定法と測定できる範囲を示した。

5.　吸入剤の空気力学的粒度測定法

　肺を薬物投与部位とするドライパウダーインハレーション（Dry powder inhalation：DPI）製剤では，吸入による肺への薬物分布は医薬品の粒子径に依存し，肺深部へ薬物を到達させるには，粒子径を1〜5 μm 程度にコントロールする必要がある。インハレーションにおけるエアゾール粒子の粒子径は，流体力学径（Aerodynamic diameter：AD）で表現される。これは粒子径を d，密度を ρ として，（11）式のように定義される。

$$AD = d\frac{\rho}{\rho_0}(\rho_0 = 1\ \mathrm{g/mL}) \tag{11}$$

　日本薬局方では，マルチステージリキッドインピンジャー法，アンダーセンカスケードインパクター法，およびネクストジェネレーションインパクター法が収載されている[5]。エアゾールの粒子径測定に用いられる装置の構成を図17に示す。インパクターに接続された吸入製剤は，所定の流量・時間で吸引され，装置内に粉末を放出する。各ステージ内の定量された有効成分量から微粒子の分布が評価できる。

　一例として，図18にアンダーセンカスケードインパクターの構造を示す。インパクターは，多段式のプレートからなり，各プレートは多孔式のノズルを備えている。ノズルのオリフィス径はプレート間で異なっており，下段にいくほど径が小さい。この装置では，最下部より空気を吸引して気流を作り，エアゾールをインパクター方式（慣性衝突方式）で各プレート上に捕集する。装置の気流出口に近いフィルターから順に，各ステージのカットオフ径に対する積算有効成分量の表を作成し（表3），5 μm 以下の有効成分量を内挿して微粒子量（Fine Particle Dose：FPD）を計算する。また，カットオフ径に対する有効成分量の積算割合から空気力学的質量中位径（mass median aerodynamic diameter：MMAD）や幾何標準偏差（geometric standard deviation：GSD）を求めることができる。

　ほかにも，超音波気流中のエロソル粒子の飛行速度が粒子径に依存する性質を利用した解析法は，エアロダイナミック飛行時間法と呼ばれている。図19に基本原理を示したが，剪断力をかけて脱凝集した粒子をジェット気流中に送り込み，粒子ひとつひとつの速度を計測して個数基準の粒子径分布を得る方法である。操作が簡便で，少ない試料で測定できる点も特徴的である。

7. 粒子径測定

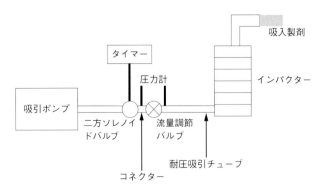

図17 吸入粉末評価用測定装置の構成

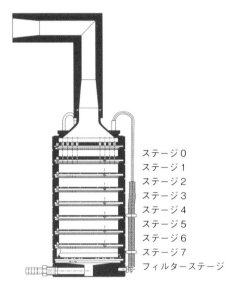

図18 アンダーセンカスケードインパクターの構造

表3 流量毎分28.3Lを用いた場合のアンダーセンカスケードインパクターでの計算例

カットオフ値 (μm)	1噴霧,放出当たりのステージに沈着した有効成分量	1噴霧,放出当たりの,積算有効成分量	積算有効成分量割合 (%)
$d_7=0.4$	フィルターステージの有効成分量 (m_8)	$c_7=m_8$	$f_7=(c_7/c)\times100$
$d_6=0.7$	ステージ7の有効成分量 (m_7)	$c_6=c_7+m_7$	$f_6=(c_6/c)\times100$
$d_5=1.1$	ステージ6の有効成分量 (m_6)	$c_5=c_6+m_6$	$f_5=(c_5/c)\times100$
$d_4=2.1$	ステージ5の有効成分量 (m_5)	$c_4=c_5+m_5$	$f_4=(c_4/c)\times100$
$d_3=3.3$	ステージ4の有効成分量 (m_4)	$c_3=c_4+m_4$	$f_3=(c_3/c)\times100$
$d_2=4.7$	ステージ3の有効成分量 (m_3)	$c_2=c_3+m_3$	$f_2=(c_2/c)\times100$
$d_1=5.8$	ステージ2の有効成分量 (m_2)	$c_1=c_2+m_2$	$f_1=(c_1/c)\times100$
$d_0=9.0$	ステージ1の有効成分量 (m_1)	$c_0=c_1+m_1$	$f_0=(c_0/c)\times100$
	ステージ0の有効成分量 (m_0)	$c=c_0+m_0$	100

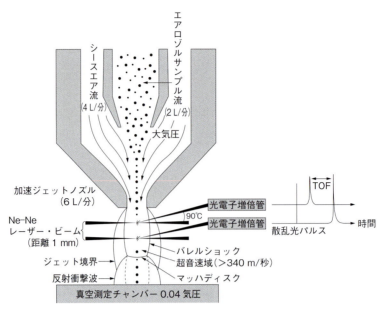

図19 エアロダイナミクス飛行時間測定法

6. 比表面積と粒子径

粉体の比表面積の値から平均粒子径を見積もることができる。粒子が球形であると仮定すると、粉体の比表面積 S_w は、粒子の密度を ρ_p として次式のように表される。

$$S_w = \frac{S_{total}}{W_{total}} = \frac{\sum n 4\pi r^2}{\rho_p \sum \frac{3}{4}\pi r^3} = \frac{\sum n \pi d^2}{\rho_p \sum \frac{\pi d^3}{6}} = \frac{6}{\rho_p} \cdot \frac{\sum n d^2}{\sum n d^3} \tag{12}$$

$\dfrac{\sum nd^2}{\sum nd^3}$ は、体面積平均径 D_S の逆数であるから、球または立方体の場合は、

$$S_w = \frac{6}{D_S \rho_p} \tag{13}$$

一般的には、

$$D_S = \frac{k}{S_w \rho_p} \tag{14}$$

と表される。ここで、k は比表面積形状係数といい、球・立方体の場合は6、不規則粒子の場合は 6.5〜11 となる。また、比表面積から求められる平均粒子径は体面積平均径に相当する。

参考文献

1) 第十七改正日本薬局方第一追補
2) 粉体工学会編，粉体工学用語辞典，日刊工業新聞社
3) 久保喜一郎他編，粉体—理論と応用，丸善
4) Particle size analysis-Laser diffraction methods, ISO 13320-1（1999），Representation of results of particle size analysis, 9276-1（1998）
5) Dynamic light scattering（DLS），ISO 22412（2017）

米持　悦生（よねもち　えつお）

8. 表面分析

　表面自由エネルギーとは，等温，等圧下で表面を単位面積だけ新しくつくるのに要する仕事であり，表面の原子が内部の原子に比較してもっている過剰の自由エネルギーである。液体においては表面張力と同じ値であり，表面張力は，液体が気体と接しているとき，液体表面上の任意の単位長さにおいて，その直角方向に表面積を減少させるように作用する力と定義される。また，表面自由エネルギーは，界面におけるエネルギー変化を表すためのパラメータと考えられる。例えば，界面において接触面積 A（cm^2）を増加させるときになされた仕事 W は，表面自由エネルギーγを用いると，$W=\gamma \varDelta A$ と表される。また。異なる物質（例えば固体と液体）間の分子間力を引き離すのに必要なエネルギーは付着仕事といわれ，$W_a=\gamma_L+\gamma_S-\gamma_{LS}$ と表される（ここで L は液体，S は固体）。一方，同一物質（液体）間の分子間力を引き離すのに必要なエネルギーは凝集仕事といわれ，$W_c=2\gamma_L$ と表される。ここで，両者を用いて，新しい界面が生成する際のエネルギー変化は，拡張係数 S と呼ばれ，付着仕事－凝集仕事すなわち $S=W_a-W_c=\gamma_S-(\gamma_L+\gamma_{LS})$ と表される。固体と液体の界面で生じる仕事（エネルギー）変化とはいわゆる「ぬれ」のことであり，S が正のとき，ぬれることになる。

　医薬品製剤においてこれらの値は，崩壊性，溶解性，凝集性，混合均一性など，界面が関与する重要な特性に関連したパラメータと考えられる。さらに固体や液体の表面自由エネルギーが，さまざまな分子間相互作用（ファンデルワールス力，水素結合，双極子相互作用等）に起因する異なる成分の総和として表されることが報告されている。したがって表面自由エネルギー測定によって，固体間あるいは固体-液体間の凝集力の内容の評価が可能と考えられる。

1. 表面エネルギー測定法

1.1. ぬれ測定による表面自由エネルギーの算出

　物質の状態として気体，液体，固体の 3 つがある。これらのうち 2 つ以上の状態が共存するとき界面が形成される。一方が気体のとき一般に表面と呼ばれる。固体や液体の表面においては，原子やイオン，あるいは分子の結合や配位の連続性が切断され，結合および配位状態は内部の場合と異なり不飽和な状態である。したがって表面の原子，イオン，分子のエネルギー状態は，内部に存在している場合の状態とは著しく異なっている。

　Fowkes は固体や液体の表面自由エネルギーが，さまざまな分子間相互作用（ファンデル

ワールス力，水素結合，双極子相互作用等）に起因する異なる成分の総和として表されることを提案している[1]。固体と液体それぞれの気体との間に表面自由エネルギー γ_{SV}，γ_{LV} を分散成分（dispersive component）と極性成分（polar component）に分けると，次の（1）式のように表される。

$$\gamma_{SV} = \gamma^d{}_S + \gamma^p{}_S$$
$$\gamma_{LV} = \gamma^d{}_L + \gamma^p{}_L \tag{1}$$

また，Good と van Oss らは表面自由エネルギーを Lifshitz-van der Waals 相互作用（LW）と電子受容体—供与体相互作用，すなわち Lewis acid-base 相互作用（AB）とに分ける酸塩基法[2]を用いて γ_{SV} を表している。

$$\gamma_{SV} = \gamma^{LW}{}_S + \gamma^{AB}{}_S = \gamma^{LW}{}_S + 2\sqrt{\gamma^+{}_S \cdot \gamma^-{}_S} \tag{2}$$

Fowkes はまた，2 つの隣接する非極性溶媒の界面における界面エネルギー γ_{12} を，幾何平均を用いて（3）式のように表している。

$$\gamma_{12} = \gamma_1 + \gamma_2 - 2\sqrt{\gamma^d{}_1 \cdot \gamma^d{}_2} \tag{3}$$

(1) ぬれと接触角

接触角は固体表面に対する液体のぬれ性を表す最も直感的な尺度である。接触角 θ は，Young の式では，固体，液体，気体 3 相の結合点における表面張力のつりあい（図 1）として表される。

$$\gamma_{SV} = \gamma_{SL} + \gamma_{LV} \cdot \cos\theta + \pi_e \tag{4}$$

ここで，γ_{SV} と γ_{LV} はそれぞれ固体と液体の表面自由エネルギーであり，γ_{SL} は固体—液体間の界面エネルギーである。π_e（spreading pressure）は，不揮発性の液体では，無視できる程度の小さい値である。

一般にぬれの現象は，付着ぬれ（adhesional wetting），拡張ぬれ（spreading wetting），浸漬ぬれ（immersional wetting）の 3 つに大別される。

付着ぬれは図 2a のように固体表面上に液滴が接触付着する現象であり，このときの単位面積あたりの仕事 W_a は次式で示される。

$$W_a = \gamma_S + \gamma_L - \gamma_{SL} \tag{5}$$

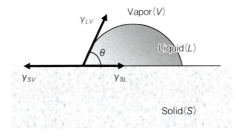

図 1　固体表面上の液滴における界面に働く力のつり合いと接触角

また，拡張ぬれは図2bのように固体表面上に液体が広がる現象であり，このときの単位面積あたりの仕事W_Sは

$$W_S = \gamma_S - \gamma_L - \gamma_{SL} \tag{6}$$

で表される。

一方，浸漬ぬれは図2cのように毛細管をなす固体中を液体が浸透していく現象であり，このときの単位面積あたりの仕事W_iは次式で表される。

$$W_i = \gamma_S - \gamma_{SL} \tag{7}$$

(5)(6)(7)式とYoungの式(4)からW_a, W_s, W_iは以下のように変形される。

$$W_a = \gamma_L(\cos\theta + 1) \tag{8}$$
$$W_s = \gamma_L(\cos\theta - 1) \tag{9}$$
$$W_i = \gamma_L \cos\theta \tag{10}$$

(8)式はYoung-Dupréの式として知られており，直接測定が難しいγ_S, γ_{SL}を含まないので有用な式である。3つのタイプのぬれ現象が自然に起こるための条件はW≧0であるので，それぞれ，付着ぬれは0°<θ≦180°，拡張ぬれはθ=0°，浸漬ぬれは0°<θ≦90°である。

粉体のぬれ測定の手段としては，粉体を成形してつくった圧縮円板上に液滴をのせて接触角を測定する液滴法（sessile drop method），粉体を開管中につめ，下端をろ紙などでふさぎ，液体を上昇させる毛管法（capillary method），粉体を板状に成形し液体に浸漬させる垂直板法（wilhelmy method），粉体を液体中に浸漬させたときの発熱量を測定する湿潤熱測定法などがある。

毛管法では，カラムに詰めた粒子の間隙を均一な円筒状の毛管と仮定して導かれたWashburnの式が用いられる。

$$\frac{L^2}{t} = \frac{\gamma_{LV} \cdot r \cdot \cos\theta}{2\eta} \tag{11}$$

ここで，Lは時間t[s]における毛管内へ浸透した液面の上昇距離[m]，γ_{LV}は液体の表面張力[N/m]，ηは液体の粘度[Pas]，rは粉体層内の毛管半径[m]，θは接触角である。(11)式の浸透距離Lを浸透した液体の重量増加w[kg]におきかえると次の(12)式となる。

$$\cos\theta = \frac{w^2}{t} \cdot \frac{\eta}{\gamma_{LV} \cdot \rho^2 \cdot c} \tag{12}$$

ここで，wは時間t[s]における浸透した液体の重量[kg]，ρは液体の密度[kg/m³]

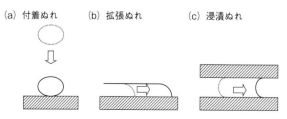

図2 3種類のぬれ

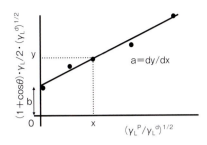

図3　Owens-Wendt プロット

である。$c\,[\mathrm{m}^5]$ は粉体層中の毛管半径 r と毛管数 n によって決定される値 ($c=\pi^2\cdot r^5\cdot n^2/2$) である。c の値は，よくぬれる溶媒，つまり接触角 $\theta=0$ とみなせる溶媒を用いて求めることができる。

(2) Owens, Wendt, Rabel, Kaelble らによる表面自由エネルギー算出方法

固体の表面自由エネルギーの測定については，直接測定することは非常に困難であるので，固体-液体間の相互作用を利用した間接的な方法が用いられている。

一例として毛管法により接触角測定を行った後，表面自由エネルギーを2つの成分，すなわち，分散成分（dispersive component）と極性成分（polar component）に分けて計算する Owens, Wendt らによる方法[3]が挙げられる。

Fowkes, Kaelble らによると，液体と固体の界面において界面自由エネルギー γ_{SL} は幾何平均を用いて次のように表される。

$$\gamma_{SL}=\gamma_S+\gamma_L-2\sqrt{\gamma^d{}_S\cdot\gamma^d{}_L}-2\sqrt{\gamma^p{}_S\cdot\gamma^p{}_L} \tag{13}$$

Owens, Wendt, Rabel, Kaelble らは，この (13) 式と，Young の (4) 式から次の $y=ax+b$ の形の (14) 式を導き，固体の表面自由エネルギーの極性成分 $\gamma_S{}^p$，分散成分 $\gamma_S{}^d$ を求める方法を提案した。

$$\frac{1+\cos\theta}{2}\frac{\gamma_L}{\sqrt{\gamma^d{}_L}}=\sqrt{\gamma^p{}_S}\cdot\sqrt{\frac{\gamma^p{}_L}{\gamma^d{}_L}}+\sqrt{\gamma^d{}_S} \tag{14}$$

($x=(\gamma_L{}^p/\gamma_L{}^d)^{1/2}$, $y=(1+\cos\theta)\cdot\gamma_L/2\cdot(\gamma_L{}^d)^{1/2}$, $a=(\gamma_S{}^p)^{1/2}$, $b=(\gamma_S{}^d)^{1/2}$)

この方法では，極性の異なる複数の溶媒について，その溶媒の表面自由エネルギーの極性成分 $\gamma_L{}^p$，分散成分 $\gamma_L{}^d$ の値，接触角 θ を，(14) 式に従いプロットをする（図3）。固体の表面自由エネルギーの極性成分 $\gamma_S{}^p$，分散成分 $\gamma_S{}^d$ は，得られた直線の傾きと切片より，それぞれ求まる。

1.2. IGC による表面自由エネルギーの算出

インバースガスクロマトグラフ（Inverse Gas Chromatograph : IGC）は図4, 5 に示すような構造をもつ装置であり，表面自由エネルギーまたはガラス転移点，吸着熱，エネルギーサイト分布[4]等を求めることにより，粒子状物質や繊維状物質の表面特性，バルク特性の研究に適用される。IGC の原理は，従来のガスクロマトグラフを逆にしたようなもので，中空

第2章　固体医薬品の物性測定法の理論と実際

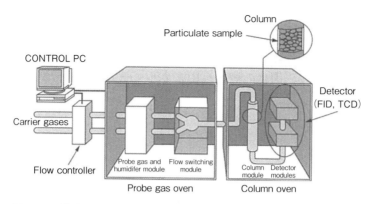

図4　IGC 装置

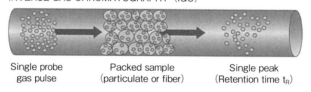

図5　カラム模式図

のカラムに測定対象となる固体材料，特に粉体，繊維，フィルム等をパックし，そのカラムに性質の知られているプローブガスを一定流量で流し，その相互作用を評価するというものである。

測定は，無限希釈状態となるような一定濃度のプローブガスを，キャリアガスが一定の流量で流れるカラムに注入し，サンプルが詰まったカラムを通過したガスパルスの保持時間（retention time：t_R）の挙動，ガス濃度を検出器によって検出する。

(1) IGC 測定による表面自由エネルギーの算出法

IGC 測定により求められる表面自由エネルギーは，主にファンデルワールス力と考えられる分散成分（γ_S^d）と Lewis の酸-塩基相互作用に基づく酸-塩基パラメータに分けて考えられる。

①表面自由エネルギーの分散成分（γ_S^d）の算出法

試料の表面自由エネルギーの分散成分を計算するために，Schultz（1989）らによって使用された方法を用いた[11]。表面自由エネルギーの分散成分（γ_S^d）は，n-アルカン類のプローブに対しての保持時間を使用して計算される。しかし，保持時間は，実験中のガスの流速，温度，圧力降下の影響を受け，また，プローブガスの移動による時間も含む。これらの影響を除くため，以下に示す（15）式に従い，保持時間から正味の保持容積（net retention volume：V_N）を求める。この保持容積（V_N）が，固体試料とガスプローブ分子との相互作用の指標になる。

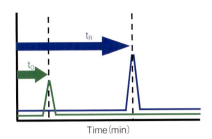

図6　プローブガスとメタン（リファレンス）の保持時間

$$V_N = JF(t_R - t_0)\frac{T}{273.15} \tag{15}$$

ここで，T はカラム温度，J はカラムを通過したあとに圧力が降下するときの気体の圧縮性を考慮する James-Martin 圧力降下係数であり，(16) 式に示す。F は 1 atm，273.15 K で測定された流出速度，t_0 は dead time と呼ばれており，メタンの保持時間である。メタンは測定対象のものと相互作用しない物質なので，図6に示すように速く流れ，その保持時間（t_0）はプローブが吸着なしで，単に移動するのに要する時間を意味する。

$$J = \frac{3}{2}\left[\frac{\left(\frac{P_i}{P_0}\right)^2 - 1}{\left(\frac{P_i}{P_0}\right)^3 - 1}\right] \tag{16}$$

ここで，P_i はカラム入り口での圧力，P_0 は大気圧である。

正味の保持容積（V_N）と吸着自由エネルギー（ΔG）の間には，(17) 式に示すような関係が与えられる。

$$\Delta G = RT \ln V_N + const \tag{17}$$

ここで，R は気体定数である。

吸着自由エネルギー（ΔG）は，使用されるプローブガスの性質に依存して非極性相互作用と極性相互作用両方の寄与を含む。n-アルカン類のような非極性プローブをプローブガスとして使用した場合は，非極性相互作用のみが起こるので，その吸着自由エネルギーは (18) 式で表される。

$$\Delta G = \Delta G_d \tag{18}$$

ここで，ΔG_d は吸着自由エネルギーの分散成分である。

また，(19) 式により，吸着の自由エネルギー（ΔG）をプローブ分子と試料との間の付着エネルギー（W_A）と関係づけることができる。

$$\Delta G = N_A a W_A \tag{19}$$

ここで，N_A はアボガドロ定数，a はプローブ分子の分子断面積である。

付着エネルギーは (20) 式に示すように2つの項に分けて考えることができる。

$$W_A = W_A^D + W_A^P \tag{20}$$

第 2 章　固体医薬品の物性測定法の理論と実際

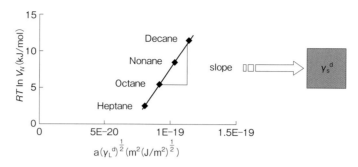

図 7　表面自由エネルギーの非極性成分算出法

ここで，W_A^D はファンデルワールス力に寄与する成分で，W_A^P は極性相互作用に寄与する成分である。

表面自由エネルギーの分散成分（γ_S^d）は界面張力と関係し，主にファンデルワールス相互作用を表すと考えられるので，付着が非極性相互作用によってのみ起こる場合，つまり，W_A^D の項のみで表される場合，(21) 式に示すように，その付着エネルギーは，相互作用する 2 つの物質の表面自由エネルギーから得ることができる。

$$W_A = 2(\gamma_S^d \gamma_L^d)^{\frac{1}{2}} \tag{21}$$

こで，γ_S^d は吸着質の表面自由エネルギーの分散成分，γ_L^d は吸着プローブの表面自由エネルギーの分散成分である。

よって，n-アルカン類のような非極性溶媒をプローブとして使用した場合，(17)，(19)，(21) 式を組み合わせることができ，それにより (22) 式が得られる。

$$RT \ln V_N = 2N_A(\gamma_S^d)^{\frac{1}{2}} a(\gamma_L^d)^{\frac{1}{2}} + const \tag{22}$$

例として図 7 に示すように，Decane，Nonane，Octane，Heptane などの直鎖型炭化水素に対して，$RT \ln V_N$ 対 $a(\gamma_L^d)^{1/2}$ のグラフをプロットすることにより，直線が得られ，その直線の勾配から表面自由エネルギーの分散成分（γ_S^d）が求められる。

② 極性酸-塩基相互作用による吸着自由エネルギー（ΔG_{sp}）および酸-塩基パラメータ（K_A，K_D）の算出法

非極性溶媒，n-アルカン類に加えて，極性溶媒をプローブとして使用することにより，極性酸-塩基相互作用による吸着自由エネルギー（ΔG_{sp}）および酸-塩基パラメータ（K_A，K_D）が求められる[5]。(23) 式に示すように，極性プローブでは非極性相互作用による吸着自由エネルギーに加えて，試料との酸-塩基相互作用による吸着自由エネルギー（吸着自由エネルギーの極性成分：ΔG_{sp}）の寄与が生じる。

$$\Delta G = \Delta G_d + \Delta G_{sp} \tag{23}$$

吸着自由エネルギーの極性成分は (23) 式からわかるように，全体の吸着自由エネルギーから吸着自由エネルギーの分散成分を差し引くことで求められる。つまり，次の (24) 式のように示される。

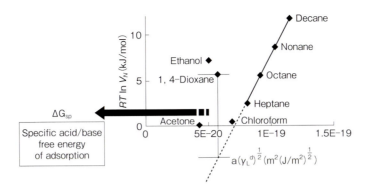

図8 極性相互作用に基づく吸着自由エネルギーの算出法

$$\Delta G_{sp} = RT \ln V_N - RT \ln V_N^{ref} \quad (24)$$

ここで，上付き ref は reference を示す。後者の2項目は吸着自由エネルギーの分散成分を示しており，プローブ分子の分子断面積 a，表面自由エネルギーの分散成分 γ_S^d により値が決まってくる。そこで，(22) 式にも示す $a(\gamma_L^d)^{1/2}$ の値が対象となる極性プローブと同じとなるような n-アルカン類のプローブの吸着自由エネルギー（ΔG_d）の値をリファレンスとして用いる。実際には，図8に示すように $RT \ln V_N$ 対 $a(\gamma_L^d)^{1/2}$ のグラフに，極性溶媒をプローブガスとして使用したときのデータを一緒にプロットする。すると，極性溶媒のプロットは図8に示すように n-アルカンのラインからずれて現れ，この垂直方向へのずれが，その極性プローブと測定試料との吸着自由エネルギーの極性成分（ΔG_{sp}）に相当する。

極性酸-塩基相互作用による吸着自由エンタルピー（ΔH_{sp}）は，Gutmann（1978）によって (25) 式で表すことができるとされている。

$$\Delta H_{sp} = K_A DN + K_D AN \quad (25)$$

ここで AN と DN はそれぞれ，プローブとなる溶媒のアクセプターナンバーとドナーナンバーであり，AN は溶媒が $(C_2H_5)_3PO$ と反応したときの ^{31}P NMR 化学シフトに基づき，式 (26) に従い得られ，プローブとなる溶媒に割り当てられたパラメータで，溶媒の電子受容性（酸性）の性質を反映する[6]。

$$AN = \frac{100(\delta_{corr})}{\delta_{corr}(SbCl_5 - Et_3PO)} \quad (26)$$

ここで，δ_{corr} は溶媒 S における無限希釈での Et_3PO の ^{31}P NMR 化学シフトである。$\delta_{corr}(SbCl_5 - Et_3PO)$ は，1,2-ジクロロエタンの無限希釈溶液中での $SbCl_5 - Et_3PO$ 付加物に対して，対応する化学シフト値（42.59 ppm）を示し，$SbCl_5$ には任意に 100 の AN 値を割り当てられている。DN は 1,2-ジクロロエタンの希釈溶液中で，プローブとなる溶媒が，$SbCl_5$ との間で 1:1 付加物を形成する際の負の ΔH 値（kcal/mol）として定義され，溶媒に割り当てられるパラメータであり，溶媒の電子供与性（塩基性）の性質を反映する[13,14]。K_A と K_D は試料の酸-塩基特性に関連する酸-塩基パラメータである。K_A は試料表面の電子受容性（酸性）として作用する能力を反映し，K_D は試料表面の電子供与性（塩基性）として作用する能力を反映する。

第2章　固体医薬品の物性測定法の理論と実際

■ ■ **Column** ■ ■

AN*の導出

ANは後に，ファンデルワールス力による寄与を含むことが示されたので，以下に示す方法でRiddle，Fowkesらにより補正されたAN*（1990）を使用する[14]。補正するにあたって，ファンデルワールス相互作用のみでEt_3POと相互作用する溶媒を用いて，^{31}P NMR化学シフトに対するファンデルワールス寄与（$\Delta\delta^d$）と溶媒の表面自由エネルギーに対するファンデルワールス寄与の間に，（27）式に示す相関関係が示されている。

$$\Delta\delta^d = 0.312\gamma^d (=7.37+\delta_0) \tag{27}$$

ここで，δ_0はピーク位置である。

Et_3POの^{31}P NMR化学シフトに対する$\Delta\delta^d$と$\Delta\delta^{ab}$（酸－塩基相互作用寄与）の寄与とAN値に対する$\Delta\delta^d$と$\Delta\delta^{ab}$の寄与は次の（28），（29）式より計算される。

$$AN-AN^d = 2.348(\Delta\delta-\Delta\delta^d) = 2.348(\delta_0+7.37-0.312\gamma^d) \tag{28}$$

$$AN^d = \left(\frac{100}{42.59}\right)(\Delta\delta-\Delta\delta_{hex}) = 2.348(\Delta\delta-\Delta\delta_{hex}) \tag{29}$$

ここで，AN^dはn-ヘキサンをリファレンスとしたANに対するファンデルワールス寄与である。（29）式はAN^dを求める式であるため，$\Delta\delta$は非極性溶媒に対しての^{31}P NMR化学シフト値，$\Delta\delta_{hex}$はn-ヘキサン中のEt_3PO無限希釈溶液に対する^{31}P NMR化学シフト値である。ここで，AN値の基準となる$SbCl_5-Et_3PO$付加物の測定が1,2-ジクロロエタン中で行われているのに対し，AN^dを補正するためのリファレンスとなる測定はn-ヘキサン中で行われているので，この違いを考慮する必要がある。したがって，$SbCl_5-Et_3PO$付加物の^{31}P NMR化学シフトに対する酸-塩基寄与（$\Delta\delta^{ab}$）は38.21 ppmとなる〔42.59 ppm（測定値）+5.69 ppm（n-ヘキサンに対するファンデルワールス寄与）-10.07 ppm（1,2-ジクロロエタンに対するファンデルワールス寄与）〕。さらにDN値と同じ単位をもつようにするため$SbCl_5$とEt_3POの酸-塩基相互作用に伴う反応熱，-25.8 kcal/molを使用して（30）式よりAN*を導く。

$$AN^* = \frac{25.8(AN-AN^d)}{38.21\times2.348} = 0.288(AN-AN^d) \tag{30}$$

$$\Delta G_{sp} = \Delta H_{sp} - T\Delta S_{sp} \tag{31}$$

（31）式に示すように，ΔG_{sp}の温度依存性からΔH_{sp}を求めることができ，（25）式からK_AとK_Dを得ることができる。

実際には，$T\Delta S_{sp}$は無視してよいと考えられるので，ΔH_{sp}は単にΔG_{sp}により近似することができる。よって，（25）式は拡張されたGutmannの式（Saint Flour, Papirer : 1983）と呼ばれる（32）式で表すことができる。

$$\Delta G_{sp} = K_A DN + K_D AN^* \tag{32}$$

$$\frac{\Delta G_{sp}}{AN^*} = K_A \frac{DN}{AN^*} + K_D \tag{33}$$

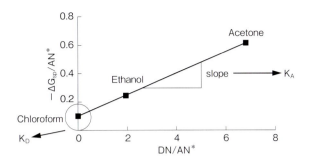

図9　酸-塩基パラメータ（K_A, K_D）の算出法

　（32）式を（33）式に変形すると，試料の酸（K_A）塩基（K_D）パラメータを求めるための適切なプロット（図9）を作成することができる。

　このプロットの傾きからは試料の K_A パラメータ，切片からは試料の K_D パラメータを求めることができる。

2. 溶媒への浸漬によるぬれ性の評価

　微粒子やナノ粒子の溶媒に対するぬれ性を評価するニーズは高い。表面積測定でも利用されているが，粒子と溶媒の界面特性，すなわち粒子表面-溶媒の相互作用を評価する方法，例えば，浸漬熱測定[7]やパルスNMRを利用する方法[8]が，ぬれ性の評価に利用可能である。

　固体がぬれるときには，化学反応や溶解が生じなくても一般的に発熱が生じる。この熱は，浸漬熱（湿潤熱）Q といい，表面張力を σ とすると，

$$Q = \sigma \cos\theta - T\left\{\frac{\partial(\sigma \cos\theta)}{\partial T}\right\}_p \tag{34}$$

で与えられる。ここで，Q, σ, $\left(\frac{\partial \sigma}{\partial T}\right)_p$ が既知であれば，$\cos\theta$ が求まる。実際には，表面積 300 m²/g 程度の無定形 SiO_2 粉体の水に対する Q は 0.2 J/m² 程度であり，表面積の小さい粉体や低エネルギー粉体の測定は難しい。浸漬熱測定では，浸漬熱以外の発熱が伴わない場合には正確であるが，実際にはほかの発熱があることが多く，測定に時間を要する。

　一方，パルスNMRを用いた評価法の特徴は，測定時間は約5分で乾燥または脱気などの試料調製が不要，高濃度分散系でも希釈せずに測定可能な点である。本手法の測定原理は，粒子表面に接触または吸着している溶媒分子と溶媒バルク中の溶媒分子（粒子表面と接触していない自由な状態の溶媒分子）とでは，磁場の変化に対する応答が異なることに基づいている。一般に粒子表面に吸着している液体分子の運動は制限を受けるが，バルク液中の分子は自由に動くことができる。その結果，粒子表面に吸着している液体分子のNMR緩和時間は，バルク液中の分子の緩和時間よりも短時間であり，桁違いに異なる場合もある。

　粒子分散液で測定される緩和時間は，粒子表面上の液体体積濃度と自由状態の液体体積濃度を反映した2つの緩和時間の平均値であり，次のような式から粒子の比表面積を計算できる。ここで，緩和時定数 R は，緩和時間 T の逆数であり，次式の関係が成り立つ。

第 2 章　固体医薬品の物性測定法の理論と実際

$$R_{av} = P_s R_s + P_b R_b \tag{35}$$

R_{av}：平均緩和時定数，P_b：バルク液の体積濃度，P_s：粒子表面上の液体の体積濃度，
R_s：粒子表面への吸着層液体分子の緩和時定数，R_b：バルク液体分子の緩和時定数

また，比表面積 S と緩和時定数 R との関係は次式で表される。

$$R_{av} = \phi_p S L \rho_p (R_s - R_b) + R_b \tag{36}$$

R_{av}：平均緩和時定数，ϕ_p：粒子体積濃度，S：単位重量当たりの表面積，
L：粒子表面への液体吸着層の厚さ，ρ_p：粒子密度

また，

$$R_{sp} = [R_{av}/R_b] - 1 \tag{37}$$

を計算すると，この値が溶媒に対して粒子表面の親和性の指標となり，比表面積が同じときにはこの値が大きいほど親和性が高いことを示す。すなわち，粒子表面の親水性評価は，緩和時定数 R_{sp} から可能である。これは，親水性が強くなると粒子表面に吸着される水分子の量が増え，その結果，緩和時間が短くなるためである。さらに，比表面積既知の試料を用いて，$k_A = L \rho_p (R_s - R_b)$ を決定し，その界面特性と同一であると仮定できる場合には，次式より湿式法による比表面積が求まる。

$$R_{av} = k_A S \phi_p + R_b \tag{38}$$

(37)，(38) 式より比表面積 $S = \dfrac{R_{sp} R_b}{k_A \phi_p}$ になる。

従来，粉体のぬれ性評価は再現性に乏しかったり，準備が面倒であったりしてあまり品質管理には向いていなかったが，本手法は測定に数分しか要しないので，界面特性評価を品質管理項目に取り入れることも期待される。

3.　表面自由エネルギーの製剤物性評価への応用例

3.1.　崩壊剤類の表面エネルギーと製剤の崩壊性

固体の表面自由エネルギーは，溶媒のぬれ性などを評価する上で重要なパラメータと考えられる。崩壊剤はその機能上，ぬれ性，膨潤性などとともに，成形性，流動性との高いレベルでのバランスが求められる。ここでは，表 1 に示した 5 種類のセルロース系崩壊剤類について，表面自由エネルギー測定をはじめとした種々の物性測定を行い，崩壊剤の分子構造と表面自由エネルギーとぬれ，および膨潤挙動について検討されている。

各崩壊剤を円筒セルに充填し，水の浸透速度を測定した。その結果，NS-300 の浸透速度は 0.2 g²/s であったのに対し，ECG-505，Ac-Di-Sol では，それぞれ 0.003，0.001 g²/s と非常に遅かった。また L-HPC への浸透速度は 0.007 g²/s であり，中間程度であった。各試料の表面自由エネルギーを図 10 に示す。構造中に親水基が存在し，置換度の大きい ECG-505 および Ac-Di-Sol は，表面自由エネルギーの極性成分 γ_p が 14 mJ/m² 程度と表面の親水性

表1 セルロース系崩壊剤

	−R	Degree of substitution	Cross linkages	Ionic property
Avicel	−H	0	No	Nonionic
L-HPO	−H (−C$_3$H$_6$O)mH	0.3	No	Nonionic
NS-300	−H −CH$_2$COOH	0.4〜0.6	No	Anionic
ECG-505	−H −CH$_2$COOOCa	0.5〜0.7	Chelate	Anionic
Ac-Di-Sol	−H −CH$_2$COONa			

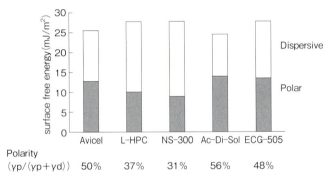

図10 各種崩壊剤の表面自由エネルギー

が高い。一方,NS-300のγ_pは8.8 mJ/m^{2}と低く,表面の極性率も低い。この結果は,崩壊機構が水を取り込む（wicking）能力によるNS-300と,崩壊剤自身の膨潤（swelling）により崩壊するECG-505,Ac-Di-Sol,また両者の中間的性質をもつL-HPCに崩壊剤が分類可能であることを示している。

さらに崩壊剤の崩壊挙動に及ぼす,造粒操作の影響について,L-HPCを取り上げ,置換基,造粒操作により生じる物性変化,特に粒子凝集力に関連する表面物性値が評価されている。図11および表2にLH-21の造粒前後の種々の物性を示す。錠剤の崩壊時間は,LH-21では,硬度上昇に伴い延長するが,造粒物の錠剤は硬度に依存しない崩壊を示した。造粒により,錠剤の細孔分布の最頻値,膨潤率は増加したが,錠剤のぬれ時間は顕著に低下した。表面自由エネルギーの分散成分は,LH-21が52.0 mJ/m^2,造粒物は33.3 mJ/m^{2}であり造粒により低下した。また,K_D/K_Aの変化から粒子表面が若干の酸性から塩基性に変化していた。この結果は造粒操作により粒子表面に現れる水酸基の数が変化したためと示唆された。さらに,造粒時に生成する水可溶性分画を取り除いた場合には,造粒前後での表面自由エネルギー変化が減少する傾向を示していた。LH-21造粒物の錠剤の崩壊時間が短縮されたのは,粒子表面の性質が変化して粒子間結合力が低下したため,それに伴いぬれ速度および膨潤率が増大したためと推察された。

第2章　固体医薬品の物性測定法の理論と実際

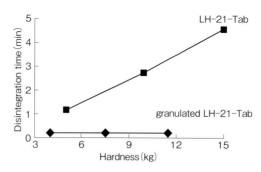

図11　L-HPC を打錠して得られた錠剤の崩壊時間と硬度の関係

表2　L-HPC の造粒による物性変化

	LH-21	LH-21 造粒物
錠剤の細孔分布の最頻値	23.5 μm	30 μm 以上
錠剤の膨潤率	5.8 倍	8.9 倍
錠剤のぬれ時間	173 s	17 s
表面エネルギーの分散成分（RH 0%）	52.0 mJ/m^2	33.3 mJ/m^2
K_D/K_A	0.68〜0.80	1.22〜1.55

3.2. グリシン含有錠剤の速崩壊性に及ぼす結晶形態の影響

　製剤の品質を考える際に，主薬の溶出プロファイルは常にコントロールされていなければならない．しかし，現実には製造バッチの違いにより，溶出挙動に変動が認められる場合がある．この原因には，主薬の結晶状態の変化が考えられるが，同一結晶形にもかかわらず溶出挙動が変化する場合が知られている．3種類の多形の存在が知られており，錠剤の速崩壊効果も期待されているグリシンについて，錠剤の溶出挙動に及ぼす結晶形態（晶癖）の影響について検討されている．実験には，常温で水溶液から急速に析出させた α_w 形，エタノールを添加して析出させ α_E 形の2種類を用いた．同一結晶形であるにもかかわらず，水中で α_w 形は崩壊したが α_E 形はすぐに溶解し，水の浸透速度は α_E 形では α_w 形に比べ8倍速かった．両者の晶癖を粉末X線回折測定により評価したところ，α_w 形は（020）面が成長しており，α_E 形では（120），（110）面が成長していた．また，α_E 形の極性率（全表面エネルギーに対する極性成分の割合）は，α_w 形に比べて顕著に高く，α 形（020）面の attachment energy は -17.3 kJ/mol と，それに続く（110）面の -65.8 kJ/mol に比べてもきわめて低かった．この結果は（020）面が非常に極性の低い分子配列をしており，へき開しやすい面であることを意味し，α_w 形結晶を用いた錠剤では，良好な崩壊性が得られるものと推察された．

3.3. 製剤中の構成成分の凝集性と表面自由エネルギー

　タルクは粉体の流動性を高めるため滑沢剤として錠剤の処方に汎用されるが，その疎水的性質のため錠剤の崩壊，溶解に対してはそれを妨げるように作用することが知られている．粉砕タルクおよび未粉砕タルクの表面自由エネルギーを測定し，タルクの表面の性質とタルクを含む錠剤の崩壊および主薬の溶出との関係について検討した．タルクは粉砕すると粒子

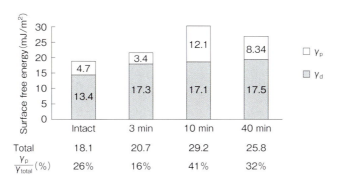

図 12 タルク粉砕試料の表面自由エネルギー

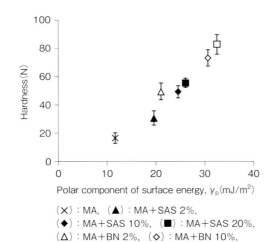

(×)：MA，(▲)：MA+SAS 2%，
(◆)：MA+SAS 10%，(■)：MA+SAS 20%，
(△)：MA+BN 2%，(◇)：MA+BN 10%，
(□)：MA+BN 20%

図 13 メカノフュージョン処理後粒子の表面自由エネルギーの極性成分と成形後の錠剤硬度の関係
MA：メフェナム酸，SAS：合成ケイ酸アルミニウム，BN：ベントナイト

径が著しく低下し，粉末 X 線回折からは結晶化度の低下が認められ，結晶格子面が破壊されていることも確認された。粉砕したタルクを用いた錠剤は，未粉砕のタルクを用いたものよりも崩壊および溶出とも速かった。図 12 には，表面自由エネルギーと粉砕時間との関係を示す。粉砕によって，タルクの表面自由エネルギーの極性成分が減少し，分散成分が増大しており，粉砕による崩壊，溶出の増大はタルク表面の親水性の増大によることが明らかとなった。ほかにも，藤永らは，メカノフュージョン処理によりメフェナム酸の成形性と溶解性の改善効果について報告している[9]。ベントナイトおよび合成ケイ酸アルミニウムをメフェナム酸表面に乾式コーティングしたところ，処理後の粒子の表面エネルギーは優位に上昇した。図 13 は各粒子の表面自由エネルギーの極性成分と成形後の錠剤硬度の関係である。コーティング剤の種類，量にかかわらず，両者の間には良好な相関関係が示唆され，粒子表面の水酸基の増加による水素結合の増加が粒子同士の結合性を高め，成形性を改善したと推察された。

第2章　固体医薬品の物性測定法の理論と実際

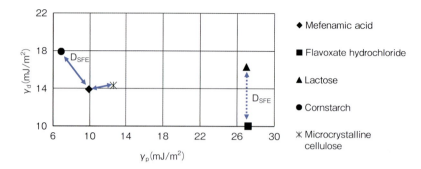

図14　各処方成分の表面自由エネルギーの極性成分 γ_p と分散成分 γ_d
矢印：2点間距離 D_{SFE}

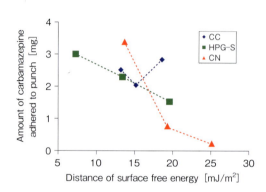

図15　表面自由エネルギーの2点間距離 D_{SFE} とカルバマゼピンの杵付着量の関係

3.4. 表面エネルギーの類似性から見た製剤の製造プロセスの理解

　粉体を造粒，乾燥，混合，圧縮する錠剤の製造プロセスの理解のために，表面自由エネルギーが利用されている．加納らは[10]，撹拌造粒プロセスにおいて，造粒粒子中の主成分（メフェナム酸，フラボキサート塩酸塩）の各添加剤（乳糖，コーンスターチ，結晶セルロース）の凝集分散状態について，イメージング技術を使って検討している．その結果，難水溶性のメフェナム酸は，コーンスターチ，結晶セルロースと粒子中で凝集し，一方，水溶性のフラボキサート塩酸塩は，乳糖と凝集塊を形成していた．この理由を検討するため，各成分の表面自由エネルギーを測定し，極性成分と分散成分をそれぞれ縦軸と横軸にプロットした（図14）．各成分の親和性を評価するために，プロットの2点間距離 D_{SFE} を算出した．

$$D_{SFE} = \sqrt{(\gamma^d_{S1} - \gamma^d_{S2})^2 + (\gamma^p_{S1} - \gamma^p_{S2})^2} \tag{39}$$

　図中のメフェナム酸（◆）と近い距離にある添加剤は，結晶セルロース（＊）とコーンスターチ（●）であり，フラボキサート塩酸塩（■）と近かったのは，乳糖（▲）であった．すなわち，D_{SFE} が小さい組み合わせは凝集性を示すことが明らかとなった．この結果から，D_{SFE} が製剤の構成成分の親和性の指標になることが示唆された．さらに，D_{SFE} は，打錠プ

ロセスにおける杵付着現象にも適用されている。藤沼ら[11]，3種類の杵（標準 HPG-S，セラミック CC・窒化クロム CN コーティング）を使用し，カルバマゼピンと乳糖からなる処方で打錠障害の発生状況について報告している。図 15 は，D_{SFE} と主薬の杵付着量の関係を示したものである。プロットの結果，HPG-S 杵と CN 杵においては，杵表面とカルバマゼピンの D_{SFE} の増加に伴い，付着量が減少していた。この結果から，比較的極性の低い杵では，杵表面と処方粉体の付着性が両者の親和性から説明できることが示唆された。一方，比較的極性の高い CC 杵では杵表面と処方粉体の親和性の間に関係性は認められなかった。

4. IGC 測定の製剤物性評価への応用例

IGC 測定は，固形製剤，特に粉体の物性を評価する上で，表面エネルギー以外にも非常にユニークな物性値が評価可能である。Kitak らは，イブプロフェンリジン塩の溶解パラメータを IGC から決定し，既知のイブプロフェンの値と比較し，固体分散体調製時の相溶性を評価している[12]。Guilett らは，Flory-Huggins の χ パラメータを求める (40) 式を，IGC 測定から得られる (41) 式に適用した。

$$\chi = \frac{V_1(\delta_1-\delta_2)^2}{RT} + \chi_S \tag{40}$$

$$\left(\frac{\delta_1^2}{RT}-\frac{\chi}{V_1}\right)=\left(\frac{2\delta_2}{RT}\right)\cdot\delta_1-\left(\frac{\delta_2^2}{RT}+\frac{\chi_S}{V_1}\right) \tag{41}$$

ここで，V_1：プローブガスのモル体積，δ_1, δ_2：プローブガスと試料の溶解パラメータ，χ_S：余剰エントロピー項（一般的高分子では 0.3 程度）である。δ_1 に対して左辺をプロットすることにより，直線の傾きから試料の溶解パラメータ δ_2 が求められる。Kitak らは，リジン塩の総溶解パラメータは計算値とほぼ一致したが，部分溶解パラメータは異なっていたと報告している。

非晶質状態評価についてもいくつかの応用例が報告されている。横井ら[13]，セフジトレンピボキシル（CDTR-PI）の非晶質造粒粒子表面のガラス転移温度を IGC 測定データから報告している。図 16 は HPC-L と造粒した CDTR-PI の比保持容量の温度依存性を示している。プローブガスの n-decane の造粒粒子表面への吸着時の比保持容量は，温度上昇によ

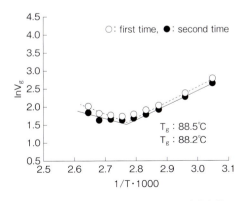

図 16 造粒 CDTR-PI の比保持容量の温度依存性

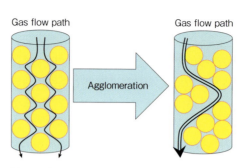

図17 吸湿による粒子間隙の変化

り低下するが，ガラス転移温度以上で過冷却液体状態に変化すると上昇し，極小値が観測される。この温度が，造粒粒子表面のガラス転移温度と推定される。この，粒子表面のガラス転移温度は，一般的に利用される DSC 等からは求められない。一般的に非晶質製剤の安定性に関わる問題は，表面での吸湿等が原因であることが多く，本データは貴重である。古山らは[14]，非晶質トログリタゾンの経時的な分子運動性変化（緩和時間）について IGC を利用し評価した。彼らは，n-decane をプローブとして比保持容量を連続して測定した。得られた比保持容量の経時変化から非晶質の緩和時間が算出され，L 形から調製した非晶質の方が，H 形から調製した非晶質よりも緩和時間 τ^{β} が大きく，安定であることを明らかにしている。

最後に，吸入製剤の吸湿による凝集特性が IGC により評価されている。丸山らは[15]，VFI (void forming index) という新たな凝集性評価のための指標を提唱している。この指標は，IGC 装置内のカラムに充填された粒子の加湿による変化を，カラム内の圧力変化から求めるものである（図17）。

$$\text{VFI}(\%) = \frac{\text{Pressure Drop of sample at the relevant time}}{\text{Pressure Drop of initial sample}} \tag{42}$$

吸入用乳糖について，加湿時の凝集に伴う物性変化を IGC により評価した結果，VFI とデバイスからの排出効率は良好な相関が認められており，本評価手法は新たな評価手法として有用と考えられる。

おわりに

これまで紹介してきたいくつかの事例より，表面自由エネルギー測定など表面物性の評価方法は，これまで曖昧であった粉体物性について，新たな評価基準となりうると考えられる。実際これまで紹介してきたいくつかの事例より明らかなように，得られた知見は，製剤の品質評価，プロセスコントロールなどに応用可能と考えられる。

参考文献

1) F.M. Fowkes, J. Phys. Chem., 66, 382（1962），F.M. Fowkes, Ind. Eng. Chem., 56（12），40-52（1964）

2) L.A. Girifalco, R.J. Good, J. Phys. Chem., 61, 904-909（1957），C.J. van Oss, et al., J. Colloid Interface Sci., 111（2），378-390（1986），C.J. van Oss, et al., Chem. Rev., 88, 927-941（1988），C.J. van Oss, et al., J. Colloid Interface Sci., 128（2），313-319（1989），C.J. van Oss, et al., J. Adhesion Sci. Tech., 6（4），477-487（1992）

3) D.K. Owens, R.C. Wendt, J. Applied Polymer Sci., 13, 1741-1747（1969）

4) M.M. Chehimi, et al., Synthetic Metals, 104, 51-59（1999），O. Planinsek, et al., Int. J. Pharm., 221, 211-217（2001）

5) F.L. Riddle, et al., J.A.C.S., 112, 3259-3264（1990）

6) M.M. Chehimi, et al., Synthetic Metals, 104, 51-59（1999），O. Planinsek, et al., Int. J. Pharm., 221, 211-217（2001）

7) 松本幹治，Pham. Tech. Japan, 6, 723-728（1990）

8) C. Flood, T. Cosgrove, Langmuir, 22, 6923-6930（2006），C. Flood, et al., Langmuir, 24, 7875-7880（2008），A. Nelson, et al., Langmuir, 18, 2750-2755（2002）

9) 藤永真由美ほか，粉体工学会誌，48, 618-624（2011）

10) T. Kano, et al., Int J. Pharm., 461, 495-504（2014）

11) 藤沼健太ほか，粉体工学会誌，50, 656-661（2013）

12) G. DiPaola-Baranyi, Macromolecules, 15, 622-624（1982），T. Kitak, et al., Molecules, 20, 21549-21568（2015）

13) Y. Yokoi, et al., J. Drug Del. Sci. Tech., 15, 439-442（2005）

14) N. Furuyama, et al., Chem. Pharm. Bull., 59, 1452-1457（2011）

15) S. Maruyama, et al., Int. J. Pharm., 532, 118-123（2017）

米持　悦生（よねもち　えつお）

9. イメージング解析 1 分光，MASS

1. 製剤のイメージング技術

　医薬品の生産は通常，1 ロットにつき数万〜数十万の単位で行われる。しかし，品質試験用として採取されるサンプルはそのほんの一部だけ，例えば錠剤の製剤均一性試験では 10 錠程度が抜き取られるだけである。このような試験で不良品を見つけることは，実際には重大なトラブルが生じたケースでなければ困難であることから，試験だけで品質を保証することは難しい。現在の医薬品の品質保証は，目的の品質の製品が製造されるように設計を行い，製造を適切にコントロールする，いわゆる医薬品規制調和国際会議（ICH）で提唱されている Quality by Design（QbD）のコンセプトを製剤開発時に導入することは必須であるといえる。これは一定の品質の製品が製造できるように設計を行い，均一な品質となった製品を試験することによって保証するという考えである。しかし，製剤開発の段階において目的となる一定の品質を満たすように製剤設計を行うには，医薬品製品の特性を深く理解し，科学的な根拠に基づいて製剤設計を行う必要があるが，実状では最終的に製剤開発に成功することのみが目的となり，製品の特性を深く追究していないことが多いと思われる。この問題は製剤設計のために必要な分析評価技術が不十分であることが原因の一つであり，そのため品質を左右する重要因子を適切に把握できる優れた分析評価技術が求められている。近年，そのための分析評価技術として製剤のイメージングが注目されている。イメージングといえば細胞組織などの蛍光イメージングを代表とするバイオイメージングが想像されるが，本項では分光法もしくは質量分析を用いたケミカルイメージング技術の製剤への適用について紹介する。あわせて，イメージング解析を行うにあたり注意すべき点についても解説する。

2. ケミカルイメージング技術

2.1. 分光法を用いたケミカルイメージングの概要

　製剤のケミカルイメージングとは，測定対象の製剤において微小な区画，pixel ごとの化学情報と製剤上の位置情報を組み合わせて二次元のイメージ図を作成する方法である（図 1）。一般的には，分光法を用いてスペクトルを測定し，得られたスペクトルデータから化学情報を得ることが多い。分光法としては赤外，近赤外，ラマンなどが用いられる。錠剤の多くは白色でどのように主薬や添加剤が分布しているかは人の目では見えないが，ケミカルイメー

9. イメージング解析1 分光, MASS

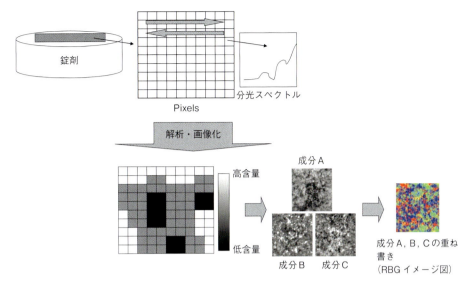

図1 分光法を用いたケミカルイメージングの測定の概要

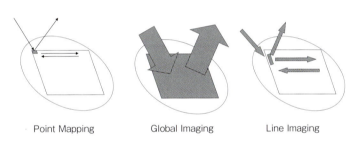

図2 イメージング用スペクトルの収集方式

ジングではそのような錠剤中の主薬や添加剤の分布を視覚化できる，いわゆる化学のデジタルカメラである。このことによって，これまで HPLC などの分析技術では不可能であった製剤中の構造の解明が可能となり，原因不明であった製剤設計や製造工程の欠陥を解明することができることから，医薬品設計，品質管理手法として非常に注目されている。

　開発初期のイメージング用スペクトル収集法は一つの検出器で1 pixel ごとに順次スペクトル測定する Point Mapping 方式（図2）が採られており，測定速度が遅く，錠剤一つを測定するのに数日かかったといわれている。測定に時間がかかるため周囲の環境が変化してデータがばらつきやすくなる．また，測定途中で機器の不調，故障，停電などのアクシデントがあると測定のやり直しになるといった課題があり，実用化には多くの困難があった。現在では，当時と比べて技術の進歩もあり測定は格段に速くなっているがまだ十分とはいえない。その時間的な欠点を改善するために開発されたのが FPA（Focal Plane Array：二次元大容量検出器）を用いた global imaging 方式である。2000年頃に近赤外イメージングに導入されたこの方式は近年，ラマンを用いたイメージングでも開発されている。FPA は縦横に検出器を大量に並べて平面のスペクトルを一度に測定するため，測定時間が大幅に短縮され，混合工程で均一性のリアルタイム測定を可能とした。ただし，大量の検出器が必要となるた

第 2 章　固体医薬品の物性測定法の理論と実際

め，部品の調達やコストの問題があり，普及が進んでいないのも事実である。そこで現在主流になっているのがリニアアレイ検出器を組み入れた line imaging 方式である。これまでの両方式の中間であり，複数（20 以下くらい）の検出器を横に並べて走査する方式で測定範囲，測定波長，およびスペクトル分解能をある程度自由に設定することが可能となっている。そのため測定に柔軟性をもたせることができる。また，従来の分光測定器に検出器を組み合わせているので汎用性があり，コスト面でも優れている。

2.2.　イメージング測定に影響する因子

　分光法を用いたイメージングには透過法，反射法のいずれも用いることができるが，一般的には反射法が用いられる。透過法では，錠剤のような固形製剤は光が透過し難く，仮に透過した場合でも透過した広範囲の化学情報が入ってしまい，イメージングとしては意味をなさなくなる。そのため，試料自体が薄いフィルムや展伸できる半固形製剤のような特殊な場合にしか用いられない。一方，反射法は，試料に反射させた光を測定するので測定面が平面である必要がある。したがって，医薬品錠剤を測定する場合，平錠ならそのまま測定できるが，R 錠のように錠剤が平面でない場合は切削するなど，平面化処理が必要となる。しかし，近年自動的に焦点を合わせ R 錠でも測定可能な機器も開発されている。そのほかにも，錠剤の表面と内部では分布が異なる場合や錠剤にコーティングがされている場合も切削などの前処理が必要になることがある。また，錠剤に用いられている原料の粒子の大きさによって充填状態が変わり，表面と断面ではイメージ図が異なることもある。錠剤のような固形製剤は不均一固体のため，二次元イメージングでは測定箇所によって状況が変わるので適切な場所を測定する必要がある。

　イメージング測定に影響する重要な因子として，測定表面の凹凸，化合物の粒子の大きさなどの物理的特性が挙げられる。また，光の散乱や蛍光などの影響でスペクトルのベースラインが変わるが，これらは分光法の種類によって影響の度合いは異なる。通常これらの影響を補正するためにスペクトルの前処理が行われるが，前処理を行ってもわずかな差が残り，結果に影響することがあるので注意が必要である[1]。

　分光法を用いたイメージングの場合は光の回折限界があるため，一般的には短い波長の光を使えば空間分解能は上がり，細部まで解析できる利点があるが，一方で表面の凹凸の影響を受けやすい，一カ所に照射光が集中するため試料が破壊されることがあるなどの欠点がある。また，平面的な空間分解能に目が行きがちだが，深さ方向の情報がどのくらい得られるかも考慮にいれる必要がある。粒子径が小さい化合物と大きい化合物を混合すると打錠の際に大きい化合物が中に埋もれてしまうことがあり，深さ方向に空間分解能が高い（表面しか測定しない）方法では粒子径が大きい化合物の一部しか測定できないため，錠剤を測定すると粒子径の大きな化合物がほとんど見えないことがある。当然ながら用いる分光法によって得られる化学情報も異なることから，測定対象に適した分光法を用いたイメージングを選択する必要がある。

2.3.　イメージングで用いられる解析手法と注意点

　測定から得られたスペクトルはコンピュータ上でさまざまな解析が行われ，化学情報が抽出される。イメージングの場合，解析は大量かつ複雑な計算が必要で人力では非常に難しいが，コンピュータの進歩により簡単に処理できるようになった。

製剤のイメージング解析を行うにあたり，各 Pixel から得られたスペクトルは，粒子の大きさなどの物理的特性等の影響を補正するためにスペクトルの前処理が行われる。そして測定から得られたスペクトルがどの化合物由来であるかを解析する手法は，化合物特異的なピーク高さ，面積を用いる単変量による解析と，多変量解析がある[2,3]。多変量解析においても PLS（Partial Least Squares Regression）等の解析対象に含有されている成分のスペクトル，いわゆる外部標準スペクトルを必要とする解析と主成分分析等の外部標準が必要ではない方法に分けられる。また，PLS のような外部標準が必要な方法でも回帰分析（regression）と判別分析（discriminant analysis）に分けられる。イメージングの場合，単変量よりも，多変量解析が用いられることの方が多い。さらに正確に定量する必要はないため Regression より手軽な discriminant analysis が選択されることが多い。多変量解析が用いられる一番の理由として，単変量での解析の場合，例えば単純にピークの高さだけで化合物を判断する際に，ある波長一点の強さだけを見ているため，その波長に本当に対象の化合物のピークがあるかどうかの判断ができないことが挙げられる。

ラマン分光法を例に挙げると，乳糖やセルロースなど錠剤によく使われる賦形剤はレーザー照射により強い蛍光を発するものが多く，その影響でベースラインシフトを起こす。ベースラインシフトを起こした分だけ全体的に強度が高くなるため，ある波長一点のみの強さだけを見ると，イメージ図上でスペクトルピークが存在しないにもかかわらずあたかもその化合物が存在しているように見えてしまう現象が起こる。これを図3のモデルイメージ図で説明する。化合物 A，B，C のスペクトルをそれぞれ緑，青，赤で示し，それぞれの特異的ピークの波長を a，b，c とする。B，C のスペクトルはベースラインシフトを起こして A のベースラインより高くなっている。X 錠において a のピークを用いたイメージ図では化合物 B，C の分布位置では A の存在は確認されず，イメージ図は正確な A の分布を示している。一方，b のピークを用いた場合では化合物 B が分布している位置以外にも化合物 C が分布している位置にも化合物 B が存在しないにもかかわらず少量あるように見える。これは化合物 C のスペクトルがベースラインシフトを起こしているため，化合物 A が分布している位置より強度が高くなるためである。通常単変量の場合，イメージ図中の最大値と最小値の間で白黒もしくはカラーグラデーションで表示されるためこのような現象が起きる。同様

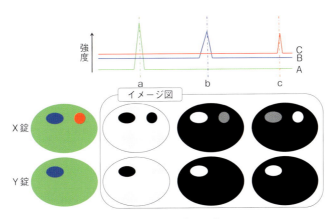

図3　単変量を用いたイメージングの落とし穴
スペクトル強度とイメージ図の関係

第2章　固体医薬品の物性測定法の理論と実際

に，cのピークを用いた場合でも化合物Cが分布している位置以外にも，化合物Bが存在している位置に化合物Cが分布しているように見え，実際には異なるのに化合物BとCが同様の分布をしているように見える。さらに典型的な例として，化合物A，B，Cが含有されているが，たまたま測定した平面では化合物A，Bの2成分しかなかった錠剤Yの例を示す。a，bのピークを用いたイメージ図では正しく化合物A，Bの分布が示される。しかし，cのピークを用いた場合，化合物Cは存在しなくても化合物Bのスペクトルがベースラインシフトを起こしているため化合物Bが分布している位置に化合物Cが同位置に存在しているように見えて，化合物BとCが同様の分布をしているように見える。錠剤Yは含有成分の偏析，測定範囲が狭くてCがたまたま見えなかったケースが該当し，化合物Cが存在していないにもかかわらず化合物BとCが同位置に存在するという誤った情報を与えることになる。この現象は蛍光が原因である場合以外にも図4に示す通り，他の化合物とのピークの分離が十分でないピークを選択した場合も起きる。また，スペクトル前処理の際にスペクトル強度の平均位置で平均化（mean center）を伴う標準化を行うと増強される傾向がある。そのため標準化＋単変量によりイメージ図の作成を行う場合は細心の注意が必要である。このようなケースでは図3に示した通り，2つの化合物のイメージ図が類似するあるいは全く同じになる。このような現象が起きた場合，まず解析が正しく行われているかを確認するために，その2つの化合物のイメージ図が類似するあるいは全く同じイメージ図上の地点のスペクトルを確認することが必要となる。解析が正しく行われていない場合はそれだけでも十分に確認できる。2つの化合物のイメージ図が類似する場合すべてにおいて解析が間違っているとは限らないので，手間がかかってもまずはスペクトルの確認を行うという作業を行うとよい。多変量解析を用いる場合は一点で判断されず，スペクトル全体の形状で判断され，その類似程度が数値で表されるためこのようなことが起きる心配はほとんどない。ただし多変量解析は複雑なため，コンピュータにより機械的に計算せざるを得ず，ブラックボックス的なところがあるので，解析結果については慎重に検討する必要がある。それでもデータに自信がもてない場合は，ほかの多変量解析手法を用いて確認を行うという手段がある。また，ほかのイメージング技術と比較する複合的な手法もある。用いる手法により得手不得手があるため，複数のイメージング技術を用いることは有効な手段であり，また，さらに多くの情報が得られることもある。

　このように，イメージングの解析は通常のマクロのスペクトル解析とは異なった視点から解析する必要がある。現在では多くの操作がコンピュータ，ソフトにより自動化されてお

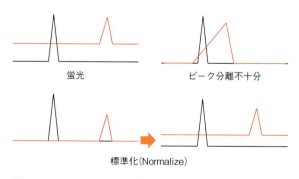

図4　ベースラインシフトが起こる原因

9. イメージング解析1　分光，MASS

り，簡単に結果が出てしまうため，通常のスペクトル解析の経験はあるがイメージングに関しては経験が浅い人も含めて初心者は測定するだけで出てきた結果を鵜呑みにしてしまう傾向がある。スペクトルの強度と位置情報の関係について理解せずに機械的に変換するだけで適切な処理を行わず，気づかないうちに間違った答えを導いてしまうのである。二成分系の場合やピーク強度が明らかに大きい主薬が対象の解析ではあまり問題は起きないが，少量の成分や添加剤を解析するとき，また構成成分が多くなるほど難しくなる。イメージングの解析はスペクトルを介した解析であることを理解し，測定したデータについて適切な処理を行い，そのデータが何を示しているかを適切に読み取ることがイメージング解析においては最も重要である。

3.　ケミカルイメージング技術に用いられる分光法

　分光法を用いた製剤のイメージング技術として代表的なものは，赤外，近赤外，ラマン分光法が挙げられる。それぞれの分光法は空間分解能，得られる情報が異なるため，さまざまなイメージング技術と複合的に用いるという手法もある[1]。そのほかのイメージング技術として，テラヘルツ，紫外線，特性 X 線なども挙げられるが，汎用されないため，本項では代表的な上記 3 つの分光法の紹介を行う。

3.1.　赤外イメージング

　赤外イメージング測定を行う場合，反射法では吸収帯で屈折率が異常分散を起こし，微分様の歪んだスペクトルが得られることが多い。クラマース・クローニッヒ変換により一般的に得られる赤外スペクトルに変換できるが，実際にはデータが扱いにくいため，錠剤などの固形製剤にはあまり用いられない。フィルム型製剤などを測定する場合や展延できる半固形製剤を窓枠で挟んで測定する場合に使われることがある。分解能を高めたい場合は ATR 法を用いたイメージングが可能である。赤外イメージングの分解能は $10\,\mu m$ 程度，深さ方向は $30\sim50\,\mu m$ であるが，ATR を用いれば $1\sim2\,\mu m$ 程度，深さ方向も $\sim2\,\mu m$ と劇的に上がる。ATR イメージング用クリスタルとしては通常 ATR 測定によく用いられるダイヤモンドより屈折率が高いため空間分解能が高くなるゲルマニウム（Ge）が使われることが多い。さらに ATR は反射測定ではあるが透過スペクトルと同じようなスペクトルが得られるため解析が容易になる。また，普通の反射法では測定できない試料，例えば光がほとんど反射しないため測定できない半透明の軟膏製剤中における主成分や添加剤の分布について解析が可能である[5]。ATR イメージングの欠点はクリスタルの結晶が大きくても $1\,mm$ 程度で，これより広い範囲が一度に測定できないこと，試料にクリスタルを密着させなければスペクトルがうまく測定できないので，凹凸があると測定できなくなることがある。

3.2.　近赤外イメージング

　近赤外イメージングは赤外イメージングと比べ空間分解能が高い，拡散反射が主で正反射スペクトルが混ざらない，ノイズが少なく正確な結果が得られやすいという利点がある。そのため，近赤外イメージング技術を利用した医薬品製剤開発，品質管理への応用例は増えている。赤外スペクトルはピークがシャープで官能基の存在が明確に確認できるなど特異性が

181

第2章　固体医薬品の物性測定法の理論と実際

高いのに対して，近赤外スペクトルはピークがブロードで特異性が低いため，複数の成分が混合すると解析が難しいのが欠点であったが，多変量解析の技術の発展もありその問題は解決しつつある。

実際には，近赤外イメージングは医薬品製造時のトラブルの原因解明によく使われる。乾式造粒工程のローラーコンパクター圧力を高くすると添加剤の粒子の微粒子化が観察された例[6]，原料粉体の流動性が悪くなり工程トラブルが起こった原因が滑沢剤の偏析だった事例[7]などが報告されている。基本的にはイメージング技術は測定，解析に時間がかかることが多く，製造工程のリアルタイムモニタリングにはあまり向いていないが，比較的測定時間が短い global imaging 方式の近赤外イメージングを利用した混合工程における均一性のモニタリングへの活用も報告されている[8]。また，工程管理だけでなく製剤開発の場でも活躍している。ほかにはインターネット経由で輸入される医薬品の調査に活用した例[9]が報告されている。米国の例ではあるが，海外のジェネリック製剤において主薬成分の凝集が確認され，品質に問題のある錠剤が見つかっている。このような場合，HPLC を用いた含量均一性試験ではわからないため，イメージング技術でしか明確にできない。そのため均一性の評価には非常に優れた技術といえる。

3.3.　ラマンイメージング

ラマン分光法を用いたイメージングは，赤外と同様，ピークがシャープに出ることから特異性が高い。特に乳糖など錠剤によく使われる賦形剤は，主薬の多くがピークをもつ $1500～1800\,cm^{-1}$ 付近にピークが存在しないことから解析が容易である。さらに赤外，近赤外より空間分解能が高い（$1～2\,\mu m$ 程度，深さ方向 $～10\,\mu m$）ことも利点である。レンズを通して光を絞って空間分解能を上げる顕微ラマンが主流であるが，近年，プローブを利用した wide area 方式のものも出ている[10]。ラマン分光法を用いた製剤のイメージングについては，以前はエネルギーの高いレーザー光を照射するため，測定試料が燃えて破損する，レーザー照射した際に出る蛍光が測定および解析を妨害する，測定に時間がかかるため周囲の環境が変化してデータがばらつきやすくなるなどの数多くの問題があった。しかし最近のこの分野の技術の進歩が目覚ましく，測定時間が数分～数十分と格段に短くなっている。また測定試料の破損を防ぐ，または蛍光が発生しないように，必要に応じて長波長側のレーザーが測定に用いられており，技術的な問題は大きく改善している。

ラマン分光法はレイリー散乱の影響から通常 $200\,cm^{-1}$ 以上の領域を測定するが，技術の進歩から近年では $200\,cm^{-1}$ 以下の低波数領域を用いたラマン分光法によるイメージング法が出てきた。この領域は格子振動を反映する領域で，特に製剤中の結晶多形や共結晶などの分布解析では他の分光法を用いたイメージングより判別能力が高いといわれている[11]。

このようにラマン分光法を用いたイメージング法は応用が幅広く，製剤への応用研究が大きく進展している手法である。

4.　分光イメージング技術の応用

本項では医薬品分析に使われるイメージングについて具体例を挙げる。製剤のイメージングについては，すでに数多くの応用事例があり，レビュー文献[12]も多いので参照されたい。

4.1. 赤外イメージングによる造粒顆粒の分析[13]

ここでは造粒メカニズムを理解するために，高速撹拌造粒により製造した造粒顆粒について，過造粒になった品質の悪い造粒顆粒が適切なものと比べてどこが異なるかを近赤外イメージングシステムによって解析した例を紹介する。イメージングによる測定は平面でなければ正確な測定が難しいため，立体である造粒顆粒をそのまま測定することはできない。そのため製造した造粒顆粒を測定の妨げにならないような物質，ここではカフェインを用いて包埋打錠してから切削して，一つひとつの造粒顆粒の断面の測定を行った。近赤外イメージングによる測定結果を図5に示す。適切な造粒条件で製造した顆粒は主薬であるエテンザミドの均一性が良好であるのに対し，過造粒を起こした造粒顆粒はその内部において主薬と賦形剤である乳糖が偏析しているのが確認された。造粒前には十分混合を行っているので，造粒初期にできた顆粒は均一であるが，高速撹拌することによって粒子同士が破砕と融合を繰り返すうちに，顆粒が絞まり圧縮され，それにつれて水分の顆粒表面への移動が起こり，水への溶解性の高い乳糖が水を介して移動，凝集する。そのため比較的水に溶けにくいエテンザミドが乳糖と分離したと考えた。以上の造粒メカニズムの考察より，破砕と融合を繰り返し圧縮された造粒顆粒の状態が乳糖の偏析という結果としてイメージ図に出てくると考えられ，乳糖の偏析が造粒の進行具合，すなわち造粒度となり，そのため乳糖の分布を確認することにより，言い換えるとイメージ図を見ることにより品質を予測できると考えられた。

造粒顆粒の大小で主薬の含量が異なり偏析を起こすことがあるという報告[14]はこれまでに数多くあるが，過造粒による造粒物内部の偏析の発生はこれまでに報告例がなかったことから，造粒メカニズムの解明に大きく貢献するデータと考えられた。

4.2. ATR-IR イメージングによる半固形製剤の分析[5]

軟膏のような半固形製剤は光を透過しやすく反射しないので，反射法によるイメージングでは測定が難しい。実際に反射法による近赤外イメージングで軟膏製剤を測定したところノイズしか出ず，解析が不可能であった。しかし ATR-IR によるイメージングは反射法ではあるがその原理から透過法に限りなく近いので，軟膏のような半透明な製剤も可能と考え測

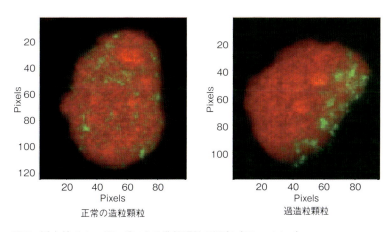

図5 近赤外イメージングによる造粒顆粒の観察（25 μm/pixel）
赤：主薬，緑：賦形剤

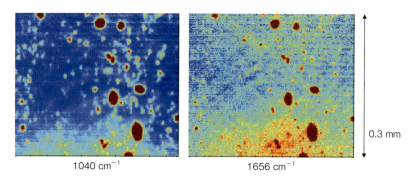

図6　ATR-IRイメージングによる液滴型軟膏製剤の観察

定を行った。試料として液滴分散型軟膏であるアルクロメタゾンプロピオン酸エステル軟膏を用いた。

　その結果を図6に示す。プロピレングリコールに特異的なピーク1040 cm^{-1}におけるイメージ図において，直径数μm程度のプロピレングリコールの液滴の分布が認められた。アルクロメタゾンプロピオン酸エステルのカルボニル基由来の特異的ピーク1656 cm^{-1}のイメージ図は，プロピレングリコールのイメージ図とほぼ一致しており，軟膏基剤中ではなくプロピレングリコールの液滴中に主薬のアルクロメタゾンプロピオン酸エステルが存在することが確認された。なお，それぞれの液滴における1656 cm^{-1}のピークは確認済みである。ATR-IRイメージングは空間分解能を高くしたい場合のみならず，軟膏のような反射イメージングでは測定できない製剤に応用可能であることを示した初の例となった。

5.　質量分析を用いたイメージング

　現在，製剤のイメージングは近赤外やラマンなど分光法を用いた手法が主流となっているが，無機物など分光法による検出が難しい物質もある。近年，分光法とは異なる原理である質量分析，TOF-MS（Time of Flight Mass Spectrometry）を利用したイメージング法が注目されている。本項ではその一つである飛行時間型二次イオン質量分析法（TOF-SIMS：TOF-Secondary Ion MS）を用いたイメージング法について解説する。TOF-SIMSは半導体や液晶などの不純物分析等の異物に非常に鋭敏な品質管理が必要な場合によく用いられている。医薬品関連分野におけるTOF-SIMSを活用した研究も近年徐々に増えてきている[15]。TOF-SIMSを製剤研究に活用した例として，ドラックデリバリーシステム[16]，メカノフュージョン[17]，ステアリン酸マグネシウム[18]やドライシロップ[19]の分析などがある。TOF-MSを利用したイメージング法はマトリックス支援レーザー脱離イオン化飛行時間型質量分析法（MALDI-TOF-MS：Matrix Assisted Laser Desorption/Ionization TOF-MS）の方が有名であり，タンパク質や高分子がフラグメント化し難いことから生体試料分析などに使われているが，マトリックスを加えるため製剤分析には適用が難しい。

5.1.　TOF-SIMSによるイメージング

　TOF-SIMSはGa，Au，Bi，C$_{60}$イオンなどのパルス状の一次イオンを試料に照射し，試

9. イメージング解析 1　分光, MASS

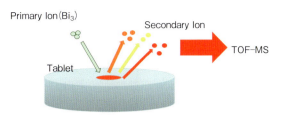

図 7　TOF-SIMS の原理

料に一次イオンが衝突することにより試料表面が破壊され，そこから放出された正もしくは負の原子または分子イオン（二次イオン）の飛行時間からその質量を求め表面の組成分析を行う手法である（図 7）。一次イオンが衝突することにより試料が破損される範囲は試料表面数百 nm 四方，深さ方向で試料表面から数 nm といわれており，そのためごく表面の情報を非破壊に近い条件で測定していることとなる。TOF-SIMS は，非常に検出感度の高い方法であり，また，測定に非常に小さなイオンを用いるため分光法と比べて空間分解能が非常に高くなり，分光的手法では検出が難しい無機物の分析も可能である。

　TOF-SIMS による分析は，発生する二次イオンの構造から解析を行うため，特徴的な構造をもつ主薬や，無機物を分子内にもつステアリン酸マグネシウムのような化合物は容易に解析できるが，乳糖，コーンスターチ等の組成単位が糖である医薬品添加剤は構造が類似しているため発生する二次イオンが共通であり，単一ピークを用いた解析ではそれぞれのピークが重複し，これらの解析は現在のところ難しい。このような類似の化合物に対しては，分析対象化合物のカーボンを同位体ラベルして炭素数だけピークをシフトさせる方法を採ると区別は可能となるが，コストや手間がかかることや実際の医薬品製造では同位体は原料として使えないため，この方法は小スケールによる研究等に限定される。ほかの解析手段として，化合物によって検出されるイオン量が微妙に違いスペクトルの形状が若干異なることから，多変量解析による判別解析を導入することにより解析できる可能性はあると考えられる。ただしこれまで TOF-SIMS では複雑な有機化合物に多変量解析を導入した分析例は少ないため，多変量解析の適切な導入の検討が課題となる。

　TOF-SIMS は検出感度が非常に高いという特徴をもつため，微量の異物が解析を妨害することが問題となる。例えば試料に手で触れた際の皮脂や，ゴム手袋，保存用ビニール袋の破片などが観測されることがある[20]。これらの有機不純物由来のピークは，分析対象となる有機化合物の解析に大きく影響するため，測定および保存の際のサンプルの取り扱いには細心の注意が必要である。しかしこのような微量の有機物や油系の化合物は赤外や近赤外のような分光学的イメージング手法では検出されないことが多いので，逆にこのような微量の不純物に対する検出感度の高さを利用した不純物検出や同定，また原料の由来の特定等にも活用できる可能性があると考えている。

5.2.　TOF-SIMS によるイメージング応用例

　TOF-SIMS による医薬品製剤の解析例として，エテンザミド含有錠剤のケミカルイメージングを図 8 に示す。錠剤は，主薬としてエテンザミド，コーンスターチ，乳糖にステアリン酸マグネシウムを添加し，直打により作製した。イメージ図は，正イオンスペクトルから各構成成分の特異的なピークを選択し，ピークイオン数をスペクトル総量で割り，イオン総

第2章　固体医薬品の物性測定法の理論と実際

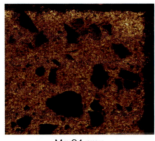
Mg 24 amu

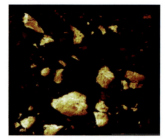
Ethenzamide 166 amu

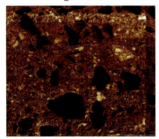
Lactose & Cornstarch 85 amu

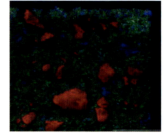
R；Ez G；Mg B；L&C

3 mm

図8　TOF-SIMS による錠剤の分析

数による影響を修正してからピーク高さ法により作成した。エテンザミドは質量数166（分子量＋H），ステアリン酸マグネシウムは質量数24（Mg）のピークを解析に用いた。ラクトース，コーンスターチはラクトースと同じ質量数にピークをもち，区別ができるピークがなかったため，添加剤（ラクトース＋コーンスターチ）として質量数85を選択してそれぞれの製剤中での分布を示した。さらに主薬エテンザミド，添加剤，ステアリン酸マグネシウムの3成分の分布を重ね合わせRBGイメージ図として作成すると，それぞれ個別にイメージ図を示すより明確に分布状態が確認できるようになり，分光イメージングでは粒子径が小さくて解析が難しいステアリン酸マグネシウムの分布も明確に確認できるようになっている。

おわりに

近年，製剤研究においてイメージング技術の重要性は高くなっており，種々の技術が開発研究されている。イメージング技術は製剤の視覚化という面で非常に優れた分析技術であり，医薬品製剤設計や製造工程，品質管理に応用できる有用な技術である。本項では，イメージングの最近の動向，事例紹介を説明すると共に，イメージング法の解析において注意すべき点について記述した。今後さらにこのような応用研究事例が増えるとともに，さらなる新しい手法が開発される分野であると思われる。これらのイメージング技術はその特徴をあらかじめ把握して解析の際に考慮に入れておかなければ正しい解析ができないことから，それぞれのイメージング技術の特徴をつかみ，測定対象によって使い分ける，もしくは併用することが必要であり，その適切な評価方法の開発もまた今後の課題となると考えられる。

9. イメージング解析1 分光, MASS

参考文献

1) T. Koide, et al., Chem. Pharm. Bull., 63（9）, 663-668（2015）
2) P.Y. Sacré, et al., J. Pharm. Biomed. Anal., 101, 123-140（2014）
3) C. Gendrin, et al., J. Pharm. Biomed. Anal., 48（3）, 533-553（2008）
4) F.C. Clarke, et al., Anal. Chem. 73, 2213-2220（2001）
5) Y. Yamamoto, et al., Int. J. Pharm., 426（1）, 54-60（2012）
6) F.C. Clarke, Vib. Spectrosc., 34, 25-35（2004）
7) S.V. Hammond, F.C. Clarke, "Near-infrared microspectroscopy", eds. by J.M. Chalmers, P.R. Griffiths, Handbook of vibrational spectroscopy Vol 2, John Wiley and Sons Led, West Sussex, UK, 1405-1418（2002）
8) A.S. El Hagrasy, et al., J. Pharm. Sci., 90（9）, 1298-1307（2001）
9) M. Veronin, B. Youan, Science, 305, 481（2004）
10) M.V. Schulmerich, et al., Appl. Spectrosc. 60 109-114（2006）
11) H. Hisada, et al., Process Res. Develop., 19（11）, 1796-1798（2015）
12) A.A. Gowen, et al., Eur. J. Pharm. Biopharm., 69（1）, 10-22（2008）
13) T. Koide, et al., Int. J. Pharm., 441（1）, 135-145（2013）
14) H. Vromans, K. Van den Dries, Int. J. Pharm., 247, 167-177（2002）
15) T.J. Barnes, et al., Int. J. Pharm., 417（1-2）, 61-69（2011）
16) A.M. Belu, et al., Anal. Chem., 72, 5625-5638（2000）
17) Q. Zhou, et al., Int. J. Pharm., 413, 36-43（2011）
18) Q. Zhou, et al., J. Pharm. Sci., 100, 3421-3430（2011）
19) 眞田則明 他，製剤機械技術研究会誌 21（2）, 61-65（2012）
20) 小出達夫，薬剤学 73（1）, 19-23（2013）

小出　達夫（こいで　たつお）

10. イメージング解析 2 X線CT

　医薬品製剤の物性や機能性，すなわち製剤粒子の硬度や薬物放出特性などは，製剤の構造と表裏一体の関係にある。したがって，製剤機能の解明や品質評価，製造条件の最適化や新規製剤設計のためには，製剤における詳細な構造情報が必要不可欠となる。これまで走査型電子顕微鏡（SEM）により粒子表面を観察する方法が多用されてきたが，SEMによる観察で明らかにできるのは表面構造だけであり，微粒子製剤の内部構造を観察するためには切断するなど，製剤試料を物理的に改変する必要がある。製剤試料の内部構造は，例えば核磁気共鳴画像法により非破壊的に観察することも可能ではあるが，空間分解能などの制限により，その適用は錠剤など比較的大型の製剤に限られる。

　X線とはそもそも波長 1 pm～10 nm の電磁波であり，X線が物質に入射して通過する際には，光電吸収やコンプトン散乱など，物質中の電子とさまざまな相互作用が起きる。X線CT（Computed Tomography）法は，対象物内をX線が透過する際の主として吸収されやすさの違い（吸収コントラスト）を利用して，物質の構造を調べる手法である。すなわち，試料のX線透過像を多数の方向から撮影し，それら透過像から数値計算を行うことで，試料の三次元構造情報を非破壊的に得ることができる。X線吸収の度合いは，異なる物質の場合はもちろん，同じ物質であっても密度が異なれば違いが出るため，それらの分布を検出することが可能である。加えて，同一試料の内部変化を断続的に観察していく場合にも極めて有用な手法であり，例えば溶出試験前後における粒子内部構造変化から溶出挙動の詳細を把握することもできる。

1. X線CT測定法の原理

　微小試料に対するX線CT法の原理については，文献[1,2]とコラム「X線CT法における試料の透過画像と断面画像との関係」（P 192）を参照されたい。簡潔に述べると，X線は試料を通過するとき，試料中の原子と相互作用して吸収（光電吸収）あるいは散乱（コンプトン散乱，レイリー散乱）されることで，その強度（フォトン数）は下式にしたがって減弱する（図1）。

$$I = I_0 \exp(-\mu d) \tag{1}$$

I_0, I：入射および透過X線の強度（フォトン数），
d：X線が試料中を通過する距離（m あるいは cm），μ：線減弱係数（m^{-1} あるいは cm^{-1}）

　線減弱係数は，自然対数と常用対数の違いはあるものの，紫外可視吸光度測定法における

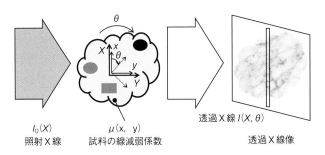

図1 X線CT測定の概念図

ランベルトの法則の比例定数に対応するものである。通過する距離が一定の場合，線減弱係数が大きい物質ほど，吸収などの影響により透過X線の強度がより弱くなることを示している。一般に線減弱係数は，原子番号あるいは密度が大きいものほど大きい。X線CT法により得られる断面画像においては，試料中の空隙は線減弱係数の最も小さい領域として，C, H, O などの軽元素からなる有機化合物は空隙よりは線減弱係数の大きな領域として，さらに Cl や Br などのハロゲンや，S, Ca などを含む物質はさらに大きな線減弱係数の領域として検知できる。すなわち，製剤試料の場合は，原薬や添加剤，空隙などの三次元分布を非破壊的に知ることができることになる。さらに，断面画像から空隙部分あるいは各物質の占める領域の画素数をカウントすることで，空隙や各物質が試料中で占める体積やその割合，さらには試料の表面積や試料内部の空隙の表面積，球形度など，試料の三次元構造に関する定量的な情報を非破壊的に得ることができる。なお，物質の種類によっては，元素組成や密度が近いために線減弱係数の値だけからは区別ができないこともあるが，その場合であっても形態なども考慮に入れれば，断面画像における物質の同定は可能であることが多い。また，各物質の線減弱係数は，物質の元素組成と密度から計算することが可能である。

近年，高出力X線発生装置や高感度X線検出器などテクノロジーの発達により，実験室系のX線CT装置（nano 3DX or GX90/130，リガク；TDM1000H-Ⅱ，ヤマト科学）や放射光施設 SPring-8 におけるX線CT装置を容易に使用できる環境が整いつつある。実験室系のX線CT装置と放射光施設 SPring-8 のそれとの大きな違いとして，X線強度の違いが挙げられる。特に放射光X線は，ほぼ光速で直進する電子が，磁場により進行方向が変化させられたときに発生するX線であり，X線が平行に進む高い指向性と，単位面積あたりのX線の強度が非常に大きい，すなわち高輝度であるという性質をもっている[3,4]。X線の強度はポアソン分布であるため，その統計誤差の相対値はX線強度の平方根に反比例する。このため，放射光X線は実験室系のX線発生装置と比べて，10億倍ともいわれる桁違いに高い輝度をもつといわれている。したがって，放射光X線を用いれば，まさに統計誤差が桁違いに低い，高精度の投影像のデータを短時間に得ることができ，それらから計算される断面画像も非常に精度が高いと考えられる。一方で，実験室系のX線CT装置においては，上述したような放射光X線ほどの高輝度ではないものの長時間測定することで，高精度の投影像・断面画像を取得可能であり，実際の分解能としても，nano 3DX においては 0.27 μm～，GX シリーズにおいては 4.5 μm～，TDM1000H-Ⅱでは 0.25 μm と遜色のない高分解能を実現できている。したがって，両実験系のX線CT装置において，比較的微小な製剤試料（100 μm 程度）の測定も可能となっている。これまでに，両実験系の装置ともに，錠

第2章　固体医薬品の物性測定法の理論と実際

剤内の顆粒や賦形剤の分布状態やフィルムコーティング層の厚さなど，医薬品製剤の内部構造解析の実績がある。また，両実験系装置においては，エネルギー（波長）範囲の異なるX線を利用できるため，このエネルギー可変性と特定の元素の線減弱係数が特定のエネルギー値で大きく変化する現象を利用することで，その元素を特異的に検出できる（ただ，一般には，放射光X線の方が幅広いエネルギー範囲のX線が利用できるといわれている）。このように，実験室系のX線CT装置かまたは放射光施設SPring-8のものを利用するかは，測定試料の特性（構成成分，形状，大きさ）や測定試料数，また測定によりどこまでの定量的パラメータを獲得したいかなどを考慮し，選択することが望ましい。

2. 放射光施設 SPring-8 の X 線 CT 装置を利用した実例

　微粒子製剤試料（粒子径200μm程度）をX線CT法に適用する際，いくつかの問題点（試料が小さいために，微小な領域に対して十分な強度のX線を照射し，精度良く検出する必要があることや，短時間で効率的に画像を取得し，測定試料数を増やしたい）があり，放射光X線の利用が適していると思われる。また，錠剤などの比較的大きな製剤試料に対しては，医療用メスなどで切り取り，断片を得ることで，錠剤の内部構造の詳細も明らかにできる。以下に，放射光施設SPring-8（兵庫県播磨市）BL37XUに設置された，サブミクロンレベルの空間分解能での測定が可能なX線CT装置[5]の利用例[6~8]を示す。

2.1. X 線 CT 測定の実際と測定条件

①サンプルの調製

　測定試料に関して，賦形剤単独または微粒子製剤（例えば粒子径200μm程度）の場合は，複数の粒子を図2aのように，内径0.4mmのリンデマンガラスキャピラリーに充填する。リンデマンガラスキャピラリーは種々の大きさ（0.1～0.5mm）のものが市販されており，測定する試料の粒子径を考慮し選択する。また，測定試料が錠剤の場合，調製した錠剤内部の中央部または錠剤の打錠面部約$600 \times 600 \times 600 \mu m^3$を医療用メスで切り取り，断片を得る（図2b）[9]。このとき，切り取った錠剤断片の端の構造はメスの切断による影響が多少あると考えられるが，錠剤断片中央部分はメス切断による影響が少なく，錠剤中での構造を維持していると考えられる。この錠剤断片を図2bのように，端に瞬間接着剤のついたガラス棒と接着させ，測定サンプルとする。

②測定

　上記測定試料を，ゴニオメーターヘッドにセットし，エネルギーを8keVに設定した放射光X線を水平方向から照射する（図2c）。医薬品試料は，C，H，Oなどの軽原子から構成される物質が多いため，それらの物質においても線減弱係数が比較的高くなるように，X線のエネルギーを8keVに設定することが望ましい（図3）。試料と検出器の距離は3mmに設定する。測定開始後，試料を詰めたリンデマンキャピラリーとゴニオメーターヘッドセットは180°回転し，その間に等倍投影型という撮影法により連続的な透過画像を0.2°ごとに900枚得る。投影像1枚あたりの露光時間は150msec，一試料の測定時間は約4分である。

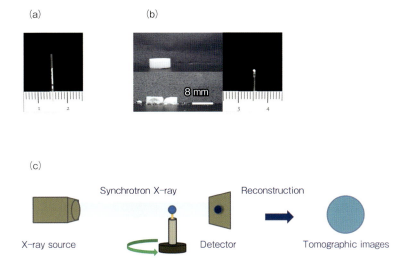

図2 測定試料の様子（a, b）と微小試料のX線CT測定の概要（c）
a：賦形剤単独または微粒子製剤を内径0.4 mmのリンデマンガラスキャピラリーに充填した様子．b：錠剤から断片を切り取り，リンデマンガラスキャピラリー上部に接着した様子

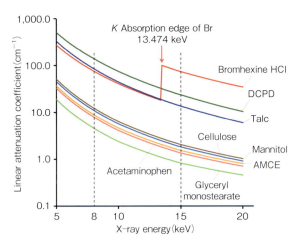

図3 薬物や賦形剤のX線エネルギーに対する線減弱係数プロファイル
各プロファイルは*MU_3*により算出

③解析

　撮影した投影像から，ソフトウェア*CBP*[10]を用いて再構成計算を行い，0.526×0.526×0.526 μmに相当する断層画像を得ることができる（図2c）。断層画像は8 bitグレースケール0～255の256階調で描かれ，これが線減弱係数（LAC）0～70に対応し，LACの値が高いほど，画像上で白く描かれる。後述する検討では，グレースケールの画像中，256階調の0を黒色，それ以上（1～255）を青色から赤色までの虹色で着色している（図4）。断面画像を解析するソフトウェアシステムとして，*Slice*[11]と*STL*[12]などの使用が考えられる。これ

第 2 章　固体医薬品の物性測定法の理論と実際

■■ **Column** ■■

X 線 CT 法における試料の透過画像と断面画像との関係

　図 1 に示したように座標系を設定し，微小試料よりも大きいサイズの X 線を照射して X 線 CT 測定を行うとする。図 1 の紙面奥行き方向（Z 軸方向）のある値 Z における X-Y 平面に平行な薄板状の照射 X 線部分だけをまず考えるとして，その強度を $I_0(X)$ とする。試料が初期位置から角度 θ だけ回転した状態における透過 X 線の強度 $I(X,\theta)$ は，本文（1）式にもとづいて次のように表される。

$$I(X,\theta)=I_0(X)\exp(-\int_{-\infty}^{+\infty}\mu(x,y)\mathrm{d}Y) \tag{C-1}$$

Y に関する積分範囲は $-\infty \sim +\infty$ となっているが，空気による X 線の吸収は 0 とみなせるので，実質上は X 線が試料を通過する範囲ということになる。$I_0(X)$ と $I(X,\theta)$ の比の自然対数を $g(X,\theta)$ とすると，$g(X,\theta)$ は次の式で表される。

$$g(X,\theta)=\ln\left(\frac{I_0(X)}{I(X,\theta)}\right)=\int_{-\infty}^{+\infty}\mu(x,y)\mathrm{d}Y \tag{C-2}$$

$g(X,\theta)$ は X 線透過像として測定可能な $I(X,\theta)$ と $I_0(X)$ から計算できる値であり，（C-2）式からも X 線透過像には試料の線減弱係数の分布 $\mu(x,y)$ としての構造情報が含まれていることが理解できる。（C-2）式から $\mu(x,y)$ の情報を引き出すために，$\mu(x,y)$ の二次元フーリエ変換 $M(u,v)$ を考える。フーリエ変換の定義より，

$$M(u,v)=\int_{-\infty}^{+\infty}\int_{-\infty}^{+\infty}\mu(x,y)\exp\{-i(ux+vy)\}\mathrm{d}x\mathrm{d}y \tag{C-3}$$

u,v を極座標で表す，すなわち $u=\omega\cos\theta, v=\omega\sin\theta$ と置き換えると，（C-3）式は

$$M(\omega\cos\theta,\omega\sin\theta)=\int_{-\infty}^{+\infty}\int_{-\infty}^{+\infty}\mu(x,y)\exp\{-i\omega(x\cos\theta+y\sin\theta)\}\mathrm{d}x\mathrm{d}y \tag{C-4}$$

$X=x\cos\theta+y\sin\theta$ であり，また $\mathrm{d}x\mathrm{d}y=\mathrm{d}X\mathrm{d}Y$ となるので，

$$M(\omega\cos\theta,\omega\sin\theta)=\int_{-\infty}^{+\infty}\int_{-\infty}^{+\infty}\mu(x,y)\exp(-i\omega X)\mathrm{d}X\mathrm{d}Y$$

$$=\int_{-\infty}^{+\infty}\{\int_{-\infty}^{+\infty}\mu(x,y)\mathrm{d}Y\}\exp(-i\omega X)\mathrm{d}X \tag{C-5}$$

（C-2）式を（C-5）式に代入すると，

$$M(\omega\cos\theta,\omega\sin\theta)=\int_{-\infty}^{+\infty}g(X,\theta)\exp(-i\omega X)\mathrm{d}X \tag{C-6}$$

（C-6）式より，$0\leq\theta<180°$ の範囲で（実際には十分に小さい θ の刻み幅で）$g(X,\theta)$ を測定しておけば，任意の $M(u,v)[=M(\omega\cos\theta,\omega\sin\theta)]$ を求めることができることになる。（C-3）式にあるように，$M(u,v)$ は $\mu(x,y)$ のフーリエ変換と定義しているので，$M(u,v)$ からフーリエ合成の式により $\mu(x,y)$ を求めることができる。

$$\mu(x,y)=\frac{1}{(2\pi)^2}\int_{-\infty}^{+\infty}\int_{-\infty}^{+\infty}M(u,v)\exp\{i(ux+vy)\}\mathrm{d}u\mathrm{d}v \tag{C-7}$$

　ここまでは Z 軸方向のある値での薄板状 X 線について考えたものだが，Z 軸方向全ての値について同様に考えると，Z 軸に垂直な断面画像群が得られることになる。したがって，X 線 CT 法により試料全体の線減弱係数の三次元分布，すなわち試料の三次元構造が非破壊的に決定される。実際の数値計算では，直交座標と極座標の変換の際に生じる誤差を避けるため，全てを極座標で行う数学的に等価な方法（フィルタ補正逆投影法）が用いられる。

192

10. イメージング解析 2 X 線 CT

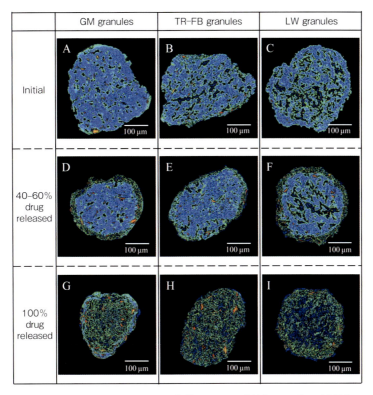

図 4 溶融造粒法で調製した GM 造粒物，TR-FB 造粒物および LW 造粒物の溶出試験時の内部構造変化の様子
溶出試験前，50% 溶出時，100% 溶出時のそれぞれの造粒物の様子を示す

らは再構成計算により得られる断面画像に対してさまざまな画像データ処理を行える多数のソフトウェアから構成されており，それらソフトウェアを適宜組み合わせて連続的にデータ処理を行うスクリプトを作成することで，空隙率や表面積の計算を含む画像データ解析処理を行うことができる。また，造粒物内部の空隙率に代わる指標として，void voxel ratio (VVR)（VVR =（粒子内部の空隙に相当する領域の voxel 数/空隙部分も含めた粒子全体の voxel 数）×100 (%)）を算出することもできる。試料の立体像表示など画像データの表示には ImageJ[12] の利用が便利である。使用したソフトウェアはすべて公開されており，インターネット経由で入手して Windows（含むコマンドプロンプト）や Linux（含む Cygwin）上で作動させることができる。

2.2. 撹拌溶融造粒法により製造した微粒子製剤の例

撹拌溶融造粒法において，疎水性の異なる 3 種類の脂質，グリセリンモノステアレート (GM)，トリグリセリンフルベヘネート (TR-FB) およびラブリワックス (LW) のいずれかを熱溶融結合剤として用い（添加量は全重量の 20% (w/w)），流動化剤としてタルク (5% (w/w))，薬物クラリスロマイシン (CAM) 75% (w/w) 含有造粒物を調製した後（図 5），薬物放出前，薬物放出中，薬物放出後の各造粒物の内部構造を放射光 X 線 CT により可視化した例を示す（図 4）[6]。GM 造粒物では溶出試験開始 2 時間後および 24 時間後，

第2章　固体医薬品の物性測定法の理論と実際

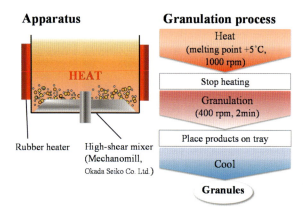

図5　クラリスロマイシンと熱溶融結合剤を用いた溶融造粒法の処方（a），装置（b）および操作手順（c）

TR-FB造粒物とHC造粒物では開始4時間後および36時間後に粒子をサンプリングすることで，薬物放出中および薬物放出後の造粒物を得ている。

　図4A～Cの断面において，X線の吸収が比較的小さいCAMおよび熱溶融結合剤は水色や緑色で表され，X線の吸収が比較的強いタルクは黄色または赤色で表されている。また，画像中の濃い青色または黒色の部分は空気を表し，粒子中においては空隙を表す。本測定においては，空気との境界に存在する物質は，屈折の影響によりX線の吸収が強調されるため，造粒物は空気との境界で水色ではなく緑色で表されている。図から明らかなように，いずれの粒子もタルクが均一に分散しており，かつ，そのほかの色の分布に偏りがないことから，粒子中で薬物，結合剤およびタルクが均一に分布していると考えられた。結合剤の種類によって造粒物内部の空隙の大きさは異なり，GM造粒物＜TR-FB造粒物＜LW造粒物の順に大きくなることが観察された。各造粒物のVVRとして，GM造粒物では9.8±4.2%，TR-FB造粒物では17.2±3.4%，LW造粒物では19.3±4.6%であり，VVRの値からGM造粒物と比較してTR-FB造粒物およびHC造粒物は粒子内部に大きな空隙を保持することが定量的に明らかとなった。通常，撹拌溶融造粒法では，造粒が進行する際に，融解した結合剤が薬物や賦形剤などの粒子の間を隙間なく埋めていくために，緻密な内部構造をとると考えられていたが，熱溶融結合剤の物性の違い（特に粘度や粒子径）により実際には内部構造に大きな違いが生じることは大変興味深い知見と考えられる。また，1 voxel（0.526×0.526×0.526 μm）以下の空隙が実際に造粒物内部に存在しても，放射光X線CT測定において空隙として検出されないため，VVRの値は実際の空隙率よりも小さくなることが想定される。このように各画像の分解能をしっかりと捉えて，算出された値を評価する必要がある。

10. イメージング解析2　X線CT

　図4D～F は薬物放出中の各造粒物の X 線 CT 画像である。いずれの造粒物においても，粒子表面の厚さ 20～30 μm 程度の領域の空隙が増加していることから，粒子表面から薬物が放出されたと考えられた。薬物放出領域の厚さが 20～30 μm であることは，粒子をキャピラリーに充填する際にわずかに粒子表面が削りとられることに加え，粒子から 50% の薬物が放出されるとき，粒子の表面側から 50% の体積が減少すると仮定すると，粒子半径は $1 - \sqrt[3]{0.5} \approx 0.2$ つまり 20% 減少すると考えられ，造粒物の粒子径が 300 μm（半径 150 μm）であれば 30 μm と算出されることからも整合性が取れている。一方で，粒子中心部の空隙の形状に変化は見られないことから，粒子内部の空隙からの薬物放出はなく，空隙中に試験液は浸入せず空気を保持しているものと考察される。造粒物内部の空隙に試験液が浸入しなかった理由は，熱溶融結合剤の高い疎水性が挙げられる。撥水性の高い熱溶融結合剤が造粒物中に均一に分布していることで，内部の空隙へ通じる細孔への水の浸入を阻止したものと考えられた。また，図4G～I から認められるように，100% 溶出終了後にも粒子構造を維持していたことから，CAM は拡散により徐々に外部に放出された様子も確認できた。各造粒物の真密度と VVR から，粒子密度を算出すると，GM 造粒物は 1.08 g/cm³，TR-FB 造粒物は 0.98 g/cm³，LW 造粒物は 0.97 g/cm³ であった。TR-FB 造粒物および LW 造粒物は浮遊性試験において高い浮遊性を示していたが，これは試験液（1.0 g/cm³）よりも密度が低く，かつ，その構造を溶出試験中にも維持することに起因したものと思われる。

　このように，X線CT法では元素組成の違いによる線減弱係数の違いに基づいて製剤の内部構造を三次元的に明瞭に可視化できる特徴があり，より多様かつ詳細な構造情報を得ることができる。特に，溶出試験前後における粒子内部構造変化から，製剤の機能性（浮遊性や徐放性）を十分に評価することができると考えられた。

2.3.　高分子コーティング微粒子製剤の例

　微粒子コーティング装置（MP-01, Powrex）を用いて，核粒子セルフィア® CP-102 に，モデル薬物としてブロムヘキシン塩酸塩（$C_{14}H_{20}N_2Br_2 \cdot HCl$；BHX）を核粒子重量の 10%（w/w）でレイヤリングし，その後酸性条件下で溶解するコリコート・スマートシール 30D（30D）を乾燥重量で核粒子重量の 10%（w/w）コーティングした微粒子製剤の内部構造解析を行った[7]。その断面画像と表面画像を図6 に示す。セルロースからなる CP-102 は，空隙率が 1.5% と空隙が少ない密な構造であり，そのために摩損度が低く機械的強度が高い物性を示すと考えられる。8 keV において線減弱係数の高い BHX は，CP-102 表面の白色で境界がやや不鮮明な 2～5 μm の層として可視化されている。BHX 層の境界が不鮮明になっているのは，高圧乳化装置で処理した BHX の懸濁液が，レイヤリング時に CP-102 の表面に浸透したためと考えている。BHX 層の外側には厚さ 5～10 μm の 30D のコーティング膜が形成されている。コーティング膜の内部には，厚さが 1～2 μm ほどで，白色度が高く，線減弱係数の大きい領域が点在しており，図6b に示すように微粒子表面にも露出している。線減弱係数の値から，それらはタルク（添加量は核粒子重量の 8%（w/w））と判断できる。このようにタルクが高濃度に局在する領域がコーティング膜表面に露出していることは，この微粒子製剤が溶液と接触したとき，コーティング膜が溶解しないような溶液条件であっても，濡れ性の高いタルクが先に崩壊することで，コーティング膜の薄い領域や細孔が形成される可能性があることを示唆している。

　図3 に示したように，一般に線減弱係数は，X 線のエネルギーが大きくなるにしたがっ

第2章　固体医薬品の物性測定法の理論と実際

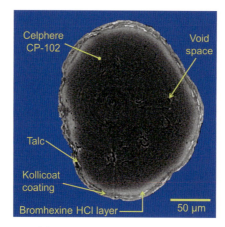

図6（a）

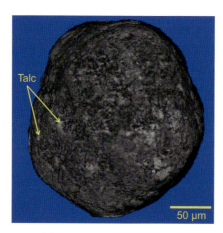

図6（b）

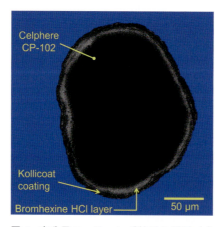

図6　高分子コーティング粒子の断面（a）と表面の様子（b）（8 keV で測定），同一の粒子を 15 keV で測定した断面図（c）

て単調に減少するが，BHX の場合は，13.473 keV の点で不連続的に値が増大している。このエネルギーは，BHX に含まれる Br の K 吸収端に対応している。X 線のエネルギーがある吸収端の値よりも大きくなると，その元素の電子（K 吸収端の場合は K 殻の電子）が X 線のエネルギーを吸収して励起されるようになるため，線減弱係数の値が急激に増大する。したがって，X 線のエネルギーを特定の元素の吸収端エネルギーの上下の値に設定して，同一試料の CT 測定を行い，断面画像を比較すれば，その元素を含む領域を特異的に検出することが可能である。BHX の場合で具体的に考えてみると，X 線のエネルギーを Br の K 吸収端よりも低い 8 keV に設定したときの線減弱係数は 75.5 cm^{-1} であり，タルクの値も同程度（85.6 cm^{-1}）であるが，15 keV に設定した場合は，BHX においては 73.5 cm^{-1} と 8 keV での値と同程度であるのに対し，タルクは 13.7 cm^{-1} と非常に低くなり，セルロースなど他の物質の線減弱係数も同様に低くなる。したがって，15 keV での測定時の断面画像を 8 keV のものと比較するとき，BHX を含む領域のみ両方の断面画像において線減弱係数の高い領域として可視化されると考えられる。実際，図 6a，c に示すように，BHX 層は線減弱係数の高い白色の領域として 8 keV と 15 keV の両方の断面画像で明瞭に可視化されているのに対し，8 keV での断面画像においてはコーティング膜内に明瞭に観察されたタルクは，15 keV の断面画像では BHX 層よりも遙かに白色度が低くなっており，Br を含む領域を特異的に検出できていることがわかる。

　また，放射光 X 線は高輝度であることが長所であるが，同時に X 線の電離作用により測定試料に損傷を与えてしまうという短所の部分も持ち合わせている可能性も考えられる。そこで同一の高分子コーティング微粒子製剤試料を 2 回連続で X 線 CT 測定を行い，内部構造の比較を行った。X 線 CT 測定時，X 線のエネルギーが 8 keV のとき，フォトンの流束は約 6×10^{12} フォトン/（sec mm^2）なので，粒子径 250 μm の試料の領域には 1 回の測定で約 5×10^{13} フォトンの X 線が照射されることになる。図は示さないが，連続測定終了時には，測定前には白色であった試料がやや茶褐色を帯びており，電離作用によるラジカル発生に起因した何らかの化学変化が起きたことが推察されたが，断面画像では連続測定の最初と最後でも顕著な違いは見られず，また，測定中に試料の構造変化が起きた場合に生じる断面画像の乱れの兆候もまったくなかった。したがって，X 線損傷による内部構造変化は無視できる程度，あるいは損傷が顕著になる前に CT 測定が完了していると考えられた。

おわりに

　製剤の品質を内部構造情報から精密かつ定量的に評価できる X 線 CT 法は，製剤の品質，安全性，および有効性を従来よりも高いレベルで保証できるため，今後必要不可欠な技術になるであろう。現在，欧米においても本技術の活用は著しく，将来的には欧米の薬局方に導入される可能性も十分に想定されており，今後の日本での活用方法が議論されている。

参考文献

1) 鈴木芳生ほか，J. Vac. Soc. Jpn., **54**, 47-55（2011）https://www.jstage.jst.go.jp/article/jvsj2/54/1/54_1_47/_pdf
2) 橋本雄幸，篠原広行，C言語による画像再構成の基礎，医療科学社（2006）
3) 日本放射光学会編・発行，増補版放射光ビームライン工学技術入門（2013）
4) 日本放射光学会編，放射光が解き明かす驚異のナノ世界，講談社（2011）
5) Uesugi, K., et al., Proc. SPIE **8506**, Developments in X-Ray Tomography Ⅷ, 85060I（2012）
6) Aoki, H., et al., Eur. J. Pharm. Biopharm., **92**, 22-27（2015）
7) Noguchi, S., et al., Int. J. Pharm., **445**, 93-98（2013）
8) 野口修治，ほか．Pharm Tech Japan, **29**, 2523-2527（2013）
9) Kajihara, R. et al., Int. J. Pharm., **481**, 132-139（2015）
10) Uesugi, K., http://www-bl20.spring8.or.jp/xct/index.html（2013）
11) Nakano, T., et al., http://www-bl20.spring8.or.jp/slice/（2006）
12) 中野司，地質調査総合センター研究資料集，no. 448, 26 p.＋書庫ファイル1，産業技術総合研究所地質調査総合センター．https://www.gsj.jp/researches/openfile/openfile2006/openfile0448.html（2006）
13) Schneider, C.A., et al., Nat. Methods, 9, 671-675（2012）

岩尾　康範（いわお　やすのり），野口　修治（のぐち　しゅうじ）

11. イメージング解析3 MRI

　磁気共鳴画像法（magnetic resonance imaging, MRI）は，核磁気共鳴現象（nuclear magnetic resonance, NMR）を利用した分子イメージング技術であり，医療分野では一般的な画像診断技術として広く利用されている。MRI は試料内を非破壊的に観察できるだけでなく，分子運動性を表す MR パラメータで画像化を行えば，試料に含まれる水などの分子運動性を観察することも可能である。このような特徴から，近年では医療分野のみならず，さまざまな研究分野で MRI が応用されるようになってきた。

　薬剤学・製剤学の分野に目を向けてみると，製剤の機能を決定する重要特性の中には，水の分子運動性が深く関与しているものも多い。そのため，製剤物性を評価する上でも MRI は有用であると考えられる。

1.　MRI の基本原理

1.1.　NMR 現象

　NMR 現象は，原子核がラジオ波（radio frequency, RF）パルスと呼ばれる電磁波を吸収して励起し，その後，励起した原子核がエネルギーを放出して基底状態に戻るまでの挙動である。この現象は，陽子数が奇数の荷電原子核（^{1}H, ^{13}C, ^{19}F, ^{23}Na など）で観測される。荷電原子核は物理量と方向性をもった小さな磁石とみなすことができ，核磁気モーメントまたは核スピンと呼ばれる[1]。観測される NMR 信号は，1 個の核スピンではなく，アボガドロ数に相当する核スピンの集合体の挙動である。NMR および MRI 装置内は，大きな外磁場がかけられており，装置に試料をセットすると，その強力な外磁場によって試料中の核スピンは磁場方向に沿って整列する（例えば，400 MHz NMR の磁場強度は 9.4 T である。また，一般的な医療用 MRI には 1.5 T の装置が使用されている）。なお，このときすべての核スピンが磁場と同じ方向を向くわけではなく，磁場方向に向いた上向き（平行）スピンと，その逆方向の下向き（反平行）スピンに分かれる（図 1）[2]。基底状態（RF パルスを照射していない状態）では，両者の存在比はほぼ半数ずつであるが，ごく少量だけエネルギー準位の低い平行スピンの方が多くなる（およそ 10 万分の 1）。そのため，外磁場方向に正味の磁化（M_0）が生じることになる。

　さらに核スピンは，強力な外磁場がかかると，外磁場を軸として歳差運動と呼ばれる回転運動を始める。そこへ歳差運動と同じ周波数（ラーモア周波数）の RF パルスが照射されると核スピンは励起する。なお，核スピンが励起する RF パルスの共鳴周波数（ω）は，(1)

式のように，装置内の外磁場の強度（B_0）と各原子核固有の磁気回転比（γ）との関係で決定される．プロトン（^{1}H）の磁気回転比は 42.6 MHz/T であり，例えば 1.5 T の MRI では，共鳴周波数は約 64 MHz となる．

$$\omega = \gamma B_0 \tag{1}$$

NMR または MRI では，RF パルスの照射によって励起した核スピンが基底状態に戻るまでの挙動を NMR 信号として観測し，化合物の分子情報などを得ている．なお，MRI ではさまざまな荷電原子核の中から，^{1}H の NMR 信号を測定対象としている．すなわち，試料中の水や油分などに含まれる ^{1}H からの NMR 信号を画像化する技術が MRI である．

1.2. スピンエコー法

1.2.1 RF パルス

スピンエコー（spin echo, SE）法は MRI 画像の一般的な撮像法である[1,3]．そのパルスシーケンスを図 2 に示す．スピンエコー法では，NMR 信号を得るために 90° パルスに続いて 180° パルスが照射される．90° パルスとは，基底状態で外磁場方向（z 軸）に向いている正味の磁化ベクトル（M_0）を励起させ，x-y 平面にフリップさせるための RF パルスである．

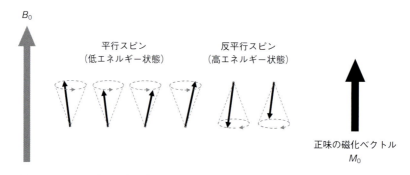

図 1　NMR および MRI 装置内での核スピンの状態と正味の磁化ベクトル

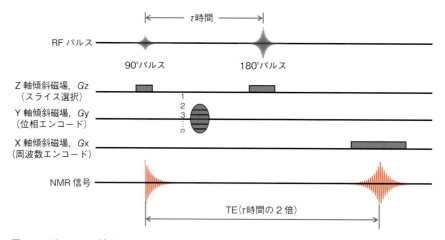

図 2　スピンエコー法のパルスシーケンス

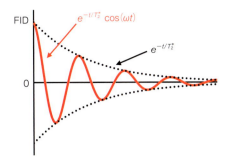

図3　自由誘導減衰（free induction decay, FID）
荒木力監訳，MRIの基本パワーテキスト基礎理論から最新撮像法まで，第3版，P 49，メディカル・サイエンス・インターナショナルを基に作成

　図1に示した個々の核スピンの挙動で考えてみると，RFパルスを照射すると，エネルギー準位の低い平行スピンは順次励起して反平行スピンにフリップしていく。すると，どこかの時点で平行スピンと反平行スピンの数が等しくなり，外磁場方向の正味の磁化ベクトルはゼロになる。このときのRFパルスが90°パルスである。90°RFパルス照射直後は，平行スピンと反平行スピンの位相がすべて一致し，核スピンの歳差運動は同位相で行われる。すると，x軸上に振動する磁場が生じ，その振幅する磁場によって電流が誘導される。そのようにして誘導された電流がNMR信号である。同位相の歳差運動は，外磁場の不均一性や内在するスピン-スピン相互作用などによって急速にずれていく（位相分散）。そのため誘導されたNMR信号は速やかに減衰する。このようなNMR信号の挙動は，自由誘導減衰（free induction decay, FID）と呼ばれ，図3のように正弦波形を描きながら時定数（T_2^*）で減衰する挙動を示す[1]。

　180°パルスは，正味の磁化ベクトルを逆向き（$-M_0$）にフリップさせるためのRFパルスである。180°パルスは，90°パルスの強さを2倍，もしくは照射時間を2倍にすることで得られる。180°パルスは，平衡状態にある余分な平行スピンを横磁化をもたらさずに反平行スピンへ押し上げることができる[1]。

1.2.2　T_1 および T_2 緩和

　RFパルスの照射によって励起した核スピンが，そのエネルギーを放出して基底状態に戻る過程を緩和と呼ぶ。緩和には T_1 緩和と T_2 緩和がある。T_1 緩和は，RFパルスによってフリップした縦方向（外磁場方向）の磁化ベクトルが徐々に回復していく挙動である。90°パルスによってx-y平面にフリップした縦磁化ベクトル（M_1M_z）が，時間（t）とともに回復する挙動は（2）式で表される。

$$M_z = M_0(1-e^{-t/T_1}) \tag{2}$$

　M_0 は基底状態における縦磁化ベクトルを示す。（2）式の時定数（T_1）は，T_1 緩和時間（T_1 relaxation time）またはスピン-格子緩和時間（spin-lattice relaxation time）と呼ばれる。

　また，T_2 緩和は，横方向の磁化ベクトル（外磁場に対し直交したx-y平面の磁化ベクト

ル，M_{xy}）が時間（t）とともに減衰する過程のことである。T_2緩和の原因はスピン-スピン相互作用による位相分散であり，隣り合った核スピンの一方の磁場がもう一方の歳差運動に影響することで生じる。例えば，ベンゼン環を含む化合物などは，周囲の磁場を乱すことが知られている[3]。試料にそうした化合物が含まれ，それがブラウン運動によって試料内を動き回ると，周囲の核スピンの周波数が変化し，結果として核スピンの歳差運動の位相がずれていく。なお，T_2緩和による減衰挙動は（3）式で表される。

$$M_{xy} = M_0 e^{-t/T_2} \tag{3}$$

M_0は90°パルス照射直後の同位相の横磁化ベクトルを示す。（3）式の時定数は，T_2緩和時間（T_2 relaxation time）またはスピン-スピン緩和時間（spin-spin relaxation time）と呼ばれる。

プロトンのT_1およびT_2緩和時間は，化合物の分子運動性によって大きく変化する。例えば，溶液状態の水分子で考えると，分子運動性が束縛されている結合水のT_1およびT_2緩和時間は，自由水よりも短い値を示す。

1.2.3 撮像パラメータ

スピンエコー法の主要な撮像パラメータに，繰り返し時間（repetition time, TR）およびエコー遅延時間（echo time, TE）がある[1,3]。TR は 90°パルスを照射してから次の 90°パルスを照射するまでの時間間隔である（図 4a）。1 枚の MRI 画像を得るためには，位相エンコード（後述）やスキャンの反復のために，何度も 90°パルスの照射が行われる。その間隔が TR として設定される。また，TE は 90°パルスを照射してから，180°パルスを照射して再び最大の NMR 信号が観測されるまでの時間間隔である（図 2, 4a）。90°パルスの照射によって観測される NMR 信号は，位相分散によって急速に減衰する。90°パルスを照射してか

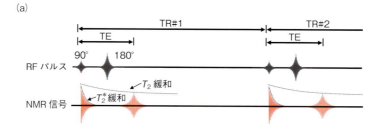

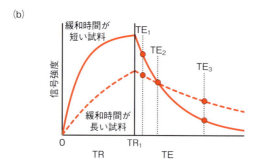

図 4 スピンエコー法における撮像パラメータと NMR 信号との関係
（a）繰り返し測定によって観測される NMR 信号 （b）緩和時間の異なる試料の T_1 回復曲線および T_2 減衰曲線

らτ時間後に180°パルスを照射すると，その後，位相が再びそろい始め，180°パルスの照射からτ時間後に位相が完全に一致して最大の信号強度が観測される（90°パルスによって生じたNMR信号がいったん消失した後，180°パルスによって"やまびこ"のように再び観測されることから，このNMR信号は，エコー信号とも呼ばれる）。TEは90°パルスと180°パルスの時間間隔の2倍（2τ時間）に相当する。なお，得られるエコー信号の信号強度は，TEを延長するとT_2緩和によって減衰していく（図4a）。T_2緩和は，T_2^*緩和と同じ指数関数的な減衰挙動を示すが，外磁場の不均一性の影響は受けない。そのため，T_2緩和時間のほうがT_2^*緩和時間よりも常に長くなる[1]。

スピンエコー法でMRI画像を撮像する場合，その画像強度は，主に，TR，TE，プロトン密度（水分子密度）およびプロトンの緩和時間によって決定される[4]。図4bには，緩和時間の異なる2つの試料に90°パルスを照射したときの磁化ベクトルのT_1回復曲線と，その後のT_2減衰曲線を示した。90°パルス照射直後を0，TRをTR_1とし，それぞれの試料の挙動を実線と点線で表した（撮像パラメータと信号強度との関係を明確にするため，両試料のプロトン密度は一定とした）。90°パルスによって磁化ベクトルがx-y平面へ倒された直後は，飽和されている（saturated）状態であり，この状態では，2回目の90°パルスを照射しても信号は全く観測されない。90°パルス後の縦方向の磁化ベクトル（M_z）は，（2）式に従って回復していく。したがって，TRを長く設定すると，90°パルスによって得られるNMR信号は強くなる。同じプロトン密度であれば，T_1の短い試料（実線）のほうが，回復する磁化ベクトルは大きい。90°パルスに続いて，180°パルスを照射すると，エコー信号が得られる。エコー信号はT_2緩和によって減衰するため，TEが長くなるにつれ，得られる信号強度は弱くなる。なお，MRIで測定される試料の多くは，T_1緩和時間とT_2緩和時間に正の相関関係が成立する。そのため，TEの設定によって，図4bに示した2つの試料のコントラストは変化する。例えば，短いTE（TE_1）で測定すると，T_1の短い試料から高い信号強度が得られる（T_1の短い試料のほうが高輝度の画像が得られる）。TEを延長していくと，NMR信号はそれぞれのT_2緩和挙動で減衰していき，TE_2では同じ信号強度が得られる。これは交差効果（crossover effect）と呼ばれる。さらに，十分長いTE（TE_3）でエコー信号を取得すると，両者の信号強度は逆転し，TE_1とは明暗が逆の画像が得られるようになる。

スピンエコー法によるMRI画像は，T_1強調画像（T_1 weighted image，T_1WI），T_2強調画像（T_2 weighted image，T_2WI），プロトン密度強調画像（proton density weighted image，PDWI）に分類され，これらはTRおよびTEの設定によって決定される[4]。T_1強調画像はTRおよびTEが短めに設定され，試料のT_1緩和時間が短いほど高輝度の画像になる。T_2強調画像はTRおよびTEが長めに設定され，試料のT_2緩和時間が長いほど高輝度の画像になる。プロトン密度強調画像を得る場合はTRを長め，TEを短めに設定する。試料中のプロトン密度（水分量など）が多いほど高輝度の画像になる。

1.2.4　画像作成方法

得られたエコー信号からMRI画像を作成するためには，それらの信号を発信する核スピンが試料中のどこに分布しているかを特定しなければならない。そのような核スピンの位置情報の把握に3方向に直交した傾斜磁場が活用される（それぞれG_x, G_y, G_zと表す）[1]。

G_zはスライス面選択のために使用される傾斜磁場である。G_zはRFパルス（90°パルスおよび180°パルス）の照射時に，試料へかけられる（図2）。装置内において，試料にはすで

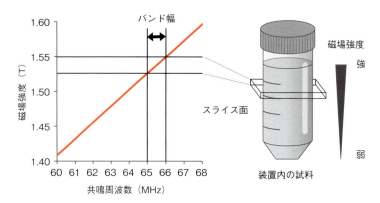

図 5　スライス選択：磁場強度と RF パルスの共鳴周波数との関係（1.5 T MRI 装置の場合）

に強力な外磁場がかけられているが，そこへさらに傾斜磁場をかけると，部位ごとにかかる磁場強度が変化する（図 5）。(1) 式で述べたように，核スピンの共鳴周波数は外磁場の強度に依存するため，傾斜磁場のかかった試料では，部位ごとで共鳴周波数が変化する。そこで，G_z をかけながら RF パルスを照射すると，特定のスライス面上の核スピンのみが励起される。例えば，図 5 のように周波数 65～66 MHz のバンド幅の RF パルスを照射すると，それに対応するスライス面上の核スピンが励起する。もっと上部のスライス面を撮像したい場合には RF パルスの周波数を高くし，逆に下部のスライス面を撮像したい場合には低くすればよい。また，スライスの厚みは，G_z の磁場勾配や RF パルスのバンド幅を変えることで調節できる。なお，MRI では三次元方向に自由自在に傾斜磁場をかけることができる。そのため，G_z のかけ方によって様々なスライス面の MRI 画像を撮像することができる［軸位横断像（axial slice），矢状断像（sagittal slice），冠状断像（coronal slice），斜位像など］。

スライス面を選択した後，スライス面上の核スピンの座標（x, y）を特定するために，周波数エンコードおよび位相エンコードが行われる。周波数エンコードおよび位相エンコードのために使用される傾斜磁場が G_x および G_y である（ここでは MRI 画像の x 座標は周波数エンコードによって，y 座標は位相エンコードによって決定されるとして説明していく）。周波数エンコードのための G_x は，エコー信号を測定するときにかけられる（図 2）。先に述べたとおり，核スピンの歳差運動の周波数は磁場強度によって変化する。そのため，G_x をかけながらエコー信号を測定すると，高磁場にさらされた部位から発信された信号の周波数は高くなり，逆に低磁場にさらされた部位からの信号の周波数は低くなる。測定される信号の周波数の違いから，核スピンの x 座標が特定することができる。

位相エンコードのための G_y は，90°パルスと 180°パルスの間にかけられる（図 2）。スピンエコー法で 90°パルスを照射すると，正味の磁化ベクトルが x-y 平面にフリップし，その瞬間，核スピンの歳差運動の位相は一致する。180°パルス照射の前に G_y をかけると，部位ごとで核スピンの周波数の位相にずれ（位相シフト）が生じることになる。位相シフトが増大するにつれて測定される信号強度は低下するため，両者の関係から核スピンの y 座標が特定できる。なお，y 軸方向の MRI 画像の解像度（ピクセル数）は，位相シフトの水準数（位相エンコードのステップ数）によって決まる。例えば，y 軸方向に 256 ピクセルの解像度の MRI 画像を撮像したい場合は，256 の位相エンコードステップが必要となる。1 ステッ

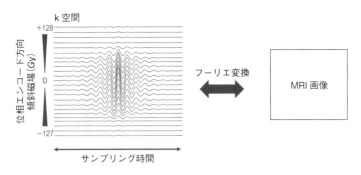

図6 データ空間（k空間）とフーリエ変換による画像化

プ当たりの位相シフト（Δθ）は360°をステップ数で除した値であり，256ステップの場合は，位相シフトを約1.4°（360°÷256ステップ）ずつ変化させながら256回の測定を行うことになる。

このようにして測定されたエコー信号はk空間（k-space）と呼ばれるデータ空間に配置される（図6）。k空間には，中央に位相エンコードなしで測定したデータ（傾斜磁場をかけずに測定したデータ）を置き，中央から外に向かって徐々に位相シフトが増大していくようにデータを配置していく（256ステップの場合，位相シフトが最大である＋128位相エンコードと－127位相エンコードがそれぞれ中央から最も遠い場所に配置される）。位相シフトが小さいほど，エコー信号の振幅は大きくなるため，k空間は中央部分で最大振幅を示し，辺縁部位にいくほど，信号は小さくなる。このようなk空間をフーリエ変換すると，各画素の信号強度が得られ，MRI画像を作成することができる。なお，実際のk空間は図6の情報がデジタル化されたものであり，座標軸は空間周波数（special frequencies）で表される[1]。

また，MRIでは一度の測定で何枚ものスライスを撮像することができるが，これはTRに含まれる不活時間（dead time）を利用している。一般的に，TEと比べてTRはとても長い（筆者らの測定例では，TEが20～70 msに対し，TRは500～3,000 ms程度）。そのため，90°パルスを照射してNMR信号を受信してから，次の90°パルスを照射するまでは，かなり長い不活時間が生じる。そうした不活時間の間に，周波数の異なる90°パルスを照射すると，1枚目とは別のスライス面のNMR信号が受信できる。このような操作を順次繰り返すことで，一度の測定で複数のスライスのMRI画像を撮像している。

1.3. その他の撮像方法

グラジエントエコー（gradient-recalled echo, GRE）法は，スピンエコー法と同様に一般的なMRI撮像法である。エコー信号を得るために，スピンエコー法では180°パルスを用いるが，グラジエントエコー法では，傾斜磁場を使用する。T_2WIの代わりにT_2^*WI（T_2 star weighted image）が得られるなどの特徴がある。また，グラジエントエコー法は，スピンエコー法に比べてMRI画像の撮像時間が短く，高速撮像法に分類される。そのほか，高速撮像法には，高速スピンエコー（fast spin echo, FSE）法やエコープラナーイメージング（echo planar imaging, EPI）などがある。これらの詳細については，関連する参考書を参照いただきたい[1,3]。

第2章　固体医薬品の物性測定法の理論と実際

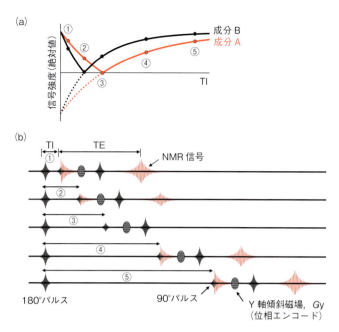

図7　反転回復法による撮像パラメータとNMR信号との関係
(a) 緩和時間の異なる成分の T_1 回復曲線 (b) TI値を変化させたときの成分AのNMR信号

　反転回復（inversion recovery, IR）法は T_1 緩和時間画像（T_1 map）の撮像などのために用いられる[1]。反転回復法では，180°パルス，90°パルスの順にRFパルスが照射される。したがって，磁化ベクトルの回復はスピンエコー法のような0からではなく，$-M_0$ から始まり，その T_1 緩和挙動は（4）式で表される。

$$M_z = M_0(1-2e^{-t/T_1}) \tag{4}$$

　（4）式の時間 t は，反転時間（inversion time, TI）と呼ばれ，180°パルスと90°パルスの時間間隔に相当する。図7aには T_1 緩和時間が異なる2つの試料の180°パルス照射後の回復曲線を示した。なお，通常の反転回復画像の撮像では，NMR信号は絶対値として測定される。そこで，図7aも絶対値を実線，負の値を点線として示した（点線部の負の領域は時間軸に対して線対称で表した）。NMR信号が絶対値で測定されるため，TIを延ばしていくと，信号強度は一度低下した後，回復する挙動を示す。回復曲線が時間軸と交わるTIはゼロ点（null point）と呼ばれる（成分AおよびBのゼロ点は，それぞれTI=③および②である）。実際の反転回復法によるMRI測定（図7b）では，スライス面を選択しながら180°パルスおよび90°パルスが照射され，その後，位相エンコードが行われ，再び180°パルスが照射される。そして，得られるエコー信号によって画像化が行われている[3]。図7aの成分Aを撮像する際の撮像パラメータとNMR信号との関係を図7bに示した。上記の通り，成分Aのゼロ点（TI=③）では，信号は観測されない。T_1 mapを作成する場合は，図7bのように，さまざまなTIでMRI画像を撮像し，画像強度の変化からピクセルごとに T_1 緩和時間を算出する。そして，算出した値で画像を再構築するといった手順がとられる。T_1 緩和時間は化合物の分子運動性を反映するMRパラメータである。そのため，T_1 mapは試

料各部位における分子運動性の違いなどを比較・評価するのに有用である。さらに，反転回復法では，ゼロ点の違いを利用して特定成分の信号を抑制しながら試料の画像化を行うことができる。例えば，成分 A と B が混在する試料を測定する場合，成分 B のゼロ点（TI＝②）で測定を行うと，試料 B 由来の信号を除いた MRI 画像が得られる。このような組織抑制技術は，臨床の MRI 診断でも大いに活用されている。例えば，脂肪の T_1 は水に比べて著しく短いことが知られている。本技術を活用すれば，脂肪に囲まれた病変部位を脂肪由来の信号を抑制しながら観察することができる。

　さらに，MRI ではプロトンの拡散性の違いを画像化した拡散強調画像（diffusion weighted image, DWI）を得ることができる。DWI は，核スピンを磁場強度の異なる環境に置くと T_2 作用によって NMR 信号が低下するといった原理に基づいている。スライス選択，周波数エンコードおよび位相エンコードとは別の傾斜磁場をパルスシーケンスに組み込むことで撮像される[3]。DWI はヒドロゲルの物性評価などに非常に有効である。例えば，精製水とヒドロゲルの DWI を比較すると，ポリマーとの相互作用によって水分子の拡散性が低いヒドロゲルでは，精製水よりも画像の輝度が高くなる。DWI 撮像用の傾斜磁場の強度は b 値として数値で表される。b 値と見かけの拡散係数 D との間には（5）式が成り立つ。

$$S_b = S_0 e^{-b \times D} \tag{5}$$

S_b および S_0 は，それぞれ傾斜磁場をかけた時の DWI の信号強度および $b=0$ の時の信号強度を示す。b 値を変化させながら数枚の DWI を撮像し，MRI 画像のコントラストの変化からピクセルごとに D を計算すると，見かけの拡散係数画像（apparent diffusion coefficient map, ADC map）を得ることができる。

■■ Column ■■

MRI 画像のコントラストと撮像パラメータとの関係

　MRI 画像のコントラストは，試料中のプロトンの密度やプロトンの運動性，MRI 撮像パラメータによって決定される。主な MRI 撮像パラメータには，エコー遅延時間（TE）と繰り返し時間（TR）があり，それらの撮像条件の組み合わせによってさまざまな強調画像が得られる。すなわち，TR を長め，TE を短めに設定するとプロトン密度強調画像（PDWI）（プロトン密度が高いほど高輝度）が得られ，TR および TE を共に短めに設定すると T_1 強調画像（T_1WI）（プロトンの T_1 緩和時間が短いほど高輝度）となる。さらに，TR および TE を共に長めに設定すると T_2（T_2^*）強調画像（T_2（T_2^*WI）（プロトンの T_2（T_2^*）緩和時間が長いほど高輝度）が得られる。なお，生体組織の水分子運動性は病態によって大きく変化することが知られており，例えば腫瘍組織の水の T_1 緩和時間は，正常組織に比べて著しく長い。MRI 画像診断では，組織中の水分子運動性の違いを強調することで，正常組織から病巣を検出している。

2. MRI を応用した製剤物性評価の研究事例

2.1. 錠剤内への水の浸入挙動と薬物放出特性との関連性[5]

近年，筆者らは pH の影響を受けず，24 時間 0 次放出が可能なジルチアゼム塩酸塩徐放錠の開発を試みている。本徐放システムは，ゲル化剤のヒドロキシプロピルメチルセルロース（HPMC）によって形成されるゲル層と，電荷の異なるデキストラン誘導体によって形成されるポリイオンコンプレックスといった2つの薬物放出制御機構を応用している。これまでに詳細な処方検討を行い，目的の薬物放出特性を有する錠剤処方を見出している。図8に各モデル錠剤の第1液および第2液における薬物溶出挙動を示した。薬物以外の錠剤成分がデキストラン誘導体のみのポリイオンコンプレックス錠と，HPMC のみの HPMC 錠では，薬物放出特性は大きく異なり，また，それら2つの放出制御機構をバランスよく配合した最適処方錠では，第1液および第2液のいずれにおいても0次の薬物溶出が持続する様子が確認された。本研究では，このような最適処方錠の薬物放出特性をより深く理解するため，各モデル錠剤への水の浸入挙動を MRI によって詳細に評価した。

ポリイオンコンプレックス錠，HPMC 錠および最適処方錠を第1液または第2液に浸潤させ，経時的に錠剤内の様子を MRI で観察した。図9に各試料の PDWI を示す。PDWI は，高輝度な領域ほど水分量が多いことを表す。HPMC 錠では12時間後でも，錠剤の中心部は暗いままで，水が浸入しない非ゲル化コアの存在が明らかになった。一方，ポリイオンコンプレックス錠および最適処方錠では，錠剤全体に水分がいきわたる様子が観察された。また，ポリイオンコンプレックス錠は，時間とともに錠剤の形状がいびつになり，外側から錠剤が崩壊していく様子が確認された。これに対し，最適処方錠ではそのような崩壊は認められず，錠剤が膨潤していく様子が確認された。

つづいて，DWI を撮像し，錠剤内の水分子の拡散性を検討した（図10）。DWI のコントラストは水分子の拡散性の違いによって変化し，高輝度な領域ほど，拡散性の低い水分子が分布していることを表している。DWI を用いることで，PDWI（図9）では識別の難しい HPMC 錠のゲル層と外側の溶出液とを明確に区別することできた。さらに，それらの DWI

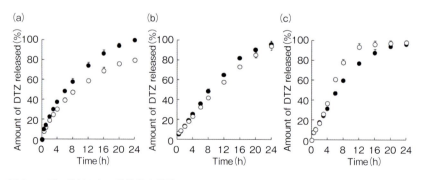

図8　モデル錠剤からの薬物溶出挙動
溶出試験第1液（pH 1.2）（●）または第2液（pH 6.8）（○）を用いて，(a) ポリイオンコンプレックス錠，(b) 最適処方錠，(c) HPMC 錠の溶出試験を行った。

11. イメージング解析 3 MRI

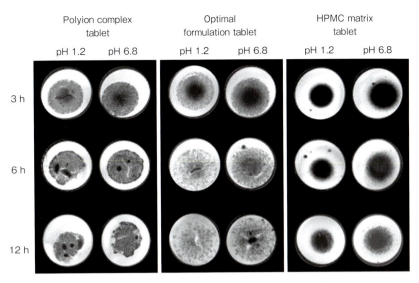

図9 溶出試験液中に浸潤させた各モデル製剤のプロトン密度強調画像（PDWI）

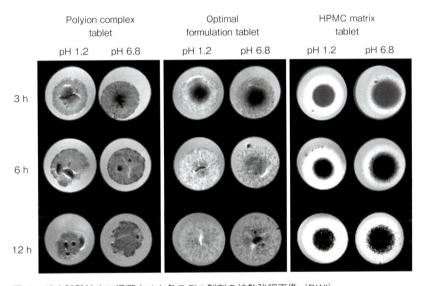

図10 溶出試験液中に浸潤させた各モデル製剤の拡散強調画像（DWI）

から作成した ADC map を図11 に示した。いずれのモデル錠剤においても，時間経過とともに錠剤内の水の ADC は高くなり（赤い領域が増加），錠剤内に浸入した水分子の拡散性が増大していく様子が確認された。なお，実験開始12時間後の ADC map から各錠剤の水和層の ADC 値を抽出して解析した結果，錠剤中の水分子の拡散性は，第1液および第2液ともに，ポリイオンコンプレックス錠，最適処方錠，HPMC 錠の順に低値を示すことが明らかになった。

以上の検討より，各モデル錠剤における水の浸入挙動の違いを特徴づけることができた。まず，ポリイオンコンプレックス錠と最適処方錠では，錠剤全体が水和するのに対し，HPMC 錠では中心部に非ゲル化コアが形成された。また，ポリイオンコンプレックス錠で

第 2 章　固体医薬品の物性測定法の理論と実際

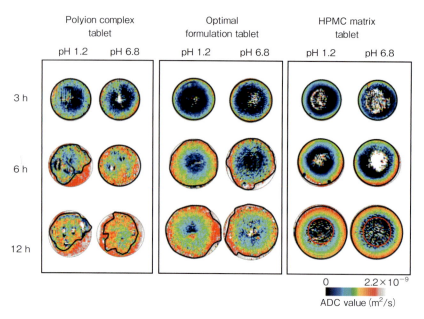

図 11　溶出試験液中で浸潤させた各モデル製剤の見かけの拡散係数画像（ADC map）

は錠剤の崩壊が見られたが，最適処方錠では HPMC 錠のように錠剤が膨潤していく様子が観察された．さらに，最適処方錠中の水の拡散性は，ポリイオンコンプレックス錠と HPMC 錠の中間の値を示した．以上の結果より，最適処方錠への水の浸入挙動は，ポリイオンコンプレックス錠と HPMC 錠のどちらの性質も兼ね備えており，そのことが薬物放出特性に深く関与していると考えられる．

　MRI は，錠剤の水和，膨潤，崩壊挙動などを評価するうえで，極めて有用である．例えば，Tritt-Goc らや Kojima らは，HPMC やヒドロキシポロピルセルロース（HPC）でマトリックス型徐放製剤を試料とし，それらの膨潤挙動や，形成されるゲル層の物性などを MRI を用いて詳細に評価している[6～8]．また，近年では，フロースルー溶出試験装置と一体化した卓上型 MRI 装置（Oxford Instruments, UK）なども考案され，溶出試験中の錠剤の崩壊挙動や複雑な薬物溶出挙動を視覚的に捉えるような検討も行われている[9,10]．

2.2.　MRI の水分子運動性可視化技術を応用したクリーム剤の乳化安定性評価

　熱力学的に不安定なエマルションを基剤とするクリーム剤において，乳化安定性は重要な製剤特性である．一般的にエマルションは，油滴のフロキュレーション，クリーミング，合一といった過程を経て劣化していく．クリーム剤の医薬品としての品質はクリーミングなどの軽微で可逆的な変化であっても著しく損なわれる場合がある．そこで，本研究では MRI を用いてクリーム剤の乳化安定性を詳細に検討した．

　まず，MRI によって試料中の乳化状態の変化を非破壊的に観察できるか否かを評価した．図 12 は，乳液タイプのモデルエマルションを遠心分離した時のクリーミング挙動である[11]．目視では，短時間の遠心分離処理による乳化状態の変化はほとんど確認できず，処理時間が 60 分以上で，ようやく明確なクリーミングが観察された．一方で，T_2 緩和時間で画像化し

11. イメージング解析 3 MRI

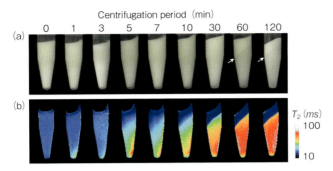

図 12 エマルション製剤のクリーミング挙動の観察
乳液タイプのモデルエマルションを調製し，遠心分離（5,000 g）の処理時間を変えながら試料の様子を (a) 目視，(b) T_2 緩和時間画像（T_2 map）で観察した。矢印はクリーミングによって生じた界面を指す。

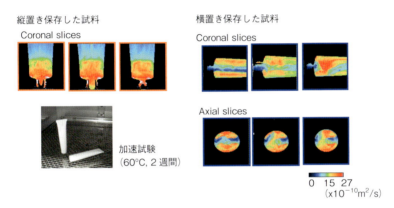

図 13 市販チューブ内でのエマルションの相分離挙動
市販クリーム剤に使用されるポリエチレンチューブに試料を充てんし，縦置きおよび横置きで 60℃ で 2 週間保存した。その後，ADC map で試料内部の様子を観察した。

た T_2 map では，遠心分離に伴う著しい試料の変化が観察された。例えば，遠心分離を 5 分程度行うと，試料上部の T_2 は短縮し，下部は延長した。そして，遠心分離の処理時間が延長するにつれ，そうした変化は，より顕著になっていった。油滴近傍の水分子は界面活性剤との相互作用によって分子運動性が束縛されるため，その T_2 は，バルク水に比べて短い値を示す。したがって，このような T_2 map の変化は，クリーミングに伴う油滴密度の変化によるものであると考えられる。以上より，MRI による水分子運動性可視化技術を活用することで，目視では確認できないわずかな乳化状態の変化を高感度に観察できることが明らかになった。

続いて，本 MRI 手法の製剤化検討における実用性を評価するため，市販クリームの容器内での試料の乳化状態を観察した（図 13）[12]。モデル製剤をポリエチレンチューブに充てんし，高温加速試験（60℃，2 週間）を行った後，ADC map による観察を行った。その結果，チューブ内の試料が，ADC の高い水相（赤い領域）と低いクリーム相（青い領域）に相分離している様子が観察された。本 MRI 手法は，外からは確認できない容器内の乳化状態を観察できることが示された。

第 2 章　固体医薬品の物性測定法の理論と実際

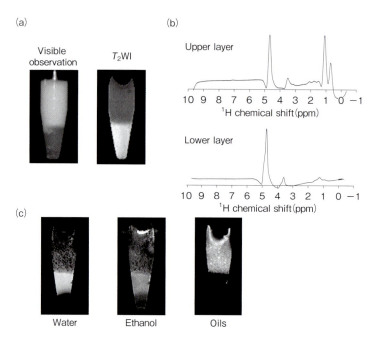

図 14　相分離したメントール・ジフェンヒドラミン含有クリームの成分分析
(a) 調製後 40℃で 1 週間保存した時の外観写真および T_2WI (b) 相分離した上層および下層の NMR スペクトル（関心領域は各層の中心部 1 mm×1 mm×1 mm）(c) CSS 画像による試料中の水（4.7 ppm），エタノール（3.5 ppm）および油成分（1.0 ppm）の分布

　MRI は試料の非破壊的な観察だけでなく，関心領域の ^{1}H-NMR スペクトルを取得することも可能である。そうした局所 NMR スペクトル取得技術は，MR スペクトロスコピー（MRS）と呼ばれる。また，非常に狭いバンド幅の RF 波パルスを使い，特定成分由来（水や油分など）のプロトンで画像化を行えば，試料中でのそれらの分布を可視化することもできる。このような画像は，化学シフト選択画像（chemical shift selective images，CSS 画像）と呼ばれる。筆者らは，MRS や CSS 画像を用いて，相分離したクリーム剤の非破壊的な成分分析を行っている[13]。本検討の試料には，透析患者の掻痒感を抑えるために院内製剤として処方されるメントール・ジフェンヒドラミン含有クリームを用いた。このクリーム剤を 40℃で 1 週間保存した後（図 14a），相分離した各層の ^{1}H-NMR スペクトルを取得した（図 14b）。その結果，上層のスペクトルからは，水（4.7 ppm），エタノール由来の水酸基（3.5 ppm）および油分由来の炭化水素（1 ppm 付近）のピークが検出された。一方，下層のNMR スペクトルからは，水およびエタノール由来のピークのみが検出された。続いて，水，エタノールおよび油分の CSS 画像を得た（図 14c）。その結果，水およびエタノールは試料全体に分布していたのに対し，油分は主に上層のみに分布している様子が確認された。以上の結果より，相分離した試料の上層はクリーム相，下層は水相であり，本製剤の高温保存による不安定化は，試料下部から水やエタノールなどの水溶性成分が浸み出したことに起因することが明らかになった。

11. イメージング解析 3　MRI

おわりに

　MRI は，試料内部の非破壊的な観察に加え，水分子運動性の可視化や，^{1}H NMR スペクトルに基づく非破壊的な成分分析などが可能である。重要な製剤特性の中には，水分子運動性と密接に関与しているものも多い。そのため，MRI は製剤物性評価ツールとして極めて有用であると考えられる。

参考文献

1) 荒木力　監訳，MRI の基本パワーテキスト　基礎理論から最新撮像法まで　第3版，メディカル・サイエンス・インターナショナル（2011）

2) 齊藤肇，安藤勲，内藤晶，NMR 分光学—基礎と応用—，東京化学同人（2008）。

3) 今西好正，徳原正則，小谷博子，心から納得・理解できる MRI 原理と MRS，医療科学社（2009）

4) 栗林秀人，TE 短縮を目的とした MRI パルスシーケンスの理解と Ultrashort TE イメージング，バリアン・テクロノジーズ・ジャパン・リミテッド　NMR ユーザーズミーティング資料集（2009）

5) Kikuchi, S., et al., Chem. Pharm. Bull., 60(4), 536-542 (2012)

6) Kowalczuk, J., Tritt-Goc, J., Eur. J. Pharm. Sci., 42(4), 354-64 (2011)

7) Tritt-Goc, J., Pislewski, N., J. Control. Release, 80(1-3), 79-86 (2002)

8) Kojima, M., et al., Chem. Pharm. Bull., 46(2), 324-328 (1998)

9) Malaterre, V., et al., J. Control. Release, 133(1), 31-6 (2009)

10) Kulinowski, P., Pharm. Res., 28(5), 1065-73 (2011)

11) Onuki Y, et al., J. Cosmet. Sci., 38(3) 272-278 (2016)

12) Onuki Y, et al., Drug Dev. Ind. Pharm., 40(7) 937-943 (2014)

13) Onuki Y, Chem. Pharm. Bull., 63(6) 457-462 (2015)

大貫　義則（おおぬき　よしのり）

12. 顕微鏡 SEM, TEM, AFM

1. SEM

1.1. SEMの原理

走査型電子顕微鏡（Scanning Electron Microscope；SEM）は照射位置を走査させながら観察対象に電子線を当て，そこから反射してきた電子（または二次電子）から得られる表面形状像を観察する顕微鏡である。対象の表面の形状や凹凸の様子，比較的表面に近い部分の内部構造を観察するのに優れている。

試料に対して電子線（電子ビーム）を照射すると，試料表面に存在する元素に由来する特性 X 線に加えて，反射電子や二次電子が発生する（図1）。入射電子線の一部が試料中で弾性あるいは非弾性で散乱し，試料面から後方に飛び出した電子を反射電子という。反射電子は入射電子とほぼ同じエネルギーをもち，原子番号依存性，試料面角度依存性があることから，組成像，凹凸像の観察に利用される。一方，入射電子線の一部は試料中の原子に衝突する際，原子中の電子にエネルギーを与える。与えられたエネルギーがある閾値を超えると，原子中の電子が試料から飛び出してくる。このような電子を二次電子といい，通常の SEM 測定で観察しているのは二次電子線に相当する。エネルギーが極めて小さい電子（<50 eV）であるため，表面観察に利用される。

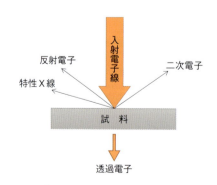

図1　試料に電子線を照射した際のようす

12. 顕微鏡　SEM，TEM，AFM

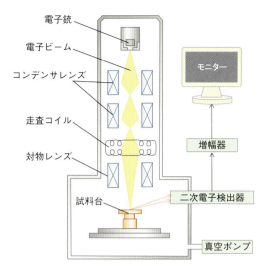

図2　SEMの構成

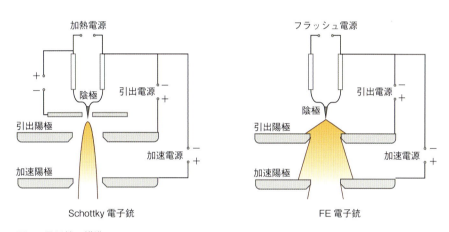

図3　電子銃の構造

1.2.　SEMの構成と試料観察の際に留意すべき点

SEMの構成を図2に示す。以下にきれいなSEM画像を得るために留意すべき点をSEMの構成をもとに説明する。

・電子銃

電子銃には，熱電子放出電子銃，ショットキー電子銃と電界放出電子銃がある。

熱電子放出（thermal emission）電子銃では，最も頻用される電子の発生源であるタングステンフィラメントに電流を流すことで発熱させ，タングステンの中の電子が活発に動き回ることで電子を外に放出させる。(1)，(2) 式に示すように，正極とフィラメントの間の電圧（加速電圧）が高ければ高いほど飛び出す電子は高速になり，電子のエネルギーが大きくなる。エネルギーの大きい電子は波長が短く，分解能も高くなる。

$$波長 \lambda = 1.23/\sqrt{V} \, (nm)(V：電子の加速電圧 \, eV, 1 \, eV = 1.6 \times 10^{-19} J) \quad (1)$$

$$分解能 \, d = 0.61 \lambda / n \sin \alpha \, (n：屈折率, \sin \alpha：レンズ開き角) \quad (2)$$

215

第2章　固体医薬品の物性測定法の理論と実際

　ショットキー（Schottky）電子銃では，超高真空下で細く尖らせた陰極を 1,800 K 程度に加熱し，先端に強い電圧をかけることで起こるショットキー放出とよばれる現象を利用して電子を放出させる（図3）。

　一方，電界放出（Field-emission：FE）電子銃では，超高真空下で細く尖らせた陰極の先端に高い電界をかけた際に起こる電界放出現象を利用し，トンネル効果により電子を放出させる。輝度（電流密度，平行性）が高く，エネルギーのばらつきも少ないので，高分解能な観察・分析に適している。

・像が得られる原理とスポットサイズ・倍率

　SEM 測定で観察される白黒のコントラストは二次電子線の強弱に由来する。二次電子は試料表面から数 nm〜十数 nm ほどしか脱出できない。表面が平面である場合，脱出できる二次電子の量に変化はないが，凹凸があったり傾斜になっていたりすると，斜面の方が二次電子は脱出しやすく，結果的に二次電子の量が増える。このように，試料の材質がまったく同じであっても表面の形によって飛び出してくる二次電子の量が変わるため，像の明るさが変化する。照射する電子線に対して試料全体を少し傾けることで画像を明るく，見やすくすることができる場合がある。また，SEM におけるフォーカス合わせは，試料上で照射するスポットをいかに小さくするかに依存する。スポットサイズを小さくすれば，解像度が上がる。一方，発生する二次電子は減るため画質は劣る。

　なお，SEM の倍率は，「表示画面の幅（一定)/試料表面の走査幅」で表わされるため，試料上を走査する範囲を変えるだけで変更でき，電子線の絞り具合には影響しない。したがって，いったん高倍率でフォーカス合わせをすれば，それよりも低い倍率ではそのままの電子線の絞り具合で観察できる。

・非点収差

　非点収差はレンズの縦方向と横方向で焦点距離がずれる現象で，電磁レンズが完全な軸対称性をもたないことに起因する。非点収差があると，縦方向の焦点が合っているときには横方向がボケて広がり，逆に横方向の焦点が合っているときには縦方向がボケて広がってしまうため，スポットを小さく絞ることができない。低倍率では非点収差の影響は少ないが，10,000 倍くらいからはフォーカスよりも非点調整のほうが重要になってくる。

・コンデンサーレンズ

　コンデンサーレンズの焦点距離を短くするとスポットは小さくなり，焦点距離を長くするとスポットは大きくなる。電磁レンズは周辺部分の収差が激しいためその前に絞りを置き，中央部のみを使うことになる。焦点を短くするとカットされる電子線が多くなり像が暗くなる。低倍率の際は焦点距離を長めに，高倍率の際は焦点距離を短めにするなど，測定の際に調整が必要である。

・加速電圧

　加速電圧を変えることにより，読み取る情報の深さを変えることができる。加速電圧が高いと深部の（10〜20 kV で数 nm〜数十 nm），低いと表面のみの情報が得られる。加速電圧が低いと電子線エネルギーのばらつきが大きくなり，スポットを小さくするのが困難になる。また，試料から出てくる二次電子の量も少なくなるためノイズの多い画像になる。

・試料調製

SEMの試料で最も注意が必要なのは導電性の確保である。試料に照射された電子線は，試料から試料台を通って最終的には電流として外に流れ出る。試料に導電性がない場合，照射された電子がたまって試料がマイナスに帯電し，続いて照射される電子線をねじ曲げたり，跳ね返したりする。このような状況で試料を観察すると，像がゆがんだり電荷がたまりやすい凸部が明るく光ったりする（チャージアップ）。そこで導電性のない試料の場合，試料表面にあらかじめ金属薄膜をコーティングする前処理がよく行われている。試料表面に金属を付着させる方法として，イオンスパッタリング法と蒸着法がある。チャージアップを避けるためには加速電圧を下げるのが有用である。また，試料室の圧力を数十～数百 Pa まで上げることで，非導電性試料をコーティングすることなく観察が可能な低真空 SEM を利用することも可能である。

1.3. SEM の応用観察

・cryoSEM

試料を液体窒素で急速凍結し，クライオステージで低温を保ちながら観察する装置を cryo SEM とよぶ。cryo SEM 用の試料調製法として，Metal contact 法（冷却速度が速く，より溶液に近い状態で観察が可能だが，試料室に入れるまでに大気中を通るため試料に霜がつく）や割断法（真空状態で測定用の面を作り出すため霜はつかないが，冷却速度が遅いため柔らかい素材には不向き）がある（図 4）。

・SEM/EDX

SEM 測定の際，試料に電子線をあてた際に発生した特性 X 線から，試料表面に含まれる元素を特定する手法をエネルギー分散型 X 線分光法（Energy Dispersive X-ray Spectroscopy；EDX, EDS）という。特性 X 線は，入射電子が物質内の原子と衝突して，原子をイオン化して電子をはじき出した際，その空になった場所に外殻の高いエネルギー準位にある電子が落ち込むことで，そのエネルギー差に相当する波長の光が放射されることにより発生する。どのエネルギーの特性 X 線が発生するかは原子内での電子の遷移パターンと関連しており，電子の遷移パターンは原子の種類に固有である。したがって，試料に複数の元素が

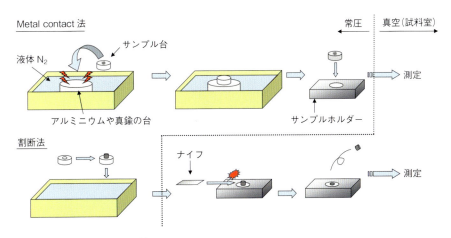

図 4　cryoSEM の試料調製法

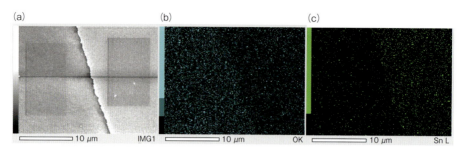

図5 透明導電膜が塗布されたガラスのSEM (a)/EDX画像 (b, c)
(b：未塗布面，c：塗布面)

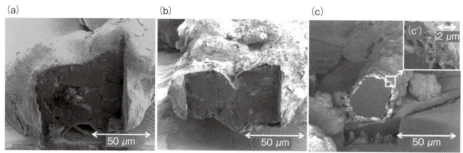

Miyadai N, et al. Advanced Powder Technology, 2012, 23, 40. より引用

図6 イブプロフェン結晶をコーティングした粒子の断面を示したSEM画像
(a) コーティング液：HPMC，噴霧速度：10 L/min
(b) コーティング液：HPMC/マクロゴール6000，噴霧速度：10 L/min
(c) コーティング液：HPMC/マクロゴール6000，噴霧速度：10～15 L/min

含まれる場合，それぞれの元素で発生する特性X線のエネルギーとその単位時間当たりの発生回数を相対的に比較することで，試料表面に存在する元素の種類とその含有量を評価できる。EDXの実例として，透明導電膜が塗布されたガラスのSEM/EDX画像を図5に示す。ガラス（SiO_2）上にITO膜（Indium Tin. Oxide：In_2O_3とSnO_2の混合物）が塗布された試料の境界をSEM（図5a）/EDX分析（図5b, c）している。未塗布面（図5b）ではガラス表面のO原子が，塗布面（図5c）ではITO膜表面のSn原子が多く検出されている。

1.4. SEM観察の例

医薬品製剤をSEMにより観察した例を3つ以下に示す。

図6はイブプロフェンと軽質無水ケイ酸の混合末を流動層造粒機でコーティングした粒子のSEM画像である[1]。コーティングされた粒子が一次粒子か二次粒子であるかを確認するため，収束イオンビームで粒子を切り出した断片を示したものである。コーティング液としてHPMC，あるいはHPMC/マクロゴール6000，噴霧速度10 L/minで調製した場合，イブプロフェン結晶は凝集した二次粒子であることがわかる（a, b）。イブプロフェンは融点が低く，通常の，収束イオンビームの処理ではイブプロフェンが融解してしまうため，収束イオンビームでの切り出し処理は，凍結条件で行っている。結晶を適切な噴霧速度条件でコーティングすると一次粒子でのコーティングが可能である（c）。

図7はプロブコール/ポリビニルピロリドンK12/ラウリル硫酸ナトリウム（SDS）混合粉

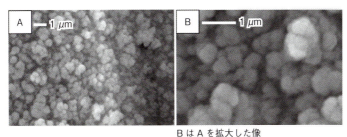

BはAを拡大した像
Zhang J, et al. *International journal of pharmaceutics*, 2012, 423（2）：571-576 より引用

図7　プロブコール/ポリビニルピロリドン/ラウリル硫酸ナトリウム混合粉砕物懸濁液の cryoSEM 像

砕物を水に分散後，1日経過した懸濁試料の cryoSEM 像で，BはAの拡大像である[2]。観察された粒子は数百 nm で動的光散乱測定により得られた平均粒子径と近い値であった。形状も球形に近いものと推察される。

2. 透過型電子顕微鏡（TEM）

2.1. TEMの原理と構成

透過型電子顕微鏡（Transmission Electron Microscopy；TEM）は，試料に電子線を照射し，試料を透過してきた電子や散乱された電子を結像して拡大観察する顕微鏡である。光学顕微鏡に比べ非常に高い分解能（～0.1 nm）をもつ電子銃により放出された電子線は，試料を透過（一部散乱）した後に電子レンズで拡大され，スクリーン上に像を結ぶ。通常のTEMは，照射系，結像系，排気系，記録系の構成要素から成り立っている（図8）。

・照射系

電子銃と電子レンズ（磁界レンズ，コンデンサーレンズ）からなる。電子銃によって発生した電子線を収束させ試料に照射する部分で，絞りやレンズを調節して電子線の照射領域を変化させる。電子銃には熱電子放出型と電界放出型がある。熱電子放出型は，電界放出型と比べて電子線のエネルギー分布は大きいが，少々低い真空度（～10^{-6} Pa）下でも放出電子流を多くとることができる。電界放出型は，安定した動作のために超高真空条件（10^{-8} ～10^{-9} Pa）を必要とするが，電子線のエネルギー分布は小さく，高寿命である。電子レンズは電子線を収束させる凸レンズの役割をする。光軸付近に強い軸対称の磁界を発生させる装置で，電子線は磁界中でらせん運動を行い光軸上の一点に収束する。光学レンズと異なり，焦点距離は磁界の強さ（レンズに流す電流の強さ）によって変えることができる。

・結像系

試料の像を結ぶ対物レンズ，倍率を調整する中間レンズ，最終的な投影像を観察面や記録面に投射する投射レンズからなる。また，コントラストを調整する対物絞りが対物レンズの後焦点面に置かれている。

第 2 章　固体医薬品の物性測定法の理論と実際

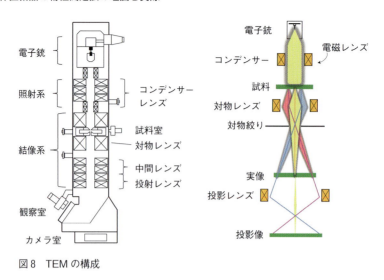

図 8　TEM の構成

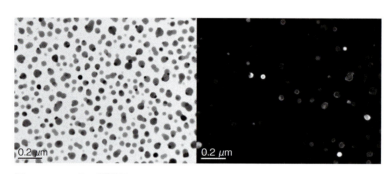

図 9　TEM による明視野
（左）暗視野（右）観察例（観察物質：TiCl₅）

・排気系

　電子顕微鏡の鏡体内は真空ポンプにより常に高真空に保持されている。高真空により電子を安定に放出させるだけでなく，電子銃のフィラメントの寿命を延ばし，電子ビーム照射化での試料汚染を低減させる。

・記録系

　電子線は見ることができないために観察のためには最終的に拡大された像を可視化する必要がある。TEM 像は，通常蛍光板上で観察される。記録はカメラ室で行い，フィルムに直接露光させたり CCD カメラで撮影したりする。

2.2.　TEM 像の種類とコントラスト

　TEM 像には，明視野像と暗視野像がある（図 9）。明視野像は透過電子線のみを用いる観察像で，薄片化された試料を電子線が透過し，その電子透過線を結像させたものである。対象の形態観察時に広く用いられる。試料の厚い部分では透過してくる電子波の強度は低いため一般に像は暗い。暗視野像は特定の回折電子線のみを用いる観察像で，電子線が試料を通過する際に，回折された電子線を結像させたものである。用いた回折電子像の方位情報を含

み，結晶粒径（grain size）や結晶欠陥の分析に用いられる。試料端より先では回折が生じないために像は暗くなる。

TEM像のコントラストの種類には，散乱吸収コントラスト，回折コントラスト，位相コントラストがある。像のコントラストは散乱吸収コントラストで生じるが，低倍率の場合は回折コントラストが，原子や分子のレベルで微視的に観察した場合には散乱吸収コントラストが加わる。散乱吸収コントラストは，電子線が物質に衝突した際に散乱あるいは吸収を受け，この散乱電子が対物レンズの後焦点面の対物絞りでカットされるために生じるコントラストである。散乱および吸収が多く起きた場所では，結像に寄与する電子が少なく暗くなることでコントラストが生じる。散乱吸収コントラストは，原子の質量が大きく加速電圧が低く，対物レンズの絞り径が小さいほど増加する。回折コントラストは，電子線が結晶性試料に入射した際に回折が生じ，対物レンズの後焦点面の対物絞りにより回折した散乱線がカットされることで生じる黒いコントラストである。位相コントラストは，透過波と散乱波あるいは回折波のうち，絞りにカットされずに対物レンズを通ったものが干渉しあう結果生ずるコントラストである。一般にいくつかの波が重なった場合，それぞれの波の位相の効果に応じて強度が現れる。試料の厚さ，試料の密度，対物レンズの焦点合わせ，球面収差により位相差が変化する。そのため，試料の場所により厚さおよび密度が異なる場合には像に明暗ができる。

2.3. 収差・電子線損傷・加速電圧の影響

試料上の一点から出た電子は，電子レンズを通過後必ずしも一点に集まらず，像のボケを生じる。これが電子レンズの収差である。収差には回折収差，球面収差，非点収差，色収差がある。回折収差は電子線がレンズや絞りのふちで回折を起こすことで生じる収差で，レンズをいかに改良しても取り除くことができない収差である。球面収差は光軸からより離れた点を通る電子線ほど強く曲げられるために像が点でなく円盤状になる収差で，対物レンズの収差がTEMの分解能に最も影響を及ぼす。非点収差はSEM同様，電子レンズの磁界が軸対称でない場合に生じる縦方向と横方向で焦点距離がずれる収差で，電子レンズでは避けられない収差である。像の流れの原因となるが，非点補正装置で補正が可能である。色収差はエネルギーの低い電子ほど電子レンズによってより弱く曲げられるため，電子線が1点に収束しないことで起こる収差で，球面収差と同様に無視できない収差である。

TEM測定の際，電子線の照射によって生じる熱により試料の構造・組織が変化することがあり，これを電子線損傷という。有機試料のように軽い電子で構成されている物質ほど損傷を受けやすく，電子線の照射量が多いほど起こりやすい。TEM測定の際，加速電圧を増すほど電子線の透過能は上がる（100 kVで100 nm程度，1,000 kVで1 mm程度の切片まで観察可能）。加速電圧が低いほどコントラストは高くなるが，高い加速電圧を用いたほうが像はシャープになる。

2.4. 試料の支持と染色および調製

TEM測定用の試料は，親水化処理したグリッドあるいは支持膜をつけたグリッドに固定する。測定用の試料は懸濁法，ふりかけ法，ミクロトーム法などで作成し，必要に応じて電子染色を行う。グリッドはTEM測定の際に用いるサンプル台で，直径約3 mm，厚さ10〜50 μmの円形の金属網で，材質としては銅が一般的である。支持膜付グリッドや，数

第2章 固体医薬品の物性測定法の理論と実際

μm〜数十 μm の孔が無数に開いた膜を貼ったマイクログリッドなどがある。支持膜はネガティブ染色等を行う試料や，水中に分散したナノ粒子といった試料そのものを観察に用いる場合に，この上に試料を載せる。グリッドと異なり試料を透過した電子線が通過するため，電子線をよく透過し，作製しやすく，透過像は無構造で，表面が平滑であることが必要である。親水化処理は試料および支持体を親水性にする方法で，最も効果的な方法はグロー放電によるものである。グロー放電により残留ガスから発生するイオン粒子の流れを支持膜面に衝突させて親水性にする。親水性が得られる理由として，イオン粒子が物質表面の原子をたたき出すことで膜面に水分子が取り付きやすい凹凸を作る，あるいは膜面を撥水性にしている成分が取り除かれることが考えられる。

　試料の電子染色にはネガティブ染色法とシャドウィング法がある。ネガティブ染色法は重金属（例：タングステンやウランなど）を含む染色液で試料を染色し，コントラストの明確な像を得る手法で，水素，炭素，酸素などの軽元素からなる試料測定の際に用いられる。試料そのものが染色されるわけではなく，試料の凹部や支持膜に重金属が残留することでその部分が影として観察される。ネガフィルムのような逆コントラストが観察されるため，ネガティブ染色と呼ばれる。比較的高倍率で観察を行う場合に用いられる方法のため，支持膜のしわや汚れなどのアーティファクト（人工物）との識別が重要となる。シャドウィング法はDNA などの高分子や粉粒体などコントラストの低い試料を観察する際に用いられる。試料表面に真空蒸着法で重金属類（例：白金，金など）を吹き付けることで，試料のコントラストの増強と凹凸の形態観察が可能になる。

　前述の通り，試料の調製には，懸濁法，ふりかけ法，ミクロトーム法がある。懸濁法では粉末試料を水または有機溶媒に混ぜて懸濁液を調製し，これを支持膜面に一定量の懸濁液を付着・乾燥させて調製する。ふりかけ法では直接ふりかけたり，わたや筆などを用いて軽く叩いたりして粉体を支持膜に付着させ，エアブローなどで付着していない粒子を吹き飛ばして調製する。粒子サイズの大きいものほど付着しにくく，外れやすいため注意が必要である。ミクロトーム法では，粉体や生物試料等の透過顕微鏡標本をダイヤモンドナイフやガラスナイフ等の鋭利な刃物を用いて試料から薄片を直接切り出して作成する。微小な試料はプラスチック樹脂に包埋して切断する。測定の際にはこれをメッシュに固定する。

2.5. TEM の応用観察

・STEM

　走査透過型電子顕微鏡（Scanning Transmission Electron Microscope：STEM）は電子プローブで薄膜試料を走査し，透過した電子を信号として結像する観察法である（図10）。明視野法の場合，試料照射電子の一部のみが結像に用いられるため像の SN 比は悪い。一方，Z コントラスト検出器を用いる暗視野法では，通常の TEM 暗視野法に比べて，信号電子収集効率を十倍程度高くでき，高い SN 比で観察ができる。STEM は高い収集効率により照射電子を少なくすることができるため，試料の損傷を軽減できる。また，原子識別能が高いため，組成変化に敏感なコントラストを得ることができる。

・cryoTEM

　試料を液体窒素で急速凍結し，クライオステージで低温を保ちながら試料を観察する装置で，低温透過型電子顕微鏡（cryoTEM）とよぶ。試料を急速凍結させて対象を氷中（アモルファス状態）に固定化することにより，その形状を保持した状態で観察する。溶液中の対

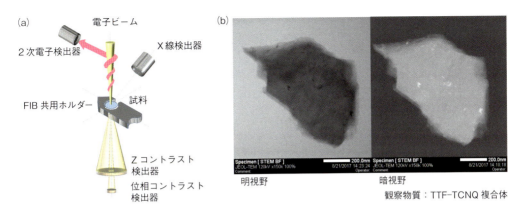

図10 (a) STEMの構造と，(b) 明視野暗視野観察例

象を，染色や脱水等の前処理をせずに観察することができる。
　一方，試料作製・観察には専用の装置が必要であり，試料作製も熟練した技術が必要となる。

■■ Column ■■
CryoTEM 測定の実際

　下図に cryoTEM 試料の調製法を示す。グロー放電により親水化処理した，数 μm の小孔を有する支持膜付きグリッド（マイクログリッド）に，試料溶液数 mL をピペットマンで載せる。過剰な試料溶液をろ紙で吸い取り，数十 nm〜数百 nm の薄い水膜を支持膜の小孔間に作製する。このグリッドを直ちに窒素ガス雰囲気下にある −173℃ 程度に温度制御した液体エタンに浸漬し，急速凍結する。凍結したグリッドは，液体エタンを吸い取ったのち，冷却済みのクライオトランスファーに移動し，先端の試料筒に固定する。試料装着済みのクライオトランスファーを鏡筒内に導入し，TEM 観察を行う。なお，急速凍結後から鏡筒導入までは，試料への霜の付着を防ぐため，できる限りグリッドや試料筒を液体窒素に浸した状態とする。観察においては，電子線による損傷できる限り低減するため，低電子線量での測定あるいは minimum dose system と呼ばれる手法を用いる。また，cryoTEM 画像においては，霜，結晶化した氷，エタンの残留，気泡などのアーティファクトが現れることが多いため，試料と間違えないように十分注意する必要がある。

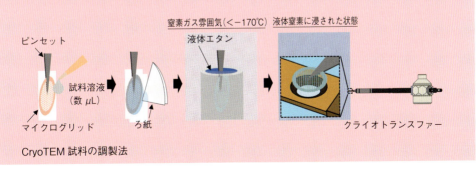

CryoTEM 試料の調製法

第2章　固体医薬品の物性測定法の理論と実際

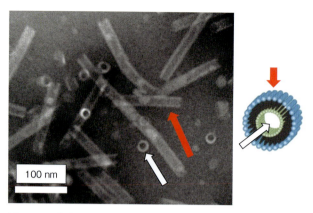

図11　イブプロフェンを封入した有機ナノチューブのネガティブ染色 FE-TEM 画像

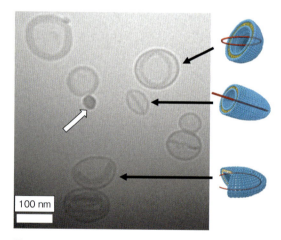

図12　ドキソルビシン封入リポソームの cryoTEM 画像
黒矢印：ひも状のドキソルビシンが束になった像
白矢印：アーティファクト

2.6.　TEM 観察の例

　医薬品製剤を TEM により観察した例を3つ以下に示す。

　図11 はイブプロフェンを封入した有機ナノチューブのネガティブ染色 FE-TEM 画像である。有機ナノチューブの穴や周辺部は重金属であるタングステンで染色されているため，電子線を散乱し黒く見える。結果として，有機ナノチューブの壁が白く浮かび上がって見える。赤および白の矢印はそれぞれ有機ナノチューブの壁面に対して垂直方向および穴に対して平行方向から見た像である。長さが数百 nm 程度のチューブ構造が，チューブの穴の方向から見たものも含めて観察されている。イブプロフェンが多く封入されているチューブの内側には内孔が存在し，その部分が暗く見えている。有機ナノチューブの平均内径は約7 nm，外径は約14 nm である。

　図12 はドキソルビシン封入リポソームの cryoTEM 画像である。非晶質氷に埋没したさ

12. 顕微鏡 SEM, TEM, AFM

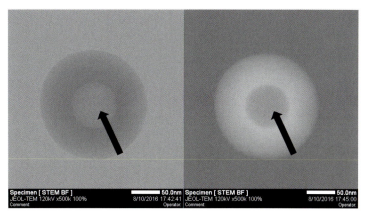

図13 グリベンクラミド/HPMC 非晶質ナノ粒子の STEM 画像
明視野像（左），暗視野像（右）

まざまな形状のリポソームが観察される。リモートローディング（硫酸アンモニウム勾配）法により封入したドキソルビシンはひも状の物質が束になった形状を示し（黒矢印），それがリポソーム内で直線状，U字状あるいは環状の構造で封入されているのが観察される。ドキソルビシンの封入量が多くなると，封入されたドキソルビシンの形状がリポソームの形態にも影響する。

図13 はグリベンクラミド/HPMC 非晶質ナノ粒子の STEM 画像である。貧溶媒法により調製したナノ粒子の形態は，薬物の添加方法により異なる。グリベンクラミドの DMSO 溶液を 5% HPMC 水溶液に加えてナノ微粒子を調製することで，中空ナノ粒子の調製が可能になる。STEM 測定により粒子を観察した場合，ナノ粒子の中空（黒矢印）が明視野像（左）では白く見えているのに対して，暗視野像（右）では黒く見えている。暗視野（図右）で観察することで粒子のコントラストがはっきりする。

STEM 測定では通常の TEM 測定と比較して電子線のパワーが弱いため，成分が電子線の影響で融解することなく，低侵襲性で高分解能の測定が可能である。

3. 原子間力顕微鏡（AFM）

3.1. AFM の原理と構成

原子間力顕微鏡（Atomic Force Microscopy：AFM）は，微細な探針を用いて試料と探針に作用する原子間力を検出し，試料表面の形状を三次元的に計測する顕微鏡である。また，フォースカーブ測定により，試料のナノスケールにおける機械的特性を測定できる。AFM の利点として，絶縁体試料の測定が可能，大気中，液中で低温～高温環境の測定が可能，さまざまな試料物性（機械的特性，摩擦力，表面電位など）の評価が可能な点が挙げられる。一方，AFM の欠点として，マニュアル操作が多く測定者の経験に左右されやすい，測定用試料の調製が困難な点が挙げられる。

探針と試料の間に働く相互作用に基づいたポテンシャルエネルギーはいわゆる Lennard-

第2章　固体医薬品の物性測定法の理論と実際

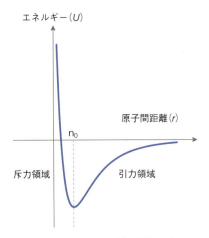

図14　Lennard-Johns 型のポテンシャル

Johns 型のポテンシャルで表される（図14）。

$$U = 4\varepsilon\left[\left(\frac{s}{r}\right)^{12} - \left(\frac{s}{r}\right)^{6}\right]$$

ε, σ：原子の種類によって決まる係数

　遠距離では原子間の双極子-双極子相互作用による引力が，近距離では電子雲の重なりによる斥力が働く。引力・斥力どちらの領域で探針-試料間の相互作用を検知するかで，AFM の動作方法が異なる。AFM 像の測定モードには，コンタクトモード，AC モード（タッピングモード），ノンコンタクトモードがある。コンタクトモードは探針先端を試料に接触させ，一定の加重をかけつつ表面を走査する方法である。試料・探針間で摩擦力が発生するため，柔らかい試料の変形・損傷，または探針の摩耗を招くことがある。AC モード（タッピ

■■ Column ■■

AFM 測定用の試料の調製

　AFM 測定の成否のかぎは，測定用の試料調製にかかっている。例えば大気中でフィルム表面の形状・性質を測定する場合，試料を可能な限り薄く基板に固定する必要がある。特に厚さがある試料のフォースカーブ測定を行った場合には，測定したい表面部分の硬さではなくその下の部分も含めた硬さの評価になってしまう可能性がある。液中測定の場合には，試料を基板にどのような作用（静電相互作用・疎水性相互作用ほか）に基づいて固定するか，場合によってはトライ&エラーで検討する必要がある。また，均質な粒子の場合には，固定された粒子が観察できればそれが評価したい粒子と判断できるが，不均質な粒子の場合には観察された粒子が実際に評価したい粒子ではない（評価したい粒子が基板に固定されていない）可能性もある。さらに，粒子が非常に柔らかい場合には，固定した際に粒子の形状が変化してしまい，球形の粒子が例えば扁平上の形状で観察されることもある。AFM 測定，特に液中 AFM 測定は，試料を液中でそのまま観察できる優れた評価手法であるものの，液中測定であるがゆえに生じる現象を把握した上で結果を解釈することが重要である。

12. 顕微鏡　SEM, TEM, AFM

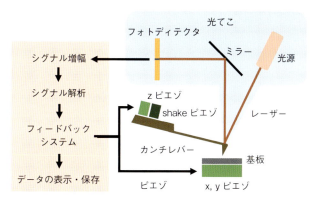

図15　AFM装置とデータ取得までの概略

ングモード）は断続的に探針が試料に接触をするよう，カンチレバーを振動させながら測定する方法である．幅広いサンプルを非破壊的に測定できる．ノンコンタクトモードは探針が試料に触れることなく測定する方法である．カンチレバーと試料との引力相互作用領域を用いて測定する．

AFM 装置の概略図を図15に示す．AFM はカンチレバー，ピエゾからなり，基板上の試料に関する情報を光てこの原理を用いて検出している．カンチレバーは，柔らかいレバーの先に先端の尖った針が付いたものである．この探針の鋭さ（曲率半径）が AFM 像の精度に大きく影響する．また，カンチレバーを共振周波数付近の周波数で振動させることによって，AC モード測定が可能となる．ピエゾは電気エネルギーを振動や長さの変位といった機械エネルギーに変換する．AFM において，試料ステージまたはカンチレバーを精密に XYZ 方向に走査するスキャナーとして，あるいはカンチレバーの振動を供給素材として，ピエゾが用いられている．

AFM では一般的に，光てこの原理を用いてカンチレバーのたわみを検出している．光源からの光をカンチレバー背面にあて，その反射光をフォトディテクタで受け，電気信号に変換することで，カンチレバーにかかる力の変化・振動を測定する．また，カンチレバーの高さが常に一定の場合，試料の高さごとにカンチレバーの振動数および振幅が変化し，試料にかかる力が変動するため，正確な画像を得ることができない．そこで，フォトディテクタで検出した振動の変化をカンチレバーの高さ（= z ピエゾの伸縮）にフィードバックすることで，カンチレバーの振動数および振幅を一定に保っている．大気中では，振動の伝達を阻害するものがないため，カンチレバーをいろいろな周波数で振動させると，カンチレバーの共振周波数において最も振動が強くなる．一方，液中では液体の振動によるノイズが大きくなることから，カンチレバーの振動が複雑になる．そのため，カンチレバーが安定に振動する最適周波数を見極める必要がある（図16）．

試料を固定する AFM の基板は原子レベルで平坦であることが求められる．観察したい試料の変形を最小限にしつつ，不純物の吸着を防ぐには，基板の選択が重要となる．基板の素材として，マイカ，HOPG，金などがある．マイカはもっとも一般的に用いられる基板で，親水性の絶縁体であり負電荷を有する．マイカは poly-l-lysine，(3-aminopropyl) triethoxysilane（APTES）[*1]および glutaraldehyde などで表面修飾して用いられることも多い．highly oriented pyrolytic graphite（HOPG）は疎水性の導電体で，それ自体は電荷をもたな

227

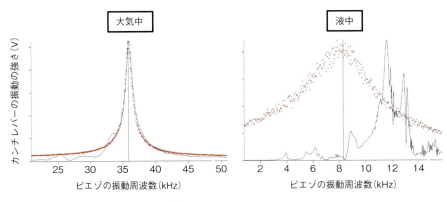

図16　カンチレバーのチューニングプロット

いが電流を流すことにより電荷をもたせることが可能である。金を基板に用いる場合は，チオール修飾などにより試料を化学的に結合させて測定する。

3.2. AFMによる観察

形状像観察では，AFMの測定モードによる試料の三次元形状像（凹凸像）を取得できる。また，位相像観察では，カンチレバーの振動の位相がもともとの加振信号の位相に対してどれだけ遅れたかを検出することで，試料表面の特性の違いを画像化できる。フォースカーブ測定は，探針をZ軸方向に上下動させ，探針・試料間距離とカンチレバーによって感知した力の量を測定する方法で，試料の機械的特性（硬さ，凝集，弾性）や分子内・分子間の結合強度や折り畳み強度を評価することができる。フォースカーブ測定により得られるデータは，横軸がzセンサーの位置（z sensor（nm）），縦軸が検出される電圧（deflection（V））である。これらの信号はカンチレバーの感度およびばね定数を用いて，カンチレバーのたわみ（反り，nm）および試料の応力（nN）へ変換される。

3.3. AFM観察の例

医薬品製剤をAFMにより観察した例を2つ以下に示す。
図17[*2]はカルバマゼピン/HPMCフィルム（質量比：1/1，溶媒留去）のAFM形状像および位相像である。フィルムはカバーガラス上に作成し，ばね定数0.09 N/mのカンチレバー

[*1] APTESは負に帯電したマイカ表面を正に帯電させる目的で用いられる試薬である。デシケーター中25℃の環境下，へき開したmica表面の水酸基にAPTESを反応させシラン化することで，液中で基板を正に帯電させることができる。リポソームなどの粒子は中性あるいは若干正に帯電しているものが多く，その場合は正に帯電させた基板を用いてリポソームを固定する。

[*2] フォースカーブ測定は，探針をZ軸方向に動かし，試料に接触した際のカンチレバーに働く力を検出しプロットすることで試料の硬さ情報を評価する。カンチレバーに働く力を縦軸に，探針が粒子に接触した距離を原点とし，そこから探針が粒子にどれくらい貫入したかを距離として示したのがforce separation curveである。基板のforce separation curveを測定した場合，探針は硬い基板を貫通できないため，force separation curveは太い実線で示したように，原点から垂直方向に直線的に増加する。結晶のような硬い試料も基板と類似の変化を示す。一方，柔らかい試料の場合，探針が試料に接触後，試料の柔らかさに依存してカンチレバーに働く力が弱いうちに探針の試料への貫入が起こる（力に依存して貫入距離（マイナス値）が増加）。この曲線の傾きを比較することで試料の硬さを比較でき，この傾きが大きい試料は硬い試料といえる。

を用い原子間力顕微鏡で大気中測定を行った．形状像では，枠内に示した HPMC 単独フィルムと同様に，HPMC による網目状の構造がナノレベルで観察できる．また，位相像では位相の異なる部分が存在することがわかる．形状像と位相像を比較する，あるいは形状像に位相像を重ね合わせて観察すると，表面が凹んで形状が変化している所で位相も変化してい

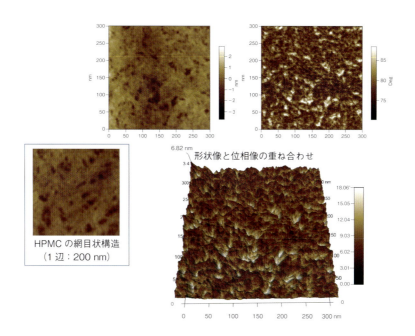

図17　カルバマゼピン/HPMC フィルムの AFM 形状像および位相像

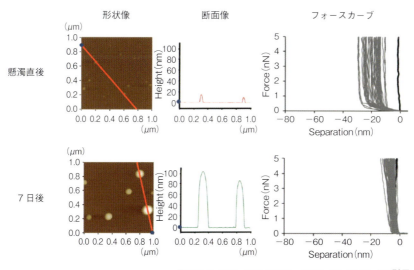

Egami K. et al., Mol. Pharm., 2015, 12, 2972. より引用

図18　プロブコール/HPMC/PVP 非晶質固体分散体を水に分散した際の AFM 形状像，赤線部の断面像およびナノ粒子 50 個のフォースカーブ（Force-Separation curve）

第2章　固体医薬品の物性測定法の理論と実際

ることがわかる。したがって，今回の位相の変化は試料の硬さなどの物性の違いではなく，
試料の形状の変化を反映しているものと推察された。

　図18は，プロブコール/HPMC/SDS非晶質固体分散体（質量比：1/1.75/1.25，噴霧乾燥）を水に分散した際のAFM形状像，赤線部の断面像およびナノ粒子50個分のフォースカーブ測定を行った結果である。APTESで正に帯電させた基板に粒子を固定し，ばね定数0.08 N/mのカンチレバーを用い原子間力顕微鏡で液中測定を行った。水分散直後ナノ懸濁液において，50個の粒子の平均高さは15.3±4.4 nmであり，フォースカーブ測定の結果，1 nN以下の力において粒子の高さとほぼ同距離で探針の貫入が50個すべての粒子について認められた。したがって，形成された粒子は1 nN程度の弱い力で探針の貫入するような柔らかい構造，すなわち非晶質構造であることが推察される。一方，溶液を7日保存後のナノ懸濁液中の50個の粒子の平均高さは78.2±12.9 nmであった。フォースカーブ測定の結果，全ての粒子について探針の貫入がほとんど認められなかった。これは7日保存することでプロブコールが結晶化を伴って粒子成長した結果，HPMC/SDS複合体が表面に吸着したプロブコールナノ結晶が形成したことによると推察された。

参考文献

1）　Miyadai N, et al. Advanced Powder Technology, 2012, 23, 40.
2）　Zhang J, et al. Int. J. Pharm., 2012, 423, 571.
3）　Egami K. et al., Mol. Pharm., 2015, 12, 2972.

森部　久仁一（もりべ　くにかず）

第3章

固体医薬品の物性評価の解析例

1. 原薬の物性評価の解析例

　近年，抗体に加え，抗体薬物複合体，ペプチド，核酸など医薬品開発における多様性は確実に広がっている。従来の低分子化合物の位置づけは，医薬品開発の全体像の中では変化しているものの，その必要性は維持されると考えられる。低分子医薬品の長所を活かし，開発をスムーズに進めるためには，薬物の物性が重要であることは明らかである。特に，難溶性化合物の溶解性改善や開発加速化に対応した安定性の確保などは，物性の寄与が期待される項目である。

　ここでは，低分子医薬品の開発過程において実施される物性研究の実例を紹介しながら，研究を進める上でのポイントを解説する。経口吸収性に多大に寄与する溶解性の理論，溶解性改善の第一選択肢である塩結晶の承認状況，塩スクリーニング手法と塩選定事例を示す。また，近年注目を集めている共結晶に関してはスクリーニング手法，キャラクタリゼーション，吸収改善，塩共結晶，結晶多形およびレギュレーションの動向をカバーし，広範囲をわたる事例を解説する。さらに，原薬形態選定において注意を要する水和物および結晶多形の事例，最後に原薬に関する特許についても説示しており，固体医薬品の原薬物性評価として指標となる内容を論述している。

1.1. 物性研究のワークフロー

　本項では，各論を始めるにあたり，物性研究のワークフローを概説する。探索研究において，候補化合物が絞られる前段階で評価対象になる物性は主に，解離定数（pK_a），分配係数（logD）や溶液安定性のように，固体形態の影響を受けず溶液状態で測定可能な項目である。研究が進捗し，薬効・安全性評価を満たした候補化合物が数個に絞られた段階で固体形態によって影響を受ける物性に関して評価が開始される。評価の項目や進め方に定型はないので，ここでは基本となる一例を示す。

1. 塩・共結晶スクリーニング

　はじめに，物性研究者が実施する評価は，原薬形態のスクリーニングである。化合物に解離基がある場合は塩スクリーニングを実施するが，最近は解離基がない場合にも共結晶スクリーニングを実施する場合が多い。塩，共結晶スクリーニングは後述される手法で実施可能であるが，必要に応じて共結晶の取得確率を上げるため，溶媒添加共粉砕法[1]や熱分析法[2]を用いる場合もある。

　スクリーニングで取得された固体について，粉末X線回折によって結晶性，結晶形を確認する。スクリーニングに用いる塩のカウンターイオンやコフォーマーの選択は，主に安全性や使用実績の情報[3]を基に行う。実績のないカウンターイオンやコフォーマーと結合し良質な結晶が得られた場合，原薬として実施する安全性試験において安全性が担保できれば，臨床試験での投与は可能であるが，安全性試験での毒性発現リスクも伴うので新規のカウンターイオンやコフォーマーを選択する場合には，留意が必要である。

2. 物性評価

　スクリーニングによって得られた結晶について，各種物性を測定し，開発適正の可否を評価する。測定する物性として，融点，吸湿性，溶解性，物理的安定性，化学的安定性が挙げられる[4]。各測定項目の目的について，表1にまとめた。

　融点は，熱分析（DSCやDTA）測定で認められる融解に伴う吸熱ピークで評価を行う。融解以外にも結晶転移を示す吸発熱ピークや分解を示す発熱ピークも参考データとして活用する。また，熱重量曲線（TG）は溶媒や水の脱離に関する情報が得られるので合わせて取得すると有用である。吸湿性は，水蒸気吸脱着測定装置を用いると微量（3〜10 mg）での

第3章　固体医薬品の物性評価の解析例

表1　物性評価項目

項目	目的
融点	安定性の苛酷試験（60℃）や製剤工程で熱にさらされ，融解が起きるリスクを評価する。
吸湿性	湿度条件下での吸脱湿性を評価し，結晶水や付着水の挙動を把握する。
溶解性	酸性，中性試験液や人工腸液中での溶解性を評価し，薬物吸収のリスクを評価する。ドーズナンバーを指標とする場合もある。
物理的安定性	加熱（60℃）や湿熱（40℃/75%RH）などの条件に保存し結晶形の変化を測定することにより，結晶転移のリスクを評価する。
化学的安定性	加熱（60℃）や湿熱（40℃/75%RH）などの条件に保存し分解物の生成や残存率を測定することにより，保存条件での安定性リスクを評価する。

測定が可能である。相対湿度を 5～95% の範囲で変化させ，それに伴う重量変化を経時的に測定し，水分の吸脱着を評価する。通常環境下（30～60%）での重量変化が大きい結晶については留意が必要である。

　溶解性は，経口剤開発の場合，経口吸収性に影響するため重要な評価項目である。水，日本薬局方溶出試験第 1 液（JP1），第 2 液（JP2）および人工腸液（FaSSIF，FeSSIF）などを試験液として，37℃での溶解度を評価する。振とう（撹拌）時間は，速度論的溶解度では短時間（0.5～2 時間），熱力学的溶解度では長時間（1～数日）に及ぶが，必要に応じて設定する。

　物理的安定性は，保存条件での結晶転移の有無を評価する。物理的安定性では，化学的分解に適用される Arrhenius の予測が成り立たないことが知られているため，加速条件下での短期間評価から長期の安定性を予測することは困難である。しかし，結晶転移が発生するリスクを評価するため，一般的な加熱（60℃），湿熱（40℃/75%RH）などの条件に 2 週間～1 カ月程度保存し，結晶形変化について確認する。

　化学的安定性は，品質を確保する上で非常に重要な項目である。不安定な原薬形態を選定した場合，分解抑制の製剤処方や包装が必要となり，検討時間や製造コストが増大する。また，生成する分解物の追加安全性試験が必要となる場合もあり，開発加速化に対応することが困難となる。このようなリスクを避けるため，加熱（60℃），湿熱（40℃/75%RH）などの条件に短期間（2 週間～1 カ月）保存し，長期間での安定性を予測し，より安定な原薬形態の選定が実施される。最近では，湿度の影響を加味した安定性評価加速プログラム（ASAP：Accelerated Stability Assessment Program）が提唱され，より精度の高い安定性予測が可能となっている。

3.　結晶多形評価

　各種物性評価を実施し，評価基準を満たした結晶の中から最も適していると考えられる原薬形態を選定後，結晶多形スクリーニングを行う。多形スクリーニングは，網羅性を確保するため，微量試料を用い多条件で実施される。結晶多形の存在が明らかとなった場合は，安定晶の同定が必要となる。安定晶の同定は，融点，溶解度による van't Hoff plot，スラリー転換などによって実施される。吸収性（溶解度）向上のため，準安定晶を選定する場合もあるが，結晶転移や製造上のリスクを避けるため安定晶を選定することがほとんどである。

234

1.1. 物性研究のワークフロー

まとめ

　上述した評価を通じ，開発に適した原薬形態が選定される。選定された原薬形態を開発途中で変更することは，追加試験の発生や同等性確保のリスクが伴うため，避けることが望まれる。したがって，開発を成功させ上市後も継続的に製造・品質管理可能な原薬形態を開発初期の短期間で選定する物性研究は非常に重要な位置づけである。

参考文献

1) Andrew. V. Trask, et al., Cryst. Growth Des., 5, 2233-2241（2005）
2) Hiroyuki Yamashita, et al., Pharm. Res., 30, 70-80（2013）
3) Evan A. Thackaberry, Expert Opin. Drug Metab. Toxicol., 8, 1419-1433（2012）
4) Christian Korn, Stefan Balbach,, Eur. J. Pharm. Sci., 57, 257-263（2014）

小野　誠（おの　まこと）

1.2. 原薬形態と溶解性の理論

医薬品原薬の諸物性の中でも溶解度は生物学的利用能に直結するため，最も重要といえる。一口に溶解度といっても，現在利用されている原薬形態において表れる溶解特性はさまざまである。本項では各種の原薬形態において観察される溶解度の定義や測定の理論について解説する。

1. 原薬形態による溶解特性

1.1. 難溶性を示す薬物の分子レベルにおける要因

溶解度は一般的にもなじみのある物理量であるが，医薬品のような分子を対象とする場合に限定すると，その溶解性に影響を与える要因としては，①溶質となる分子が集合した固体（結晶）における分子間相互作用と，②溶質および溶媒分子間の相互作用の2つが重要と考えられる[1]。難溶性を示す薬物において，特に①の結晶構造における格子エネルギーが高い（結晶として安定である）ことが主因である場合は，溶質分子が結晶格子から解離する際の障壁を下げるために，非晶質化（固体分散体の調製）あるいは塩や共結晶化といった原薬形態の改良に期待が寄せられる。いずれにしても，理論的な薬物の溶解度は1つであるが，観察される溶解度（溶媒中における薬物濃度）は固体の状態によって，さらに試験中は刻々と変化しているため，それらの特徴に留意する必要がある。

1.2. 原薬の結晶形態に由来する溶出挙動

医薬品の開発を取り扱う参考書[1~3]あるいは文献において遭遇する典型的な薬物溶出のプロファイルを図1に示す。同じ原薬で結晶形態が異なる場合に比較される組み合わせとしては，①水和物と無水物，②結晶多形の安定形と準安定形，③結晶と非晶質などが挙げられる。

①水和物および無水物のいずれの結晶形も有する原薬では，水和物は水溶液中において図1aのような溶出プロファイルを示すのに対して，無水物では図1bのように一時的に高い濃度（過飽和）が観察された後，最終的に（平衡状態で）は水和物の溶解度に落ち着くのが一般的である。

②結晶多形においても安定形は図1a，準安定形はbあるいはcのパターンを示し，徐々に安定形へと転移していくことが多い。

③非晶質の場合，理想的には図1dのように非晶質としての高い溶解度を示すが，実際には

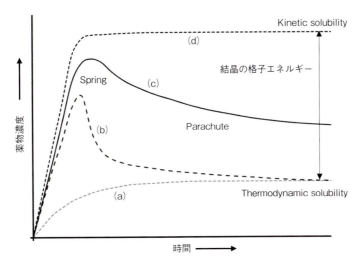

図1 異なる種類の原薬形態によって表れる溶出プロファイルの典型例

図1bのように，結晶化を伴って溶解度が低下する。固体分散体にポリマーを配合する目的の1つは，水溶液中において溶質分子が結晶化するのを抑制することで，cのように過飽和を維持することである。特に非晶質固体分散体の溶出プロファイルをspring and parachute modelと表現することがある。

以上の例に加えて，製剤化検討により可溶化剤あるいは可溶化能のあるポリマーが用いられると，それぞれの溶解度曲線が高濃度側にシフトするが，基本的な溶出挙動は同様に考察できるはずである。また，後述する溶解度測定法によっても，固体試料から試験を開始するか，溶液から始めるかによって観察される溶解度が異なる場合がある。これらはthermodynamic solubilityおよびkinetic solubilityと表され，両者間の溶解度差は結晶の格子エネルギーに依存する。すなわち試験系中における固相の有無によって溶解度が異なる例である。

1.3. カウンター物質により複合化した原薬の溶解度

①酸性あるいは塩基性の薬物および塩

弱酸および弱塩基の溶解度は溶液のpHによって変化し，酸性薬物の溶解度はHenderson-Hasselbalchの式から誘導した(1)式で示される。その溶解度Sは，分子型の溶解度S_0と，酸解離定数K_aから算出されるイオン型の溶解度の和で表される。

$$S = S_0 + K_a \frac{S_0}{[H_3O^+]} = S_0 \left(1 + \frac{k_a}{[H_3O^+]}\right) \tag{1}$$

このときpH_{max}以下のpH領域では，フリー体よりも塩の溶解度が高くなるため，塩形成により溶解性が向上する。一方，塩基性薬物の場合は逆の関係が成り立ち，pHの低下とともに溶解度が増加する（図2b）。

溶質と平衡関係になる固相は，pH_{max}を境にして薬物のフリー体あるいは塩となる。すなわち，酸性薬物の場合はpH_{max}より低いpHで薬物のフリー体（分子型＝非解離型）とイオンが溶解平衡となり，逆にpH_{max}より高いpHでは薬物の塩が固相となってフリー体との平衡が成立するようになる。この関係は(2)および(3)式で表される。

第3章　固体医薬品の物性評価の解析例

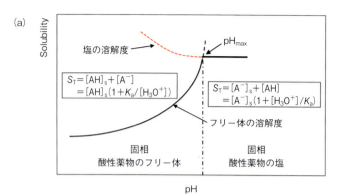

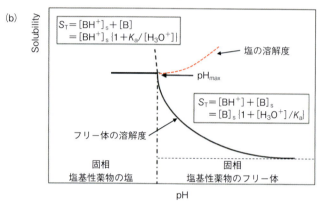

図2　酸性化合物のpH—溶解度曲線

$$\text{pH} < \text{pH}_{\max} \quad S_T = [AH]_s + [A^-] = [AH]_s\left(1 + \frac{K_a}{[H_3O^+]}\right) \tag{2}$$

$$\text{pH} > \text{pH}_{\max} \quad S_T = [A^-]_s + [AH] = [A^-]_s\left(1 + \frac{[H_3O^+]}{K_a}\right) \tag{3}$$

S_T：平衡あるいは総濃度，$[AH]_s$：固相 s と平衡状態にある酸性薬物フリー体の濃度，
$[A^-]$：解離したイオン型の濃度，$[A^-]_s$：固相 s と平衡状態にある塩の濃度，
$[AH]$：フリー体の濃度

塩基性薬物の場合は対照的に，pH$_{\max}$ を挟む高い pH と低い pH 領域で，固相はそれぞれフリー体あるいはプロトン化した塩となり，(4) および (5) 式で表される。

$$\text{pH} > \text{pH}_{\max} \quad S_T = [BH^+] + [B]_s = [B]_s\left(1 + \frac{[H_3O^+]}{K_a}\right) \tag{4}$$

$$\text{pH} < \text{pH}_{\max} \quad S_T = [BH^+]_s + [B] = [BH^+]_s\left(1 + \frac{K_a}{[H_3O^+]}\right) \tag{5}$$

$[BH^+]$：プロトン付加したイオン型の濃度，$[B]_s$：固相 s と平衡にある塩基性薬物フリー体の濃度，
$[BH^+]_s$：固相 s と平衡状態にある塩の濃度，$[B]$：フリー体の濃度

いずれにしても図中に点線で示す薬物フリー体の溶解度に対して，pH に応じた溶解度の増加が認められる。

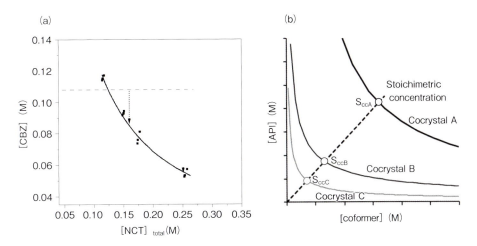

図3 代表的な共結晶の溶解度相図
(a) カルバマゼピン―ニコチンアミド共結晶（1：1）の例[6]で，K_{sp} の式より，0.0129（M²）と算出された。点線がカルバマゼピンのエタノールに対する溶解度（0.108 mol/L）であり，下向きの矢印は共結晶の形成（沈殿）による濃度の低下を示している．(b) カウンター分子が異なる同じ原薬の共結晶で溶解度を比較した例

②共結晶

 塩と共結晶の定義で取り沙汰されている相違点はプロトン移動の有無であるが，結晶（固体）における分子間相互作用の全体から考えれば，その寄与は微々たるものともいえる．実際，共結晶の溶解度に関する理論は難溶性の塩で発展した溶解度積（K_{sp}）の概念を用いている．そもそも共結晶の溶解度といっても，薬物濃度はカウンター分子の濃度に応じて変化し，K_{sp}（6式）に基づく曲線として示されるため（図3a），一義的な溶解度の定義とはなじまない．そこで異なる共結晶間の溶解性の比較には，各共結晶中における薬物とカウンター分子の存在比（化学量論比）における溶解度で評価することが考えられる（化学量論比の点線と溶解度曲線との交点）．この概念では，少なくとも同一の原薬からなる共結晶群における相対的な溶解性の比較が可能となる．

$$K_{sp}=[A]^{\alpha}[B]^{\beta} \quad A：Bの化学量論比が1：1の場合，K_{sp}=[A][B] \tag{6}$$

③シクロデキストリンとの包接複合体形成による溶解度の変化

 シクロデキストリンの場合も系中における濃度によって薬物の濃度（溶解度）が変化するため，溶解度相図が用いられる（図4）．このとき，溶解度を向上させる能力の指標として安定度定数 K（7式）が用いられている．

$$K=\frac{slope}{D_0 \cdot (1-slope)} \tag{7}$$

D_0：薬物の単独（固有）の溶解度，$slope$：直線の傾き

 以上，複合化した原薬のうち，塩や共結晶の場合，図1で示したbやcの過飽和状態をともなう溶出プロファイルを示すことが多い．その維持時間は，原薬自身の結晶核形成および成長速度によって異なり，速やかに結晶化する原薬では高い溶解度が確認できないこともある．一方，シクロデキストリンの場合は水溶液中においても包接状態を保つことが可能で

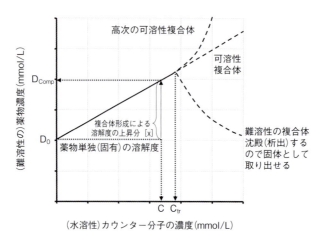

図4 シクロデキストリンの包接複合体形成における典型的な溶解度相図

あるため,高い薬物濃度(溶解度)を保持できることが期待できる。

1.4. 界面活性剤の配合による溶解度変化

脂溶性が高い薬物の経口吸収を考えるうえで,胆汁酸などの界面活性剤が形成するミセルによる薬物の溶解度変化も重要な要因の1つである。臨界ミセル濃度(critical micellar concentration)以上において界面活性剤はミセルを形成し,多くの脂溶性薬物はこのミセルと相互作用した量だけ,みかけの溶解度が上がる。ミセルに結合した薬物量は前述の酸性あるいは塩基性薬物の溶解平衡と同じように取り扱うことができる。ただし,ミセルの濃度を実測することはきわめて困難であるため,界面活性剤濃度([M])から規定するミセル分配係数(K_m)を用いて溶解度が表される(8,9式)。

$$S = S_0(1 + K_m[M]) \tag{8}$$

$$K_m = \frac{[D]_m}{[D]_{aq}[M]} \tag{9}$$

$[D] = S_0$:界面活性剤非添加時の薬物の溶解度,$[D]_m$:ミセル中の薬物の溶解度

2. 代表的な溶解度の測定法と特徴

2.1. フラスコ振とう法

溶解度の測定法として最も一般的に用いられている。予想される溶解度以上の試料を溶媒に添加し,一定温度で一定時間振とうした後,遠心分離あるいはフィルターろ過した溶液を適当な方法で定量する。複数の時点で測定することにより,一定の濃度,つまり溶解平衡に達していることを確認する。このとき残渣として残った固形分の固体形態(結晶状態)を評価しておくと,溶液中における転移についても評価できる。ちなみに,日本薬局方[7]の通則

にも本法が記載されているが，試験時間が 30 分以内と定められ，「溶解性」という指標で表されているのは，溶解平衡への到達を省略した簡易的な溶解度測定により，医薬品の「溶解性」を便宜的に表すことが目的であるためと考えられる。

2.2. 溶液からの析出法

創薬の初期段階で行われる HTS に適した方法として用いられている。DMSO に溶解した化合物を評価したい溶媒に少量添加し，一定時間インキュベーション後に遠心分離あるいはフィルターろ過した溶液中の化合物濃度を HPLC など処理効率の高い分析法で定量評価する方法である。利点としては，①使用する化合物量が少ない，②測定時間が短い，③固体状態の影響を受けないことがあげられる。③は逆に，固体状態に関する情報が得られないという欠点ともいえる。ほかの欠点としては DMSO の溶解度への影響が挙げられる。

2.3. 濁度等を指標として自動化した手法

溶解度測定のスループット向上を企図して，溶液からの析出法で濃度を定量する代わりに，濁度測定により析出を検出して溶解性の指標とすることも行われている。近年では専用の装置が市販されており，温度調節と濁度測定を自動化することにより，簡易的な評価に用いられている。

3. 溶解速度

溶解度は溶解・析出の平衡状態における溶液の飽和濃度値であるが，実際の薬物の消化管吸収はより動的な過程であることから，溶出性（溶出速度）の評価も開発を進める上で重要である。当然ながら，溶解度は溶解速度に影響を与えるが，ときに混同されているので注意したい。なお，溶出の機構に関しては成書[8]に詳述されているので，参照いただきたい。

3.1. Noyes-Whitney 式を応用した溶解速度の評価

固体医薬品の溶解度に達するまでの溶解速度を表す式として代表的なのが Noyes-Whitney 式（10）である。

$$\frac{dC}{dt} = kS(C_\mathrm{S} - C) \tag{10}$$

dC/dt：溶解速度，k：溶解速度定数，S：固体の表面積
C_S：溶媒に対する固体の溶解度，C：時間 t における溶解した固体の濃度

濃度 C が溶解度 C_s と比較して十分に小さいシンク条件下の溶解初期において，式（10）は式（11）に近似できることから，回転円盤法などを用いて表面積 S を一定とすることで，より簡便にみかけの溶解度定数 k_{app} を求め，簡便に比較評価を行うことができる。

$$\frac{\mathrm{d}C}{\mathrm{d}t} = k_{app} S C_s \tag{11}$$

3.2. Nernst-Noyes-Whitney 式による溶解速度に影響を及ぼす因子の理解

溶出速度に影響を及ぼす因子は Nernst-Noyes-Whitney 式（12）から理解できる。

$$\frac{dC}{dt} = \frac{DS}{Vh}(C_s - C) \tag{12}$$

D：拡散係数，V：溶液の体積，h：拡散層の厚さ

したがって，微粒子化による表面積 S の増加，温度の上昇による拡散係数 D の増加，撹拌による拡散層の厚さ h の減少などが，溶解速度の向上をもたらす要因となる。

参考文献

1) 川上亘作 監修，難水溶性薬物の物性評価と製剤設計の新展開，シーエムシー出版（2010）
2) 日本薬剤学会出版委員会 編，薬剤学実験法必携マニュアル，I 物理薬剤学，南江堂（2014）
3) 川上亘作 監修，難水溶性薬物の経口製剤化技術最前線，シーエムシー出版（2016）
4) P. Heinrich Stahl, Camille G. Wermuth Eds, Handbook of Pharmaceutical Salts Second, Revised Edition, Verlag Helvetica Chimica Acta：Zürich（2011）
5) D.J. Good and N. Rodríguez-Hornedo, Cryst. Growth Des., 9, 2252-2264（2009）
6) N. Rodríguez-Hornedo, et al., Mol. Pharmaceutics, 3, 362-367（2006）
7) 第十七改正日本薬局方解説書，廣川書店（2016）
8) 板井茂，固体医薬品の溶出 溶出機構のより深い理解を目指して，じほう（2017）

深水　啓朗（ふかみ　としろう）

1.3. 国内での塩開発状況

　医薬品の原薬は，活性本体のみのフリー体原薬と，カウンターイオンと化学量論的にイオン結合した塩原薬に大別される。医薬品開発において，フリー体原薬の固体物性に課題がある場合，その課題を解決する1つの選択肢として，塩原薬が考えられる。また，固体物性の中で最も大きな課題は，難溶解性である。そのため十分な吸収性が得られず，薬効や毒性などが発現しないことの一因となる。活性本体に解離基を有する場合，溶解性改善の第一候補として検討されるのが，塩原薬である。

　最近では，イオン結合ではない分子間相互作用によって結晶を形成する共結晶に分類される原薬も承認されている。共結晶は，解離基を有さない活性本体に適用可能かつコフォーマーの種類がカウンターイオンに比べて多数選択できる利点があり注目度は上がっているが，開発例が少なく物理的安定性面など実用にあたり課題がある。

　本項では，国内における塩原薬の現状を近年承認された医薬品について調査し，現状分析した結果について，解説する。

1. 米国承認薬における塩原薬選択の分析

　Paulekuhn ら[1]は米国 FDA が発行するオレンジブックデータベースを基に，医薬品で用いられているカウンターイオンの利用頻度について 2006 年までに承認された 1,356 化合物で分析を実施した。その結果を表1に示す。全化合物のうち，塩原薬として承認されたのは 697 化合物（51.4%）であり，フリー体原薬の 659 化合物（48.6%）を上回っていた。5年ごとの年代別分析では，塩原薬の比率に大きな変化は見られなかったが，分析した直近の5年間（2002～2006）では塩原薬の比率（47.3%）が低下し，フリー体原薬数との逆転現象が起こった。これは，塩基性化合物（陰イオン性カウンターイオン）の塩原薬数が減少したこと

表1　米国承認薬の塩選択比率

総数（%）	1982 年前 （%）	1982～1986 （%）	1987～1991 （%）	1992～1996 （%）	1997～2001 （%）	2002～2006 （%）
塩基性化合物の塩原薬 38.6	38.4	42.0	40.2	38.0	40.3	32.7
酸性化合物の塩原薬 12.8	13.6	10.1	11.1	13.3	11.1	14.6
フリー体原薬 48.6	48.0	47.9	48.7	48.7	48.6	52.7

第3章　固体医薬品の物性評価の解析例

が要因であった。

　カウンターイオン種別の分析において，陰イオン性カウンターイオンでは，塩酸が53.4%の割合で最も多く選択されているが，最近は減少傾向を示している（1997〜2001：46.6%，2002〜2006：38.9%）。次いで，陰イオン性で比率が高いカウンターイオンは，硫酸塩（7.5%），臭化水素酸塩（4.6%），マレイン酸塩，メシル酸塩（4.2%）であった。また，近年は研究手法の変化により，選択されるカウンターイオン種が多様化してきており，比率が5%を超えるカウンターイオン種が2002〜2006では7種（塩酸，臭化水素酸，マレイン酸，メシル酸，リン酸，硫酸，酒石酸）と過去最大を示した。一方，陽イオン性カウンターイオンでは，ナトリウムが75.3%と総数の3/4を占め，次いでカルシウム（6.9%），カリウム（6.3%）の順であった。

　剤形別の分析の結果，経口剤で塩原薬が選択される比率は46.8%で，陰イオン性カウンターイオン37.9%，陽イオン性カウンターイオン8.9%の内訳だった。一方，注射剤では，塩の比率が64.5%（陰イオン性カウンターイオン43.2%，陽イオン性カウンターイオン21.4%）で，経口剤に比べ高い比率であった。これは，注射剤ではより高い溶解度が必要になるためと推察している。

2.　国内承認薬における塩原薬選択の現状

　PMDAのホームページ内「新医薬品，新医療機器承認品目一覧」を参照し，2005年4月から2017年3月（2005〜2016年度）までの12年間に承認を取得した新有効成分医薬品のうち，高分子，診断用医薬品を除く291化合物について解析した。

　12年間で承認された医薬品の塩原薬比率を表2に示す。塩原薬が選択された化合物は112（38.5%），共結晶原薬は1（0.3%），フリー体原薬は178（61.2%）であった（本項では2013年に承認されているイプラグリフロジン L-プロリン（スーグラ錠）は共結晶原薬とした）。前半の6年間（114化合物）での塩比率は，35.1%であったのに対し，後半6年間（177化合物）では塩比率は40.7%と上昇した。各年の塩原薬比率推移を図1に示す。近年，塩原薬の比率は，約40%の水準で推移している。フリー体原薬が占める割合は米国承認薬では半数以下であったが，国内承認薬では約6割がフリー体原薬であった。また，原薬が無溶媒和物・溶媒和物別の化合物を集計した結果，原薬が水和物または溶媒和物として承認されている化合物は，フリー体原薬では14.6%（26化合物），塩原薬では13.4%（15化合物）と大きな差は見られず，水和物・溶媒和形成に塩の影響は小さいと考えられた。さらに，国内メーカーと海外メーカー別での塩比率を表3に示す。塩原薬の比率は，国内メーカー34.1%（47化合物），海外メーカー41.2%（63化合物）で海外メーカーの塩選択比率が高かった。また，

表2　国内承認薬の塩選択比率

	塩原薬		共結晶原薬		フリー体原薬		総数
	化合物数	比率（%）	化合物数	比率（%）	化合物数	比率（%）	
2005〜2010	40	35.1	0	0	74	64.9	114
2011〜2016	72	40.7	1	0.6	104	58.8	177
総数	112	38.5	1	0.3	178	61.2	291

1.3. 国内での塩開発状況

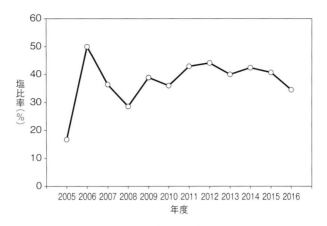

図1　国内承認薬における塩選択比率の推移

表3　メーカー別の塩選択比率

国内メーカー		海外メーカー	
化合物数	塩比率（%）	化合物数	塩比率（%）
138	34.1	153	41.2

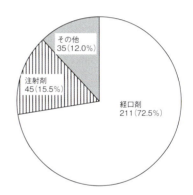

図2　国内承認薬の剤形比率

表4　国内承認薬の剤形別塩比率

経口剤		注射剤		その他の剤形	
化合物数	塩比率（%）	化合物数	塩比率（%）	化合物数	塩比率（%）
211	37.0	45	51.1	35	31.4

　この12年間の承認化合物数は，国内/海外メーカーで138/153と海外メーカーの化合物が上回っていた。

　剤形別の承認薬割合を図2に示す。経口剤211化合物（72.5%），注射剤45化合物（15.5%），その他の剤形（点眼剤，吸入剤，外用剤など）35化合物（12.0%）であり，経口剤が7割以上を占めていた。剤形別の塩比率を表4にまとめた。塩原薬が選択されている比率は，経口剤では37.0%であったのに対し，注射剤では51.1%と半数以上であった。これは，オレンジブックでの結果と同様で，経口剤に比べてより高い溶解度が求められる注射剤では塩原薬を選択する割合が高くなる傾向が，国内承認薬でも認められた。その他の剤形では，塩原薬の選択比率は31.4%で他の2剤形より低かった。これは，その他の剤形では経口剤や注射剤に比べ，水への溶解性の重要度が低いためと推察された。

第3章　固体医薬品の物性評価の解析例

3.　カウンターイオン別の塩原薬選択の現状

　塩原薬で選択されているカウンターイオン種は全28種で，陰イオン性が22種，陽イオン性が6種であった。カウンターイオンの選択比率を表5に示す。陰イオン性では，塩酸が最も多く41化合物（36.0%）で選択されていた。これは，オレンジブックでの塩酸選択比率53.4%に比べ低かったが，オレンジブックでも近年は塩酸塩の選択比率が低下傾向にあることは前述した通りであり，国内承認薬でも同様の傾向が見られていると考えられた。多い順に挙げるとメシル酸，酢酸，酒石酸，フマル酸臭化物，トシル酸であった。

　次に，陽イオン性カウンターイオンの比率を表6に示す。陽イオン性では，ナトリウムが最多10化合物（62.5%），メグルミンが2化合物（12.5%）で選択されていた。他はカリウム，カルシウム，マグネシウム，エタノールアミンが各1化合物であった。オレンジブックの2002～2006では，ナトリウム塩が国内同様2/3を占めていた。

表5　陰イオン性カウンターイオン種の比率

イオン種	国内承認薬		オレンジブック（2002～2006）	
	化合物数	比率（%）	化合物数	比率（%）
塩酸	41	42.7	14	38.9
メシル酸	7	7.3	3	8.3
酢酸	6	6.3	1	2.8
酒石酸	5	5.2	3	8.3
フマル酸	5	5.2	—	—
臭化物	4	4.2	—	—
トシル酸	4	4.2	1	2.8
硫酸	3	3.1	2	5.6
リン酸	3	3.1	2	5.6
マレイン酸	3	3.1	2	5.6
塩化物	2	2.1	—	—
臭化水素酸	2	2.1	3	8.3
コハク酸	2	2.1	1	2.8
リンゴ酸	1	1.0	1	2.8
シュウ酸	1	1.0	1	2.8
クエン酸	1	1.0	1	2.8
安息香酸	1	1.0	—	—
エシル酸	1	1.0	—	—
乳酸	1	1.0	—	—
トリフェニル酢酸	1	1.0	—	—
グルコン酸	1	1.0	—	—
パモ酸	1	1.0	—	—
硝酸	—	—	1	2.8

表6　陰イオン性カウンターイオン種の比率

イオン種	国内承認薬		オレンジブック（2002～2006）	
	化合物数	比率（%）	化合物数	比率（%）
ナトリウム	10	62.5	10	62.5
メグルミン	2	12.5	—	—
カリウム	1	6.3	1	6.3
カルシウム	1	6.3	3	18.8
マグネシウム	1	6.3	1	6.3
エタノールアミン	1	6.3	—	—
リジン	—	—	1	6.3

1.3. 国内での塩開発状況

　剤形別のカウンターイオン種比率を分析した。陰イオン性および陽イオン性カウンターイオン種の塩比率を表7，8に示す。陰イオン性において，塩酸が経口剤，注射剤とも40％以上を占めていることは全体の傾向と同様であり，両剤形で第一候補として選択されていることが示された。少数例ではあるが，注射剤において酢酸の比率が高いことが特徴であった。一方，陽イオン性では経口剤と注射剤の化合物数がほぼ同数であることが顕著な特色であった。さらに，注射剤ではナトリウムの比率が著しく高くなっているが，理由については推察することはできなかった。最後に，その他の剤形では，塩化物，臭化物，塩酸，マレイン酸，トリフェニル酢酸が吸入剤，塩酸，酒石酸，ナトリウムが点眼剤，グルコン酸は消毒剤で選択されていた。

表7　剤形別陰イオン性カウンターイオン種の比率

イオン種	経口剤		注射剤		その他	
	化合物数	比率 (%)	化合物数	比率 (%)	化合物数	比率 (%)
塩酸	32	45.7	7	43.8	2	20.0
メシル酸	6	8.6	1	6.3	—	—
酢酸	1	1.4	5	31.3	—	—
酒石酸	4	5.7	—	—	1	10.0
フマル酸	5	7.1	—	—	—	—
臭化物	—	—	1	6.3	3	30.0
トシル酸	4	5.7	—	—	—	—
硫酸	3	4.3	—	—	—	—
リン酸	3	4.3	—	—	—	—
マレイン酸	2	2.9	—	—	1	10.0
塩化物	—	—	1	6.3	1	10.0
臭化水素酸	2	2.9	—	—	—	—
コハク酸	2	2.9	—	—	—	—
リンゴ酸	1	1.4	—	—	—	—
シュウ酸	1	1.4	—	—	—	—
クエン酸	1	1.4	—	—	—	—
安息香酸	1	1.4	—	—	—	—
エシル酸	1	1.4	—	—	—	—
乳酸	1	1.4	—	—	—	—
トリフェニル酢酸	—	—	—	—	1	10.0
グルコン酸	—	—	—	—	1	10.0
パモ酸	—	—	1	6.3	—	—

表8　剤形別陽イオン性カウンターイオン種の比率

イオン種	経口剤		注射剤		その他	
	化合物数	比率 (%)	化合物数	比率 (%)	化合物数	比率 (%)
ナトリウム	3	37.5	6	85.7	1	100
カリウム	1	12.5	—	—	—	—
カルシウム	1	12.5	—	—	—	—
マグネシウム	1	12.5	—	—	—	—
メグルミン	1	12.5	1	14.3	—	—
エタノールアミン	1	33.3	—	—	—	—

■■ Column ■■

カウンターイオン種を選ぶ基準はありますか？

A：候補化合物とカウンターイオンの pK_a 差，カウンターイオンの使用実績や安全性情報を参考に選びますが，塩結晶の取得可否は実際のスクリーニングが必要です。

塩を選ぶデメリットはありますか？

A：カウンターイオンの生体への影響，分子量の増加，製造工程の増加，品質試験の追加などの可能性が考えられますので，関係者との協議が必要です。

4. 投与量および分子量と塩原薬選択の現状

経口剤での最大投与量と塩比率の関係を表9にまとめた。投与量10〜100 mgの化合物群での塩比率が最も高く，500 mg超の高投与量における塩比率が最低であった。他の投与量での塩比率は，30〜35%とほぼ同等であった。溶解度を高くする必要のある高投与量製剤の原薬で塩比率が向上すると推察していたが，異なる結果が明らかとなった。その要因については，化合物ごとに個別の背景があり，総論的に論じることはできないかもしれないが，非常に興味がもたれる。また，原薬分子量と塩比率を図3に示す。分子量300〜400の化合物が最も多く27.8%を占め，その前後である分子量200〜500の範囲に67.4%の化合物が含

表9　経口剤の投与量と塩の比率

最大投与量（D）	1 mg 以下	1〜10 mg	10〜100 mg	100〜500 mg	500 mg 超
フリー体	10	25	38	37	22
塩	5	11	38	20	4
塩原薬比率（%）	33.3	30.6	50.0	35.1	15.4

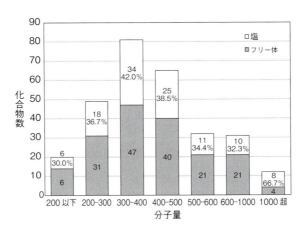

図3　原薬分子量と塩比率

まれていた。塩比率は，分子量 300〜400 の化合物で 42.0% と若干高いが，1,000 以下の化合物では分子量に依存せず，ほぼ一定の比率であった。一方，分子量が 1,000 を超える化合物では，塩比率が高い傾向が認められた。これは，ペプチド化合物が半数以上で，注射剤が 9割以上を占めることが要因であると考えられた。

まとめ

塩原薬は物性改善の第一選択肢として，標準的に選択されている。しかし，その選択状況について，今回新たな視点からの分析を行った。国内承認薬の塩選択を各項目で解析した結果，いくつかの知見が得られたことは有用であった。塩原薬を選択する背景は，各化合物の物性や各社の戦略により異なり一概に論じることはできないが，本項を参考に塩原薬を有効に活用することを望む。

参考文献

1) G.S. Paulekuhn, et al., J. Med. Chem., 50,6665-6672（2007）

小野　誠（おの　まこと）

1.4. 塩のスクリーニングと選定

　一般に医薬品候補化合物の塩スクリーニングは，フリー体よりも優れた物性，安定性を有する原薬形態を得ることを目的に実施される。塩形成により，溶解度，溶解速度，吸湿性，固体安定性などの改善が期待され，結果として吸収性の改善や製品の品質向上につながる可能性がある[1]。また，フリー体での結晶化が困難な化合物の結晶化あるいはフリー体の結晶多形制御が困難な場合の回避策としても塩形成が有効になることがある[2]。

　一般的な塩スクリーニングのデザインとしては，複数の溶媒と多種のカウンターイオンを組み合わせて，網羅的な条件で実施される[3]。カウンターイオンの選定においては，医薬品として使用するにあたり，安全性が適切に評価され担保されていることが必須であり，医薬品としての使用実績も考慮して選択すべきである[4,5]。また，化合物の酸性，塩基性の強さに対しても留意しながら，塩を形成し得る適切なカウンターイオンを選択することが望ましい[6]。一般的に，塩形成を予測するにあたり，ΔpK$_a$値（pK$_a$（塩基）−pK$_a$（酸））の利用が有効である。薬物とカウンターイオンのΔpK$_a$が3より大きければプロトン移動を伴う塩の形成が期待される一方，0~3であれば塩に加えてプロトン移動を伴わない共結晶を形成する可能性を含むとされており[7]，この指標を参考にカウンターイオンを選択することになる。

　現状，さまざまな塩スクリーニング方法が報告されているが，有機溶媒をベースとした溶液からの晶析が最も汎用的であり，実スケールでの合成との整合性が得られやすいという特長がある。医薬品の探索段階においては，使用可能な原薬量も限られることから，塩スクリーニングは96ウェルプレートや小容量のガラスチューブなどを用いて小スケール，ハイスループットで実施され，通常，粉末X線回折，偏光顕微鏡，ラマン分光/赤外吸収測定，熱分析等で塩形成の有無が判断される。その後，塩を形成したと判断された結晶については，スケールアップされ，詳細な物性，安定性評価が実施される[8]。本項では，医薬品探索段階における塩スクリーニングおよび塩選定の事例を紹介する。

事例紹介

　T-3368819は，武田薬品工業株式会社で創製された弱塩基性化合物であり，ピリミジン（pK$_a$=3.5*）とオキサジアゾール（pK$_a$=4.8*）の2カ所に塩基性官能基を有する（図1）。フリー体の結晶は，酸性では比較的良好な水溶性を示すが，弱酸性~中性付近で難水溶性を

＊　ACDソフトウェアによる計算値

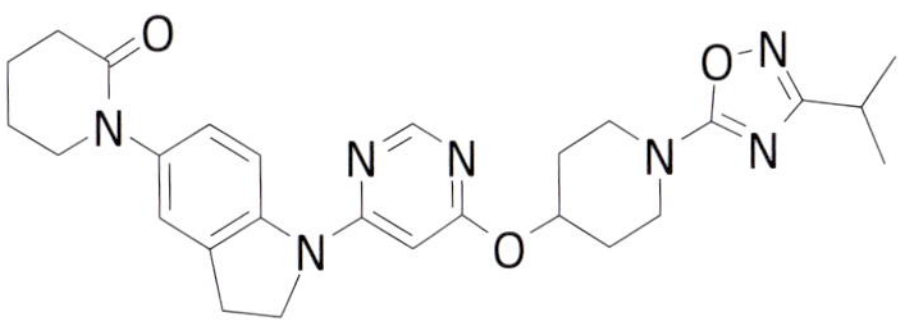

1.4. 塩のスクリーニングと選定

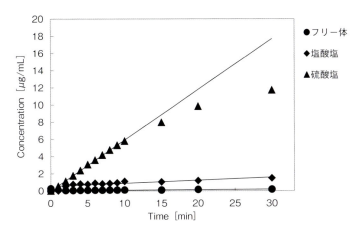

図1　T-3368819 の構造

図2　T-3368819 のフリー体，塩酸塩および硫酸塩の溶解速度

示し，経口投与における低吸収性のリスクが懸念された。このリスクを解消すべく，溶解性改善の目的で塩スクリーニングを実施した。

　カウンターイオンの選択については，医薬品として使用実績のある 21 種類のカウンターイオンを選択した。96 ウェルプレートを用い，T-3368819 に対して多様な溶解性を示す 4 種類の有機溶媒を選択してスクリーニングを実施した。はじめに，T-3368819 を 1,4-ジオキサンに溶解し，2 mg/ウェル相当の容量を各ウェルに分注し，プレートの状態で凍結乾燥を行った。凍結乾燥は，フリー体の非晶質化による有機溶媒への溶解度の向上，フリー体の結晶構造の影響回避によって塩形成の確率を向上させることを目的として実施した。凍結乾燥末を各溶媒に溶解させた後，カウンターイオンの溶液を当モル相当量添加し，室温から 5℃ まで冷却し，塩形成を促した。冷却後，各ウェルの性状を確認し，析出物が観察されたウェルについてはろ紙で溶媒を吸収し，析出物を単離した。一方，冷却後も溶液状態であったウェルについては，窒素ガス噴射により，溶媒を除去した。得られた析出物について偏光顕微鏡，粉末 X 線回折およびラマン分光測定により結晶形を確認した。その結果，表1に示すように 8 種類のカウンターイオンに対して塩形成の可能性が示唆された。8 種類のいずれのカウンターイオンも T-3368819 との ΔpK_a 値が 3 以上である強い酸性度を示し，ΔpK_a 値が 3 未満のカウンターイオンとは塩形成が困難であることが推察された。

　スクリーニングで塩形成が示唆されたカウンターイオン（臭化水素酸，塩酸，硫酸，硝酸および 4 種類のスルホン酸塩）の中から，使用実績の観点で塩酸塩および硫酸塩を優先的にスケールアップ調製し，得られた塩について熱分析，溶解度，溶解速度，吸湿性，酸脱離性および安定性評価を行った。表2にフリー体，塩酸塩および硫酸塩の特性を示す。スケール

第3章　固体医薬品の物性評価の解析例

表1　T-3368819 の塩スクリーニング結果

T-3368819 pKa= 3.5(base), 4.8(base)	Hydrobromic acid	Hydrochloric acid	2 Hydrochloric acid	Sulfuric acid	2 Sulfuric acid	(+)-(1S)-Camphor-10-sulfonic acid	1,2-Ethanedisulfonic acid	p-Toluenesulfonic acid	Nitric acid	Methanesulfonic acid	2-Naphthalenesulfonic acid	Benzenesulfonic acid
pKa(acid)	<−6	−6	−6	−3, 1.9	−3, 1.9	−2.2	−1.3	−1.3	−1.3	−1.2	0.2	0.7
Acetonitrile	Free	Free	Free	A	A	CA	A	A	Oil	Oil	A	A
Ethyl acetate	A	A	Free	A	A	Free	A	A	A	Free	Crystal	A
2-butanone	Free	A	A	A	A	Free	A	A	Oil	Crystal	Crystal	A
Chloroform	Free	Free	Free	A	A	Free	A	A	Free	Free	A	Free

	Maleic acid	Phosphoric acid	L-Tartaric acid	Fumaric acid	Citric acid	L-Malic acid	Gluconic acid	L-Lactic acid	Benzoic acid	Succinic acid	Acetic acid	API
pKa(acid)	1.9, 6.2	2.0, 7.1, 12	3.0, 4.4	3.0, 4.4	3.1, 4.8, 6.4	3.5, 5.1	3.8	3.9	4.2	4.2, 5.6	4.8	—
Acetonitrile	Free	Oil	Free	Free	Free	Free	Free	Free	Free	Free	Free	Free
Ethyl acetate	Crystal	Oil	Free	Free	Free	Free	Free	Free	Free	Free	Free	Free
2-butanone	Free	Crystal	Free	Crystal	Free	Crystal	Free	Free	Free	Free	Free	Free
Chloroform	Free	Free	Free+	Free+CA	Free	Free	Free	Free	Free	Free	Free	Free

Free：フリー体，A：塩形成，Crystal：微小結晶，Oil：油状残留物，CA：カウンターイオン結晶

表2　T-3368819 のフリー体，塩酸塩および硫酸塩の特性

結晶形態	フリー体	塩酸塩	硫酸塩
結晶形	無水物	1 水和物	0.5 水和物
熱分析	融点（217℃）	脱水（58℃） 脱塩酸（100℃） 融点（214℃）	脱水（室温付近） 融点（209℃）
溶解度** (37℃, μg/mL)			
JP1	65	99	100
JP2	<0.1	<0.1	<0.1
20 mM GCDC/JP2	35	55	56
溶解速度 (μg/mm²/min)	0.05	0.30	3.83
吸湿性	吸湿性なし	吸湿性なし	吸湿性なし
酸脱離性	—	脱離性あり	脱離性なし
安定性			
40℃/75%RH（Open）4W	—	不安定（脱塩）	安定
60℃（Closed）4W	—	不安定（脱塩）	安定
ラット経口吸収性			
Cmax (μg/mL)	0.879	1.420	1.847
AUC (μg・h/mL)	11.801	16.948	18.582

**：JP1：日局溶出試験第1液，JP2：日局溶出試験第2液，GCDC：グリコケノデオキシコール酸ナトリウム

1.4. 塩のスクリーニングと選定

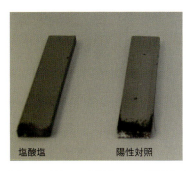
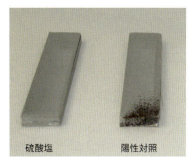

図3 T-3368819 塩酸塩および硫酸塩の金属腐食性

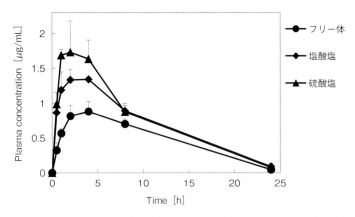

図4 T-3368819 のフリー体，塩酸塩および硫酸塩のラット血漿中濃度推移

アップした塩酸塩および硫酸塩は熱分析および水分測定の結果，いずれも水和物であることが示された．溶解度測定では，いずれも日本薬局方溶出試験第一液（JP1）および 20 mM グリコケノデオキシコール酸ナトリウム（GCDC）/JP2 中で溶解度の改善効果が認められた．一方，溶解速度測定では，硫酸塩が劇的な溶解速度の向上を示したのに対し，塩酸塩は溶解過程での脱塩が認められ，改善効果は不十分であった（図2）．さらに，酸脱離性試験においても，硫酸塩は脱塩による金属腐食性を示さなかったのに対し，塩酸塩は金属腐食性が認められ，脱塩を示唆する結果となった（図3）．酸脱離性試験は，塩の結晶粉末を SKS2 鋼材と接触させた状態で 40℃/75%RH にて3日間保存し，脱離した酸のカウンターイオンによる金属の腐食性を観察することで酸の脱離を評価する方法である．最後にラットの経口吸収性（用量 10 mg/kg）を評価した結果，硫酸塩において顕著な吸収改善効果が認められた（図4）．以上の結果より，物性，安定性および吸収性の観点で優位であった硫酸塩を開発形態として選択した．

第 3 章　固体医薬品の物性評価の解析例

参考文献

1)　Berge, S.M., et al., J. Pharm. Sci., 66, 1-19（1977）
2)　Morissette, S.L., et al., Adv. Drug Deliv. Rev., 56, 275-300（2004）
3)　Ware, E.C., Lu, D.R., Pharm. Res., 21, 177-184（2004）
4)　Stahl, P.H., Wermuth, C.G.,（Eds.）, Handbook of Pharmaceutical Salts : Properties, Selection, and Use, Wiley, New York, 83-116（2002）
5)　Saal, C., Becker, A., Eur. J. Pharm. Sci., 49, 614-623（2013）
6)　Black, S.N., et al., J. Pharm. Sci., 96, 1053-1068（2007）
7)　Childs, S.L., et al., Mol. Pharma., 4, 323-338（2007）
8)　Bastin, R.J., et al., Org. Process Res. Dev., 4, 427-435（2000）

辛島　正俊（からしま　まさとし），池田　幸弘（いけだ　ゆきひろ）

1.5. 水懸濁による塩結晶化スクリーニング

　本項では，当社の研究プロセスの中で実施している効果的な塩結晶化スクリーニング法である水懸濁法を紹介したい。現在までさまざまな塩結晶化スクリーニング方法が報告されている[1]。これらのスクリーニング法では，結晶化溶媒として有機溶媒が用いられる。これは，一般的に，薬物のフリー体は有機溶媒に溶けやすく，水に溶けにくく，塩はフリー体と逆の溶解性を示すためである。しかしながら，有機溶媒から得られた結晶の中には，水中で水和物に変換したり，フリー体へ脱塩したりするものがある。参考として，**表1**に一般薬塩結晶の水中での物理的安定性を示す。溶解性の改善を目的として塩結晶とした場合，その経口吸収性を評価する pharmacokinetics や toxicokinetics 試験の投与基材が水溶液であることから，投与液中で固体形態が変化すると，目標とした血中曝露が獲得できないことも予見される。さらに，懸濁状態が変化することで，その分散性が大きく低下し，投与ができない場合も想定される。そこで，著者は，水中で物理的に安定な塩結晶を効率よく取得することを目的として，水懸濁によるスクリーニング法を構築した。

　図1に水懸濁スクリーニングのコンセプトを示す。塩結晶の水中での物理的安定性は，水に懸濁し十分に撹拌することで，化学平衡へ到達させて評価してきた。ここで，フリー体結晶と酸および塩基を水中で撹拌し，化学平衡へ到達させた場合，水中で物理的に安定な塩結晶は出発物質の状態によらず結晶化し，物理的に不安定な塩結晶は，フリー体が回収されるはずである。すなわち，水から析出する塩結晶は水中で物理的に安定であると考えた。

　そこで，約20種類の酸性薬物および塩基性薬物について，水懸濁による塩結晶化スクリーニングを実施した。酸性薬物の場合，13種類のカウンターイオンについて検討した。約20～30 mg の薬物を HPLC 用ガラスバイアル瓶に採取し，20倍量の水を加えた後，ごく過剰当量の塩基水溶液を加えた。0.5マグネシウム塩および0.5カルシウム塩，0.5亜鉛塩の場

表1　塩基性薬物塩の水中の懸濁撹拌による固体形態の変化

薬物	出発原料	懸濁撹拌後
	固体形態	固体形態
フルナリジン	2塩酸塩無水物	N/A（ガム状）
ピオグリタゾン	塩酸塩無水物	フリー体無水物
フェキソフェナジン	塩酸塩無水物	塩酸塩水和物
ロペラミド	塩酸塩無水物	塩酸塩水和物
プラゾシン	塩酸塩無水物	塩酸塩水和物
テラゾシン	塩酸塩無水物	塩酸塩水和物

実験条件：25℃, 24hr, 50 mg/mL

第3章　固体医薬品の物性評価の解析例

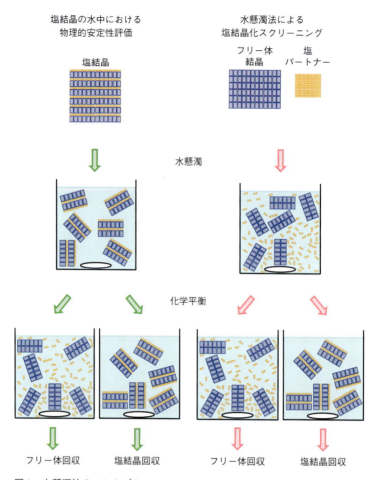

図1　水懸濁法のコンセプト

合は，水酸化カリウム水溶液を加え，カリウム塩溶液とした後，0.5当量の対応するハロゲン化金属塩水溶液を加え，塩交換により誘導した。L-アルギニンとL-ヒスチジンは固体のまま添加した。40℃で約24時間，激しく撹拌した後，固体が析出した場合はろ取し，析出しない場合は，水を濃縮し固化させた。一方，塩基性薬物の場合，36種類のカウンターイオンについて検討し，2塩基酸の場合は当量（0.5および1.0）も検討した。約20～30 mg相当の薬物溶液（1,4-ジオキサンもしくは，1,4-ジオキサン/ジメチルスルホキシド，1,4-ジオキサン/水）を採取し，HPLC用ガラスバイアル瓶に入れた。その後，ごく過剰当量の酸溶液（水もしくは1,4-ジオキサン/ジメチルスルホキシド）を加え，凍結乾燥により溶媒を除去した。その後，20倍量の水を加え，40℃で激しく撹拌した後，析出した固体をろ取した。その後，粉末X線回折にて結晶性を評価し，熱重量分析および高速液体クロマトグラフィーにて，水分量と薬物含量を算出し，固体形態を推察した。表2，3に酸性および塩基性薬物のスクリーニング結果を示す。

　酸性薬物の場合，pK_a値が低いほど，薬物の酸性度が強く，カウンターイオン源として用いられた塩基はpK_a値が高いほど，塩基性が強い。すると，酸性の強い薬物と強い塩基性を有するカウンターイオンは塩形成しやすいと考えられるが，今回の検討では，結晶化能と

1.5. 水懸濁による塩結晶化スクリーニング

表2　酸性薬物を用いた水懸濁スクリーニング結果

eq.	Counter Ions	Comp.[*2] pKa[*3]	Difl 3.05	Furo 3.74	Dicl 3.99	Indo 4.11	Tolf 4.12	Mefe 4.36	Napr 4.50	Tolb 5.59	Piro 6.15	Piog 7.53
1	リチウム	14	C	C	C	XX	X	C	C	X	C	X
1	ナトリウム	14	C	C	C	XX	C	C	C	X	X	C
1	カリウム	14	C	C	C	XX	C	C	C	X	C	C
0.5	マグネシウム	11.4	C	C	C	C	C	C	C	X	C	XX
0.5	カルシウム	11.6	C	X	C	C	C	C	C	X	C	X
0.5	亜鉛	9.6	C	X	C	X	X	X	C	C	C	C
1	トロメタミン	8.0	XX	XX	C	XX	XX	XX	C	XX	XX	XX
1	メグルミン	8.0	XX	XX	XX	XX	XX	XX	X	XX	XX	XX
1	*tert*-ブチルアミン	10.7	C	C	C	C	C	C	C	C	XX	XX
1	ピペラジン	9.8	C	C	C	C	C	C	C	C	XX	XX
1	L-リシン	10.8	XX	XX	C	C	XX	XX	XX	XX	XX	XX
1	L-アルギニン	13.2	XX	XX	C	X	XX	XX	C	XX	XX	XX
1	L-ヒスチジン	9.3	XX	XX	XX	XX	XX	XX	XX	XX	XX	XX

*1) 結果の表記について　C：ターゲット結晶性塩の取得，X：塩形成の同定困難（アモルファス，ガム状，低回収率，分解など），XX：フリー体の回収

*2) Difl：ディフルニサル，Furo：フロセミド，Dicl：ジクロフェナク，Indo：インドメタシン，Tolf：トルフェナム酸，Mefe：メフェナム酸，Napr：ナプロキセン，Tolb：トルブタミド，Piro：ピロキシカム，Piog：ピオグリタゾン

*3) 薬物の pKa 値は *ADMET Predictor* により算出した。カウンターイオンの pKa 値は「小林克弘ら，アミノ酸エステル誘導体を用いた塩・結晶化スクリーニング，25PB-am015，第 137 回日本薬学会（2017）」および *ADMET Predictor* により算出した

の有意な関係は認められなかった。マグネシウムやカルシウム，そして，*tert*-ブチルアミンやピペラジンは塩結晶化能が高く，反対に，トロメタミンやメグルミンは塩結晶化能が低かった。アルカリ金属塩は水への溶解性が高く溶液状態になる場合が多く，濃縮により，塩結晶が析出した。一方，マグネシウム塩やカルシウム塩は水和物を形成する傾向が高かった。

　塩基性薬物の場合，pKa（計算値）が 6.5 以上の薬物は水中での塩形成能が高く，カウンターイオン源の酸の pKa 値とは関係なく，塩結晶を形成する傾向が認められた。一方，pKa（計算値）が 5 未満の薬物は塩結晶を形成しにくかった。pKa（計算値）が小さい薬物とカルボン酸で形成された結晶は，共結晶の可能性もあり，製造および製剤の研究方針を立案する際には，念頭に置く必要がある。本スクリーニングでは仕込み時の酸の当量と結晶化した塩のカウンターイオンの当量が同じ塩結晶が水中で物理的に安定な塩結晶と判断している。例えば，グラフェニンのリンゴ酸塩あるいはコハク酸塩では，1 当量の酸を用いたにもかかわらず，0.5 当量の塩結晶が回収され，0.5 当量の酸を用いた場合にはフリー体が回収されている。この 0.5 当量の塩結晶が水中で安定に存在するためには，過剰量の酸成分が必要で，純水中では安定とはいえない。

　また，回収した塩結晶を用いて，吸湿性（水分吸脱湿平衡測定）や溶解性，化学的安定性データを取得することで，薬物に最適な塩結晶を早期に見極めることも可能である。ナプロキセンおよびオキシブチニンのフリー体および塩の固体物性データを図2，3 にまとめた。ナプロキセンのフリー体およびすべての塩結晶は150℃以上の融点を示し，経時条件（60℃

第3章 固体医薬品の物性評価の解析例

表3 塩基性薬物を用いた水懸濁スクリーニング結果

eq.	Counter Ions	Abb.	Comp[*2] pK$_a$[*3]	Amlo 9.1	Halo 8.5	Oxyb 8.1	Cinn 7.4	Papa 6.4	Glaf 5.9	Mico 5.8	Rosi 5.0	Piog 4.9	Fluc 3.2
0	N/A (Fr)	Fr	N/A	C	C	X	C	C	C	C	C	C	C
1	臭化水素酸	1HBr	<−6	X	C	X	C	C	C	C	C	XX	XX
1	塩酸	1HCl	−6	X	C	S	C	C	C	C	C	XX	S
1	硫酸	1Sul	−3	CX	X	S	X	C	CX	C	CX	XX	S
0.5	硫酸	HSul	1.92	C	C	S	X	XX	C	X	C	XX	XX
1	p-トルエンスルホン酸	1Ts	−1.34	C	C	X	X	X	X	C	X	X	X
1	硝酸	1Nit	−1.32	X	C	S	C	C	C	C	C	XX	X
0.5	メタンスルホン酸	1Ms	−1.2	C	C	S	X	C	S	S	S	XX	XX
1	2-ナフタレンスルホン酸	1Ns	0.17	C	C	X	C	C	X	C	C	C	X
1	ベンゼンスルホン酸	1Bs	0.7	C	C	X	C	C	X	C	X	XX	X
1	シュウ酸	1Oxa	1.271	C	C	C	C	C	C	C	S	XX	C
0.5	シュウ酸	HOxa	(4.266)	C	C	S	CX	CX	C	C	XX	XX	C
1	マレイン酸	1Mle	1.92	C	C	S	C	C	C	C	C	XX	C
0.5	マレイン酸	HMle	(6.23)	C	CX	X	CX	CX	S	CX	CX	XX	XX
1	リン酸	1Pho	1.96	C	C	X	X	X	C	C	C	XX	C
0.5	リン酸	HPho	(7.12)	C	CX	X	XX	XX	CX	CX	XX	XX	XX
1	エタンスルホン酸	1Es	2.05	C	C	S	X	X	S	S	S	XX	S
1	サッカリン	1Sac	2.57	C	C	C	X	X	C	C	XX	XX	XX
1	ケトグルタル酸	1Kgt	2.7	S	X	S	X	C	S	C	S	XX	XX
0.5	ケトグルタル酸	HKgt	4.5	C	X	S	XX	CX	XX	CX	XX	XX	XX
1	マロン酸	1Mlo	2.826	C	C	S	C	C	C	C	C	XX	C
0.5	マロン酸	HMlo	(5.696)	C	X	X	CX	XX	XX	C	XX	XX	XX
1	ゲンチジン酸	1Gen	2.93	X	X	C	C	X	C	X	C	XX	X
1	サリチル酸	1Sac	2.97	C	C	C	C	C	C	X	C	X	C
1	L-酒石酸	1Tar	3.02	CX	CX	X	X	X	CX	C	X	XX	X
0.5	L-酒石酸	HTar	(4.36)	C	C	S	XX	XX	C	CX	XX	XX	XX
1	フマル酸	1Fum	3.03	CX	C	C	C	CX	C	X	X	XX	C
0.5	フマル酸	HFum	4.38	C	C	C	CX	C	C	C	XX	XX	XX
1	クエン酸	1Cit	3.128	CX	X	C	X	X	CX	X	C	XX	C
0.5	クエン酸	HCit	(4.761)	C	C	CX	XX	XX	C	X	C	XX	XX
1	グリコール酸	1Gly	3.28	S	XX	X	XX	XX	XX	X	XX	XX	XX
1	L-ピログルタミン酸	1Pgt	3.32	S	XX	S	XX	XX	XX	XX	XX	XX	XX
1	L-リンゴ酸	1Mla	3.459	CX	CX	S	C	C	CX	CX	XX	XX	XX
0.5	L-リンゴ酸	HMla	(5.097)	C	C	S	XX	XX	XX	C	XX	XX	XX
1	馬尿酸	1Hip	3.55	X	C	S	X	C	C	C	XX	XX	XX
1	L-乳酸	1Lac	3.86	S	XX	X	XX	XX	XX	XX	XX	XX	XX
1	m-Hydroxybenzoic	1mHyb	4.08	C	C	S	X	C	XX	C	X	XX	XX
1	Benzoic	1Bez	4.19	C	C	X	C	C	XX	C	X	XX	XX
1	Succinic	1Suc	4.207	CX	CX	S	C	CX	CX	CX	XX	XX	XX
0.5	Succinic	HSuc	(5.635)	C	C	X	XX	C	XX	C	XX	XX	XX
1	Glutaric	1Gtr	4.34	C	C	S	XX	X	CX	CX	XX	XX	XX
0.5	Glutaric	HGtr	(5.27)	C	CX	X	XX	C	C	C	XX	XX	XX
1	Cinnamic	1Cin	4.404	C	C	X	X	X	XX	C	XX	XX	XX
1	Adipic	1Adi	4.44	C	C	S	XX	CX	XX	C	XX	XX	XX
0.5	Adipic	HAdi	(5.44)	C	CX	X	XX	C	XX	C	XX	XX	XX
1	p-Hydroxybenzoic	1pHyb	4.58	X	X	X	C	C	XX	XX	XX	XX	C
1	(+)-Camphoric	1Cam	4.716	X	X	X	X	C	C	CX	C	XX	S
0.5	(+)-Camphoric	HCam	(5.83)	C	XX	X	XX	CX	C	CX	XX	XX	XX
1	Solvic	1Sol	4.76	S	S	X	XX	C	XX	S	XX	XX	XX
1	Nicotinic	1Nic	4.85	X	C	S	X	XX	XX	C	XX	XX	XX
1	Isonicotinic	1Isn	4.87	X	C	S	XX	XX	XX	XX	XX	XX	XX

*1) 結果の表記について　C：ターゲット結晶性塩の取得，CX：当量の異なる結晶性塩の取得，S：溶液，X：塩形成の同定困難（アモルファス，ガム状，低回収率，分解など），XX：フリー体の回収

*2) Amlo：アムロジビン，Halo：ハロペリドール，Oxyb：オキシブチニン，Cinn：シンナリジン，Papa：パパベリン，Glaf：グラフェニン，Mico：ミコナゾール，Rosi：ロジグリタゾン，Piog：ピオグリタゾン，Fluc：フルコナゾール

*3) 薬物の pK$_a$ 値は *ADMET Predictor* により算出した。カウンターイオンの pK$_a$ 値は「小林克弘ら，アミノ酸エステル誘導体を用いた塩・結晶化スクリーニング，25PB-am015，第137回日本薬学会（2017）」および *ADMET Predictor* により算出した

1.5. 水懸濁による塩結晶化スクリーニング

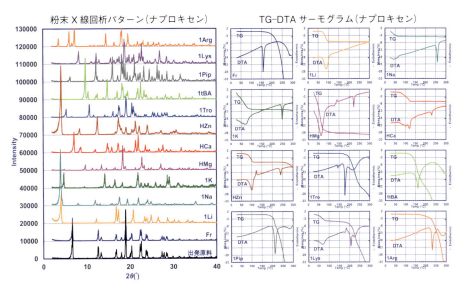

塩形	安全性[6] (Class)	固体形態	融点 (°C) TG-DTA	吸湿性 (%) 10 → 80%RH	化学的安定性 (2W) 類縁物質ピークエリア比の変化 (%) Initial	60°C	40°C, 75%RH	溶解性 (振盪法) as Free 37°C, 30min (μg/mL) H₂O	JP1 pH = 1.2	JP2 pH = 6.9
Fr	-	無水物	158	< +0.1	0.03	No increase	No increase	94	33	>1000
1Li	N/A	水和物	327	+ 0.1	0.02	No increase	No increase	> 1000	26	> 1000
1Na	1	水和物	258	30.3	0.02	No increase	No increase	> 1000	27	> 1000
1K	1	水和物	248	10.2	0.02	+0.01	No increase	> 1000	28	> 1000
HMg	1	水和物	221	+ 6.0	0.11	No increase	+0.01	> 1000	30	> 1000
HCa	1	水和物	230	< +0.1	0.08	+0.01	No increase	>1000	28	> 1000
HZn	3	水和物	240	+0.4	0.06	No increase	No increase	326	30	> 1000
1Tro	2	無水物	177	< +0.1	0.01	No increase	No increase	> 1000	39	> 1000
1tBA	N/A	無水物	161	+0.2	< 0.01	No increase	No increase	> 1000	31	> 1000
1Pip	3	無水物	212	< +0.1	< 0.01	No increase	No increase	809	31	> 1000
1Lys	1	水和物	205	+5.6	< 0.01	No increase	No increase	> 1000	29	> 1000
1Arg	1	無水物	232	+0.3	0.02	No increase	No increase	> 1000	31	> 1000

図2　ナプロキセン　フリー体および塩の固体物性データ

および40℃/75%RH）においても顕著な分解傾向を示さなかった．一方，溶解性は，日本薬局方溶出試験第1液 pH 1.2（JP1）で，いずれも約30 μg/mLと低く，系内の液性の影響で，いずれの塩結晶も速やかにフリー体結晶に変換し，同等の濃度を示したものと考えられる．日本薬局方溶出試験第2液 pH 6.8（JP2）ではいずれも1 mg/mL（フリー体換算）以上と良好で，水では，塩結晶がフリー体よりも良好な値を示した．吸湿性はナトリウム塩，カリウム塩，0.5マグネシウム塩，L-リシン塩で高く，それ以外は顕著な重量上昇を示さなかった．以上のデータにカウンターイオンの安全性[2]や汎用性を考慮し，0.5カルシウム塩もナプロキセンの塩結晶として開発適合性を有しているものと考えられる．一方，オキシブチニンは，フリー体の融点が49℃と低く，固形製剤を想定した場合，塩結晶が原薬として好ましい．また，化学的安定性は，フマル酸塩が最も良好で，溶解性および吸湿性も他の塩結晶に比べて同等以上であることから，フマル酸塩結晶がオキシブチニンの原薬塩結晶とし

第3章　固体医薬品の物性評価の解析例

　て適していると考えられた．

　最後に，水懸濁法のコンセプトを確認するために，本法で得られた塩結晶（ハロペリドール塩酸塩，臭化水素酸塩，リン酸塩，ベンゼンスルホン酸塩）を別途調製し，水中で懸濁撹拌することで，物理的安定性を確認した．さらに，本スクリーニングではフリー体が回収され，有機溶媒のみからのみ調製できる塩結晶（ピオグリタゾン塩酸塩，臭化水素酸塩，硫酸塩，エタンスルホン酸塩）を調製し，同様の検討を行った．図4に懸濁前後の粉末X線回折プロファイルを示す．スクリーニングで得られるハロペリドールの塩は，懸濁前後の粉末X線回折プロファイルに変化が認められず，水中で安定であった．一方，スクリーニングではフリー体が回収されるピオグリタゾンの塩は，いずれもフリー体へ変換していた．よって，水懸濁スクリーニングで得られる塩結晶は水中で物理的に安定であると考えることができる．ピオグリタゾンは塩酸塩で開発されており，水中での物理的安定性が，医薬品の開発として，必須とはいえないが，脱塩を防ぐ，開発戦略が必要になり，水中で物理的に安定な塩に比べて，より多くの検討と時間をかける必要があると考えられる．

　以上のように，晶析溶媒を水に限定することで，検討条件数を大幅に削減し，水中で物理的に安定な塩結晶を網羅的に探索できる簡便で効率的なスクリーニング法を確立することができた．

■■ Column ■■

水懸濁法を用いた共結晶スクリーニングへの 96 Well Plate の適用

　水懸濁法は共結晶スクリーニングに適用することも可能で，水中で物理的に安定な共結晶を網羅的に探索することができる．しかし，塩結晶の場合と比較すると，共結晶の場合は，そのヒット率（結晶獲得率）がかなり低い．本章で紹介した操作法は，回収された塩結晶を，そのまま固体物性評価し，迅速に，最適な塩結晶を選抜することを目的としている．共結晶をターゲットとした場合，フリーの薬物が回収されることが多く，前述の操作方法では効率的とはいえない．そこで，著者は，96 Well Plate を用いることで，スクリーニングの迅速化と効率化を実現した．特に本法では，フィルタープレートのまま，直接，粉末X線回折を測定できるので，サンプリング作業を省いている．使用したフィルタープレートは，すべての有機溶媒への耐溶剤性を有しているわけではないので，有機溶媒系の晶析スクリーニングに使用する際は，事前に確認が必要である．フィルタープレートの各ウェル内に存在する検体にX線を照射するので，透過型の粉末X線回折計を用いる必要がある．いろいろな実験器具の組み合わせになるが，ハイスループットな晶析スクリーニングシステムと同様の操作を行うことができる．

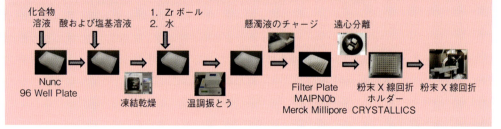

1.5. 水懸濁による塩結晶化スクリーニング

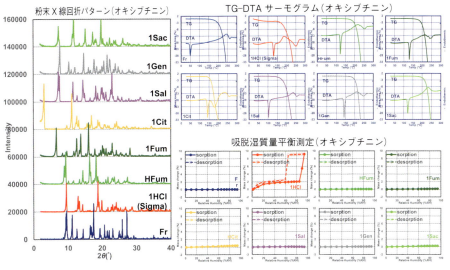

塩形	安全性[6] (Class)	固体形態	融点 (°C) TG-DTA	吸湿性 質量変化率(%) 10 → 80%RH	化学的安定性 (2W) 類縁物質ピークエリア比の変化 (%) Initial	60°C	40°C, 75%RH	溶解性 (振とう法) as Free 37°C, 30 min (µg/mL) H_2O -	JP1 pH = 1.2	JP2 pH = 6.9
Fr	-	無水物	49	< +0.1	< 0.01	+3.10	No increase	9	> 1000	62
1HCl (Sigma)	1	水和物	129	+1.4	0.02	+0.12	+0.10	> 1000	> 1000	177
HFum	1	無水物	121	< +0.1	< 0.01	+0.15	+0.25	835	> 1000	118
1Fum	1	無水物	129	< +0.1	< 0.01	No increase	No increase	> 1000	> 1000	230
1Cit	1	無水物	142	+0.3	< 0.01	+0.09	No increase	> 1000	> 1000	25
1Sal	3	無水物	102	< +0.1	0.18	+0.36	No increase	589	> 1000	122
1Gen	2	無水物	141	< +0.1	0.09	No increase	+0.49	374	> 1000	116
1Sac	N/A	無水物	121	+0.2	0.21	No increase	+0.42	665	> 1000	137

図3 オキシブチニン フリー体および塩の固体物性データ

■■ Column ■■
含水ジメチルスルホキシド溶液を凍結乾燥すると，溶媒を完全に乾燥できません。

　凍結乾燥の前に遠心エバポレーターで水を除去するか，ジメチルスルホキシドと同量の1,4-ジオキサンを加えてください。ジメチルスルホキシドは薬物の生物スクリーニングに用いられる汎用溶媒ですので，ほとんどの薬物はジメチルスルホキシドへ良好な溶解性を示します。そのため，薬物の凍結乾燥溶媒として適していますが，酸やアルカリ水溶液をカウンターイオン源として加えることで，水が混入すると，急激な凝固点降下を起こすため，凍結乾燥中に融解することが散見されます。1,4-ジオキサンは，含水ジメチルスルホキシドで起こる凝固点降下を穏やかにします。著者は，凍結乾燥を用いた結晶化スクリーニング法を種々構築してきましたが，その検討時間の多くは，結晶化条件ではなく，凍結乾燥に費やしてきました。結晶化の検討というよりも凍結乾燥の検討をしてきたといっても過言ではありません。

第 3 章　固体医薬品の物性評価の解析例

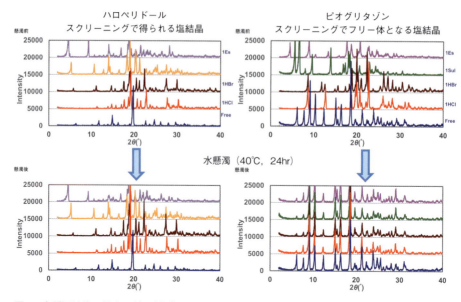

図 4　水懸濁前後の粉末 X 線回折プロファイル

参考文献

1) 瀬田康生，小林克弘，薬剤学実験必携マニュアル，p. 177-186，南江堂（2014）
2) Handbook of Pharmaceutical Salts : Properties, Selection and Use ; Stahl, P.H. ; Wermuth, C.G. Eds. ; Verlag Helvetica Chimica Acta : Zürich, 2002.
3) 日本化学会編，化学便覧 基礎編II，改訂 4 版，丸善，1993
4) THE MERCK INDEX, 13th Edition

小林　克弘（こばやし　かつひろ）

1.6. 共結晶のスクリーニング技法

創薬段階における共結晶スクリーニング

　共結晶を形成する薬物とコフォーマー（CCF）の組み合わせを化学構造から正確に予測することが現在の技術でも難しいため，医薬品開発においてはスクリーニング実験で見出すことが一般的である。とりわけ医薬品開発の初期段階では，短期間かつ少量の薬物量で結晶形を最適化することが求められ，スクリーニング条件を限定する必要がある。しかし，共結晶の構成成分は解離性の官能基を必ずしも必要としないため，コフォーマーの選択肢はきわめて広く，スクリーニングでそのすべてを網羅することは難しい。よって，超分子シントン[1]（supramolecular synthon, 図 1）や *in silico* 予測による薬物とコフォーマー間の相互作用エネルギー[2]などの薬物およびコフォーマーの化学構造の観点，加えて医薬品添加物としての使用実績や GRAS（Generally Recognized As Safe）[3]などの安全性の観点からの知見を参考にして，スクリーニングに用いるコフォーマーの優先順位をつけて検討することが多い。

　共結晶も塩と同様に薬物とコフォーマーをともに溶媒に溶かして結晶化させることができる。この方法は，精製効果も期待できるうえに比較的均質に共結晶形成が可能であることから原薬の大量生産への外挿性にも優れた方法である。溶液からの結晶化では，薬物，コフォーマーおよび共結晶の溶解度相図を考慮する必要がある。例えば，図 2a の共結晶 A を溶解させたときのコフォーマー A の濃度では，共結晶 A の溶解度がフリー体の溶解度より低いため，共結晶の結晶核が生成して析出しやすいと考えられる。一方，共結晶 B が溶解したときのコフォーマー B の濃度では，共結晶 B の溶解度がフリー体の溶解度より高いため，薬物のフリー体結晶が析出するほうが熱力学的に好ましい。共結晶 B のように高い溶解性を示す共結晶も多いため，最適な共結晶の晶析条件を設定することは必ずしも容易ではな

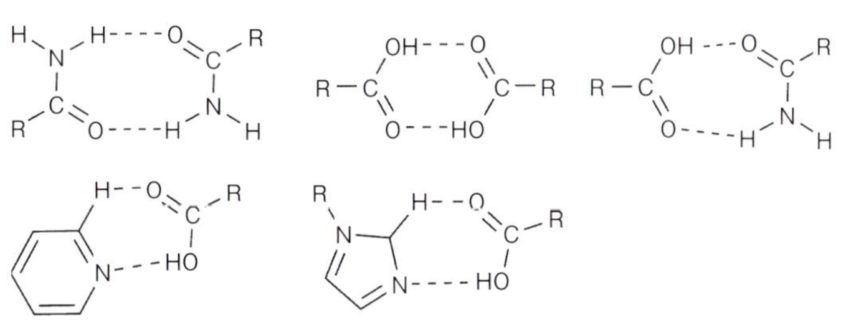

図1　超分子シントンの例

第3章　固体医薬品の物性評価の解析例

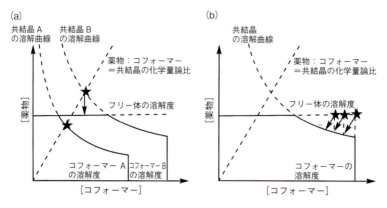

図2　共結晶の溶解度相図から考える溶液からの再結晶（a）とスラリー法（b）
相図中の星印は結晶の析出が起こる点，矢印は結晶が析出時の溶液中における各成分の濃度変化する方向を示す。

い。よって，溶液からの結晶化に替わる手法として，スラリー法（reaction crystallization法）[4]，grinding法[5]あるいは熱的手法[6]などのさまざまな方法が用いられている。以下に，それぞれの手法の概要と特徴について述べる。

各スクリーニング法の概要と特徴

①スラリー法

スラリー法は，Common coformer effect[7]で共結晶の溶解度がフリー体の溶解度を下回るコフォーマー濃度で溶媒媒介転移によって共結晶を得る方法であり，実験操作としては高濃度のコフォーマー溶液にフリー体結晶を懸濁させる[4]。スラリー法による形成メカニズムは溶解度相図から理解できる（図2b）。共結晶の析出により溶媒中の薬物とコフォーマーが消費されるが，薬物はスラリー残渣中のフリー体結晶の溶解によって新たに供給されるため，共結晶の結晶化が起こる濃度領域に達して新たに共結晶が析出する。このプロセスがスラリー残渣中のフリー体結晶が全て共結晶に転移するか，溶液中のコフォーマー濃度がフリー体と共結晶の溶解度が等しくなる濃度に低下するまで連続的に繰り返される。この方法は，熱力学的に安定な結晶形が得られやすいという特徴がある。一方で，薬物が溶媒和物形成する[8]，あるいは溶液中で分解する場合には，共結晶の形成が阻害されて発見できないこともある。

スラリー法は，操作が簡便で溶液からの結晶化スクリーニングシステムにも組み込みやすいことから，スクリーニング方法としてもよく用いられている。通常のスクリーニングでは，各溶媒中の薬物単体および共結晶の溶解度や薬物が溶媒和物を形成するかどうかの情報は事前にはないため複数の溶媒を用いて実施されることが多い。共結晶ごとにその結晶化に必要な時間が異なるため[9]，スラリーの撹拌時間の設定も共結晶の発見能力に影響する。

②共粉砕法

共粉砕法は，薬物をコフォーマーとともにすりつぶすなどの機械的衝撃によって薬物およびコフォーマー間の反応を促して共結晶を形成させる方法である[5]。この方法は，溶液中で

1.6. 共結晶のスクリーニング技法

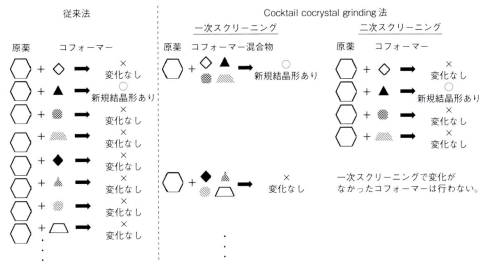

図3 従来の共粉砕法と cocktail cocrystal grinding 法の操作の比較

不安定あるいは融解分解する薬物やコフォーマーにも適用できる。共粉砕法による共結晶の生成メカニズムは必ずしも特定されるものではないが[10]，溶媒を用いた調製では得られなかった共結晶が生成することも報告されており[11]，スクリーニングにおいては溶媒を用いた方法を補完する役割を果たすことが期待されている。また，粉砕時に少量の溶媒を添加するliquid assisted grinding 法[5]では，脱溶媒すると共結晶状態を維持できない共結晶溶媒和物が得られる例や[12]，添加する溶媒の種類によって異なる共結晶を作り分けることができる例も報告されている[13]。一方で，大量生産への適用は難しく，医薬品開発では別の生産方法の確立が必要になることが多い。

共粉砕法を探索段階におけるスクリーニング法として適用するには，多くの試料量と粉体を取り扱うことに伴う実験工数が課題であった。これらの欠点を改善する方法の１つにcocktail cocrystal grinding 法がある[14]（図3）。従来法は化合物とコフォーマーを一対一で混合粉砕を行うのに対して，この方法では最初に薬物と複数のコフォーマーの物理混合物を共粉砕して共結晶形成能を評価する。共結晶形成が示唆された物理混合物は，次に混合物内の個々のコフォーマーとの混合粉砕を行い，共結晶を形成したコフォーマーを特定する。この方法では，共結晶を形成しなかったコフォーマーを効率よく排除するため，共粉砕法の長所である共結晶の高い検出力を保ちつつ，短所である試料量・作業工数を大幅に改善できる。

③熱的手法

熱的手法によるスクリーニングとしては，古典的には，溶融法（Kofler 法）がある[15]。これは，物理的混合物の加温時の変化を顕微鏡などでモニタリングし，視覚的変化から判断する方法であるが，スクリーニングとしてのスループット性に課題がある。近年では，DSCを使ったより効率的なスクリーニング手法が報告されている[16]。二成分の相図（図4a, b）に基づくと，共結晶を形成する二成分の物理的混合物をDSCで加温した時，共結晶化に伴う発熱ピークが検出され，また，準安定共融解，共融解，そして，共結晶の融解に伴う複数

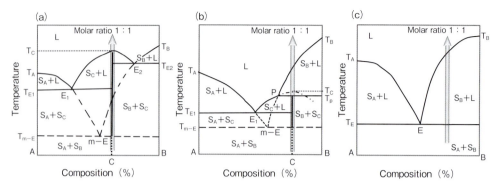

図4 物理的混合物の二成分の相図
（a）調和融点系，（b）非調和融点系，（c）共結晶がない場合
L：液体，S$_A$：成分Aの固体，S$_B$：成分Bの固体，S$_C$：共結晶，E：共融点，m-E：準安定共融点，
P：包晶点，T$_{m-E}$：準安定共融温度，T$_E$：共融温度，T$_P$：包晶温度，T$_A$：成分Aの融解温度，
T$_B$：成分Bの融解温度，T$_C$：共結晶の融解温度

の吸熱ピークが確認される場合もありうる[6]。一方，共結晶を形成しない二成分の物理的混合物をDSCで加温した場合（図4c）においては，共融解に伴う1つの吸熱ピークのみが観察される。このような原理に基づき，物理的混合物のDSCの結果において発熱ピークや複数の吸熱ピークが検出されるかどうかで，共結晶スクリーニングが可能である。共結晶の発見能力についてスラリー法と比較した場合，熱的手法は，有機溶媒に対する溶解度が低い，または，各種溶媒と溶媒和物を形成しやすい薬物に対して，共結晶スクリーニングとして高いパフォーマンスを示す[17]。一方で，加温中の共結晶化が遅い混合物や準安定共融温度（T$_{m-E}$）付近で化合物自体が分解するような混合物においては，熱的手法では共結晶を見出すことができず，そのスクリーニングとしての能力に課題があることがわかっている。

上記解説の通り，各スクリーニング法には長所・短所がある。そのため，共結晶の網羅的な探索においては，それぞれの手法の利点と欠点を把握し，その相補的な性質を理解したうえで，例えばスラリー法と熱的手法の両方を実施するなど，複数の異なる手法での探索が有効であるといえる。

医薬品開発を見据えた留意点

共結晶形成は原薬特性を改変できる結晶工学技術であるが，その適用にあたっては，医薬品としてより良い特性や品質の製品を医療現場に届けることが目的であることを常に念頭に置く必要がある。例えば，共結晶原薬の製品化では，コフォーマーは医薬品賦形剤と同じく，開発する薬物の有効用量，投与頻度および服用期間における高い安全性と開発する薬物の薬理作用に影響を及ぼさないことが求められる。さらに，スクリーニングで共結晶が見出された後も，特性評価のためのスケールアップ調製も含め，一定の品質を確保しながら共結晶あるいはその製剤が大量に生産できるかといった観点からの開発の見通しも重要である。このように，実際の医薬品開発では，固体物性のみならず，安全性や有効性，製造などのさまざまな専門的な観点からの配慮が必要であり，各専門家との密接な連携が求められる。

1.6. 共結晶のスクリーニング技法

■■ Column ■■

悩ましいコフォーマーの選択

　医薬品開発の初期では，医薬品候補化合物の量や時間が制限される。そのため，コフォーマーに優先順位をつけて，優先度が高いコフォーマー群でスクリーニングを実施し，良好な共結晶が見いだせなかったときにのみ，別のコフォーマー群であらためてスクリーニングを行う戦略をとることも多い。優先順位をつける際には，どのような指標でコフォーマーを選ぶかに悩まされる。一般的には，本文に記載の通り，医薬品添加物や食品添加物などのヒトへの安全性，超分子シントンなどの化学構造からの経験則，あるいは in silico ツールを用いた予測などが用いられる。ほかにも，コフォーマーの溶解性[18]や候補化合物との反応性[19]などのコフォーマーが示す物性も一つの指標となりうる。

参考文献

1) Desiraju, G.R., Angewandte Chemie International Edition in English, 34, 2311-2327（1995）
2) Abramov, Y.A., et al., Journal of Pharmaceutical Sciences, 101, 3687-3697.
3) Generally Recognized as Safe（GRAS）
   https://www.fda.gov/Food/IngredientsPackagingLabeling/GRAS/default.htm
4) Rodríguez-Hornedo, N., et al., Molecular Pharmaceutics, 3, 362-367（2006）
5) Trask, A.V., et al., Chemical Communications, 890-891（2004）
6) Yamashita, H., et al., Pharm Res, 30, 70-80（2013）
7) Yamashita, H.; Sun, C.C., Crystal Growth & Design, 16, 6719-6721（2016）
8) Rager, T.; Hilfiker, R., Crystal Growth & Design, 10, 3237-3241（2010）
9) Kojima, T., et al., International Journal of Pharmaceutics, 399, 52-59（2010）
10) Delori, A., et al., CrystEngComm, 14, 2350-2362（2012）
11) Childs, S.L.; Hardcastle, K.I., Crystal Growth & Design, 7, 1291-1304（2007）
12) Friščić, T., et al., Crystal Growth & Design, 8, 1605-1609（2008）
13) Trask, A.V., et al., Crystal Growth & Design, 5, 1013-1021（2005）
14) Yamamoto, K., et al., International Journal of Pharmaceutics, 437, 162-171（2012）
15) McNamara, D., et al., Pharm Res, 23, 1888-1897（2006）
16) Lu, E., et al., Crystengcomm, 10, 665-668（2008）
17) Yamashita, H., et al., Pharm Res, 31, 1946-1957（2014）
18) Good, D.J.; Rodriguez-Hornedo, N. *Cryst Growth Des*, 9, 2252（2009）
19) Tsutsumi, S., et al., International Journal of Pharmaceutics, 421, 230（2011）

岩田　健太郎（いわた　けんたろう），山下　博之（やました　ひろゆき），
平倉　穣（ひらくら　ゆたか）

1.7. 共結晶のキャラクタリゼーション

　共結晶も塩と同様に，粉末X線回折測定や熱分析などで基本的なプロファイルを確認したのちに，フリー体と注目する特性を比較して選定する。評価項目はほぼフリー体の結晶多形あるいは塩と共通しているが，共結晶開発で重要なキャラクタリゼーションの1つに，塩と共結晶の識別を目的とした結晶中における分子間のプロトン移動の有無を確認する必要がある。プロトン移動の予測には $\Delta pK_a (= pK_a（塩基）- pK_a（酸）)$ 則がよく用いられている。この経験則は，薬物およびコフォーマーの化学構造から予測できる簡便な方法であるが，$\Delta pK_a = 0$ から2あるいは3付近では必ずしも正確に判断できないこともあるなど，その適用には注意が必要である[1]。分析化学的なアプローチで最も有力なデータを与える手法は，X線あるいは中性子結晶構造解析である[2]。しかし，これらの構造解析に適したサイズの結晶を得ることは必ずしも容易ではないため，赤外分光法[1]，固体NMR法[3]あるいはX線光電子分光法[4]でピークシフトを利用して確認することもある。本項では，3.1.6「共結晶のスクリーニング技法」で紹介したスクリーニング法の応用や得られた共結晶のキャラクタリゼーションを行った研究事例を紹介する。

　TAK-441は，武田薬品工業で創製された中性化合物である。本化合物はさまざまな有機溶媒と溶媒和物を形成し，得られた溶媒和物に依存してさまざまな無水物の結晶多形に転移するため，原薬の結晶形を制御することが難しかった[5]。また，無水物の安定形結晶の溶解度は低く，経口吸収性の観点からはより高い水溶性の獲得が望ましいと予測された。そこで，結晶形の制御と溶解性の改善を目的として共結晶の研究を行った[6]。

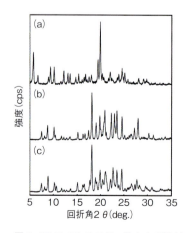

(a)：TAK-441のフリー体 form I
(b)：TAK-441/L-リンゴ酸（2:1）共結晶
(c)：TAK-441/L-酒石酸（2:1）共結晶

図1　TAK-441のフリー体および共結晶の粉末X線回折パターン

1.7. 共結晶のキャラクタリゼーション

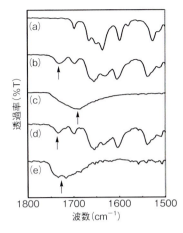

(a)：TAK-441 のフリー体 form I
(b)：TAK-441/L-リンゴ酸（2：1）共結晶
(c)：/L-リンゴ酸
(d)：TAK-441/L-酒石酸（2：1）共結晶
(e)：/L-酒石酸
矢印は，コフォーマー由来のカルボニル逆対称伸縮振動を示す．

図2　TAK-441 のフリー体，共結晶および CCF の全反射赤外吸収スペクトル

表1　各種溶媒からの再結晶の結果

溶媒	L-リンゴ酸共結晶	L-酒石酸共結晶	フリー体無水物
アセトン	（析出物なし）	＋	−
酢酸イソブチル	＋/−	＋	−
アセトン/n-ヘプタン	−	＋/−	−
2-プロパノール/n-ヘプタン	＋	＋	−
テトラヒドロフラン/n-ヘプタン	＋/−	＋	−
メチルエチルケトン/n-ヘプタン	＋/−	＋	−
酢酸エチル/n-ヘプタン	−	＋/−	−
酢酸イソプロピル/n-ヘプタン	＋/−	＋	−
酢酸イソブチル/n-ヘプタン	−	＋	−

＋は共結晶，−はフリー体溶媒和物，＋/−は共結晶とフリー体溶媒和物の混晶を示す．

　スラリー法で共結晶のスクリーニングを行い，TAK-441 は L-リンゴ酸あるいは L-酒石酸と新規結晶形を形成することを見出した．新規結晶形はいずれもフリー体と異なる粉末X線回折パターンを示し（図1），熱重量測定の結果から融解まで有意な重量減少を示さない無水物結晶であった．X線結晶構造からいずれの新規結晶形も TAK-441 とコフォーマーが2：1の割合で構成された結晶であることが明らかとなった．さらに，得られた結晶中のL-リンゴ酸あるいは L-酒石酸のカルボン酸は，いずれも片方の炭素酸素間の結合距離がもう一方の結合よりも長い非解離型であったことから，結晶構造中で分子間のプロトン移動がない共結晶であることが示唆された．また，これらの新規結晶形の赤外吸収スペクトルにおけるコフォーマー由来の強いカルボニル逆対称伸縮振動からも，カルボン酸が非解離型であり結晶中でプロトン移動が起こっていないことが支持された（図2）．いずれの共結晶もさまざまな溶液から溶媒和物を介さずに結晶化することが可能であり（表1），フリー体の安定形結晶よりも高い固有溶解速度を示すことが明らかとなった（図3）．この研究から，共結晶形成が溶媒和物を形成しやすい結晶化プロファイルを改変するとともに原薬の水溶性を改善できる優れた技術であることが明らかとなった．

第3章　固体医薬品の物性評価の解析例

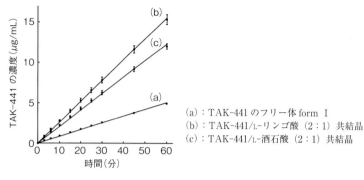

図3　TAK-441のフリー体および共結晶の固有溶解速度プロファイル

参考文献

1) Childs, S.L., et al., Molecular Pharmaceutics, 4, 323 (2007)
2) Majerz, I., et al., Chemical Physics Letters, 274, 361 (1997)
3) Lorente, P., et al., Magnetic Resonance in Chemistry, 39, S18 (2001)
4) Stevens, J.S., et al., The Journal of Physical Chemistry B, 114, 13961 (2010)
5) Iwata, K., et al., Crystal Growth & Design, 14, 3335 (2014)
6) Iwata, K., et al., Crystal Growth & Design, 16, 4599 (2016)

岩田健太郎（いわた　けんたろう）

1.8. 共結晶スクリーニングと吸収改善

　共結晶の大きな利点の1つが，化合物の溶解性や溶出性の改善，さらには *in vivo* での吸収改善が可能であることであり，実際にいくつかの事例が報告されている。ラットにおける吸収改善事例としては，baicalein[1]，meloxicam[2,3]，sildenafil[4]，そして，quercetin[5]などの共結晶があり，イヌでは，cilostazol[6]，iloperidone[7]や indomethacin[8]などの共結晶が挙げられる。本項では，アステラス製薬株式会社における Compound X の開発で実施した熱的手法によるスクリーニングおよびそこから見出された新規共結晶を使ったイヌでの吸収改善事例について紹介する。

　Compound X は，分子量が約 500，酸解離定数（pK_a）が約 2.7 の弱塩基性化合物であった。本化合物のフリー体結晶の JP2 における平衡溶解度は 235 μg/mL 程度であり，低バイオアベイラビリティにともなう将来的なリスクに備えて，共結晶の探索に取り組んだ。創薬段階では，使用可能な原薬量や時間が限られており，小スケールかつ高いスループットのニーズに対応するため，自動粉体分注装置や 96 ウェル対応型ボールミル装置を用いて Compound X の熱的手法に基づく共結晶のスクリーニングを実施した（図1）。

　コフォーマーは，文献やデータベースでヒトへの安全性が高いことが報告されている有機化合物の中から 42 種類を用いた[9]。Compound X とコフォーマーが 1：1 のモル比になるよ

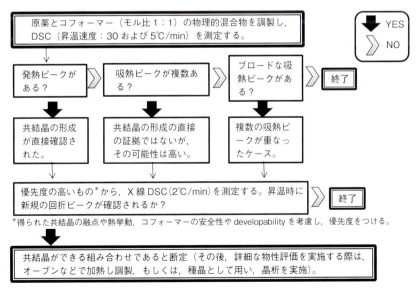

図1　熱的手法による共結晶スクリーニング

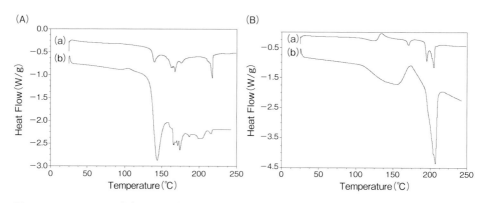

図2 Compound X と（A）コハク酸，もしくは，（B）4-ヒドロキシ安息香酸とのスクリーニング時における物理的混合物の DSC の結果
昇温速度：(a) 5℃/min，(b) 30℃/min

うに自動粉体分注装置を用いて 1.2 mL のミニチューブに分注した（約 10 mg/well）。各チューブに直径 3 mm のジルコニアボールをいれて，96 ウェル対応型ボールミル装置を使って，20/s の速さで 5 分間の振とう粉砕を実施した。その粉砕後のサンプルを昇温速度 5 および 30℃/min の 2 条件で DSC を測定した。3.1.6「共結晶のスクリーニング技法」で述べた通り，DSC の測定の結果，発熱や複数の吸熱ピークが確認された場合，共結晶を形成する物理的混合物と考えられる[10]。Compound X においては，42 種のコフォーマーのうち，少なくとも，コハク酸，フマル酸，マロン酸，2-アミノ安息香酸，4-ヒドロキシ安息香酸の 5 種において，共結晶形成を示唆する DSC パターンが得られた（図 2）。さらに，物理的混合物の PXRD/DSC の同時測定で，昇温によってフリー体あるいはコフォーマーのいずれの回折パターンとも異なる新規の回折パターンに変化していることが確認できた。

　これらの共結晶形成が示唆された 5 種の物理的混合物から，熱的手法で得られた結晶を種晶として用いて，スラリー法でスケールアップして調製した。そして，それぞれの共結晶およびフリー体の JP2 での溶出プロファイルを評価した（図 3）。装置：小型溶出試験器，温度：37℃，化合物量：フリー体換算で 6 mg，溶媒量：15 mL，撹拌速度：250 rpm の条件にて実施した。2-アミノ安息香酸共結晶，フマル酸共結晶，および，4-ヒドロキシ安息香酸共結晶は，同等の溶出プロファイルを示し，速やかに溶出後，フリー体に対して約 1.4 倍高い平衡溶解度を示した。マロン酸共結晶は，これら 3 種の共結晶より少し劣る平衡溶解度を示した。コハク酸共結晶は，約 1.6 倍高い溶解度を示した後に，フリー体水和物結晶への転移を示唆する溶解度の低下が認められた。同様に FaSSIFc（Fasted State Simulated Intestinal Fluid canine）の溶液で溶出プロファイルを評価したところ，得られた 5 種類の共結晶の中で 2-アミノ安息香酸共結晶が最も高い溶解度および長時間の過飽和状態の維持を示した。

　JP2 あるいは FaSSIFc で高い溶解度を示したコハク酸共結晶と 2-アミノ安息香酸共結晶のイヌでの経口吸収性を評価した。コハク酸および 2-アミノ安息香酸共結晶のいずれもフリー体と比較して 3 倍以上のバイオアベイラビリティを示した（図 4）。

　本例のように共結晶形成は溶解性や経口吸収性の改善する有力な手段の一つである。共結晶形成で溶解性や経口吸収性がいつも改善されるわけではなく，溶解度積や過飽和維持能な

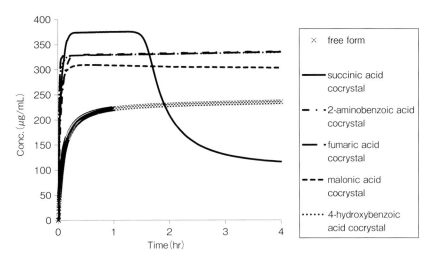

図3 Compound X の5種類の共結晶およびフリー体の溶出プロファイル

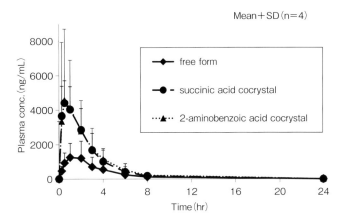

図4 Compound X の2種類の共結晶およびフリー体のイヌ経口吸収試験の結果
（メチルセルロース懸濁液として投薬，150 mg/30 mL/head（約 15 mg/kg））

どの各共結晶固有の物性も結果に影響を与える。そのため，適切な評価系で共結晶の溶解性および溶出性をプロファイリングして，最適な物性を有する結晶形を選択することが重要である。

第 3 章　固体医薬品の物性評価の解析例

参考文献

1) Zhu BQ, et al., Crystal Growth & Design. ; 17 (4), 1893-901 (2017)
2) Cheney ML, et al., Journal of Pharmaceutical Sciences., 100 (6), 2172-81 (2011)
3) Weyna DR, et al., Molecular Pharmaceutics. ; 9 (7), 2094-102 (2012)
4) Sanphui P, et al., Molecular Pharmaceutics. ; 10 (12), 4687-97 (2013)
5) Smith AJ, et al., Molecular Pharmaceutics., 8 (5), 1867-76 (2011)
6) Yoshimura M, et al., Crystal Growth & Design., 17 (2), 550-7 (2017)
7) Zhang TT, et al., Inorg Chem Commun., 39, 144-6 (2014)
8) Jung MS, et al. J Pharm Pharmacol., 62 (11), 1560-8 (2010)
9) Yamashita H, et al., Pharm Res., 31 (8), 1946-57 (2014)
10) Yamashita H, et al., Pharm Res., 30 (1), 70-80 (2013)

山下　博之（やました　ひろゆき），平倉　穣（ひらくら　ゆたか）

1.9. 同形構造に着目した 共結晶デザイン

1. 共結晶の結晶化検討

　原薬形態へ塩や共結晶を適用する際，カウンターイオンやコフォーマーの選択が重要となる。塩の場合は原薬とイオン結合を形成するため，ΔpK_a からカウンターイオン種をしぼり込むことができるが，共結晶の場合は原薬とコフォーマーの結合様式は水素結合やファンデルワールス力であるため，多くの化合物がコフォーマー候補となる。そのため，両化合物の水素結合パターンに着目した検討[1]や熱力学的な計算を用いた検討[2]によりコフォーマーを選択する試みがなされている。しかしながら結晶化過程の予測は難しく，一般的には多くのコフォーマーとの組み合わせによる網羅的なスクリーニングがなされるため，膨大な量の実験が必要となる。

2. 溶媒和物

　一般的にはフリー体の結晶化スクリーニングが塩や共結晶の検討に先立って実施されるため，初期段階にフリー体の多形や溶媒和物（擬多形）の固体およびそれらの物性データが取得される。溶媒和物は結晶構造中に溶媒を含有した結晶であり，水和結晶を除いて水への溶解度は非溶媒和物よりも高いことが多く，溶解性改善が期待されるが安全性および安全性（溶媒の脱離）の観点からは原薬形態として選択しにくい。溶媒和物が原薬形態として選択され上市された例としては，エタノール溶媒和物としてプリジスタ®錠（ダルナビル エタノール付加物），クリキシバン®カプセル（インジナビル硫酸塩エタノール付加物），ランデル®錠（エホニジピン塩酸塩エタノール付加物）が，アセトン溶媒和物としてはジェブタナ®点滴静注（カバジタキセル アセトン付加物），ハーボニー®配合錠（レジパスビル アセトン付加物）などがあるが，ごく稀である。多くの場合，晶析溶媒を検討する際の擬多形情報として考慮されることはあるが，積極的に溶媒和物が原薬形態として利用されることは少ない。

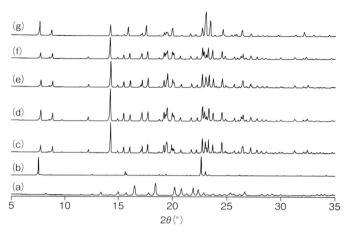

図1　CH5134731 の粉末 X 線回折パターン
(a) I 形結晶, (b) エタノール溶媒和物, (c) ベンジルアルコール溶媒和物, (d) トルエン溶媒和物, (e) クロロベンゼン溶媒和物, (f) アニソール溶媒和物, (g) 安息香酸共結晶

3. CH5134731 溶媒和物の同形構造に着目したコフォーマー選択事例[3]

　Androgen receptor pure antagonist として創製された CH5134731[4] についてスラリー法を用いたフリー体の結晶化スクリーニング[5] を実施したところ, I 形(非溶媒和物), エタノール溶媒和物およびその他多くの溶媒和物が得られた。I 形の空腹時小腸模擬液への溶解度は 46.5 μg/mL であり目標の溶解度に達しなかったため, 溶解性改善が必要であった。本化合物は弱酸および弱塩基の解離基を有するため, 塩の結晶化スクリーニングを実施したが塩の結晶を見出すことはできなかった。そこで, 溶解性改善を目的とし共結晶の検討を行うこととしたがフリー体の検討で得られた溶媒和物の XRPD パターンに着目すると興味深いことにベンジルアルコール溶媒和物, トルエン溶媒和物, クロロベンゼン溶媒和物, アニソール溶媒和物の XRPD パターンが酷似していることがわかった。溶媒種の分子構造に着目するとすべてベンゼン環を有するという点で共通している。このことからこれら溶媒和物は結晶

> ### ■■ Column ■■
>
> #### 同形構造
>
> 　ほとんど同一のパッキング構造を持つ結晶のことで, それらを互いに同形といい, 無機物だけでなく医薬品原薬を含む有機物での事例も複数報告されている。単一分子の結晶の場合は分子の一部の構造が異なる分子間 (例えば Cl 体と Br 体) で同形構造を示すことがある。また, 分子が2つ以上の複合体結晶の場合は一方の分子 A が結晶構造を保持したまま, もう一方の分子 B が置き換わることで存在し, 同形構造を示す。その場合, 分子 B に分子構造が類似するなどの規則性がある場合とない場合がある。

表1　CH5134731の安息香酸共結晶と溶媒和物の結晶構造パラメーター

	benzoic acid cocrystal	benzyl alcohol solvate	chlorobenzene solvate	anisole solvate
Formula	$C_{18}H_{14}F_3N_5O_3S_2$ ・0.5 $(C_7H_6O_2)$	$C_{18}H_{14}F_3N_5O_3S_2$ ・0.5 (C_7H_8O)	$C_{18}H_{14}F_3N_5O_3S_2$ ・0.5 (C_6H_5Cl)	$C_{18}H_{14}F_3N_5O_3S_2$ ・0.5 (C_7H_8O)
MW	530.52	523.53	525.74	523.53
space group	$P2_1/c$	$P2_1/c$	$P2_1/c$	$P2_1/c$
a (Å)	11.4209 (2)	11.2642 (2)	11.24851 (18)	11.2994 (2)
b (Å)	20.5581 (4)	20.5587 (4)	20.6292 (4)	20.5599 (4)
c (Å)	9.97928 (18)	10.11845 (18)	10.0577 (2)	10.11464 (18)
β (deg.)	91.5970 (11)	91.9094 (7)	91.7969 (9)	92.3835 (8)
V (Å^3)	2342.14 (7)	2341.90 (7)	2332.73 (7)	2347.75 (7)

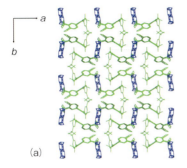 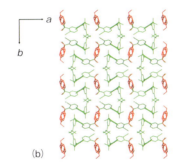

図2　CH5134731 安息香酸共結晶（a）およびベンジルアルコール溶媒和物（b）のパッキング様式

　格子内の溶媒分子は異なるが，結晶格子や分子のコンフォメーションは類似していると考えられた．さらにこれらの溶媒和物は含まれる溶媒の安全性の観点から原薬形態としては選択することは難しいが，医薬品添加物として許容される安息香酸も同形の構造を有することが推察できた．そこで，安息香酸および上記4つの結晶のスケールアップを実施した．調製した安息香酸共結晶はベンジルアルコール溶媒和物などと酷似したXRPDパターン（図1）を示し，^{1}H-NMRの結果から結晶中に含まれる安息香酸および溶媒分子はすべて1モルのCH5134731に対して0.5モルであることがわかった．

　トルエン溶媒和物を除く4種の結晶については単結晶を調製することができ，構造解析を実施したところ，すべて同じ空間群かつ結晶格子もほとんど同一で同形構造を有していた（表1）．また，安息香酸や溶媒分子については，CH5134731で形成される鎖状構造の中に存在（図2）しており，CH5134731との水素結合は認められなかった．従来用いられている超分子シントンや計算化学の手法では原薬とコフォーマーの相互作用が強い組み合わせが選択されるが，本事例のように水素結合のような比較的強い相互作用は有していない組み合わせを予想することは困難と考えられる．

　安息香酸共結晶およびエタノール溶媒和物の空腹時小腸模擬液への溶解性を評価したところ，図3に示すプロファイルとなり，4時間値はそれぞれ110.7±11.1および76.2±4.6 μg/mLであり，安息香酸共結晶はフリー体Ⅰ形結晶に対して2倍以上の溶解性改善が認められ，さらにエタノール溶媒和物よりも高い溶解性を示した．また，安息香酸共結晶は室温下

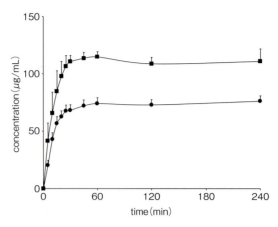

図3　CH5134731のエタノール溶媒和物（■）および安息香酸共結晶（●）の溶解性プロファイル

で2年以上安定であり原薬形態として適していることがわかった。このように同形構造を利用することで数あるコフォーマーの中からスクリーニングを実施することなく，目的の安息香酸共結晶を見出すことができ，短時間かつ少量での検討が求められる開発初期において非常に有効なアプローチであった。

■■ Column ■■

共結晶は必ず溶解性を改善するか？

　共結晶は原薬の物理化学的性質を改善する目的で利用され，中でも溶解性改善を目的とすることが多い。しかしながら，共結晶であれば必ず溶解性が改善されるわけではないことは注意が必要な点である。例えばコフォーマーの溶解度がフリー体の10倍以上高い場合にそのコフォーマーを含む共結晶の溶解度は改善されるとの報告がある。また，共結晶の溶出過程でフリー体の結晶が析出してしまう場合は溶解性改善効果が認められない場合もある。そのため，共結晶の溶解性改善効果を評価する際には過飽和状態を評価できるnon-sink条件での溶出試験を選択し，試験終了後の固体残渣についても評価を実施すべきである。

参考文献

1) S.L. Childs, et al., J. Am. Chem. Soc., 126 (2004)
2) Y.A. Abramov, C. Loschen and A. Klamt, J. Pharm. Sci., 101, 3687 (2012)
3) S. Tanida, et al, CrystEngComm (2018)
4) H. Yoshino, et al., BIOORG MED CHEM LETT, 18, 3159 (2010)
5) N. Takata, et al., Cryst. Growth Des., 8, 3032 (2008)

谷田　智嗣（たにだ　さとし）

1.10. 塩共結晶

1. 塩共結晶とは

　従来，原薬形態を用いた医薬品化合物の物理化学的性質の改善には，結晶性塩の形成が第一選択として用いられてきたが，近年，塩に加え，新たな原薬形態として共結晶が適用されている。図1に示すように，塩はイオン結合を含む相互作用により形成される分子複合体と，共結晶はイオン結合以外の力で形成される分子複合体結晶と定義されるが，塩と共結晶のハイブリッドである塩共結晶（salt cocrystal）も存在する[1]。塩共結晶は3つ以上の構成要素により形成することが可能であるが，ここでは3つの構成要素から成る塩共結晶について取り上げる。塩共結晶も分子複合体であるが，塩や共結晶と異なり，イオン結合により塩を形成した分子種と，イオン化していない分子種が分子複合体を構成している。塩共結晶は，活性本体である医薬品化合物が塩を形成しているか否かにより，塩を形成した医薬品化合物と非イオン化状態にあるコフォーマーから構成される塩共結晶と[2~4]，非イオン化状態にある医薬品化合物と塩を形成したコフォーマーから構成される塩共結晶に[5]大別できる。さらに，医薬品化合物が塩を形成している塩共結晶の場合，対イオンとコフォーマーが異なる塩共結晶[2]，対イオンとコフォーマーが同じである塩共結晶[3]，コフォーマーが含まれず医薬品化合物が塩を形成したイオン化状態と非イオン化状態の両分子種で含まれる塩共結晶[4]の3つのタイプが存在する。

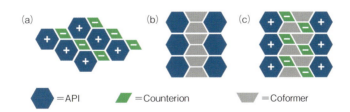

図1　塩，共結晶，塩共結晶の構成要素，(a) 塩，(b) 共結晶，(c) 塩共結晶

2. Tofogliflozin 塩共結晶

　塩共結晶を開発化合物に適用した実例として，非イオン化状態にある医薬品化合物と塩を

第 3 章　固体医薬品の物性評価の解析例

形成したコフォーマーから構成される塩共結晶について，結晶構造と一部の固体物性を紹介する。Tofogliflozin（TFG）は，Ⅱ型糖尿病として創製された SGLT2（sodium-glucose co-transporter 2）阻害剤である。TFG は，図 2 に示すように解離基を持たない化合物であるため，前臨床段階の原薬形態の検討において，フリー体結晶のスクリーニングに加え，共結晶スクリーニング，さらには塩共結晶スクリーニングを実施し，フリー体の水和結晶，酢酸ナトリム塩共結晶（TFG NaOAc）および酢酸カリウム塩共結晶（TFG KOAc）を見出した。

　塩共結晶のスクリーニングは，16 種の結晶化溶媒を用いスラリー法により実施し[6]，複数の溶媒から TFG NaOAc および TFG KOAc を見出した。なお，医薬品化合物の塩の対イオンに用いられる他のジカルボン酸類のナトリウムおよびカリウム塩についてもスクリーニングを実施したが，塩共結晶は見出されなかった。

　TFG 塩共結晶の単結晶構造解析の結果，TFG NaOAc および TFG KOAc は，それぞれ $P1$，$P2_12_12_1$ の空間群に属し，非対称単位は，TFG 2 分子と酢酸ナトリウム 2 分子，または TFG 1 分子と酢酸カリウム 1 分子から構成され，いずれも 1：1 の塩共結晶であることを確認した。両塩共結晶の空間群および格子定数は異なるものの，図 3 に示すように，類似する結晶構造上の特徴を有していた。TFG NaOAc の酢酸 1 分子と TFG 3 分子の 5 つの酸素原子は Na イオンに配位していた。一方，TFG KOAc の酢酸 2 分子と TFG 3 分子の 6 つの酸素原子は K イオンに配位していた。配位数は両共結晶で異なるが，それぞれのイオンと各分子は，同じ相対的配置であった。また，両塩共結晶ともに，TFG 分子間に 1 つの水素結

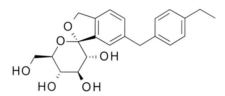

図 2　Tofoglifrozin の化学構造

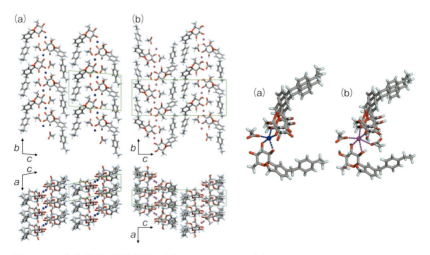

図 3　TFG 塩共結晶の結晶構造，(a) TFG NaOAc，(b) TFG KOA

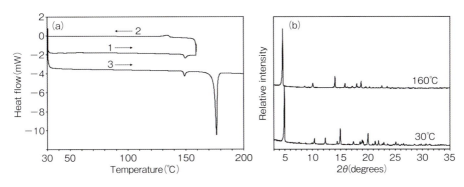

図4 TFG KOAc の（a）DSC 曲線，（b）転移前後の XRPD パターン

合と，TFG 分子と酢酸分子間に 3 つの水素結合を有し，いずれも TFG 分子と酢酸分子は，同じ相対的配置であった。TFG NaOAc および TFG KOAc には，いずれも同様のシート状構造が見られ，イオンへの配位結合と水素結合を形成する TFG の pyran 環，酢酸分子，Na イオンまたは K イオンがシートの中心に位置し，TFG の ethylphenyl 基がシートの外側に位置していた。TFG NaOAc のシート構造は，b 軸方向へ同じ向きに並び，さらにシートが a 軸方向へスタックすることで結晶を形成していた。一方，TFG KOAc のシート構造は，b 軸方向へ交互に逆向きに並び，さらにシートが a 軸方向へスタックすることで結晶を形成していた。

TFG NaOAc および TFG KOAc の融点は，それぞれ 164℃ と 175℃ であり，DSC 曲線上に対応する吸熱ピークが見られた。加えて，TFG KOAc の DSC 曲線上には，融解に伴う吸熱ピークの前に転移を示唆する吸熱ピークが見られた。室温から昇温後，融解前に降温し，さらに室温から昇温した TFG KOAc の DSC 曲線と，転移前後の XRPD パターンを図4に示す。昇温過程での 150℃ 付近の吸熱ピークと，降温過程での 135℃ 付近の発熱ピークから，TFG KOAc にはエナンチオトロピーの関係にある結晶多形が存在すると判断された。さらに，昇温 XRPD 測定を行った結果，エナンチオトロピーの典型的な熱的挙動の一つである転移点を境にした可逆的な XRPD パターンの変化が確認された。

TFG 共結晶は，TFG のフリー体水和結晶には見られない潮解性を示した。両共結晶の水分吸着等温線の測定の結果を図5に示す。TFG NaOAc は徐々に吸湿し，60%RH で約 4% の吸湿量を示した後，潮解した。また，TFG KOAc は 50%RH で約 2% の吸湿量を示した後，潮解した。酢酸ナトリウムおよび酢酸カリウムは潮解性を示すことからこれらを構成要素とする塩共結晶へも同様の性質が付与されたものと考えられる。

■■ Column ■■

塩共結晶のスクリーニングに適した結晶化法はどのようなものでしょうか。

塩共結晶のスクリーニングに用いられる結晶化法も，塩や共結晶のスクリーニングと同様で，スラリー法，冷却法，貧溶媒法，蒸発法，粉砕法（grinding 法）などを用いることができます。現時点で，塩共結晶のスクリーニングに特化した結晶化方法の報告はありません。

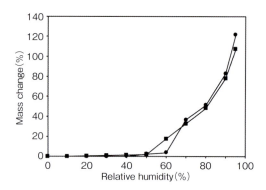

図5 TFG 塩共結晶の水分吸着等温線，（●）TFG NaOAc，（■）TFG KOAc

■■ **Column** ■■

塩共結晶を形成していることを確認するには どのような分析法が一般的でしょうか。

共結晶も同様ですが，最も適した方法は単結晶 X 線構造解析です。単結晶が得られない場合には，組成を決定することで，塩共結晶を形成していることを確認することができます。最も簡便な分析法は ^{1}H-NMR であり，例えば，得られた結晶の組成が，活性本体である医薬品化合物とコフォーマーと対イオンの1：1：1の比であれば，1：1：1の塩共結晶であることが確認できます。ただし，^{1}H-NMR で検出できない Na や Cl イオンなどは，イオンクロマトグラフィーなどで定量する必要があります。また，塩共結晶中でどの分子が塩を形成しているかについては，pK_a から判断できない場合，単結晶 X 線構造解析，IR やラマン分光測定などから判断する必要があります。

参考文献

1) N. Schultheiss, A. Newman, Cryst. Growth Des., 9, 2950（2009）
2) S.L. Childs, et al., J. Am. Chem. Soc., 126, 13335（2004）
3) M. Pop, et al., J. Pharm. Sci., 98, 1820（2009）
4) F. Grifasi, et al., Cryst. Growth Des., 15, 1939（2015）
5) D. Braga, et al., Cryst. Growth Des., 11, 5621（2011）
6) N. Takata, et al., Cryst. Growth Des., 8, 3032（2008）

高田　則幸（たかた　のりゆき）

1.11. 共結晶の結晶多形解析

1. 共結晶の結晶多形

　医薬品開発における結晶多形研究の重要性は，上市後に新規結晶形が出現し一時販売停止となったリトナビルの事例からもよく知られている[1,2]。共結晶にもフリー体や塩と同様に結晶多形が存在するため，原薬形態に共結晶を適用する際には多形研究が重要になる。共結晶の結晶多形の事例として，例えば，カフェイン−グルタル酸 1 : 1 共結晶には結晶多形 I 形と II 形が存在する。いずれも grinding 法で結晶化でき，用いる溶媒の極性によって得られる結晶形が異なること，さらに I 形は 75%RH 下で II 形に転移することが報告されている[3,4]。カルバマゼピン−サッカリン 1 : 1 共結晶にも 2 種の結晶多形 I 形と II 形が存在する。II 形は準安定形であり，溶媒媒介により I 形に転移することが報告されている[5]。また，エテンザミド−ゲンチジン酸 1 : 1 共結晶には 3 種の結晶多形 I 形−III 形が存在し，I 形と II 形の関係はエナンチオトロピー，I 形と III 形の関係はモノトロピーであると報告されている[6]。

2. 共結晶の結晶多形の固体物性評価

　共結晶の結晶多形の固体物性評価方法は，基本的にはフリー体や塩の固体物性評価と同様の手法が用いられ，複数の分析手法を組み合わせて固体状態を見極めることとなる。粉末 X 線回折（XRPD）測定は最も汎用的に用いられる評価法であり，回折パターンの違いにより結晶形の違いを判別できる。固体 NMR や IR，ラマンなどの分光学的手法では構成分子の分子構造に関する情報が得られる。固体 NMR では，構成原子の化学シフトを活性本体や活性本体と複合体を形成する分子（コフォーマー）と比較することで，水素結合による相互作用や，プロトンドナーからプロトンアクセプターへのプロトン移行の有無などが判断できる。IR やラマンでは，官能基の吸収/散乱スペクトルから共結晶形成による分子構造，特に官能基の状態の違いを推定でき，固体 NMR 同様，塩か共結晶かの判断にも用いることができる。これらの測定に加えて，溶液 NMR や熱分析の結果と総合することで共結晶の形成について推察できる。また，共結晶の構成成分確認の点から結晶構造情報が得られていることが望ましい。結晶構造を決定する手法としては従来から単結晶構造解析が汎用されてきたが，単一で良質な結晶が得られない場合，近年は XRPD データを用いた粉末 X 線結晶構造解析の事例報告も増えてきている。

3. フロセミド-ニコチンアミド1:1共結晶の固体物性評価事例[7]

　フロセミドの共結晶についてニコチンアミドをコフォーマーとして用い，スクリーニングおよびスケールアップ検討を実施し，結晶多形5種（Ⅰ形，Ⅱ形，Ⅲ形，Ⅳ形，Ⅴ形）を見出した．偏光顕微鏡観察，XRPD測定，DSC測定の結果，いずれの結晶形も異なる外観，XRPDパターン，融点（図1）を示し，フロセミドやニコチンアミドのみとも異なる固体物性を示すことがわかった．次いで^{1}H-NMR測定を行い，いずれの結晶にもフロセミドとニコチンアミドが1:1で含まれていることが示唆され，5種の結晶はフロセミド-ニコチンアミド1:1共結晶の結晶多形であると考えられた．

　顕微鏡写真からも明らかなように，得られた結晶多形はいずれも単一で良質な結晶を取得することは困難であったため，粉末X線結晶構造解析が実施された．Ⅰ形の結晶構造解析事例を以下に示す．

　XRPDデータの取得には実験室装置を用い，X線はCu Kα_1を，検出器には高速一次元検出器を用いた．サンプルをガラスキャピラリーに封入し，管電圧45 kV，管電流200 mAで透過法にて測定を行った．指数付けプログラム N-$TREOR$[8]を用いて得られた回折ピークの反射指数 hkl を決定し，次いで，抽出した回折強度と反射指数を用いて消滅則により空間群を決定した．さらに，CSD（Cambridge structural database）から入手したフロセミド（ref code FURSEM01）およびニコチンアミド（ref code NICOAM02）の分子構造を初期分子モデルとして実空間法にて初期構造を決定し，次いでリートベルト法による構造精密化を行った．得られた結晶構造からシミュレーションしたXRPDパターンは実測のXRPDパターンとよく一致し（図2），結晶学的パラメータや結晶中の各分子構造，分子間の水素結合様式からも妥当な構造であると考えられた．

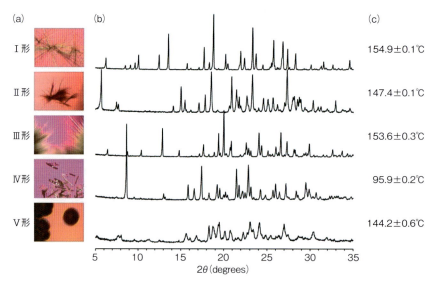

図1　フロセミド-ニコチンアミド1:1共結晶の結晶多形の（a）偏光顕微鏡写真および（b）XRPDパターン，（c）融点

1.11. 共結晶の結晶多形解析

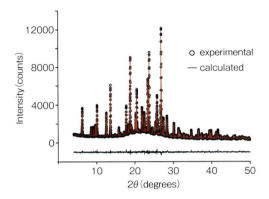

図2 フロセミド-ニコチンアミド1:1共結晶Ⅰ形のリートベルト構造精密化結果

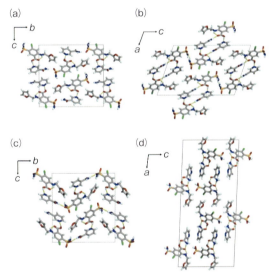

図3 フロセミド-ニコチンアミド1:1 共結晶の結晶多形 (a) Ⅰ形, (b) Ⅱ形, (c) Ⅲ形, (d) Ⅳ形の結晶構造

　Ⅰ形は非対称単位にフロセミドおよびニコチンアミドを1分子ずつ含んでおり, フロセミド分子とニコチンアミド分子はカルボキシル基-ピリジン環の間の水素結合により安定化されていた。同様に, Ⅱ形, Ⅲ形, Ⅳ形に関しても粉末X線結晶構造解析が行われ, いずれも結晶学的に妥当である構造が得られた (図3)。いずれの結晶にもフロセミドおよびニコチンアミドが1:1で含まれており, また, 結晶多形間でコンフォメーションが異なることがわかった。

　次いで, 結晶多形間の熱力学的関係を明らかにする目的でスラリー法を実施した。スラリー法とは, 2種もしくはそれ以上の結晶の混合物に溶けきらない量の溶媒を添加し, スラリー（懸濁）状態で撹拌する方法である。熱力学的に準安定な結晶多形がより安定な結晶多形に溶媒媒介転移する現象を利用し, 撹拌後の結晶形を確認することによって結晶多形間の熱

第3章　固体医薬品の物性評価の解析例

表1　スラリー法によって得られた結晶形

starting form	solvent		
	2-propanol	1-propyl acetate	methyl isobutyl ketone
I ＋ II	I	I	I
I ＋ III	I	I	I
I ＋ IV	I	I	I
I ＋ V	I	I	I
II ＋ III	III	III	III
II ＋ IV	II ＋ III	II	III
II ＋ V	II	II	II
III ＋ IV	III	III	III
III ＋ V	III	III	III
IV ＋ V	V	V	solvate

　力学的関係を明らかにできる。5種の結晶多形 I ～ V 形のうち2種ずつすべての組み合わせに対し，それぞれ3種の溶媒を添加し，25℃でスラリー法を実施した（表1）。

　I 形を加えたすべての系において，II 形，III 形，IV 形，V 形はいずれも I 形に転移し，III 形を含む系で，II 形，IV 形，V 形は III 形に転移した。これらは I 形が5種の結晶多形の中で最安定形であり，III 形は II 形，IV 形，V 形より安定であることを示している。すべての組み合わせについて同様の解析を行い，25℃における多形間の熱力学的関係は，安定な順に I 形＞III 形＞II 形＞V 形＞IV 形であることがわかった。このようにスラリー法を適用することで，結晶多形間の熱力学的関係を容易に明らかにできる。

■■ Column ■■

粉末 X 線結晶構造解析のサンプル調製

　Grinding 法で調製された共結晶は単結晶が取得できず，単結晶構造解析は不可能であるため粉末 X 線結晶構造解析は有用である。しかし，共結晶を Grinding 法で調製すると共結晶を形成していない余剰の原薬やコフォーマーが混ざって混晶として得られることが多い。その場合，粉末 X 線結晶構造解析時に混晶由来のピークを解析上除く必要があるが，混晶由来かどうかの見極めが難しいため，極力，混晶のないサンプルを調製することが望ましい。

参考文献

1)　Chemburkar, S.R., et al., *Org.* Proc. Res. Dev., 4, 413-417（2000）
2)　Bauer, J., et al., Pharm. Res. 2001, 18, 859-866.
3)　Jones, W., et al., Chem. Commun., 890-891（2004）
4)　Trask, A.V., et al., Cryst. Growth Des. 5（3）1013-1021（2005）
5)　Pagire S.K., et al., J. Pharm. Sci., 106, 2009-2014.（2017）
6)　Aitipamula, S., et al., CrystEngComm, 11, 1823-1827（2009）
7)　Ueto, T., et al., Cryst. Growth Des., 12, 485-494（2012）
8)　Altomare, A., et al., J. Appl. Crystallogr, 33, 1180-1186（2000）

植戸　隆充（うえと　たかみつ）

1.12. 共結晶医薬品の
レギュレーション

　共結晶医薬品の開発における評価項目や品質水準の設定は，臨床での有効性や安全性確保に不可欠であるとともに，技術活用の広がりにも大きな影響を与える。本項では欧米で近年整備されたガイドライン類と背景となる考え方を紹介する。なお医薬品としての共結晶の活用は初期段階にあり，国内のレギュレーションも整備過程にある。

1. 共結晶の指針等

　固体医薬品の有効成分は，フリー体，塩，水和物・溶媒和物など組成が異なる結晶と，同じ組成で状態が異なる結晶多形や非晶質（アモルファス）などに区分して，それぞれの形態に合わせて申請の区分や必要な試験等が定められている。共結晶はこれらの区分に直接該当しないため，医薬品への応用研究の活発化とともに，固体医薬品の新たな形態としての評価法や申請方法が注目された[1,2]。共結晶医薬品のレギュレーションについての指針は，まず米国 FDA が 2013 年にガイダンス（Guidance for Industry : Regulatory Classification of Pharmaceutical Co-Crystals）を示し，続いて欧州 EMA のリフレクションペーパー（Reflection paper on the use of cocrystals of active substances in medicinal products，2015 年）と FDA ガイダンスの改訂版（2018）が発出されている。共結晶医薬品を取り巻く環境は，十数年間で大きく変化した（表1）。

表1　共結晶医薬品の開発環境変化

	2000 年以前	現在
共結晶の定義	混乱	明確
共結晶の医薬品としての有用性	未知	広範に知られる
新薬開発時の検討	限定的	一般的
共結晶の特許申請	限定的（複合結晶や塩）	一般的
共結晶の薬事ガイドライン	なし	FDA ガイダンス，EMA リフレクションペーパー
製剤中における物理状態の評価技術	高含量製剤のみ可能	より低含量製剤に適用可能
後発医薬品の申請における特性評価	主要部分のみ	CTD での詳細な記載

第3章　固体医薬品の物性評価の解析例

2.　共結晶の定義と薬事上の位置について

　指針における共結晶の定義は「2種以上の分子を結晶格子内に含む結晶性物質」（FDA 2013），「化学量論的な構成比の2種またはそれ以上の成分により，イオン結合以外で結晶格子を形成する均一な結晶」（EMA 2015），または「薬効成分とコフォーマーなど2種以上の分子によって結晶格子が構成される結晶性物質」（FDA 2018）とほぼ共通しており，結晶の混合物である「共晶」や塩との区別が図られている[1]。一般に医薬品としての適用を目的に開発される共結晶は，薬理活性をもつ分子（活性本体，active moiety）と，コクリスタル形成の補助となるカウンター成分（通常は非活性でコクリスタル形成剤またはコフォーマーと呼ばれる）で構成される。指針ではそのほかの用語についても定義がされており，複雑な構造をもつ共結晶医薬品の開発から臨床使用にわたる各段階での混乱を避ける役割を担っている。

　一方で薬事上における共結晶の位置には，両地域における関連規定の違いが明確に反映されている（表2）。FDAによる最初のガイダンスでは，共結晶は既存の固体医薬品の区分に入らないことを認めた上で，活性成分（API：active pharmaceutical ingredient）の1様態との立場から，製剤中間体（DPI：drug product intermediate）とした。これに対しEMAのリフレクションペーパーでは，共結晶を塩と並ぶ「物質」として扱うことが明記され，医薬品の固体を成分数や結晶性，結晶格子を形成する結合の種類による区分（図1）を示した上で，共結晶の位置やその結晶多形，より複雑な共結晶との関係が説明された。一般的な共

表2　共結晶医薬品のFDAガイダンスとEMAリフレクションペーパー比較

	FDAガイダンス（2013）	EMAリフレクションペーパー（2015）	FDA改訂ガイダンス（2018）
定義	2種以上の分子で構成される結晶性物質	化学量論的な構成比の2種またはそれ以上の成分により，イオン結合以外で結晶格子を構成する均一な結晶	2種以上の分子によって結晶格子が構成される結晶性物質
組成	有効成分（API）と中性ゲスト分子	活性成分とコフォーマー	活性成分とコフォーマー
結晶格子の相互作用	非イオン性	非イオン性	非イオン性
審査上の区分	製剤中間体（DPI）	APIの形態（結晶多形や溶媒和物，塩と並列）	APIの形態（溶媒和物に近い存在）
溶媒和物との関係	—	溶媒和物は広義の共結晶の一部	共結晶は広義の溶媒和物の一部
	—	共結晶はコフォーマーが，単体で室温において固体	共結晶はコフォーマーが揮発性でない特殊例
コフォーマーの役割	添加剤	試薬[*1]	—
共結晶と塩の区別	重要	影響は限定	重要
想定される工程	製剤工程（混合等）が中心	原薬工程（晶析等）が中心	—
原薬マスターファイル登録	なし	可能性あり	
既承認医薬品の共結晶化	後発医薬品（ANDA）	有効性・安全性により後発品か新有効成分かを判断	後発医薬品（ANDA）

[*1]：共結晶形成のプロセスにより異なる
注：明確な記載がないものは空欄とした

1.12. 共結晶医薬品のレギュレーション

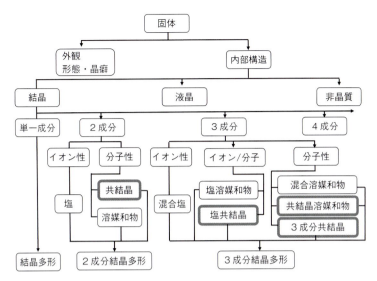

図1 固体医薬品の形態と共結晶の位置（EMAリフレクションペーパーによる）

結晶は，2成分がイオン結合以外の相互作用により結晶格子を形成し，コフォーマー成分が単独のとき固体のものが該当する．指針上の共結晶と溶媒和物は，ともに広義の共結晶に含まれ，カウンター成分の単独での状態により両者が区別される．また3成分以上などより複雑な構造をもつ共結晶の存在についても示された．EMA指針への広範な支持を受けて，FDAでも共結晶を物質として扱うことに改定案から変更した．ただし共結晶は「溶媒（水）和物のうち第2成分が単独で固体の特殊例」との説明がなされている．活性をもつ成分の組み合わせにより形成する共結晶は，大学等からの報告が多い．これらの共結晶を医薬品として開発時する場合には，含量を固定した配合剤としても評価される．

3. 塩と共結晶との関係

欧米の指針はともに結晶格子の形成にイオン結合が関与するかを，塩と共結晶の境界としている．ただし両者の厳密な区別の必要性については，両地域における固体医薬品に関する規定の違いにより明らかな差がある．FDAの規定では一般に，ある活性本体（Active moiety）をもつフリー体結晶と結晶多形，水和物結晶を同じ有効成分（Active ingredient）として扱うのに対し，塩は異なる有効成分としての申請が必要となる（図2）．ガイダンス中では共結晶と塩を区別するための評価法を詳しく載せているが，構造が複雑な結晶を中心に明確な判別の困難な例も多い．また塩と共結晶の境界は，溶解性など薬剤学的な特性を直接左右するものではないとされる．一方でEMAではそれぞれの形態の固体は並列関係にあり，有効性や安全性により「同じ」または「異なる」有効成分として扱うかを決める立場をとっている．形態の境界は申請区分や試験の設定を直接左右するものでないため，共結晶と塩の厳密な判別を求めてはいない．

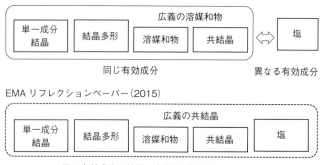

図2 欧米の指針における共結晶の扱い

4. 既承認の有効成分の共結晶化における扱い

　共結晶化による溶出性確保や安定性向上は，新規の活性本体だけでなく既承認の医薬品成分への活用も注目されている。欧米の指針では既承認成分の共結晶化が新たな有効成分と認められる可能性についての，考え方の違いが注目を集めた。FDAの指針では，共結晶は溶媒和物に含まれるとの立場から，既承認成分のフリー体を共結晶化したものを後発医薬品（Abbreviated New Drug Application）枠で扱うことを明記している。EMAの指針でも，安全性や有効性の有意な差異がない場合に後発医薬品としての評価が可能としている。逆に他の形態との明確な有効性や安全性の差異が示されれば，新有効成分（NAS）の対象となる可能性があると理解されている。後発医薬品としての開発では品質および標準製剤との生物学的同等性試験が中心となるのに対し，新有効成分としての申請は開発負担が大きくなるもののの，医療上の価値が高く評価されることになる。共結晶医薬品のレギュレーションでは，関連制度との整合性のみに縛られるのでなく，臨床を重視した妥当性検証が的確に行われるシステム構築が不可欠となる。

5. コフォーマーの選択について

　共結晶医薬品の開発では医薬品としての一般的な安全性評価に加えて，コフォーマーの妥当性評価も必要となる。コフォーマーは投与後に活性本体と分離するため，欧米の指針では添加剤と同様な水準での安全性の評価を規定している。そのためコフォーマーとして共結晶形成に寄与する物質は数多く報告されているが，使用実績がある医薬品添加剤または十分な安全性情報のある物質の活用が有利となる。

6. 結晶構造と製剤機能の評価

　医薬品としての広範な供給には，有効成分と製剤の開発時における詳細なキャラクタリゼーションや妥当性評価とともに，臨床使用までの各段階を考慮した規格の設定が求められる。共結晶医薬品の構造や物性および機能評価に用いられる主な方法を表3に示す。上述した塩と共結晶間の判別を除いて，両指針とも評価項目や求められる品質水準についての詳細な規定はしていない。優れた溶解性など共結晶の機能特性は，一方で製造不備や保存による変化により有効性・安全性に直接的な影響を与える原因にもなる。一部の共結晶は高湿度環境下でコフォーマーの分離・交換など物理状態の変化を起こしやすいことが報告されており[3]，機能に関連する指標の明確化と管理の重要性は高い。機器の進歩や *in silico* モデルの活用により結晶構造の解析技術は大きく進歩したのに比べ，製剤中における有効成分の物理状態の評価には多くの課題が残されている。特に目的とする共結晶の定量や，低含量製剤での状態把握に向けた評価法の向上が望まれる。

　共結晶医薬品の標準的な評価法選択は確立されておらず，求められる品質水準は製品により異なるため，両指針では開発にあたっての規制当局との事前の相談・協議が推奨されている。既承認成分の共結晶化では，活性本体の有効性と安全性に関する情報は検討済みのため，バイオアベラビリティを中心とした体内動態の類似の程度や安定性などの情報により，一般的な後発医薬品の開発時に加えた評価項目を設定することとなる。評価方法の標準化や

表3　共結晶の構造・物性・機能評価法

結晶構造	
	単結晶 XRD，固体 NMR, PXRD, FT-IR
API とコフォーマー間の相互作用（塩/共結晶の区別）	
	中性子散乱，固体 NMR，ラマン，FT-IR
	X 線光電子分光（XPS）
共結晶形成スクリーニング	
	ラマン，PXRD, DSC，固体 NMR，顕微鏡観察（昇温ステージ）
融解温度	
	DSC
結晶化度	
	PXRD, DSC
水和物/溶媒和物形成	
	ラマン，FT-IR, TG, DSC
化学組成	
	HPLC
固体製剤中の混合性	
	ラマン，NIR，テラヘルツイメージング
溶解性/溶出性	
	フラスコ振とう法，固有溶解速度
	溶出試験（パドル，バスケット，フロースルー）
沈殿/不溶化体	
	PXRD，ラマン

第3章　固体医薬品の物性評価の解析例

選択基準の明確化は，多面的な検討を前提とした新薬開発時よりも，既承認成分の共結晶化でより高い有用性が期待される。

7.　共結晶医薬品の工程管理について

　医薬品となる共結晶の製造は，混合やスプレードライなど主に製剤工程に用いられる操作と，溶液からの晶析など原薬工程の設備を用いる方法が用いられる。FDA の初回ガイダンスでは製剤工程での形成を想定して製剤中間体との位置づけがなされた。しかし医薬品としての製品化に必要な純度の確保やスケールアップには，溶液からの晶析などによる単離が有利な場合が多い。そのため EMA の指針では，共結晶を原薬として用いて製剤化に進む場合の管理が例示されている。

　共結晶医薬品の開発は国内でも活発に進められており，薬事上の整合性と科学的な妥当性を両立させた指針の整備[4]によるレギュラトリーラグの解消が，有用な製品の臨床供給に寄与することが期待される。

参考文献

1)　Bond AD, CrystEngComm 9：833-834（2007）
2)　Vishweshwar P, et al., J Pharm Sci 95：499-516（2006）
3)　Eddleston MD, et al., J Pharm Sci. 103：2865-2870（2014）
4)　深水啓朗，ほか医薬品医療機器レギュラトリーサイエンス 46：326-329（2015）

伊豆津　健一（いづつ　けんいち）

1.13. 結晶多形スクリーニング 安定形探索

　医薬品化合物の多くは結晶多形を有することが報告されているが，複数の結晶形の中から熱力学的に最も安定な結晶形が選択され，開発されることが一般的である[1]。安定形よりもエネルギー準位の高い結晶は，準安定形と呼ばれるが，より安定な結晶形へ転移するリスクをともなうことから，特殊な場合を除いて，医薬品の開発結晶形として採用するにはふさわしくない。過去には，上市後に開発結晶形よりも熱力学的に安定な結晶が突如出現したことで製品の回収と製剤の再設計を余儀なくされたという事例[2]もあることから，開発段階での結晶多形スクリーニングにおいて，熱力学的な安定形を確実に見出すことが非常に重要である。

結晶多形スクリーニング法の選択

　安定形を探索するための結晶多形スクリーニングの手法は多く報告されており，スラリー法，冷却晶析法，貧溶媒添加法，溶媒蒸発法などさまざまな方法が用いられている[3~5]。スラリー法は安定形を効率よく探索する方法として広く用いられ，長期間のスラリー撹拌により溶媒媒介転移を促し，安定形を得る方法である。常に結晶形の転移はより熱力学的に安定な方向に向かうことから，転移現象から容易に安定形を決定することができる利点がある。一方，溶媒媒介転移の速度は，準安定形結晶の溶媒への溶解度および安定形の結晶核生成速度で決定されることから[7]，化合物ごとに結晶転移の終点を見極める必要がある。冷却晶析法や貧溶媒添加法などの晶析による結晶多形探索法は，実製造へのスケールアップ外挿性が良好である点やスラリー法に比べると短期間で実験操作が可能であるという利点があるが，安定形探索という観点では注意が必要となる。

　一般的に，溶液からの晶析において得られる結晶形は結晶多形間の核生成速度の優劣によって支配されていると考えられており，(1) 式に示される古典的核生成理論により説明される[6]。

$$J = A_n \exp\left(\frac{-16\pi\gamma^3\nu_m^2}{3\kappa_B^3 T^3 (\ln S)^2}\right) \tag{1}$$

J：核生成速度，A_n：頻度因子，γ：界面エネルギー，ν_m：固体密度，
κ_B：ボルツマン因子，T：温度，S：過飽和度

　これらの因子のうち，結晶多形間では溶解度の相違にもとづき，溶媒/溶質間の界面エネルギー（γ）と過飽和度（S）に変化がもたらされ，核生成過程で得られる結晶形が決定さ

第 3 章　固体医薬品の物性評価の解析例

れる。したがって，晶析による結晶多形スクリーニングで安定形を効率よく得るためには，晶析条件に配慮する必要がある。具体的には，過飽和度が小さい条件で核生成を促すことにより，安定形が得られやすくなることが知られている。反対に高過飽和度では準安定形が選択的に晶析し，スクリーニングにおいて安定形を見落とすリスクが高まることが懸念される。医薬品開発段階での安定形探索においては，上述の各スクリーニング方法の特徴を十分に理解した上で各開発ステージにおける使用可能な原薬量や検討期間，製造法への展開を十分に考慮して実施することが推奨される。以下では，冷却晶析を用いた難溶性薬物の結晶多形スクリーニングの事例について紹介する。

事例紹介

　冷却晶析法にて安定形を高頻度で晶析させるためには前述のとおり低過飽和度で核生成を促すことが重要となる。そのために非常に遅い冷却速度（3℃/h）で高温（55℃）での飽和溶液を5℃まで冷却し，低過飽和度での核生成誘導時間を長く確保することで安定形を効率よく得る方法（slow cooling 結晶化法）を検討した[7]。難溶性薬物であるメベンダゾール（MBZ，form A が安定形）について 13 種類の良溶媒および 3 種類の貧溶媒を用い，合計 42 種類の溶媒条件で slow cooling 結晶化法にてスクリーニングを実施した。溶媒の選択にあたっては，水素結合能，誘電率，双極子モーメントなどの溶媒の性質の多様性とともに医薬品の合成に一般的に用いられる溶媒を網羅できるように考慮した[8]。得られた結晶形を晶出温度とともに表 1 に示す。

　得られた結晶形と晶出温度の関係性を解析すると，安定形である form A は主に高温の晶出温度で得られているのに対し，低温では準安定形である form B もしくは C が得られやすいことが示された。ここで注目すべき点として，単一溶媒では toluene からのみ form A が

表 1　Slow cooling 結晶化法により得られた MBZ の結晶形および晶出温度

良溶媒	溶解度, 55℃ (mg/mL)	結晶形（晶出温度 ℃）						
		単一溶媒		貧溶媒（1:1, v/v）				
				water		n-heptane		isopropyl ether
methanol	1.51	A+B	(52)	C*		—		A	(50)
ethanol	0.87	A+B	(50)	C	(33)	A	(52)	A+B	(47)
2-propanol	0.55	C	(45)	C	(5)	A+C	(53)	C	(45)
2-butanol	0.72	C	(47)	—		A	(54)	A	(51)
acetone	2.43	solvate	(52)	C	(43)	solvate*		solvate	(53)
2-butanone	1.85	B	(53)	—		C*		A+C	(54)
ethyl acetate	0.86	B	(52)	—		C*		C	(54)
acetonitrile	0.57	B	(49)	B	(12)	—		B	(51)
toluene	0.08	A	(49)	—		C*		A	(6)
formamide	0.97	solvate	(9)	C*		—		—	
THF	6.50	solvate	(5)	solvate*		solvate+C*		solvate+C*	
chloroform	0.90	B	(22)	—		B*		C*	
TFE	2.33	B	(20)	B*		—		B*	

＊：貧溶媒添加時に晶出した条件，—：良溶媒と貧溶媒が混和しない条件

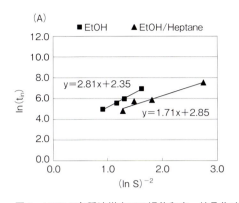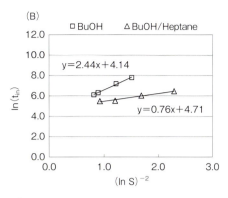

図1 MBZ の各種溶媒中での過飽和度―結晶化時間プロット
（A）EtOH および EtOH/*n*-Heptane，（B）2-BuOH および 2-BuOH/*n*-Heptane

得られたのに対し，アルコール類と貧溶媒（*n*-heptane もしくは isopropyl ether）の混液から高頻度で form A が得られたことが挙げられる．特に，*n*-heptane の添加により単一溶媒に比べて晶出温度が上昇する傾向が認められた．反対に，貧溶媒として水を添加すると晶析温度が低下する傾向が示された．*n*-heptane および水はいずれも MBZ に対する貧溶媒であり，これらの添加によって同程度に過飽和度を上昇させるが，添加後の冷却過程における晶析挙動が顕著に異なることが確認された．過飽和度が同等であるにもかかわらず，晶出温度が顕著に異なる理由は，*n*-heptane と水の水素結合能の違いに基づくものと推察された．すなわち，水は強い水素結合供与性および受容性をもつのに対して，*n*-heptane は水素結合性を示さない．これらの溶媒の水素結合能が，MBZ との溶媒中での相互作用に寄与しており，*n*-heptane の添加によって溶媒/溶質の相互作用が弱められることにより結晶化に要する時間が短縮され，高温での晶析を可能としたことが推察された．

　この結果より，遅い冷却速度は安定形晶析に有利に働くものの，溶媒種によってその傾向は異なり，溶媒と溶質の相互作用も結晶化挙動に影響を及ぼしているものと推察された．そこで，溶媒と溶質の相互作用を解釈するために，ethanol, 2-butanol およびそれぞれの *n*-heptane 混液（1：1，v/v）を用いた結晶化誘導時間の測定による界面エネルギーの算出を試みた[9]．各溶媒に対して，4 水準の過飽和度を設定し，25℃での結晶化時間を測定した結果をプロットした（図1）．プロットの傾きから算出した界面エネルギーは，ethanol, ethanol/*n*-heptane, 2-butanol および 2-butanol/*n*-heptane に対して，それぞれ 2.94, 2.49, 2.80 および 1.90 mJ/m^2 となり，ethanol および 2-butanol のいずれに対しても *n*-heptan の添加により，溶媒と溶質間における界面エネルギーの低下が示された．この結果と slow cooling 結晶化法の結果（表1）を照合すると，ethanol/*n*-heptane および 2-butanol/*n*-heptane では，それぞれの単一溶媒に対して，晶出温度が上昇し，form A が単独で結晶化していることから，n-ヘプタンの添加による界面エネルギーの低下が晶出温度を上昇させ，安定形晶析に有利に働いたことが推察された．

　以上の結果より，冷却晶析による結晶多形スクリーニングにおいては，遅い冷却速度で操作することで低過飽和度での晶析を促すこと，さまざまな特性を有する良溶媒と貧溶媒を組み合わせて用いることで溶質との相互作用（界面エネルギー）を調整することが，安定形を確実に晶析させるために重要であることが示された．

第3章　固体医薬品の物性評価の解析例

■■ Column ■■

網羅的結晶多形スクリーニングの重要性

　開発結晶形の選択において熱力学的な安定形を探索するスクリーニングが重要である一方で，準安定形や擬多形を網羅的に把握する目的でも結晶多形スクリーニングが実施される。一般に，網羅的スクリーニングは，溶媒，結晶化条件（晶析温度，過飽和度，晶析時間）のダイバーシティを確保したハイスループットな実験系にて実施され，96ウェルプレートを用いたスクリーニングが有効である。準安定形や水和物あるいは溶媒和物といった擬多形の存在とそれらの晶析条件あるいは転移挙動を明らかにすることにより，原薬製造工程における目的結晶形以外が晶出するリスクの把握・管理や製剤工程中および最終製剤中での確実な結晶形コントロールが可能となる。過去には，準安定形の結晶形特許権に関する諸問題が訴訟に発展した事例（ファモチジン訴訟やラニチジン塩酸塩事件）もあり，混入し得る結晶形の存在とその製法を確実に把握しておくことが望ましい。

参考文献

1) Stahly, G.P., Cryst. Growth Des., 7, 1007-1026 (2007)
2) Chemburkar, S.R., et al., Org. Proc. Res. Dev., 4, 413-417 (2000)
3) Gu, C., et al., J. Pharm. Sci., 90, 1878-1890 (2001)
4) Kitamura, M., Sugimoto, M., J Cryst. Growth, 257, 177-184 (2003)
5) Bag, P.P., Reaay, C.M., Cryst. Growth Des., 12, 2740-2743 (2012).
6) Dalvi, S.V., Dave, R.N., Int. J. Pharm., 387, 172-179 (2010)
7) Karashima, M., et al., J. Cryst. Growth, 390, 30-37 (2014)
8) Gu, C.H., Li, et al., Int. J. Pharm., 283, 117-125 (2004)
9) Wu, W., et al., J. Cryst. Growth, 311, 3435-3444 (2009)

辛島　正俊（からしま　まさとし），池田　幸弘（いけだ　ゆきひろ）

1.14. 結晶多形スクリーニング 水和物探索

　医薬品候補化合物の結晶多形スクリーニングにおいて，擬多形結晶である水和物の有無を明らかにすることは重要である。30% 以上の医薬品が水和物を有することが報告されており[1]，物性や安定性が良好であれば，水和物を開発結晶形として選択することが可能である。無水物と水和物のいずれもが存在する化合物については，溶解性や安定性などの特性を十分に比較検証し，開発に最も適した結晶形を選択することが重要である。また，水和物と無水物が相互に転移するリスクを十分に把握し，開発過程や最終製剤中での結晶形を適切に制御する必要がある。無水物から水和物への転移リスクについては，複数の評価方法が報告されており[2,3]，水分吸脱着等温線測定，加湿保存安定性評価および含水溶媒スラリー法などが挙げられる。固-気反応である水分吸脱着等温線測定や加湿保存安定性評価に比較して，スラリー法は固-液反応であり，転移に要する活性化エネルギーが低いことから進行が速く，短期間で水和物の転移予測が可能である利点がある[1]。Grant ら[4]の報告によると水和物形成の平衡論は (1) 式によって示すことが可能である。

$$A(solid) + mH_2O \rightleftharpoons A \cdot mH_2O \ (solid)$$

$$K_h = \frac{a[A \cdot mH_2O(solid)]}{a[A(solid)]a[H_2O]^m} \tag{1}$$

K_h：水和物への転移速度平衡定数，$a[A \cdot mH_2O(solid)]$，

$a[A(solid)]$ および $a[H_2O]$：それぞれ水和物，無水物および水の活量，m：水分子の化学量論比

　無水物と水和物の活量を同等と仮定すれば (1) 式は (2) 式に単純化することができ，転移速度は水溶液中の水の活量すなわち水分活性によって決定される。

$$K_h = a[H_2O]^{-m} = \gamma_w \cdot x_w \tag{2}$$

γ_w：各種溶媒中の水分活性係数，x_w：水のモル分率

　(2) 式より，スラリー法においては，無水物を分散させる溶媒中の水分活性が水和物への転移速度を決定することが理解できる。なお，γ_w は使用する有機溶媒によって異なることから，水分活性のダイバーシティを得るために複数の有機溶媒を用いた検討が有効となる。加えて，溶媒中の水分活性は温度によって変わることから，温度も転移速度に影響を及ぼす因子となる。したがって，スラリー法による水和物探索スクリーニングあるいは転移リスク評価においては，用いる溶媒の水分活性および温度を制御して実験を行うことが重要となる。以下，スラリー法および水分吸脱着法により水和物スクリーニングおよび転移リスク評価を実施した事例を紹介する。

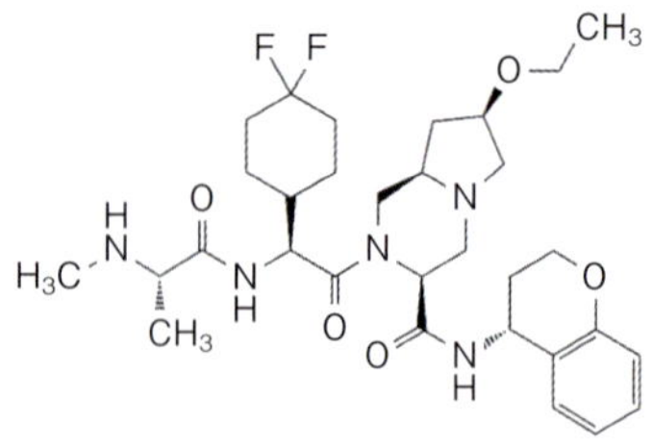

第3章　固体医薬品の物性評価の解析例

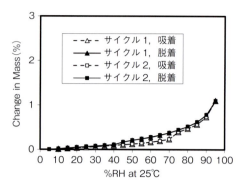

図1　T-3256336の構造

図2　T-3256336無水物の水分吸脱着等温線測定

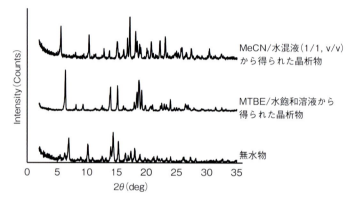

図3　T-3256336無水物のスラリー撹拌2週間後の粉末X線回折パターン

事例紹介

　T-3256336（図1）は，武田薬品工業で創製されたアポトーシス阻害因子（IAP）アンタゴニストであり，初期の合成においては無水物結晶のみが得られた[5]。

　T-3256336の水和物探索を行うために，無水物結晶を水分吸脱着等温線測定装置に投入し，25℃で5%RHから95%RHまで加湿した。また，スラリー法では，アセトニトリル（MeCN）/水混液（1：1，v/v）およびtert-ブチルメチルエーテル（MTBE）/水飽和溶液中に無水物結晶を分散・懸濁させ，2週間の撹拌後に残渣の結晶形を確認した[6]。MeCN/水および水飽和MTBEの水分活性は，それぞれ0.9以上およびほぼ0と計算された。水分吸脱着等温線測定装置で測定した水蒸気吸脱着曲線を図2に示す。高湿度下でわずかな吸湿が確認されたが，吸湿前後で結晶形の変化は認められず，無水物を維持した。一方，スラリー法においては，撹拌2週間後にMeCN/水および水飽和MTBE中でそれぞれ異なる結晶形に転移していることが粉末X線回折測定により確認された（図3）。これらの結晶形について，熱分析（DSC，TG）およびカールフィッシャー水分測定にて熱挙動および水分量を確認したところ，MeCN/水から得られた結晶は1水和物結晶であり，水飽和MTBEから得られた結晶は0.5水和物結晶であることが示された。この結果より水分吸脱着法とスラリー法

1.14. 結晶多形スクリーニング　水和物探索

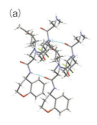
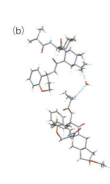

	無水物	0.5 水和物
Empirical formula	$C_{31}H_{45}F_2N_5O_5$	$C_{31}H_{45}F_2N_5O_5 \cdot 1/2H_2O$
Formula weight	605.2	614.2
Temperature (℃)	−173	−173
Crystal system	Orthorhombic	Tetragonal
Space group	$P2_12_12$	$P4_32_12$
a (Å)	4.812	10.816
b (Å)	20.258	10.816
c (Å)	31.881	54.702
$α$ (°)	90	90
$β$ (°)	90	90
$γ$ (°)	90	90
Volume (Å^3)	3108	6399.6
Z	4	8
Calculated density (g/cm^3)	1.294	1.276
R_1	0.066	0.075
wR_2 (all data)	0.172	0.197

図4　(a) T-3256336 無水物，(b) 0.5 水和物の単結晶構造

の比較においては，スラリー法の方がより水和物探索に適していることが確認された。また，熱分析の結果よりいずれの水和物結晶も加熱により，室温付近から脱水することが示唆され，製造の乾燥工程や固体状態での保存により，いずれの水和物も無水物に転移するリスクが高いと推察された。以上の特性解析の結果より，T-3256336 の開発結晶形としては，無水物を選択することが望ましいと考えられた。

次に，スラリー法にて得られた 0.5 水和物と無水物の単結晶構造解析を実施した結果，無水物結晶は斜方晶であり $P2_12_12$ の空間群が示されたのに対し，0.5 水和物は正方晶で $P4_32_12$ の空間群であると決定された。0.5 水和物結晶中の水分子は T-3256336 のカルボキサミド基の NH およびエトキシ基の O との水素結合により結晶構造に取り込まれており，2 分子の T-3256336 に対して水 1 分子が結合し，結晶格子を構成することが明らかになった（図4）。

Roy ら[7]によると，無水物の密度が水和物に比較して有意に小さい場合には，固体状態で水和物への転移が起こることが報告されているが，T-3256336 では無水物と 0.5 水和物の結晶密度が同等程度であることから，固体状態での転移が起こるリスクは小さいと推察された。

次に開発結晶形として選択した無水物が溶媒中で水和物に転移するリスクを評価するために，無水物，0.5 水和物および 1 水和物の種晶存在下，さまざまな水分含有量のアセトン/水混液中で 5，25 および 40℃で 1 週間のスラリー撹拌実験を行った。その結果（表1），25℃では水分含有量が 0～7% では無水物となり，7.5% では 0.5 水和物が，8% 以上では 1 水和物が得られた。アセトンに対して水分含有量 8% での水分活性は 0.74 であることから，固体状態においては 74%RH 以上の湿度で 1 水和物へ転移するリスクが高まることが推察された[8]。また，5 および 40℃の結果と比較すると，低温においては水和物が得られる水分含有量が低下するのに対し，高温では上昇する傾向を示した。この結果は，水和物形成における水素結

第 3 章　固体医薬品の物性評価の解析例

表 1　スラリー法による T-3256336 の水和物形成評価の結果

水分含有量 v/v%	5℃	25℃	40℃
	結晶形		
0.00	無水物	無水物	N.T.
0.08	無水物	無水物	N.T.
0.20	無水物	無水物	N.T.
0.45	無水物	無水物	N.T.
0.70	無水物	無水物	N.T.
1.0	無水物	無水物	N.T.
1.8	0.5 水和物	無水物	N.T.
3.0	0.5 水和物	無水物	N.T.
4.0	0.5 水和物	無水物	N.T.
6.0	1 水和物	無水物	N.T.
7.0	N.T.	無水物	N.T.
7.5	N.T.	0.5 水和物	N.T.
8.0	N.T.	1 水和物	無水物
10	N.T.	1 水和物	無水物
14	N.T.	1 水和物	1 水和物
17	N.T.	1 水和物	N.T.
38	N.T.	1 水和物	N.T.
50	N.T.	1 水和物	N.T.
100	N.T.	1 水和物	N.T.

N.T.：試験未実施

合の強度に依存する結果であると考えられ，高温であるほど水素結合が弱くなることから，より高い水分活性が必要となると推察された[9]。これらの結果より，無水物の製造にて冷却晶析を行う際には，1.0% 以下の水分含有量にコントロールすることにより堅牢な晶析が可能となると期待された。本事例により，スラリー法による水和物評価の有用性が示された。

参考文献

1) Cui, Y., Yao, E., J. Pharm. Sci., 97, 2730-2744 (2008)
2) Guillory, J.K., ed. by Brittain H.G., Marcel Dekker, New York, pp. 183-226 (1999)
3) Giron, D., et al., J. Therm. Anal. Calorim., 68, 453-465 (2002)
4) Grant, D.J.W., Higuchi, T., ed. by John Wiley and Sons, Solubility Behavior of Organic Compounds 1st ed., New York, pp. 22-36 (1990)
5) Hashimoto, K., et al., J. Med. Chem., 56, 1228-1246 (2013)
6) Takeuchi, S., et al., Chem. Pharm. Bull., 63, 858-865 (2015).
7) Roy, S., et al., Cryst. Growth Des., 12, 2122-2126 (2012)
8) Sokolova, E.P., Morachevskii, A.G., Vestn. Leningr. Univ. Fiz. Khim., 3, 110-115 (1967)
9) Variankaval, N., et al., Org. Process Res. Dev., 11, 229-236 (2007)

辛島　正俊（からしま　まさとし），池田　幸弘（いけだ　ゆきひろ）

1.15. 医薬品の原薬と特許

　筆者はかつて製薬企業において原薬の製造法の研究に従事した経験をもち，現在は知的財産業務に従事している。そのような立場から，原薬の物性評価に携わる研究者に知っておいてほしいことを本項でまとめてみたい。

　特許は，出願してしまうと原則としてやり直しがきかない。裁判などで，研究者の立場から正当な権利を主張したつもりなのに認めてもらえず，振り返ると特許出願の時点で「すでに負けが決まっていた」ということもある。そのため出願に際しては，特許担当者と研究者の共同作業が重要である。とりわけ本項で取り上げる結晶特許の分野では，物性評価の研究者の関与が重要と考えるが，研究者が特許に関わる前提として，「なぜ特許出願をするのか」，「学術論文の執筆や薬事の申請業務と比較して特許出願では，どのように視点を変える必要があるのか」について考える材料を提供したい。

1.　原薬に関連する特許

　医薬品の原薬に関連する特許としては，いわゆる物質特許のほかに，用途特許，製法特許，結晶特許が挙げられる。本項では物性評価の研究者の関心が高く，実際に発明や特許出願にも関与する機会が多いと考えられる結晶特許を中心に述べる。特許制度や出願手続などの基本的な内容については適切な解説書[1]や特許庁のホームページを参照されたい。

　なお，本項において実在する医薬品名や有効成分名を例とする場合があるが，説明の便宜上，実際の特許の記載や科学的事実とは異なる説明や例示をしている場合があるので，あらかじめご了解いただきたい。

2.　医薬品ビジネスと物質特許および結晶特許

　研究開発型の先発品メーカーにとって特許，とりわけ物質特許が重要であるのは，多くの場合，物質特許に基づいて新薬を独占的に販売できる期間内に，臨床試験の費用等の投資を回収し，かつ，次の新薬のための研究開発費を賄うことで，医薬品ビジネスが成り立っているからである。後発品メーカーにとっても，新薬が市場独占性を喪失する時期に合わせて後発品の開発や承認申請を行うため，その時期がいつなのかは重大な関心事となる。

　ここでいう物質特許とは，医薬品の有効成分としての化合物を対象に特許されたものをいう。アリセプト®という医薬品を例にとれば，その有効成分である「ドネペジル（およびそ

第3章　固体医薬品の物性評価の解析例

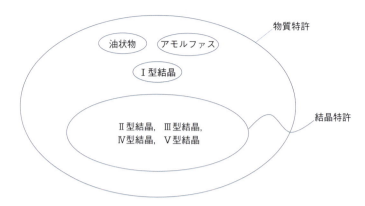

図1　物質特許と結晶特許の保護範囲の一例

の塩）」という化合物を保護する特許になっている。この例において物質特許は，ドネペジル（およびその塩）を含有するものすべてを保護範囲内に含むため，よく基本特許とも称される。これに対して，結晶特許は，化合物の特定の結晶形を保護するものであり，例えば，「ドネペジル（およびその塩）」という化合物の特定の結晶形である「ドネペジル塩酸塩のⅡ型結晶，Ⅲ型結晶，Ⅳ型結晶，およびⅤ型結晶」を対象とするような特許のことである。

上記の例における結晶特許では，Ⅰ型結晶は対象にしていないのかという疑問が生じると思うが，ここでは，すでに物質特許の実施例（学術論文の「実験」の部に該当）としてⅠ型結晶の開示があったというケースを想定している（図1）。

このような場合に，Ⅰ型結晶が医薬品の原薬として使用可能な物性を有していれば，後発品メーカーはⅠ型結晶を有効成分として使用することで，物質特許の満了後，後発品を販売可能である[*1]。

しかしながら，仮に，このケースで物質特許の実施例として開示されたものが結晶ではなく，油状物であったり，固体でもアモルファスであったりした場合はどうであろう（図2）。Ⅰ型も結晶特許の対象となったものと思われる。

図2の場合に，物性評価の観点から医薬品の原薬として使用可能な結晶形がⅠ型とⅢ型のみで，ほかには使用可能な結晶形が見出されなかった場合は，Ⅰ型とⅢ型を保護する結晶特許も市場独占性に寄与し得る[*2]。

あるいは，化合物によっては結晶性が悪く，物質特許の段階では油状物かせいぜいアモルファスの実施例しかなく，その後に困難な検討を重ねてようやく結晶化に成功する場合もあるであろう（図3）。このような場合，結晶特許は，それが唯一の使用可能な結晶形（Form Ⅰ）を保護するものとなれば，大きな価値が見込まれる。

実際に，物質特許満了後も結晶特許によって市場独占性が保たれたケースも存在する[3]。

---

*1　物質特許のほかには結晶特許しか存在しておらず，後発品に使用される原薬にⅠ型結晶以外の結晶形は含まれていないケースを想定している。

*2　図2の例では，5つの結晶形も物質特許の保護範囲内ではあるが，ドネペジル（およびその塩）という化合物と，ドネペジル塩酸塩の特定の結晶形とは別個独立に発明され得るものであり，特許としても別に成立し得る。図2で，物質特許の存続期間満了後も結晶特許が存続している場合，権原なくⅠ型またはⅢ型の結晶形からなる原薬を用いると，結晶特許の侵害となる。

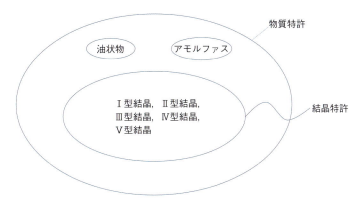

図2　結晶特許がすべての結晶形を保護する場合

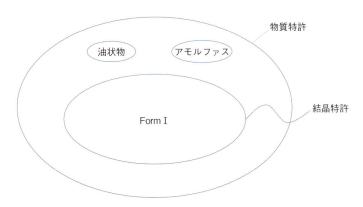

図3　結晶特許が唯一の結晶形を保護する場合

3. 結晶特許の位置付け

　2.で示した例のように，結晶特許によって市場独占性が保たれるケースは比較的希少と考えられるが，ひとたびそのようなケースに該当したならば，結晶特許の重要性は物質特許に匹敵するため，特許を出願して権利化し，維持する意義は論じるまでもない。

　しかしながら，上記のドネペジルの例（図1）のように，物質特許において原薬として使用可能な結晶形であるⅠ型結晶を開示してあった場合に，Ⅱ型以降の結晶形を特許出願する意義はあるのであろうか？

　いろいろな考え方があってしかるべきだが，筆者は出願しておくべきであると考える。

　一つには，結晶形の探索と物性評価の結果，例えばⅢ型を開発化合物の結晶形として選択するに至ったような場合に，その結晶形を出願しなかったとすると，第三者に権利化されてしまうリスクがあるからである（図4）。

　この場合は，自社は物質特許を持っているから問題ないということにはならず，物質特許存続中は自社と第三者の両者とも，そのままではⅢ型結晶を使用したり，製造販売したりするような実施行為ができないという関係にある。したがって，開発化合物を自社で実施するのに支障が生じないように，あらかじめ特許出願しておく意義はあると考える。結晶特許の

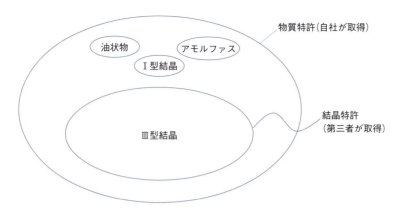

図4　結晶特許を第三者が取得した場合

出願時期についての考察は後述する。

　ここで，自社実施の確保のためだけであれば，特許出願以外に論文投稿や学会発表という手段も考えられるが，特許による公開も有力な選択肢と考える。

4. 特許による公開

　特許出願は，発明の内容を開示した明細書等の書面を特許庁へ提出して行う行政手続の一種である。そのため，法定の書式を用いる必要はあるが，一定の方式的要件を満たす限り，記載内容の自由度は比較的高い。原則として，出願公開までに学術論文のように査読者からの指摘によって内容の変更を余儀なくされたり，物性値の追加記載等を求められたりすることはない。したがって，開示したい技術内容を自らの判断により過不足なく記載することができる。

　また，自社が見出した結晶形と同じ結晶形について，他者に特許を取得されないためには，特許庁の審査官が，その結晶形はすでに出願されていることを簡単に調査できることが望ましい。そのような観点からも，出願公開公報は審査官による基本的な調査対象であり，他者の特許出願の審査時に先行技術として引用することが比較的容易なので，適切な開示方法といえる。

　しかしながら，自由に記載できる反面，研究者でないと認識できない記載ミスがあっても，仮に研究者が見逃すと，その後は誰にも指摘されずに公開されたり，そのまま審査に回されたりする可能性が高い。一定期間の経過後[*3]は，特許庁へ提出した明細書や図面について，新たな技術的事項の追加となる修正は難しくなることにも留意したい。

＊3　明細書や図面に新たな技術的事項を導入する機会として，優先権主張出願が利用できるが，優先日から1年間の優先期間内に限られる。

5. 結晶特許の出願

5.1. 出願の目的

　特許出願により，必ず達成可能な効果といえるのは，同じ発明について後から出願した第三者に特許を取得される心配がなくなることである[*4]。

　このことに加えて，審査を経て自社特許が成立すれば，第三者の実施行為，すなわち，同一の結晶形からなる原薬を用いた医薬品の販売等を差し止めたり，損害賠償させたりするなどの権利行使も可能となる（図5）。

　この権利行使を出願目的にするかしないかは，特許出願の時期や内容に大きな影響がある。権利行使のためには，特許庁に審査請求を行い，新規性・進歩性等に関する審査をクリアしなければならないし，裁判所において，第三者の実施行為が特許発明の技術的範囲内であることを立証する必要も生じる。審査を受けず，公開だけで役割を終える特許出願とは大きな差異が生じるのである。

　結晶特許の出願を準備するにあたっては，必ず研究者から特許担当者に対して出願目的を確認してほしい。薬事の承認申請は製造販売承認を取得するという唯一絶対の目的があって明確であるが，特許の出願目的は一様でなく，研究者側も目的に即した準備をする必要があるからである。

5.2. 出願の時期

　結晶特許の出願時期については，権利行使を出願目的にする場合，物質特許出願の公開より前か後かが重要となる。物質特許は，結晶特許とは対象とする発明が異なるものの，技術的な関連性はあるからである。

　物質特許出願の公開前（物質特許の優先日から1年半より前）に出願した場合は，結晶特許の審査時に物質特許の開示内容が先行技術として引用されないという利点がある。

　その一方で，出願時期が物質特許から最長で1年半遅れるだけなので，欧米のように制度上，一つの特許しか延長されない国や地域では，物質特許の延長期間内に結晶特許が先に満

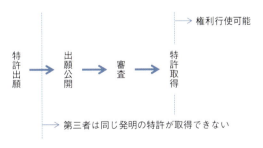

図5　出願公開と特許取得の効果の違い

[*4] 厳密には，外国出願をしない場合，確実に後の出願が特許されないのは日本に限られるが，出願公開がされた後は，論文発表したのと同様に公知化されたこととなり，海外の主要国においても第三者に特許を取得されることはなくなる。

第3章　固体医薬品の物性評価の解析例

了し，実質的に結晶特許が市場独占性に寄与しない可能性が高くなると考える。

逆に，わが国のように複数の特許を対象に特許期間の延長を認めている国では，1年半といえども市場独占性に寄与できれば大きな価値があると考える。

最近の研究状況においては，開発化合物の候補が絞り込まれるのと並行して，塩・結晶形の探索・同定・選択がなされるケースが多いと考えられる。そのため，開発化合物の決定とほぼ同時に，または，さほど遅滞なく結晶形も決定されることが多くなり，その結果，物質特許出願の公開前に結晶特許の出願が可能な場合も少なくないと考える。

物質特許の開示内容，結晶形の選定理由，データの取得状況，さらなる結晶多形の発見の可能性等を検討し，結晶特許の将来的な位置付けを十分に考慮して，出願の目的に見合った出願時期を決めることになると考える。

5.3.　出願の対象

結晶特許の対象は，「物」としての特定の結晶形が主たる対象となるが，その結晶形を得るための製造方法や，その結晶形からなる有効成分を含有する医薬組成物および治療剤も特許として請求可能である。権利行使時の侵害立証の観点からは「物」としての結晶形は重要であるが，そのほかの製造方法等も同じ特許として出願するのが一般的である。

特に，権利行使を出願の目的に据えるか，最低限その可能性を残しておきたい場合には，自社が使用予定の結晶形だけでなく，使用可能な結晶形すべてを出願の対象として検討することになる。

5.4.　出願の手続

5.4.1　特許請求の範囲

特許出願の手続のために用意する書面のうち，研究者が主として関与するのは，特許請求の範囲，明細書および図面である。

特許請求の範囲は，多くの場合，複数の請求項（クレーム）からなり，出願が審査されて特許査定を受け，特許庁に登録されると権利書の役割を担うことになる重要な書面である。

クレームの記載において，発明の特定の仕方が不適切なために権利行使ができなかったケースは，技術分野を問わず，決して珍しいことではない。

物性評価の過程で，結晶形の特定のためには，粉末X線回折，固体NMR，赤外吸収スペクトル，熱分析等のさまざまな機器分析による測定結果や融点が用いられるが，それらのうち，クレームにはどの程度記載すればよいのであろうか？

第三者が販売している医薬品（被疑侵害品）を対象に結晶特許の権利行使をする際は，被疑侵害品の医薬品に含有されている有効成分が，クレームした結晶形からなることを特許権者側が立証するのが原則である。具体的には，被疑侵害品の製造に使用されている原薬を，原薬が入手できない場合は，最終製品である固形製剤を入手し，機器分析により，その検体がクレームに書き込んだ測定値を示すかどうか検証するという作業になる。

したがって，侵害立証の観点からは，クレームに記載するのは，固形製剤中の原薬由来の測定値を検出可能なものだけに止めたいが，それだけで結晶形の特定に十分かどうかという検討も必要である。

通常は，粉末X線回折パターンを基本に，どのピークを示せばクレームする結晶形が特定可能かを権利行使時の侵害立証の観点も踏まえながら検討することになる。

特に，開発化合物の結晶形として採用されたものについては，将来の承認申請時における申請資料の内容と整合するように，結晶形を特定するピークを選定できるとよい。一般的には，承認申請よりも結晶特許出願の方が時期的にかなり先行するので，特許出願の時点で申請時の状況を想定することは難しいかもしれないが，物性評価の研究者が，将来の申請作業をイメージしながら検討するのとしないのとではクレーム記載の妥当性に大きな違いが生じる可能性がある。結晶形に特徴的なピークの選定方法は，ピークの数も含めて，研究者が申請の準備作業時と同等の基準で選定して特許担当者に提案するのがよいと考える。

また，権利行使の観点からは，固体 NMR による結晶形の特定も有用であり，検討に値する。固形製剤を検体に用いた測定において，添加物由来のピークとは識別可能で，かつ，結晶形の特定に有用なピークが観測できる場合があるからである。

ただし，固体 NMR を用いた結晶形の特定は，粉末 X 線回折法ほど一般的ではないので，出願に際して，研究者のより深い関与が求められる。

5.4.2 明細書と図面

明細書は，特許請求の範囲に記載した発明を第三者が実施可能なように明確かつ十分に開示する技術文書としての役割をもつ書面である。内容は技術的であり，記載の自由度も高いが，法律で定められた書面であることは特許請求の範囲と変わらないことに留意したい。

また，図面は任意の提出書面であるが，結晶特許の場合，機器分析で得られたチャート類を図面として提出することが一般的である。

結晶特許においては，結晶形の特定に必要十分なデータの開示と，その結晶形が第三者の追試によっても確実に得られるように製造方法を記載することが重要である。

薬事上の申請書類は，審査段階の当局からの指摘事項に応じて，記載の加筆・修正やデータの追加・差替が可能と聞いている。これに対して，特許出願書類としての明細書や図面については，特許庁の審査や裁判所の審理の段階では，修正が極めて難しいことを念頭に置いて，慎重を期すべきである。

特に図表の類は，研究者が用意したものをそのまま使用されるものと想定して準備する必要があり，その時点で入手可能な最良のデータを特許担当者に提供するようにしたい。出願国によっては，審査の過程で，出願当初のクレームの記載では結晶形の特定に不十分とされた場合に，図面や表に表されたチャートや数値をクレームに引用したり，記載したりすることを指示される場合がある[*5]。その場合は，図表に表されたデータそのものが権利範囲を画することになるので，その品質は重要である。

[*5] 特許請求の範囲，明細書および図面は，法律上は別個の書面であり，修正（法律用語では補正）についても，それぞれ法定の制限下に行われる。「権利書」となる特許請求の範囲は，請求項（クレーム）ごとに権利範囲を画することになるので，特許審査の主たる対象であって，クレームの範囲が明細書に開示した発明より広かったり，記載が不明確だったりした場合は，拒絶理由が通知される。拒絶理由に対しては，多くの場合，補正で対応することになるが，出願当初に記載した事項の範囲内で，クレーム範囲を狭めたり，明確な記載に正したりする。明細書や図面も，出願当初の記載事項の範囲内でのみ補正が許されているので，数値等の記載内容の変更や，図面の追加または新しいチャート類への差替は新たな技術的事項の導入となり，通常は認められない。

第3章　固体医薬品の物性評価の解析例

6. 特許請求の範囲や明細書の記載の重要性を示す事例 〜法律文書として〜

特許請求の範囲や明細書の記載の重要性を示す実例をいくつか紹介したい。

①粉末以外のピーク

最初のケースは，クレームに表形式で記載された粉末X線回折のピーク値の中に，試料ホルダーの材質である白金に由来する2つのピーク値が含まれていたために，権利行使に支障が生じた事例である[4]。被告側は，「被告製品1のX線回折像には，本件2ピークが存在せず，（中略）被告各製品は，本件発明の構成要件Aを充足しない」と主張し，裁判所もこれを認めた。

これなどは，特許請求の範囲が法律文書として裁判所で取り扱われることがよくわかるケースである。実際の研究現場で2つのピークの存在が問題になった場合は，これらのピークが，特定の測定条件下で白金に由来して観測されるピークであることを物性評価の研究者ならば認識でき，最終的に結晶形の特定に用いられることはなかったものと考えられる。しかしながら，裁判所としては，権利書であるクレームに記載がある以上，侵害の判断に際して，白金由来のピークを最初から無視してクレーム解釈をすることはできない。

クレームの起草者が，粉末X線回折法に通じていなければ問題の2つのピークが白金に由来するピークであるという認識は難しい。そのため，そもそも結晶形の特定には不要なピーク値をクレームに記載し，特許庁の審査では何ら指摘を受けずに[*6]，裁判の場で初めて問題になったものと推測される。

②測定誤差

次は，機器分析にはつきものの測定誤差に関する事例である。クレームに粉末X線回折分析による15本のピークの回折角（2θ）の数値が記載されていたケースで，被疑侵害品の測定結果において小数点以下2桁目の値が合わないピークがあり，クレームや明細書において測定誤差を考慮した記載がないことを理由に，非侵害とされたケースである[5]。

裁判所の判断は「粉末X線回折測定では，測定に用いる機器の測定誤差や測定試料の状態により，同じ結晶を測定した場合であっても，常に厳密にピークの回折角の数値が一致するものではないとしても，上記のとおり，特許出願の際，特許請求の範囲に記載された回折角の数値に幅を設ける範囲も一様でないことに照らせば，特許請求の範囲や明細書中に，回折角の数値に一定範囲の誤差が許容されることや許容誤差の範囲について何ら記載がない本件各発明について，測定誤差による数値バラツキを考慮することは，技術的範囲の属否が一義的に定まらないこととなり，相当でない。」というものである。研究者の立場からは厳しい判断のように思えるかもしれないが，これも法律文書としての特許請求の範囲および明細書の記載の重要性を示している。

本項で繰り返し述べたように，特許出願や審査への対応のため提出した書面については通常出し直しがきかないため，特に権利行使の可能性がある場合は，特許請求の範囲や明細

[*6] 特許庁の審査官は，法定の拒絶理由に該当すると判断しない限り指摘はできないし，研究者と比較するとかなり広い技術分野を担当しているので，結晶形の特定に使用される機器分析法に必ずしも通じているわけではない。

書・図面の作成，さらには審査段階での補正に際して，特許担当者と入念な確認を行う必要がある。

おわりに

　企業や大学等の特許担当者は，必ずしも結晶形に関する専門的知識を有しているわけではないのが現実である。したがって，特許出願やその後の諸手続に対する物性評価の研究者の関与の度合いによって，特許庁段階での権利化や裁判所における権利行使の成否が分かれることがあると考える。本稿が，研究者各位の結晶特許への興味を少しでも惹起できたならば望外の幸せである。

参考文献

1) 岩永利彦，エンジニア・知財担当者のための特許の取り方・守り方・活かし方，日本能率協会マネジメントセンター（2017）
2) 竹田和彦，特許がわかる 12 章（第 6 版），ダイヤモンド社（2005）
3) 知財高裁平成 19 年（ネ）第 10034 号，東京地裁平成 17（ワ）第 19162 号
4) 大阪地裁平成 21 年（ワ）第 2208 号
5) 知財高裁平成 27 年（ネ）第 10036 号，東京地裁平成 26 年（ワ）第 3343 号

保坂　明（ほさか　あきら）

1.16. 結晶の特許知識

1. 結晶の権利化知識

　医薬品の有効（薬効）成分は合成過程において結晶を形成する場合とそうでない場合とがある。新規な有効成分の合成時に結晶が形成される場合は，通常新規有効成分の特許出願において，有効成分の物質の権利化と同時にその結晶の権利化も試みられる。形成される結晶形が複数存在する場合，特別の理由がない限り，新規有効成分に特許性が認められれば複数の結晶すべてに特許性が認められる。複数の結晶形すべてを権利化する必要性があるか否かは別の問題として，新規有効成分の複数の結晶がそれぞれ単離されかつその物性が確認されておれば特許性を主張することができる。

　問題になるのは，新規有効成分の合成時に結晶が形成しない場合である。この場合は，形成される時期が結晶の権利化（特許性の主張）に大きく影響する。非結晶の新規有効成分を合成する具体例（実施例）を記載した特許出願（以下，有効成分出願）は，出願日から1年6カ月経過すると公開される。この有効成分出願後のいつの時点で結晶が形成される（結晶化に成功する）かにより，権利化の対応策や特許性の主張が大きく異なる。

●有効成分出願の出願日から1年以内に結晶が形成された場合

　2つの特許対策が考えられる。1つは，有効成分出願に結晶の実施例および請求項を追加記入した新たな特許出願を，有効成分出願の出願日より1年以内にする対策である。そして，この新たな特許出願では，有効成分出願（結晶や結晶化の一般的な説明あり）に基づく優先権の主張を試みる。もう1つは，形成された結晶のみを保護対象にした新しい特許出願（結晶の実施例を記載：以下「結晶出願」と称する）を，有効成分出願の出願日より1年6カ月以内（公開前）にする対策である。ただし，結晶出願においては，有効成分出願に基づく優先権を主張しない。すなわち，結晶出願は，有効成分出願とは異なる発明（選択発明）に関わる旨を特許性で主張することになる。この結果，結晶出願は有効成分出願の権利期間満了日後も結晶自体を保護することができることになる。しかし，この結晶出願の特許性主張において，有効成分出願の権利化や権利範囲に悪影響を与える主張を回避する必要があることに注意すべきである。有効成分出願は，結晶を上位概念的に含む範囲（技術的範囲）で権利化されなくてはならない。結晶は，有効成分出願および結晶出願により二重に保護することが理想的である。

●結晶の形成される時期が有効成分出願後の1年から1年6カ月の間にある場合

　CIP出願などの継続出願制度がある米国を除いて，有効成分出願の公開前に結晶出願をして権利化する対策が考えられる。この結晶出願の権利化の主張は，前述の選択発明の場合と

同じであるので，有効成分出願の権利化や権利範囲に悪影響を与えないように十分に注意する必要がある。この結晶出願は，有効成分出願とは別に結晶を保護する物質特許として有効に活用することができる。

●**有効成分出願が公開された後に結晶が形成される場合**

結晶出願をして結晶の権利化（選択発明を主張する）を試みることは前述と同じである。しかし，権利化（選択発明）の主張はより厳しいものになる。

次に，有効成分の結晶の権利化について考慮すべき事項のいくつかを，判決に基づいて具体的に説明する。

1.1. 「ラクチュロース」事件

（知的財産高等裁判所，審決取消請求事件）

本事件は，平成17年（行ケ）第10205号事件であり，平成18年2月16日に判決されている。特許出願の目的物である結晶ラクチュロース三水和物を製造するために用いられる原料の種品について，明細書には製造方法が記載されておらず，また特許出願時の技術常識に基づいて容易に製造することも出来ないので，特許法第36条第4項（平成6年法改正前の旧法）の規定「実施可能要件」を満たさないとされた。そして，特許出願が「実施可能要件」を満たすものであるとした審決が取り消された事例である。なぜ審決が取消されたのか，注目すべきである。

ⅰ）事件の経緯

①被告（森永乳業）の特許第2848721号は，平成3年8月9日に出願され，平成10年11月6日に設定登録された。

②原告（イナルコ S.P.A.）は，平成11年7月19日に特許異議を申立てた。

③被告は，平成12年1月17日に訂正請求。

④平成12年6月6日に，特許維持の異議決定。

⑤原告は，平成15年1月30日に無効審判を請求。

⑥平成16年3月2日に，審判請求不成立の審決。

⑦原告は，審決取消を求めて高裁に出訴。

ⅱ）訂正後の特許請求の範囲

被告は平成12年1月17日に訂正請求しており，それにより訂正された特許請求の範囲は次のとおりである。この訂正により，請求項3において下線部分が新たに追加された。

【請求項1】

$C_{12}H_{22}O_{11} \cdot 3H_2O$ の分子式を有する結晶ラクチュロース三水和物。

【請求項2】

次の理化学的性質を有する請求項1記載の結晶ラクチュロース三水和物。

元素分析　炭素：水素：酸素のモル比率が12：28：14であること，

分子量　氷点降下法で測定した分子量が396ダルトンであること，

水分　カールフィッシャー法で測定した水分含量が13.6%（重量）であること，

融解開始点　キャピラーリー式で測定した融解開始点が58〜60℃であること，および

比旋光度　変旋光を示すが，平衡時1%（重量）水溶液を20℃で測定した比旋光度が−43.1±0.3°であること。

第3章　固体医薬品の物性評価の解析例

【請求項3】

　　固形分中無水ラクチュロース換算でラクチュロースを70〜90％（重量）の割合で含有するラクチュロース・シロップを，このシロップに含まれている乳糖の水中糖比，および全固形分含量がそれぞれ10％（重量）以下および65〜75％（重量）の範囲に濃縮し，濃縮したシロップを2〜20℃の温度に冷却し，ラクチュロース三水和物を種晶添加し，攪拌して結晶ラクチュロース三水和物を生成させたのち，この三水和物を分離することを特徴とする結晶ラクチュロース三水和物の製造法。

iii）本発明と公知技術の関係

　　本件発明は，結晶ラクチュロース三水和物（菱形の結晶）とその製造法に関する。一方，公知技術としては，結晶ラクチュロース（不規則な形の無水物結晶）を種晶として濃縮ラクチュロース溶液から結晶化による結晶ラクチュロース（α-フラン形ならびにβ-ピランおよびβ-フラン形の混合物）の調製法がEP-A-318630に記載されていた。

iv）争点（問題点）

・物の発明または物を製造する方法の発明において，明細書に製造方法の具体的な実施例がない場合，旧特許法第36条第4項が規定する「実施可能要件」を満たすためには，明細書及び図面の記載ならびに出願時の技術常識に基づき当業者がその物を製造できる特段の事情があることが必要になるが，本事件では特段の事情が存在するか否か。

・目的物の結晶ラクチュロース三水和物の製造に用いる「種晶」となるラクチュロース三水和物は，具体的な製造例が記載されていないが，当業者が容易に製造することができるか否か。

ⅴ）高等裁判所の判断

　　特許制度は，発明を公開する代償として，一定期間発明者に当該発明の実施につき独占的な権利を付与するものであるから，明細書には，当該発明の技術的内容を一般に開示する内容を記載しなければならない。

　　物の発明については，その物をどのように作るかについての具体的な記載がなくても明細書および図面の記載ならびに出願時の技術常識に基づき当業者がその物を製造できる特段の事情のある場合を除き，発明の詳細な説明にその物の製造方法が具体的に記載されていなければ，実施可能要件を満たすものとはいえない。物を製造する方法の発明についても，同様である。

　　本事件にあっては，

・明細書に記載の種晶「ラクチュロース」は，続く記載「種晶添加するラクチュロースは，三水和物を使用する」より，種晶としてラクチュロース無水物を用いることが記載されているとは認められない。種晶となるラクチュロース三水和物をどのように製造するかについて，具体的な記載は存在しない。種晶として公知の無水物を用いることは当然のこととはいえず，使用したとしても三水和物が当然製造できるともいえない。

・本件明細書の記載および本件出願時の技術常識に基づいて，当業者が種晶として使用するラクチュロース三水和物を容易に製造できる特段の事情が存在すると認められない。

ⅵ）この事件に基づく結晶の権利化の必要条件

　　本件特許の目的物である結晶ラクチュロース三水和物（菱形の結晶）を製造するのに用いられた「種晶」は，製造原料であるとともに目的の結晶でもある。原料が新規である場合には，その新規原料の製造法を明細書本文に記載するとともに具体例（実施例または参考例）

として記載することが必要である。

　この事件から，結晶についての技術は特許実務の専門家にとっても大変難しい技術分野に属するといえる。それがゆえに，結晶の特許性を十分に主張するためには，明細書の記載および特許請求の範囲の記載は慎重を期すべきである。

1.2.　「アシクロビル」事件

（東京地裁　H11（ワ）27944 号　H13.1.18 判決　損害賠償請求）

（東京高裁　H13（ネ）959 号　H13.11.29 判決　損害賠償請求控訴）

　原告は，化合物「アシクロビル」（抗ウイルス剤）の物質特許第 1090820 号の特許権者であった。被告は，アシクロビルとその他の賦形剤，崩壊剤，結合剤，滑沢剤などを含む錠剤を原告より購入し，購入した錠剤より抽出，精製（再結晶）したアシクロビルを含有する新たな錠剤（その他の添加剤が異なるが，同一効能と効果を有する）を製造して販売していた。原告は，この被告の行為を原告の特許権を侵害しているとして損害賠償を請求した。

ⅰ）事件の経緯

①一審の東京地裁は，特許権は「用尽した」（消滅した）ものとして，原告請求を棄却（非侵害と判断）した。

②東京高等裁判所は，「特許製品を譲渡したときは，特許権は目的達成により消尽し，特許権の効力はその特許製品を業として使用，譲渡等する行為に及ばない」（BBS 最高裁判決 H7（オ）1988 号　H9.7.1 を援用）として，原告控訴を棄却（非侵害と判断）した。

ⅱ）判決要旨

　東京高裁は，「特許権の消尽は，特許権の効力のうち『生産する権利』にはあり得ず，購入した製品の部品等を利用して，新たな別個の実施対象を生産する行為は，特許権を侵害する」と述べている。そして，本事件について，本発明の実施対象は，錠剤ではなくアシクロビルであり，被告の行為はアシクロビルの生産する行為ではなく，使用する行為である。アシクロビルを含有する錠剤を生産する行為は，アシクロビルを生産する行為に該当しないとした。

ⅲ）本事件からの物質（結晶）特許の請求項の記載要件

　本事件における物質特許は，アシクロビルの請求項（化合物クレーム）があるのみであり，製剤，製造法または用途に関する請求項を有していない。もしこの問題の特許に①アシクロビルの結晶の請求項，②アシクロビルの結晶化による製造法の請求項，あるいは③アシクロビルを含む製剤（または錠剤）の請求項が存在していた場合，判決は逆の結果になっていたと思われる。被告は，アシクロビルを再結晶化していることから，アシクロビルの結晶を明らかに製造（生産）していることになる。また，被告は，再結晶で得たアシクロビルを含有する錠剤を製造（生産）もしている。そして，もし本特許に①②③の請求項の 1 つでもあれば，本特許発明の実施対象は結晶化により得られたアシクロビル結晶またはアシクロビルの含有錠剤を含むこととなる。したがって，被告の行為は，原告から購入した錠剤の一部分である主成分アシクロビルを抽出，再結晶化して得られたアシクロビルを利用して新たなアシクロビル含有錠剤を製造することになる。本判決が述べている，原告錠剤の部品（抽出された溶液状の）アシクロビルを利用して新たな別個の実施対象（添加成分が異なる錠剤）を生産する行為に該当し，特許侵害に該当する（損害賠償が認められた）ことになる。

　新規化合物の発明においては，特許出願時の特許請求の範囲に，化合物の請求項の他に化

第 3 章　固体医薬品の物性評価の解析例

合物の製造法の請求項と化合物の用途（化合物を含む製剤など）の請求項を記載するのが一般的である。結晶に関しても新規化合物の発明と捉えることができることから，同様に結晶の請求項の他に，結晶の製造法の請求項と結晶を含む医薬（製剤）の請求項を記載するべきである。結晶の特許性が認められれば，その製法も製剤も同時に特許性（新規で有用な結晶に基づく特許性）が認められる。

1.3.　「ファモチジン」事件

（東京高裁　平成 15 年（ネ）第 3034 号　H16.4.28 判決　特許権侵害差止請求控訴事件）

ⅰ）事件の経緯

① G 社（ハンガリー）は，特許第 2708715 号（優先日は 1986 年 8 月 5 日）に基づいて，N 社及び Y 社の医薬品の製造，販売，展示を権利侵害として，差止と廃棄を東京地裁（原審，平成 14 年（ワ）第 6613 号）に請求したが，当該医薬品は訂正前の特許請求の範囲の記載に基づく技術的範囲に属さないとして，請求は棄却された。

② G 社は，無効審判事件で認められた訂正後の特許請求の範囲の記載に基づく技術的範囲に当該医薬品が属するとして，控訴（均等論に基づく侵害「均等侵害」も追加）した。

ⅱ）訂正後の特許請求の範囲

本事件と並行して争われていた無効審判事件において，G 社は特許請求の範囲の記載を訂正した。訂正後の「請求項 1」は次のとおりである。

「その融解吸熱最大が DSC で 159℃にあり，その赤外スペクトルにおける特性吸収帯が 3506，3103 及び 777 cm^{-1} にあり，及びその融点が 159〜162℃であることを特徴とする，<u>再結晶により析出された形態学的に均質な</u>「B」型のファモチジン。」

（アンダーライン部分が追加訂正された。DSC ＝示差走査熱量測定）

なお，A 型のファモチジンは，融解の吸熱最大が DSC で 167℃にあり，その赤外スペクトルにおける特性吸収帯が 3450，1670，1138 および 611 cm^{-1} にあり，融点が 167〜170℃である。溶解速度は，B 型の方が高い。

ⅲ）各社の主張

① G 社の主張

原審の東京地裁は，訂正前の請求項について，「100％の形態学的純度を有する B 型のファモチジン」と目的物（単一物）を解釈していた。これに対して，G 社は，訂正後の請求項は「A 型の混合が約 15％まで許容される範囲の B 型のファモチジン」と解釈できると主張した。それは，N 社・Y 社製品が約 15％以下の A 型を含む B 型ファモチジン（混合物）であり，請求項の範囲に含まれると主張するためと考えられる。

G 社は，さらに次のような均等論を主張した。

・発明の本質に関して，A 型ファモチジンは本質部分でない。

・置換可能性，同一作用効果（均等侵害）に関して，N 社，Y 社の製品は発明の目的を達成し，同一作用効果を奏する。

・置換容易性（均等侵害）に関して，A 型を含有させることには困難性がない。

・公知技術に該当しないことに関して，A 型特有の特性吸収帯のピークを示さない B 型は非公知であって想到は困難である。

・禁反言に関して，A 型の混合は意識的に除外されてない。

②N社，Y社の主張

・N社，Y社の製品は，本件特許優先日前の公知技術である特許第1333173号（1979年出願）の実施例2の製法に準拠して製造されたA型とB型の混合物。

・融解吸熱パターン，融点，不純物の除去法が相違することから，混合物は特許請求の範囲記載の技術的範囲外。

・均等論は該当しない。特許発明の本質は純品であり，純品と混合物の効果は相違する。混合物は公知であり，本件特許の審査段階で混合物を意識的に除外している。

iv）東京高裁の判断

・明細書の記載および出願経過から，特許発明はB型ファモチジンに限定されており，混合物を明らかに排除していると判断できる。

・特許請求の範囲の訂正は，範囲を減縮するものであって，純粋なB型ファモチジンの範囲を超えるものでない（訂正の時点では範囲を拡張することはできまた範囲を拡張するものでもない）。

・A型ファモチジンの特性が検出されない程度のA型ファモチジンを含むものは特許発明の範囲に属する。また，特許明細書に「A型の混合は約15％まで許容される」との記載はない。

上の判断に基づいて，東京高裁はさらに次のように述べている。

・N社，Y社の製品は，粉末X線回折測定，DSC測定でA型ファモチジンを含むと認められ，特許発明の技術的範囲に属さない

・純品なB型ファモチジン」に限定して「A型ファモチジンの混合を意識的に除外していた」出願経過から，均等論は採用できない。

v）この事件から学ぶことができる結晶の権利化戦略

本件特許発明のように，開発品になる重要な発明の場合には開発品を権利化することに努力を集注し過ぎる結果，権利化する範囲を狭くし過ぎることにつながる恐れがある。権利化のための主張や準備できている証拠の内容から権利範囲を相当に限定して権利化せざるを得ない場合もあるとは思う。しかし，一般に特許請求の範囲を限定する場合には，開発品の権利化を考慮すると同時に競合品あるいは類似品の出現を予想して権利化範囲を決めるべきである。開発品のみ権利化できても，競合品や類似品が容易に出現するようでは開発品について独占権を獲得する意味や価値が極めて少ないものになってしまうことになる。審査段階において，十分な反論を見出せないあるいは証拠として適当なものを探し出せない，さらに開発品の権利化が急がれる場合には開発品の権利化のために特許請求の範囲を限定せざるを得ないと考えられる。しかし，この限定する戦略と同時に，競合品や類似品の出現を抑制する対策として，広い特許請求の範囲（開発品の上位概念を保護する範囲あるいは開発品を除いたその他の目的物を保護する広い範囲）を対象とした分割出願とその権利化を是非考えたいものである。この考え方は，結晶の権利化にも適用できる。

本事件においては，B型ファモチジンの権利化に意識が行き過ぎて，B型の効果に影響を与えないレベルのA型が少し混ざった混合物が商品化可能で競合品になること及び該競合品に対する対応策の検討が必要であることを考慮すべきであった。一般論として，権利化されないで審査段階にある他社の特許出願は，その特許請求の範囲に自社の開発（候補）商品が含まれる限り，拒絶が確定するまでは完全に無視することはできない。本事件において，審査段階で「B型ファモチジン純品と同程度の効果が発揮されるA型との混合物」を目的

第3章　固体医薬品の物性評価の解析例

物とした分割出願をしておれば，状況は変わった（侵害者との契約交渉などの動機になった）かもしれないと思える。

2.　結晶多形の権利化知識

　医薬品の有効成分の結晶出願後に形の異なる結晶が形成される場合があるが，前述の非結晶の新規有効成分と結晶の場合と同様に，異なる結晶が形成される時期により同様の特許対策が考えられる。ここで注目したいことは，結晶出願の出願後に形の異なる結晶のみを保護対象とする新たな特許出願（異なる結晶の実施例を記載：「多形結晶出願」と称する）をする場合の多形結晶出願の権利化は，有効成分出願後に結晶出願した場合における結晶出願の権利化よりも難しいか否かである。言い換えると，結晶多形の特許性は，多形の見出されていない結晶の特許性と異なる判断がされるのか否かが問題である。結晶多形の特許性の考え方や主張点について具体例に基づいて次に説明する。

2.1.　結晶多形の進歩性

　次に記載する判決より，特許庁および裁判所の「結晶多形」に対する考え方を紹介する。その上で対応策について説明する。

ⅰ）知財高裁 H18（行ケ）10271 号事件の経緯と判決内容

　この事例は，平成 19 年 7 月 4 日に判決が出された知財高裁 H18（行ケ）10271 号事件である。特許庁の審決取消を求めたこの事件の審決までの経緯は次のとおりである。

①平成 10 年 7 月 1 日　特許出願（特願平 11-507368 号）

　　（優先日：平成 9 年 7 月 2 日米国，平成 10 年 1 月 7 日英国）

②平成 14 年 12 月 24 日　拒絶査定

③平成 15 年 3 月 20 日　拒絶査定不服審判請求

④平成 18 年 2 月 1 日　審決（請求不成立⇒進歩性の否定）

　拒絶査定を維持するこの審決の取消を求めた本件事件は，タキキニン受容体拮抗作用を有するメチルモルホリン化合物の多形結晶の進歩性判断に関与している。そして，拒絶査定不服審判請求後の平成 15 年 4 月 8 日に補正された請求項 1 には，

　「化合物 2-(R)-(1-(R)-(3，5-ビス（トリフルオロメチル）フェニル）エトキシ)-3-(S)-(4-フルオロ）フェニル-4-(3-(5-オキソ-1H，4H-1，2，4-トリアゾロ）メチルモルホリンの多形結晶であって，12.0，15.3，16.6，17.0，17.6，19.4，20.0，21.9，23.6，23.8 及び 24.8°（2 シータ）に主要な反射を有する X 線粉末回折パターンを特徴とする，Ⅰ形と称される多形結晶。」

の発明（本願発明）が記載されていた。

　一方，公知文献として引用されている国際公開第 95/23798 号には，

　「2-(R)-(1-(R)-(3，5-ビス（トリフルオロメチル）フェニル）エトキシ)-3-(S)-(4-フルオロ）フェニル-4-(3-(5-オキソ-1H，4H-1，2，4-トリアゾロ）メチルモルホリンの結晶」

　（多形結晶について言及されていないが，Ⅰ形結晶とは物性の異なるⅡ形結晶）の発明（引用発明）が記載されていた。

　そして，判決は（アンダーラインは筆者が記入），

（a）「引用発明に基づいて本願発明を容易に相当することができた」，

（b）「結晶多形において，溶解度が異なることが，直ちに，予想外の顕著な効果を奏するものであると認めることはできない」，および

（c）「熱力学的安定性の 0.2 kcal/mol は，溶解度比の 1.4 を自由エネルギーの差に換算して，形式を変えて表現したものである」

と判断して，審決取消請求を棄却している。したがって，本願発明は，引用発明に基づいて当業者が容易に発明することができたものであるから，特許法第 29 条 2 項（進歩性）の規定により特許を受けることができないとした審決が支持された。

ⅱ）結晶多形の進歩性についての特許庁および知財高裁の考え方

　この判決で大事なことは，結晶多形の進歩性についての特許庁および知的財産高等裁判所（第 1 部）の考え方が，明確に示されていることである。即ち，本判決においては結晶多形の進歩性の否定理由が，「発明の動機」の容易性および「発明の効果」の予想範囲内に区別されそれぞれについて次のように記載されている。

●「発明の動機」の容易性について

①特許庁の考え方

a）「本願優先日前において，一般に，多くの有機化合物において，再結晶の溶媒の種類，pH，再結晶時の温度，圧力の違いにより結晶多形が存在することは周知であり，医薬として或いは医薬化合物の製造の上でより好ましい安定性や溶解度の物性を有する多形結晶を得ることを目的として，再結晶の諸条件を変えてみることは当業者が当然に試みる周知の事項になっていた。」，

b）「本願発明の『Ⅰ形と称される多形結晶』は，引用発明の結晶を，特別な再結晶化条件を採用することなく，通常の再結晶化条件で再結晶化を行えば，過度の実験を行うことなく得られるものであり，『Ⅰ形と称される多形結晶』を得ることは，当業者が，容易に相当し得ることである。」，および

c）「当業者であれば，医薬として有用な化合物である本件メチルモルホリン化合物の結晶が記載されている引用例に接すれば，引用例記載の結晶が多形結晶であるとの記載がなくても，通常試みるであろう再結晶化条件で再結晶化を行い，得られた結晶についてそのX線粉末回折パターンを測定したり，溶解度等の測定をしてより医薬として好ましい結晶かどうかを検討することは過度の負担なく実施できる程度のことである。」

（a）および b）は審決における特許庁の判断，c）は裁判における特許庁の主張）

②知財高裁の考え方：

d）「本件優先日前，医薬化合物について，結晶多形を示すものが多いことが知られていたほか，結晶多形は，結晶形が異なることによって溶解速度等が異なるところ，溶解速度は医薬品としての効果に影響するものであることなどから，医薬化合物の製剤設計において，結晶多形の存在を検討すべきことが，周知であったと認められる。」，および

e）「有機化合物において，再結晶溶媒等を変えて再結晶化を試みることが知られていたことは原告も争わず，引用発明の化合物について，結晶多形の存在を検討するために，再結晶溶媒として，引用発明について示唆されているといえるメタノールをはじめとして，メタノールに類似のエタノールや周知の溶媒を用いて，再結晶化を行うことは，当業者が通常行うようなものであったと認められる。」

第3章　固体医薬品の物性評価の解析例

●「発明の効果」の予想範囲内について

①特許庁の考え方

「本願発明のⅠ形結晶について，Ⅱ形結晶と比較した溶解度比や熱力学安定性は，当業者の予測の範囲を超えるものではなく，これらの溶解度比や熱力学的安定性をもって，本願発明が進歩性を有するものとは認めることはできない。」

②知財高裁の考え方

「結晶多形において，相互の溶解度が異なることは，予想外のものではなく，結晶多形がそのような性質を有するからこそ，医薬化合物の製剤設計において，結晶多形の存在を考慮すべきであるとされているのであり，結晶多形において，溶解度が異なることが，直ちに，予想外の顕著な効果を奏するものであると認めることはできない。」

ⅲ）前記具体例に基づく結晶多形の進歩性の主張点

この判決を紹介した目的は，結晶多形の進歩性の判断が厳しいことを説明するだけではない。すなわち，この判決においては，特許庁および知的財産高等裁判所が結晶多形の進歩性を認める可能性がある場合，言い換えると上記特許庁および知的財産高等裁判所の考え方や判断において進歩性を認めてもらうために主張すべき事柄も示唆されている。特許庁および知的財産高等裁判所が要求している結晶多形の進歩性の主張点は，この事件における特許庁の意見および知的財産高等裁判所の判断に基づくと，次に説明する「本件化合物の結晶多形が存在する蓋然性は低い」および「医薬品としての極めて優れた効果を有する」になる。もちろん，これらの主張は，妥当な証拠に基づいてされるべきであることは言うまでもないことである。

●「本件化合物の結晶多形が存在する蓋然性は低い」

判決文中に，次のような記載がある。

・「審決は，再結晶化法が公知であり，再結晶化条件が通常のものであることをもって，「物」の発明である本願発明の進歩性がないと判断しているものではない。」

・「多形は，無機物から有機化合物にわたり結晶化する物質について広く見られる事象であり，本件メチルモルホリン化合物と同様の，ベンゼン環や複素環を有する化合物についても多形が知られているのであるから，本件引用例に多形結晶であるとの記載がなくても，当業者ならば，多形が存在する蓋然性が高いと推定すると考えるのが自然であり，この推定を否定するような本件メチルモリホリン化合物については多形が存在しないことが報告されているといったような特段の事情もない。」（アンダーラインは筆者が記入）

この判決文中の記載より，本件メチルモルホリン化合物あるいはその類似化合物（同じ技術分類に入る他の化合物）に関して，例えば結晶化を試みたが「多形は得られなかった」，「結晶は形成しなかった」，「結晶化は困難であった」あるいは「得られた結晶は極めて不安定であった」等と記載した公知文献を提出することができれば，本願出願時点において本件化合物の結晶多形の存在自体が予想外のものとなり，進歩性特に引用発明に基づく「発明の動機」はない（多形が存在する蓋然性は低い）ことを証明できることになる。その結果，「発明の動機」があるとの進歩性を否定する拒絶理由は，もはや該当しなくなる。この進歩性の主張は，他の結晶についても当てはめることができる。すなわち，同じ技術分野の物質に関して，結晶形成の否定に係る記載や示唆を立証する公知文献を事前に準備しておくことが必須になる。

1.16. 結晶の特許知識

● 「医薬品としての極めて優れた効果を有している」

判決文には，次のような記載がある。

「本件明細書に記載されている本願発明のⅠ形結晶について，Ⅱ形結晶と比較した溶解度比や熱力学的安定性は，当業者の予測の範囲を超えるものではなく，これらの溶解度比や熱力学的安定性をもって，本願発明が進歩性を有するものと認めることはできない。また，<u>Ⅰ形結晶とⅡ形結晶とが異なる溶解度，熱力学的安定性を有しているとしても，Ⅰ形結晶がⅡ形結晶と比較して，医薬製剤としての均質性，アベラビリティー等の特性においてどの程度優れたものといえるかについては，本件明細書には，具体的な記載がない。</u>」（アンダーラインは著者が記入）

この記載から明らかなように，溶解度や熱力学的安定性は多形結晶の効果を判断する上で重要視されておらず，進歩性主張に必要なものは医薬品としての品質に関する優れた効果であることを示唆している。本事例からは，公知結晶と比べて医薬製剤としての均質性やアベラビリティー等について優れた効果を有するとの具体的な記載（および効果を立証する比較実験データ）が出願時明細書にある場合には，予想外性（顕著な効果）の主張や立証の根拠として役立てることができることになる。したがって，結晶多形の特許出願においては，出願時に予測できる医薬品の品質にかかわる優れた効果の総てを明細書に記載しておき，少なくとも1つの効果の立証実験データを出願時の明細書に実施例や実験例として記載しておくことが進歩性の主張対策として重要になる。

また，知財高裁の判断として，次のような記載もある。

「原告主張の熱力学的安定性の差異についても，その差のみによっては，Ⅰ形結晶とⅡ形結晶の1.4との溶解度比についてと同様，予想外の効果であると認めるに足りないし，また，<u>この自由エネルギーの差によって，直ちに，Ⅰ形結晶がⅡ形結晶に比べ，室温保存での変質のしにくさなどの，実用上の安定性に優れていると認めるに足りる証拠はないから，熱力学的安定性が予想外の顕著な効果とみとめられるものではない。</u>」（アンダーラインは筆者が記入）

この裁判所の判断も，前述と同様に，熱力学的安定性が医薬品の室温保存時の安定性を示すものでないとしており，本願発明の多形結晶が公知結晶に比べて<u>医薬品としての実用上の効果例えば室温保存時の安定性等において優れていることを立証すれば進歩性を認めること</u>を示唆している。従って，多形結晶の進歩性主張のための対策，すなわち出願時明細書には予測できる医薬品としての優れた効果のすべてを記載するとともに，少なくとも1つの優れた効果を立証する実験データを記載しておくことが，進歩性の主張において大いに役立つことになる。

2.2. 結晶多形の新規性と出願明細書の記載

知的財産高等裁判所が平成20年4月21日に判決を言い渡した平成19年（行ケ）第10120号事件においては，特許発明の「結晶性アジスロマイシン2水和物」が特許法29条1項3号に規定する特許出願前に国内外において頒布された刊行物に記載された（新規性のない）発明に該当するか否かが争われた。その経緯は次のとおりである。

①昭和63年7月6日　特許出願

　　（特願昭63-168637号，優先日：昭和62年7月9日）

②平成7年2月8日　設定登録（特許第1903527号）

第3章　固体医薬品の物性評価の解析例

③平成18年4年7月　無効審判被請求
④平成19年3月5日　審決（審判請求不成立，特許維持）

　この新規性を認めた審決の取消を求めて請求されたのが，本件事件である。この事件においては，特許発明の「結晶性アジスロマイシン2水和物」が優先日前に配布された刊行物に記載されていたか否かが争点であった。無効審判で引用された第10回クロアチア化学者会議発表論文要旨集は，本件特許の優先日前（1987年2月）に頒布された刊行物であり，結晶Aを記載していた。そして，この結晶Aが，優先日後にアジスロマイシン2水和物であることが公表されたことから，特許発明は優先日前に頒布された刊行物に記載された（新規性がない）発明に該当するとして争われている。しかし，引用されたこの刊行物には，結晶Aの製造に用いられる原料について製造方法や入手方法が記載されておらず，また原料の製造方法や入手方法を技術常識として当業者が知りえるとの証拠もなかった。知的財産高等裁判所は，「特許法29条1項3号で掲げる刊行物に記載された発明というためには，本件優先日当日の技術常識に基づいてその発明にかかる物の製造方法が記載されている必要があり，特に新規な化合物の発明の場合には，刊行物中で化学物質が十分に特定され，刊行物の記載からその化学物質の製造方法を当業者が理解できる程度に発明が開示されている必要がある」と判断して，該刊行物には「アジスロマイシン2水和物と特定し得る物が記載されているとはいえず」と認定している。

　この判決内容から明らかなように，結晶多形を権利化するには，特許出願時の明細書に公知の原料から新規な目的結晶を製造する方法を当業者が理解できる程度に開示しておくことが必要な対策になる。そして，原料が新規な場合には，公知物質から新規な原料を製造する方法を特許出願時明細書に開示しておくことも必要な対策になる（なお，この場合は新規原料も特許対象にできる）。このような結晶多形の権利化に必要な対策は，非結晶の化合物の権利化において必要な対策と本質的には変わらない。

2.3.　結晶多形の特許性・権利化

　結晶や結晶多形の特許性に対する特許庁および知的財産高等裁判所の考え方において，最近目立った変化はない。すなわち，

①公知の非結晶有効成分から優れた性質を有する結晶を得る，あるいは公知の結晶有効成分から異なる性質の結晶多形を得ることを，当業者は通常期待（予想）する，

②公知の非結晶有効成分あるいは公知の結晶有効成分に，通常の結晶化方法あるいは再結晶化方法を適用して目的の結晶あるいは結晶多形を得ることは，当業者の日常業務である，および

③得られる有効成分の結晶あるいは結晶多形の優れた性質は，当業者の予想範囲内のものである

との考え方に基づいて，結晶及び結晶多形の特許性が審査あるいは判断されている。この考え方や特許性の審査や判断は，過去から現時点に至るまで基本的に変化することなく維持されている。

　したがって，日本において有効成分の新規な結晶多形の特許性を主張する場合には，次の点を適確な証拠に基づいて立証すべきである。なお，証拠の収集は，いろいろな機会や発明者を含む技術者などを通じて時間を十分にかけて事前に収集しておくことが必要であり，拒絶理由通知後あるいは係争が起こってから収集したのでは時間的制約から対応が不十分にな

ることが多い。

a) 有効成分の属する技術分野においては，新規な結晶多形の形成自体が予想外である（有効成分の公知の化学構造，結晶や物性などからは，事前に結晶多形の生成を予想することはできない）。

b) 有効成分の新規な結晶多形は，公知有効成分（非結晶，結晶）と比べて，医薬品としての品質において（予想外の）優れた効果や性質を有している。

c) 対応外国出願（特に日米欧の三極ハーモナイゼーションやハイウェイ構想を考慮すれば欧米）において，有効成分の新規な結晶多形は特許性が認められている。

宇佐見　弘文（うさみ　ひろふみ）

2. 製剤分析に関する事例

　いかなる化合物もそのままの状態で患者に投与されることはなく，製剤化の工程を経て特定の剤形とすることで初めて服用可能な形態となることから，製剤化は医薬品の製品開発において重要であることはいうまでもない。固体医薬品の場合，経口投与後，製剤から溶出した化合物が消化管より吸収され，全身循環血に移行し，疾患部位に分布することで薬理効果を発揮することになる。安定的に経口吸収され，その結果，十分な有効性・安全性を示す製剤を用いて薬物治療を達成するためには，品質が一定の製品が市場に供給される必要があり，剤形・処方開発，安定性確認，品質規格の設定，品質管理等の固体医薬品の製品化のプロセスにおいて，製剤分析の果たす役割は大きい。

　ここでは，消化管吸収について概説したのちに，製剤中の結晶形の評価，包接複合体形成による安定化，連続生産におけるプロセス管理，簡易製剤を活用した開発アプローチといったいくつかの製剤分析の事例を挙げ，その有用性を紹介する。また，多くの資源を投資して上市に至った製品の価値を最大化するうえでの製剤発明の役割についても触れることにする。

2.1. 吸収に関する概論

　製剤化の意義はユニット化により製品に定量性、安定性、製造性、品質といった機能を付与することである。経口内服剤は全医薬品処方数のおよそ60%を占めており、最もポピュラーな剤形である。また、製造時に無菌操作を必要としない、患者が自ら服薬できる、一定期間の継続的な服薬が可能であり通院の負担を軽減できる、などから最も経済的な剤形ともいえる。第十七改正日本薬局方では経口投与する製剤として7種が記載されているが、いずれも服用後、有効成分が消化管から吸収されたのちに効果を発現することを企図しており、医薬品としての有効性・安全性確保の観点からも効率的な吸収が求められる。

　一般に吸収過程は小腸上皮細胞を介した膜輸送であり、細胞と細胞の間を透過する細胞間隙経路と細胞内を透過する細胞内経路に大別される。上皮細胞間には密着接合（タイトジャンクション）が存在し、細胞間隙経路による透過性を制限しているが、この経路は主に水溶性の高い化合物が受動的に輸送される経路である。細胞内経路は多くの場合、化合物の脂溶性に従った単純拡散によって支配されており、イオン型の化合物の場合には、pH分配仮説により受動輸送される。しかしながら、本仮説に従わない例も散見され、その理由の一つとして輸送担体（トランスポーター）を介した能動的な輸送を挙げることができる（図1）。輸送単体については多くの研究報告があるので、そちらを参照してほしい。

　経口投与後の化合物の消化管吸収は、①消化管内での化合物の溶出性、②消化管移動特性、③吸収部位での膜透過性、により支配されている（図2）が、ここでは消化管吸収に及ぼす要因の観点から吸収の概略を捉えることとする。

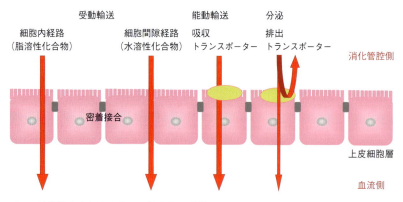

図1　消化管上皮細胞を介した化合物の膜輸送

2.1. 吸収に関する概論

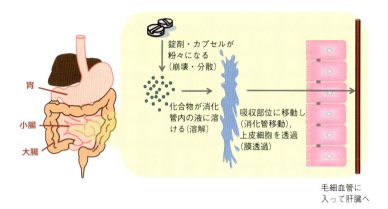

図2　経口投与後の化合物の消化管吸収を支配する主な要因

1. 吸収に影響を及ぼす生理的要因

　経口投与後の化合物の消化管吸収に影響を及ぼす主な生理的要因を表1に記す。多くの要因が吸収に影響を及ぼすことがわかるが，ほとんどが消化管の部位に依存していることは注目に値する。

表1　経口投与後の化合物の消化管吸収に影響を及ぼす主な要因

pH
消化管内の液量
分泌液（胃液，胆汁，膵液，粘液（ムチン）など）
消化酵素
消化管蠕動運動（胃，小腸，大腸）
消化管内容物（食物）
腸内細菌叢
上皮細胞の部位差（機能，形態，吸収に利用される有効面積）
能動輸送機構
上皮細胞における代謝
血流・リンパ流
サーカディアンリズム

2. 吸収に影響を及ぼす化合物の物理化学的性質

　消化管から吸収されるためには，化合物は溶解する必要がある。そのため，化合物の溶解性[*1]（溶解度ならびに溶解速度）は吸収性（吸収量ならびに吸収速度）と密接な関係にある。pH-溶解度プロファイルやpK_a（酸解離定数）などは化合物の溶解性を捉えるうえで重

[*1] 溶解性：日本薬局方では，「別に規定するもののほか，医薬品を固形の場合は粉末とした後，溶媒中に入れ，20±5℃で5分ごとに強く30秒間振り混ぜるとき，30分以内に溶ける度合」と記載されている。溶媒への溶けやすさに関する定性的な表記である。本項では溶媒に溶解する量と速度を含めて溶解性としている。これは一般に化合物の溶解する量と速度が吸収の量と速度に関連していると考えられるためである。

第3章　固体医薬品の物性評価の解析例

要な情報である。上皮細胞内を透過するためには，pH分配仮説により非イオン型の化合物が膜に分配することが求められるため，化合物の水系/オクタノール間の分配係数が膜透過性の指標としてよく用いられる。一般に脂溶性が高くなれば油相への分配が大きくなり膜透過性は良好になるが，脂溶性が高すぎる化合物は膜表面に形成されている非撹拌水層で透過制限を受けることになり，結果，膜透過性は低下する[1]。また，脂溶性の高い化合物の多くは水系への溶解性が低く，そのために良好な吸収性を示さないケースもある。

消化管内での化合物の安定性も吸収に影響を及ぼす。酸性のpH領域で化学的に不安定な化合物は経口投与後，胃内で胃酸により分解され，十分な吸収を確保できない。このような化合物では腸溶性製剤化などの製剤工夫により胃酸での分解を回避して，吸収部位である小腸で溶解させることで十分吸収を確保するアプローチがとられている。また，ペプチド結合やエステル結合を有する化合物は，それぞれ消化管内に存在するペプチダーゼやエステラーゼにより酵素的に分解されることが知られている。このようなケースではプロドラッグ化などの化学修飾による安定性の改善が求められる。

3.　消化管移動

経口投与後，化合物は消化管内を移動しながら吸収される。消化管内に滞留できる時間は限られており[2~4]，吸収されなかった化合物は体外に排泄される。消化管各部位での滞留時間（移動時間）を表2に示した。消化管移動は日内変動があり，特に胃排出は食事の影響を大きく受ける。部位によりpH，液量，イオン濃度，界面活性剤濃度，酵素，上皮細胞の形態・機能，膜輸送担体などの吸収に影響を及ぼす消化管内の環境も変化する[5]。

表2　空腹時のヒトにおける消化管各部位での滞留時間

部位	滞留時間（h）		
	平均値	範囲	平均値の累積
胃	0.5	0~2	0.5
空腸	1.25	0.5~2	1.75
回腸	1.5	0.5~2.5	3.25
回盲接合部	1.25	0~12	4.5
大腸	20	0~72	24.5

Pharmaceutical Profiles 社より提供

4.　吸収に影響を及ぼすその他の要因

経口投与された化合物の吸収に影響を及ぼす生理的要因の多くが食事摂取により顕著に変化することが報告されている。食事摂取による吸収の変化は，①低下するもの，②遅延するもの，③影響されないもの，④増大するもの，の4群に分類される[5,6]。食事摂取による吸収の変化が医薬品の臨床での有効性と安全性に影響を及ぼすことがあるため，開発段階で食事の影響を予測すること，また，食事の影響が懸念される場合は，食事の影響を低減する製剤工夫を施すことが有用となる[7]。

326

2.1. 吸収に関する概論

■■ Column ■■

製剤設計と消化管内移動特性

　経口投与された製剤は速放性製剤であれば，多くは胃内で崩壊・分散・薬物溶出して胃排出後，小腸で吸収される。一方，腸溶性製剤や徐放性製剤に代表される放出制御製剤では速放性製剤とは異なり，製剤からの薬物溶出に時間を要することから，吸収が完了するまでに製剤は消化管内を移動することになる。ここで，経口投与された製剤の消化管移動特性について整理してみよう。製剤は重量 260 mg，直径 9 mm の徐放性錠剤と，150～200 μm の非崩壊性の顆粒を充填したカプセル剤の 2 種類を考える。カプセルは胃内で溶解するので，実質，錠剤と顆粒の移動特性を整理することになる。まずは胃から排出される時間であるが，空腹時では胃の幽門部から直径 9 mm の錠剤はすぐには排出されない。およそ 90～120 分の間隔で発生する強い収縮性胃腸運動時で排出されることになる。一方，顆粒はサイズが小さいため，収縮性胃腸運動を待たなくても徐々に胃排出される。顆粒の場合，投与される数が多いので，胃排出に要する時間には幅が生じるが，この幅は胃の運動に左右されにくいので，空腹時の胃排出のばらつきは錠剤に比べて顆粒の方が小さくなる。食後では胃は食物の消化・吸収のための蠕動運動を行うので，錠剤はこの蠕動運動が終了するまで胃内に留まることになる。摂取する食物にもよるが，蠕動運動は 2～5 時間程度継続することから錠剤の胃排出も 2～5 時間程度遅延する。顆粒も胃の蠕動運動の影響を受けるため，胃排出に要する時間の幅が広くなることが知られている。次に小腸の移動時間について整理する。小腸の移動時間は製剤の種類，食事摂取の有無に影響を受けないことがわかっている。ヒトの場合，2～4 時間程度である。大腸に移動した製剤は排泄されるまで大腸内に存在することになるが大腸での平均滞留時間は 20 時間であるので，消化管内移動で最も長く製剤が滞留する部位は大腸ということになる。

　次に，朝投与する場合と夜投与する場合とで消化管移動特性を比較してみる。結論からいうと，顆粒の場合，朝投与と夜投与では同一食事条件であれば，移動特性は変わらない。錠剤は絶食時であれば朝投与と夜投与で移動特性は変わらないが，食後投与で比較すると夜投与では胃内滞留時間が顕著に遅延する。

　吸収部位が限定される化合物の放出制御製剤の設計では剤形，食事条件，投与するタイミングで消化管移動時間がことなるため，吸収性に影響が表れる恐れがあることを考慮する必要がある。

　すべての化合物が消化管全域から吸収されるとは限らず，吸収部位が限定されている化合物も存在する。経口投与後の小腸滞留時間は数時間程度であるので[2~4]，吸収部位が小腸の上部および中部に局在し，小腸下部や結腸での吸収がほとんど認められない化合物では製剤工夫により胃内の滞留性を上げるなど，吸収部位を効果的に利用することが求められる。

　化合物が投与された部位から全身循環血中に至るまでに通過する臓器により除去される現象を初回通過効果といい，特に，肝臓により化合物の除去が行われる場合を肝初回通過効果と呼ぶ。リンパ系を介して吸収される特殊な化合物を除き，ほとんどの化合物は経口投与後，消化管の上皮細胞を通過し，門脈を経て全身循環血中に移行するが，化合物によってはこの過程で上皮細胞や肝臓において初回通過効果を受けるものがある[8]。そのため，たとえ吸収が良好であっても，生物学的利用率（バイオアベイラビリティ）が低くなる化合物が存在する。初回通過効果は投与量や投与速度に依存しているため，初回通過効果を受ける化合

物を経口投与した場合，血中濃度-時間曲線下面積（AUC）や最高血中濃度（C_{max}）などの薬物速度論的パラメータは投与量に比例した変化（線形性）示さないことがあり，体内動態特性を評価するうえで注意が必要である。

5. 吸収性の改善

　米国ガイダンスに記載されているBCS（Biopharmaceutics Classification System）[*2]では，化合物を溶解性と吸収性で4つのクラスに分類している[9]（図3）。膜透過性[*3]自体は良好であるにもかかわらず溶解性の低いClass Ⅱに分類される化合物では，十分な吸収性を確保するために，可溶化処理を施すことがある。可溶化技術に関する研究報告は多く，代表的な技術を表3に記した。①微細化（ナノ粒子化），②担体を用いた固体分散体等の複合粒子化，③自己乳化型製剤，シクロデキストリン，高分子ミセル等も含めた広義の液状製剤化技術に大きく分類した。微粒子化による溶解性向上は，Noyes-Whitneyの式に示される比表面積増大による溶解速度の増加を利用するものである。ダウンサイズによる溶解性の改善のレベルには限界はあるが，目標の可溶化レベルを達成できる場合には第一選択となる。固体分散体とは，薬物が高分子等の担体中に均一に分子状態あるいはそれに近い状態で分散したものの総称である。分子は高エネルギー状態である非晶質体として存在することが多く，それゆえ，溶解時には一過性に化合物の溶解度以上に溶液中に溶解する過飽和現象が認められる。過飽和による溶解性の増大が吸収性の改善をもたらす。溶液系の一例としてはシクロデキス

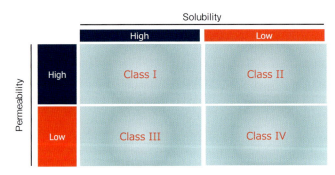

図3　BCS（Biopharmaceutics Classification System）による化合物のクラス分け

[*2] BCS（Biopharmaceutics Classification System）：化合物を溶解性と小腸膜透過性に基づいて分類する科学的な枠組みのことである。1995年にG.L. Amidonらが提唱した。溶解性と膜透過性それぞれの高低に応じて4つのクラスに分けられる（図3）。最高用量が250 mLの水系溶媒に溶解すれば，その化合物は高溶解性，溶解しなければ低溶解性となる。また，ヒトにおいて85%以上の吸収性を示せば高膜透過性，85%未満であれば低膜透過性となる。FDAのガイダンスにおいて，速放性製剤ではBCSのクラスに応じて生物学的同等性試験内容が設定されている。

[*3] 膜透過性：一般には膜が，気体・液体・溶質・イオンなどを透過させる性質を意味するが，消化管吸収を考える場合，小腸上皮細胞により形成される膜の輸送となる。受動輸送と能動輸送に大別され，受動輸送は膜の外側と内側の濃度勾配にしたがった単純拡散や促進拡散に代表される。一方，能動輸送は濃度勾配に逆らった膜を介した物質の移動を意味し，外部からのエネルギー供給を特徴とする。

2.1. 吸収に関する概論

表3 代表的な可溶化技術とその分類

分　類		製剤技術	実　例	製剤技術会社
微細化 （ナノ粒子化）	Down-sizing	湿式粉砕	NanoCrystal®	Elan
		高圧ホモジナイザー	IDD™	SkyePharma
	Build-up	晶析	BioAqueous™	Dow chemical
		超臨界流体	SFEE	Ferro Corp.
複合粒子化 （固体分散体）		二軸エクストルーダー	Meltrex™	Soliqs
		噴霧凍結乾燥	BioAqueous™	Dow chemical
		超臨界流体	Infuse-X®	Lavipharm
液状製剤化		自己乳化型製剤	SMEDDS™	Gattefossé
		シクロデキストリン	Captisol®	CyDex
		マイクロエマルション	SolEmuls®	PharmaSol
		超臨界流体	Nanosomes	Aphios

Takehiko, Yasuji, et al., Advanced Drug Delivery Reviews, 60, 388-398（2008）より作成

トリンを用いた可溶化液剤があり，安全性面を改善したスルホン化物で置換したスルホンブチルエーテル-β-シクロデキストリンを用いている[10]。以上のように難水溶性化合物の可溶化技術は多様であり，化合物特性と開発目標に見合う技術を選択することが重要となる。

　多くの結晶には多形が存在する。安定形と準安定形があり，準安定形は熱力学的に高エネルギー状態にあるため，高い溶解性を示すことから，良好な吸収性を企図して準安定形を製剤化に用いることがある。また，遊離塩基や遊離酸では溶解性が低い場合，塩とすることがある。溶解性ならびに吸収の上昇を期待して，有機アミンを塩酸塩などに，有機酸をナトリウム塩などにする。

　一方，溶解性は比較的良好であるにもかかわらず，低吸収性を示す化合物がある。これらの化合物の多くは極性の高い低分子化合物や，中分子ペプチドやタンパク質であり，膜透過そのものが低いことが低吸収性の主要因となっている（BCS class Ⅲ化合物）。中分子ペプチドやタンパク質の場合，酵素による分解も要因になる可能性が高い。膜透過を改善する膜透過促進剤（吸収促進剤）の実用化を目指した研究が継続的に行われている。上皮細胞間に存在する密着接合に作用して細胞間隙を拡げることで細胞間隙経路を介した透過性を向上させる手法として有機酸やキレート化剤の利用が知られているが，いずれも吸収促進効果を期待する高濃度添加時では細胞障害性が認められている。細胞障害性の少ない細胞間隙経路を介した吸収促進剤として密着接合のバリヤー機能の本体であるクローディンを標的とした研究も進められている[11]。混合ミセル，中鎖脂肪酸，胆汁酸塩などは細胞内経路の透過性を増大する促進剤であるが，細胞膜の脂質やタンパク質と相互作用して膜の perturbation を引き起こすことが吸収促進のメカニズムと考えられている。これらの吸収促進剤も高濃度で作用させた場合，細胞障害性が懸念される。細胞膜透過ペプチド（Cell Penetrating Peptide：CPP）を利用した吸収促進の検討も展開されている[12]。膜透過促進剤は低膜透過性の化合物の吸収において有力な手段になることが期待されるが，組織障害性，予期せぬ異物の吸収，併用剤への影響といった安全性の観点で克服する課題が存在する。

329

第3章　固体医薬品の物性評価の解析例

おわりに

　経口投与後，化合物の消化管からの吸収には多くの要因が影響を及ぼしており，吸収性を適切に評価するためにはこれらの要因を捉えることが重要である。経口は最もポピュラーな医薬品の投与経路であり，また，経口内服剤は最も affordable な剤形である。今後も経口内服剤が薬物治療に貢献し続けるうえでも化合物の消化管吸収に及ぼす要因に関する研究が進展することを期待する。

参考文献

1) Sallee V.L. and Dietschy J.M., J Lipid Res, 14, 475-484（1973）
2) Coupe A.J., et al., Pharm Res, 8, 360-364（1991）
3) Ibekwe V.C., et al., Pharm Res, 25, 1828-1835（2008）
4) Podczeck F., et al., J Pharm Pharmacol, 59, 941-945（2007）
5) Welling P.G., Pharmcol Ther, 43, 425-441（1981）
6) Singh B.N., Clin Pharmacokinet, 37, 214-255（1999）
7) Yasuji T, et al., Ther Deliv, 3, 81-90（2012）
8) Tozer T.N., "Principles and perspectives in drug bioavailability", J. Blanchard, R.J. Swachuk and B.B. Brodie（eds）, Krager, Basel, pp. 120-155（1979）
9) Amidon G.L., et al., Pharm Res, 12, 413-420（1995）
10) Zia V., et al. , Pharm. Res. , 18, 667-673（2001）
11) Takahashi A., et al., Biochem Pharmacol, 75, 1639-1648（2008）
12) Morishita M, et al., J Control Release, 118, 177-184（2007）

近藤　啓（こんどう　ひろむ）

2.2. 分光法を用いた固形製剤中の結晶形の定性・定量分析

　固形製剤の開発において，製剤中の原薬結晶形の定性・定量分析は，目的の薬効成分が製剤中で適切にコントロールされていることを確認する上で重要であり，ICH ガイドラインでもその重要性が言及されている[1]。固形製剤の製造プロセスは，原薬を複数の添加剤と混合した後，水や熱を加えての造粒や，加圧による打錠等を含む。これらの物理化学的な影響を受ける工程において，原薬結晶形を安定的にコントロールできていることをモニタリングする分析手法が必要とされてきた。また，製造後の製剤の安定性試験において，製剤を破壊せずに，製剤中の結晶形をそのまま分析できる非破壊分析手法の開発が求められてきた。このような手法として，IR 法，X 線回折法，ラマン分光法，近赤外分光法，テラヘルツ分光法など，複数の分光法が応用されてきている。原薬およびその結晶形を特異的に識別できる分光法を選択した上で，製剤設計・製造プロセス・製造後の安定性などに適用していく。本項では，主にラマン分光法および粉末 X 線回折を用いて固形製剤中の原薬結晶形を評価する手法について事例とともに紹介する。また固形製剤の剤形・処方開発，安定性確認，品質規格の設定根拠などで応用できるよう，汎用的で頑健性のある分析手法について示す。

1. 製剤への分光法の適用

　固形製剤中の原薬結晶形を非破壊でそのまま定性および定量分析する方法については粉末X 線回折（XRPD），ラマン分光，近赤外分光，テラヘルツ分光および固体 NMR などを用いた手法が報告されている[3~7]。なかでも，近赤外分光は，製剤中の成分定量法として多くの研究報告がある[8,9]。近年，製剤中の各結晶形に由来する特徴的なデータが得やすいという側面から，ラマン分光および XRPD を用いた研究事例も増えてきている[10~12]。下記の試料を打錠した製剤に XRPD，ラマン分光，近赤外分光，テラヘルツ分光を適用した結果について紹介する。

測定に用いた試料

- Form Ⅰ：開発結晶形，粉体
- Form Ⅱ：準安定形，粉体
- Placebo：乳糖，コーンスターチ，カルメロースカルシウム，ヒドロキシプロピルセルロース，ポリエチレングリコール 6000，ステアリン酸マグネシウムを混合した粉体
- モデル製剤（上記の全粉体を任意の割合で混合して打錠した錠剤，Tablet A~E）

1.1 XRPD 集光法による測定（透過法）

　X線回折法では，製剤中の各成分中の原子から散乱されるX線回折角や強度はその構造に特有であることを応用し，その回折角から結晶形の定性分析，強度から定量分析を行うことが可能である[13]。

　株式会社リガク社製のXRPD装置 Smart Lab 9 kW（X線源：CuKα）を用い，各モデル製剤を 200 rpm で連続回転させ，走査速度 6°/分で 0.02°/step の間隔で 2θ：3～40°の領域を測定した。本法は，X線を多層膜ミラーに通して錠剤を透過させた後に検出器上で集光させる方法である。事前に，Form Ⅰ および Form Ⅱ，Placebo を XRPD 透過法で測定し，回折パターンを比較した結果，低角度側で各結晶形に特異的なピークが複数確認され，Form Ⅰ および Form Ⅱ について，それぞれ回折角 $2\theta = 9.8°$，$11.6°$ および $2\theta = 7.2°$，$9.1°$，$13.2°$ 付近に特異的なピークが確認された（図1）。各結晶形配合比の異なるモデル製剤（Tablet A～E）を測定した結果，Form Ⅰ および Form Ⅱ の含量の増加に伴って各結晶形に特徴的なピーク強度が増加することが確認され（図1），各結晶形の仕込み濃度と各ピーク面積に良好な直線性があることがわかった。選択配向の影響などで回折ピークが濃度に対して直線性を示さない場合もあるので，結晶形の定量に適した回折ピークを選定する必要がある[14]。ピーク面積から作成した検量線（図2）のうち，特異性および回帰分析による直線性の結果（相関係数，95%信頼区間，誤差など）から総合的に判断し，各結晶形の定量に用いる検量線をそれぞれ，$2\theta = 9.8°$ および $2\theta = 7.2°$ と選定した。製剤中の各結晶形の結晶構造を反映する回折ピーク面積を用いた直接的な単回帰分析からの定量が可能であり，かつ錠剤全体をそのまま数分で観測できることから，本製剤中の各結晶形の定量法に適した手法であった。

1.2 ラマン分光法による測定（反射法）

　ラマン分光法は，製剤に単色の可視，紫外光線を照射すると，分子の分極率が変化する分子骨格振動に起因して散乱光が観測できることを応用し，散乱光の波数から結晶形の定性分

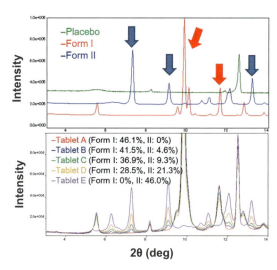

図1　各試料の XRPD パターン（CuKα）[2]

2.2. 分光法を用いた固形製剤中の結晶形の定性・定量分析

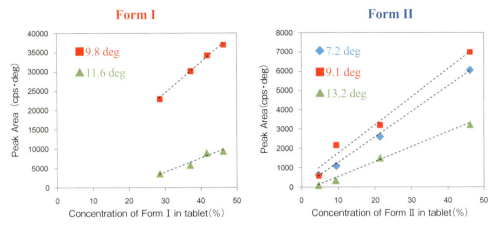

図2 モデル製剤中の各結晶形の濃度と回折ピーク面積の関係[2]

析，散乱強度から定量分析を行うことが可能である[13]。

ラマン分光法の製剤への適用には，反射および透過法，多種多様なプローブがあるのに加え，各装置で設定できる空間分解能や焦点深度が異なりさまざまな手法が存在する。さらに解析手法もピーク面積や強度を用いた単回帰分析からスペクトルパターンを用いた多変量解析まで実に幅広い。本項ではマッピング法と PLS 回帰分析[15,16]を組み合わせた手法について紹介する。

1.2.1 プローブ測定と PLS 回帰分析

50本のファイバーを内蔵する KAISER OPTICAL SYSTEMS 社製の RAMAN RXN Systems の PhAT プローブを用い，励起波長 785 nm，直径 3 mm のスポットを積算 3 回，露

■■ **Column** ■■

PLS

PLS は Partial Least Squares の略で多変量解析の一種であり，1960 年に経済学者（Harman Wold）によって開発された。古くから，分光スペクトルから特定の成分を抽出し，その定量予測によく使用されてきた。多変量解析用のソフトに多く組み込まれる一般的な解析手法である。

PLS は，測定されたデータセット X（ここでは複数の波数ポイントからなる各結晶形濃度違いの複数ラマンスペクトルの行列データ X）をスコア t とローディング p（固有ベクトル）に分解し，(1)式のようにとらえた上で，説明変数と目的変数の両方に対してこのスコアを用いて重回帰を行う手法である。

$$X = t_1 p_1 + t_2 p_2 + t_3 p_3 + \cdots t_N p_N \tag{1}$$

ちなみに，旧来の分光スペクトルを用いた定量法は，各成分に対して代表的なピークを選定し，そのピーク強度と含量との検量線を用いて定量する単回帰分析（説明変数と目的変数が1つずつ）である。一方で，PLS では一定波長域のスペクトル波形を用いて重回帰を行う手法であり，説明変数が複数になる[15]。

第 3 章　固体医薬品の物性評価の解析例

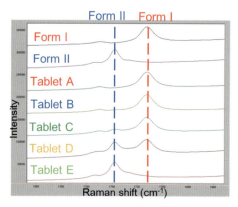

図 3　各結晶形およびモデル製剤のラマンスペクトル[2]

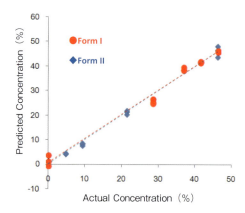

図 4　ラマンスペクトルを用いたモデル製剤中の結晶形の含量予測（検量線）[2]

光 10 秒で測定した。Form Ⅰ および Form Ⅱ の各単品に特徴的なラマンピークが 1780～1680 cm^{-1} の領域で確認された（図 3）。同様の手法で前述のモデル製剤を測定した結果，製剤中の各結晶形の濃度増減に応じて各ピーク強度が増減した。仕込み量から計算された Form Ⅰ および Form Ⅱ の理論濃度と各モデル製剤のラマンスペクトルの波形（1780～1680 cm^{-1} の領域）について PLS（Partial Least Squares）回帰分析で相関解析し，Form Ⅰ および Form Ⅱ の量を計算した。PLS 回帰分析は，Thermo Scientific 社製の解析ソフト GRAMS（Graphic Relational Array Management System）を用いた。回帰分析を行った結果を図 4 に示す。作成された検量線は，良好な直線性（相関係数 0.997 以上，切片の 95% 信頼区間が 0 を含む）を示した。標準誤差約 1.2% の精度で，モデル製剤中の結晶形の含量を予測できることが確認され，錠剤表面の直径 3 mm のエリアを高分解能（約 8 μm）で，1 錠あたり約 2 分という短時間で測定することが可能であった。

1.2.2　マッピング測定

上記 PhAT プローブを用い，励起波長 785 nm で錠剤表面の 3 mm 四方を縦×横を各 30 ポイント（合計 900 ポイント）で 5 倍の対物レンズを通してマッピング測定を行った。1 ポイントあたり，積算 1 回，露光 2 秒で直径約 80 μm の範囲を 50 本のファイバーで測定する

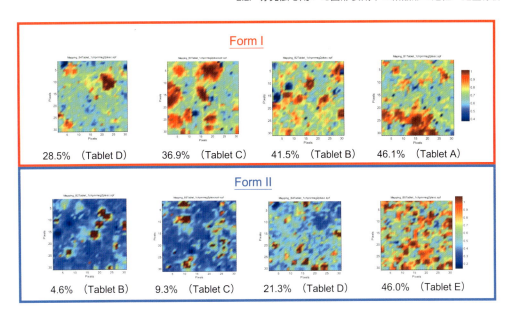

図5　モデル製剤中のForm IおよびForm IIの分布イメージ図[2)]

ように設定した。1錠あたりの測定時間は約1時間半であった。マッピング測定を開始する前に，錠剤に含まれる全成分のラマンスペクトルを取得し，各成分の特異的なピークが含まれる領域（1800 cm^{-1}～680 cm^{-1}）を用いてPLS回帰分析による成分モデルを作成した。PLS回帰分析に用いた全スペクトルは，ノーマライゼーションおよび二次微分の前処理を行った。作成された成分モデルとモデル製剤のマッピングで得られた全スペクトルの相関から，錠剤表面のForm IおよびForm IIの分布状態をイメージ化した（図5）。各結晶形由来のスペクトル成分が相対的に多いエリアは，赤色で示し，成分が相対的に低いエリアは青色で示した。各結晶形の濃度が増加するとともに，図中の赤色エリアが増加することが確認された。このように本手法は，測定エリア全体における目的の結晶形の定性・定量・分布状態のイメージ化ができる優れた手法である。

　近年，分光装置に搭載されるイメージング技術が年々進化しており，超高速・高分解能測定を可能にする装置が増加している。例えば，ナノフォトン株式会社製RAMAN touchのライン照明法では，本研究で用いたモデル製剤の表面（縦×横：1.2×1.6 mm）を約8 μmの高分解能で6分以内に測定可能であった。広い面積からラマン光を発生させ，ライン状に発生したラマン散乱光を400本のスペクトルに分光するといった技術を応用している。製剤全体を反映した精度の高い定量方法の開発を目的とする場合は，このような手法が有用である。

1.3　近赤外やテラヘルツ領域の適用

　近赤外分光およびテラヘルツ分光も本モデル製剤中の各結晶形の定性・定量分析が可能であることが確認された（図6, 7）。これらのスペクトルは，XRPDやラマンと比較して各結晶形由来のピークはブロードであり，解析に用いるスペクトルの前処理（ノイズ除去・ベースライン補正・ノーマライゼーション・微分処理など）や多変量解析を応用した結晶形の定

第3章　固体医薬品の物性評価の解析例

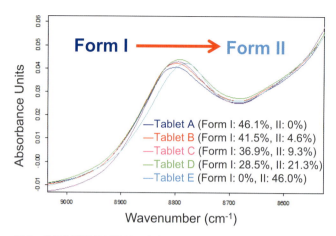

図6　モデル製剤の NIR スペクトル

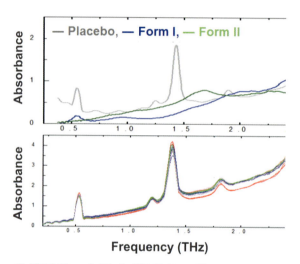

図7　テラヘルツ波を用いた各試料の吸収スペクトル

量法開発が必要であり，定量結果の妥当性検証についても十分に考える必要がある[12,15〜17]。これらの手法は，透過性の高い波長領域での測定を活かして，製造工程中での錠剤や顆粒中などの結晶形の評価など，PAT（Process Analytical Technology）への応用が期待できる手法である。

まとめ

今回開発した分析手法は，固形製剤中の結晶形を迅速に定性・定量分析できることが確認

Column

PAT[18]

　PAT とは，Process Analytical Technology の略でプロセス解析工学（工程解析システム）を指す。最終製品の品質保証を目標として原材料や中間製品/中間体の重要な品質や性能特性及び工程を製造中にリアルタイムに計測することによって，製造の設計，解析，管理を行うシステムのことである[18]。

　従来法では，中間製品をバッチ毎にサンプリングし，溶出性，含量，含量均一性，水分量などを直接的な手法（溶出試験，HPLC 測定，乾燥減量法など）で測定していた。近年，PATが導入され，製品の品質や性能特性は，製造プロセスによって組み込まれるものであると考え，製造中の重要なパラメータをリアルタイムに計測して管理を行い，意図した機能を有する製品を保証し，一貫して供給することが求められてきている[18]。また，開発中に予測しない製品が得られた場合，重要な製造パラメータやリスク発生要因をあらかじめ理解することができ，リスクベースドの開発ができる。

　近年，造粒中の水分量を近赤外分光法でモニタリングして管理を行い類縁物質の生成量を閾値内で制御したり，打錠工程を近赤外分光法でモニタリングして薬効成分の含量均一性を計測し，頑健性のある製造プロセスシステムを構築している。

された。これらの手法は，固形製剤開発において，剤形，製造方法，添加剤などの改良が目まぐるしく実施されるなかでも，製剤中の薬効成分を確認できる。さらには製剤の崩壊および溶出挙動の原因究明といった物理化学的特性と製剤機能との相関にも応用できることが期待される。

　近年，非晶質の原薬も多数開発されてきており，製剤設計中，製剤工程中，製造の安定性について，非晶質と結晶を迅速に識別し，原薬の再結晶化を検出する分析手法が必要になってくると考えられる。

　また，今後は既存のバッチ製造から工程間を連結した連続製造システムが増加してくる。連続製造では，原材料を連続的に工程に投入し，作業員の介入なしに次の工程に自動的に移行するしくみなる。これまでの静的な製剤中の結晶形の評価から，連続製造システムにおける in line での動的な結晶形評価や懸濁状態での分析も必要になってくると考えられる。これらの要望に応える装置・解析システムの開発・改良が進むと考えられる。

第 3 章　固体医薬品の物性評価の解析例

参考文献

1) ICH Q6A, Specifications : Test Procedures and Acceptance Criteria for New Drug Substances and New Drug Products（Decision tree#4 : Investigating the need to set acceptance criteria for polymorphism in drug substances and drug products）
2) Tomoko Kakio, et al., JPMR, Vol. 23, No. 2, 140-146（2014）
3) Ryanne N. Palermo, et al., *J Pharm Innov*, 7 : 56-68, DOI 10.1007/s12247-012-9127-9（2012）
4) Lee M. Katrincic, et al., Int J Pharm, Volume 366, 1-13（2009）
5) Norman Chieng, et al., JPBA, 55,618-644（2011）
6) Yao-Chun Sheen, Int J Pharm, Volume 417, Issues 1-2, 30 September 2011, Pages 48-60
7) Ann W. Newman and Stephen R. Byrn, Drug Discovery Today, Vol. 8, No. 19（2013）
8) 尾崎幸洋 編, 近赤外分光法, アイピーシー（1998）
9) 尾崎幸洋, 河田聡　編, 近赤外分光法, 学会出版センター, 日本分光学会（2008）
10) Gregory A. Stephenson, et al., ADV DRUG DELIVER REV., 48, 67-90（2001）
11) Santosh Lohumi, et al., TRAC, 93, 183-198（2017）
12) Sylwester Mazurek, Roman Szostak, JPBA, 40, 1225-1230（2006）
13) 庄野利之, 脇田久伸　編著, 入門機器分析化学, 三共出版（2007）
14) 中井泉, 泉富士夫　編, 「粉末 X 線解析の実際」4 章 粉末 X 線回折データ解析の基礎（4.3 定量分析）, 株式会社朝倉書店（2009）
15) 尾崎幸洋, 宇田明史, 赤井俊雄, 化学者のための多変量解析 ケモメトリックス入門, 講談社（2002）
16) 長谷川健　著, スペクトル定量分析, 講談社（2005）
17) 斗内政吉　監修, テラヘルツ技術, 第 9 章バイオ・メディカル応用, オーム社（2006）
18) ICH Guideline Q8（R2）Pharmaceutical Development

垣尾　智子（かきお　ともこ）, 池田　幸弘（いけだ　ゆきひろ）

2.3. シクロデキストリン製剤

環状マルトオリゴ糖であるシクロデキストリン（CD）は，分子内の疎水性空洞内に種々の疎水性ゲスト分子を取り込んで包接複合体を形成し，ゲスト分子の物理化学的性質を変化させることが知られている[1]。CD は構成グルコース数の違いにより，α-CD，β-CD，γ-CD が存在し，それぞれ空洞サイズが異なるため，異なる分子を認識して包接複合体を形成する。ゲスト薬物としてプロスタグランジン E_1（PGE_1）を例にとると，空洞径が小さい α-CD は ω 鎖の末端アルキル基を包接し，PGE_1 を可溶化する。β-CD は空洞径が α-CD よりも大きいため，PGE_1 の五員環部位を包接して脱水・異性化反応を抑制し，安定化する。空洞径が最も大きい γ-CD は PGE_1 分子を貫通するように包接する[2,4]。また，サリチル酸のような小さなサイズのゲスト分子に対してはモル比2：1（ゲスト：ホスト）の包接複合体を形成し[5]，対照的にフラーレンのような嵩高い分子に対しては2分子の γ-CD が包接に関与し，モル比1：2（ゲスト：ホスト）の包接複合体を形成する[6]。CD による包接現象は，一般的にはエンタルピー支配であり，低温では包接が起こりやすく，高温になると解離しやすくなる[7]。このように，CD 包接は，分子認識に基づいたホスト−ゲスト相互作用であり，薬剤学・製剤学領域では複合体形成による薬物の安定化，溶解性の制御，油状物質の粉体化などの製剤改良に応用されている[8,10]。

オパルモン® 錠は，プロスタグランジン E_1 誘導体であるリマプロストと α-CD の包接複合体であるリマプロストアルファデクスを主薬として含有する製剤であり，腰部脊柱管狭窄症に伴う自覚症状の改善等に使用される医療用医薬品である。本製品は，PTP（press through package）から取り出した状態では，高湿度下で分解が進行することが知られており，高湿度下でのさらなる安定化が課題であった。さまざまな処方検討の結果，β-CD を添加することで，高湿度下（30℃，75%R.H.）においても，製剤中のリマプロストの安定性が顕著に向上することを見出した[11]。また各種機器分析により，CD による安定化機構の解明を試みた[12,13]。以下にその内容を紹介する。

1. CD による安定化機構の解明

図1に PTP 取り出し後，30℃，75%R.H. に保存した際の製剤の安定性データを示す。

図2には，オパルモン® 錠の製造工程を示す。原薬であるリマプロストアルファデクスを添加剤とともに溶解した後，凍結乾燥体を調製し，続いて凍結乾燥粉末とした後，打錠用の添加剤と混合して打錠する，いわゆる直打法である。この凍結乾燥工程と混合工程の両方に β-CD を添加することで，リマプロストの安定性改善が達成された。

第3章 固体医薬品の物性評価の解析例

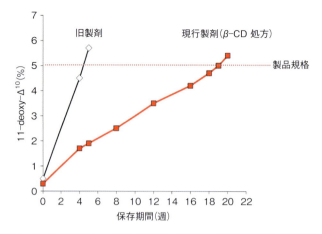

図1　β-CD を添加した錠剤の安定性（30℃，75%R.H.，無包装状態）

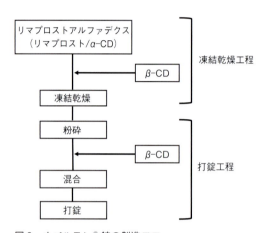

図2　オパルモン® 錠の製造フロー

1.1　凍結乾燥工程で添加した β-CD の影響

　リマプロストの分解は図3に示すように五員環部分の脱水反応により進行し，分解物である 17S,20-Dimethyl-trans-Δ^2-PGA1（11-deoxy-Δ^{10}）を生成する。

　固体状態におけるリマプロストと α-CD および β-CD の相互作用を検討するため，顕微ラマン分光法，固体 NMR 法および粉末 X 線回折法により凍結乾燥体（リマプロスト/CD 複合体）物性を評価した。図4に1600～1800 cm^{-1} 付近の波数領域を対象とした各リマプロスト/CD 複合体のラマンスペクトルを示す。リマプロスト/α-CD 複合体，リマプロスト/β-CD 複合体，リマプロスト/α-CD/β-CD 複合体のスペクトルは，いずれも非晶質状態のリマプロストと類似したスペクトルを示しており，これらの複合体中におけるリマプロストも非晶質状態で存在することを示唆している。3種類のリマプロスト/CD 複合体についてスペクトルを比較すると，1746 cm^{-1} のピークに明らかな違いが認められる。このピークはリマプロストの五員環上のカルボニル基に帰属されることから，リマプロスト/α-CD/β-CD 複合体において認められたこのピークのシフト（低波数側に 6 cm^{-1}）は，リマプロストの五員

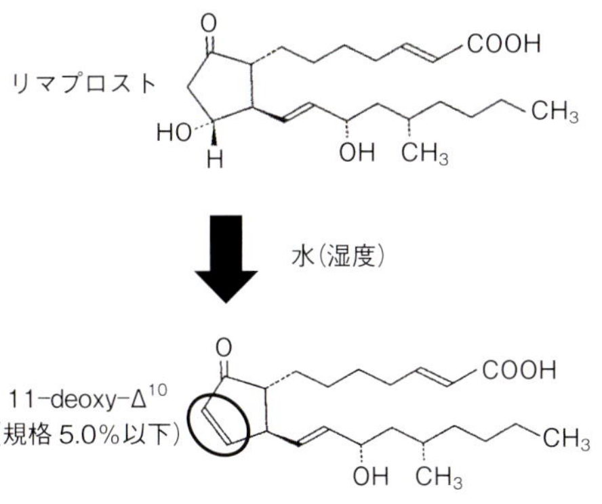

2.3. シクロデキストリン製剤

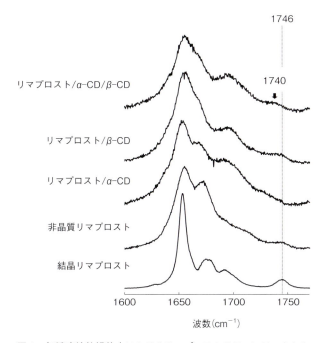

図3 リマプロストの分解機構

図4 各種凍結乾燥体中におけるリマプロストのラマンスペクトル

環とCDとの相互作用を示すことが示唆された。

次に固体 ^{13}C CP/MAS NMRスペクトル法により凍結乾燥体中のリマプロストを評価した。図5aはリマプロストの五員環上のカルボニル炭素（213 ppm付近）のスペクトルを示し，図5bはリマプロストのアルキル基炭素（10〜40 ppm）のスペクトルを示す。リマプロスト/α-CD複合体において，リマプロストω鎖の末端アルキル基炭素（C21，C22）に由来するスペクトルは元のピーク（16.7 ppm）が2つのピークに分裂し，元のピークに加えて新しいピーク（19.2 ppm）を示した。リマプロスト/β-CD複合体においては，五員環上のカルボニル炭素（C9）に由来するスペクトルは元のピーク（213 ppm）が2つのピークに分裂し，元のピークに加えてブロードな新しいピーク（215 ppm）を示した。これらの結果は，空洞径の小さなα-CDはリマプロストのω鎖を優位に包接し，β-CDは五員環を包接す

第3章　固体医薬品の物性評価の解析例

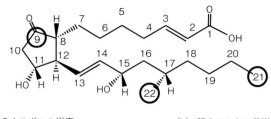

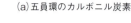

(a) 五員環のカルボニル炭素　　　　(b) ω鎖のアルキル基炭素

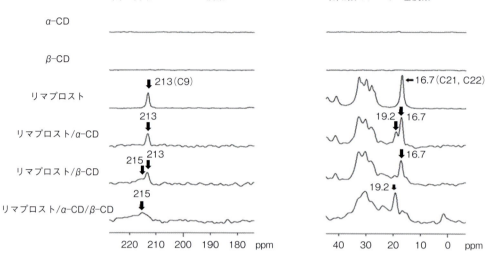

図5　各種凍結乾燥体中におけるリマプロストの固体NMRスペクトル

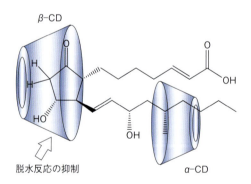

図6　リマプロスト/α-CD/β-CD 3成分包接複合体の模式図

ることを示唆している。リマプロスト/α-CD/β-CD複合体では，ω鎖と五員環の両方のピークに変化が認められ，その変化の程度は2成分複合体よりも大きかったことから，安定なリマプロスト/α-CD/β-CD 3成分包接複合体の形成が示唆された。図6はリマプロスト/α-CD/β-CD三成分包接複合体の形成を模式図で示しており，リマプロストの分解が生じる五員環部分をβ-CDが包接することにより，リマプロストの安定性が向上したと推察される。

続いて，粉末X線回折法を用いて，固体状態におけるリマプロスト/CD複合体の物理的状態を検討した。図7は30℃，75%R.H.に保存した後のリマプロスト/CD複合体の粉末X線回折パターンの変化を示している。図7aに示す通り，非晶質のリマプロストは室温で急

2.3. シクロデキストリン製剤

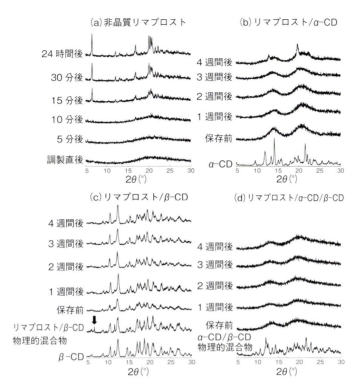

図7 各種凍結乾燥体中の粉末X線回折パターン（30℃，75%R.H. 保存下）

速に結晶化が生じ，調製直後は halo（ハロー）を呈したが，調製後10〜15分には $2\theta = 6.5°$，17°，20° に結晶化由来のピークを検出し，30分以内に完全に結晶化した。図7bに示す通り，リマプロスト/α-CD 複合体の回折パターンは調製直後からハローを呈し，30℃，75%R.H. で3週間後まで初期の非晶質状態を維持したが，4週間後にはいくつかの回折ピークを与えて結晶化を開始した。これに対して，図7cに示す通り，リマプロスト/β-CD 複合体は凍結乾燥体の調製直後から多くの回折ピークを示しており，30℃，75%R.H. で1週間経過した時点では急速にピークが増強して，β-CD の結晶化が確認された。なお，β-CD とリマプロストの物理的混合物で確認されているリマプロストの結晶に特徴的なピーク（$2\theta = 6.5°$）が確認されていないことから，結晶化したのは β-CD のみであり，リマプロストは非晶質の状態で存在することが示唆された。図7dに示す通り，リマプロスト/α-CD/β-CD 3成分複合体は，調製直後からハローの回折パターンを呈しており，30℃，75%R.H. 保存で4週間後においても非晶質状態を維持した。α-CD の共存が β-CD の結晶化を抑制する可能性があると推察される。

固体複合体中におけるリマプロストの安定化機構をより詳細に検討するため，各複合体中に含まれるリマプロストと分解物 11-deoxy-Δ^{10} の量を非包接体と CD 包接体に区別して定量した。結果を図8に示す。

リマプロスト/β-CD 複合体では，図8aに示したように保存開始時点で約8%の非包接状態のリマプロストが存在しており，複合体を調製する凍結乾燥工程においてすでに β-CD 複合体の一部が非包接状態のリマプロストと β-CD に解離していることを示している。この現

第3章　固体医薬品の物性評価の解析例

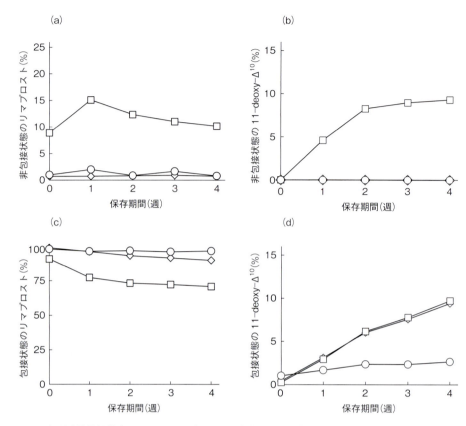

図8　各種凍結乾燥体中におけるリマプロストの安定性とCD包接様式
◇：リマプロスト/α-CD，□：リマプロスト/β-CD，○：リマプロスト/α-CD/β-CD

象はβ-CDが極めて速く結晶化することに起因しており，粉末X線回折測定の結果からも明らかである。また保存4週間後には，非包接状態の分解物11-deoxy-Δ^{10}は約10%（図8b），β-CD包接された分解物も約10%（図8d）まで増加した。これに対して，リマプロスト/α-CD/β-CD三成分包接複合体においては，リマプロストは非常に安定であり，非包接状態の分解物11-deoxy-Δ^{10}は検出されなかった（図8b）。また図8dに示した通り，保存4週間後のCD包接体中の分解物11-deoxy-Δ^{10}の量は，1.2%と非常に低い値を示した。

リマプロスト/α-CD/β-CD三成分包接複合体は極めて安定に非晶質状態を維持し，かつ脱水反応が生じるリマプロストの五員環部分をβ-CDが包接することで，リマプロストの分解を抑制することが示唆された。

1.2　混合工程で添加したβ-CDの影響

製剤中の添加剤が主薬の湿度による分解速度に影響を与えることが知られている。例えば，近赤外スペクトル分析や固体NMR測定における検討から，添加剤が吸湿した水や添加剤分子の運動性が異なり，運動性の高い分子が分解に寄与するためと考えられている。そこで，混合工程で加えたβ-CDによるリマプロストの安定化機構を解明するため，各種添加剤を30℃，75%R.H.の条件下で保存し，吸湿した重水の分子運動性，重水素核の縦緩和時間T_1を固体^{2}H-NMRを用いて評価した。スペクトルおよびT_1を図9に示す。ピークの形状

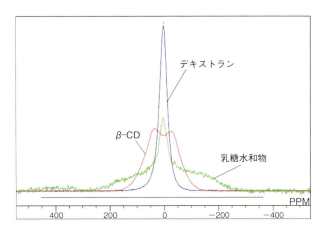

図9 各種添加剤中の重水の運動性（固体 ^{2}H-NMR スペクトル）

および半値幅の大きさから水の分子運動性の自由度は，乳糖水和物＞デキストラン＞β-CDの順となり，重水素核の T_1 の値も乳糖水和物で 14.5 msec，デキストランで 6.2 msec，β-CD で 5.2 msec と，β-CD 中の T_1 が最も小さく β-CD の水分子の運動性が低いことが示唆された。以上の結果から，β-CD 中では水の分子運動性が低下するため，水のリマプロスト分子への接触が抑制されてリマプロストが安定化したと推察された。

おわりに

以上述べたように，リマプロストアルファデクス錠の凍結乾燥工程および混合工程の両方に β-CD を添加することで，その高湿度下における安定性は飛躍的に改善した。凍結乾燥工程では，α-CD がリマプロストの ω 鎖を，β-CD が五員環を包接した三成分包接複合体の形成が示唆され，他の二成分複合体に比べて極めて安定な非晶質状態を維持することが，リマプロストの顕著な安定化に寄与したと推察された。また混合工程で添加した β-CD により，吸湿した水の分子運動性が低下し，リマプロストの脱水反応の抑制に寄与したと考えられた。

第3章　固体医薬品の物性評価の解析例

参考文献

1) K. Uekama, Recent aspects of pharmaceutical application of cyclodextrins, J. Incl. Phenom. Macrocycl. Chem., 44, 3-7 (2002)

2) K. Uekama, et al., Circular dichroism study on inclusion complexes of some prostaglandins with α- and β-cyclodextrins, Chem. Lett., 6, 1389-1392 (1977)

3) F. Hirayama, et al., Molecular Dynamics of Prostaglandin $F_{2\alpha}$-Cyclodextrin Complexes in Aqueous Solution, Chem. Pharm. Bull., 28, 1975-1980 (1980)

4) K. Uekama and F. Hirayama, Inclusion Complexation of Prostaglandin $F_{2\alpha}$ with α- and β-Cyclodextrins in Aqueous Solution, Chem. Pharm. Bull., 26, 1195-1200 (1978)

5) K. Higashi, et al., Salicylic Acid/γ-Cydodextrin 2:1 and 4:1 Complex Formation by Sealed-Heating Method, J. Pharm. Sci., 99, 4192-4200 (2010)

6) Z. Yoshida, et al., Molecular recognition of C_{60} with γ-cyclodextrin. Angew. Chem. Int. Engl., 33, 1597-1599 (1994)

7) M.V. Rekharsky and Y. Inoue, Complexation Thermodynamics of Cyclodextrins, Chem. Rev. 98, 1875-1917 (1998)

8) S.V. Kurkov, T. Loftsson, Cyclodextrins, Int. J. Pharm., 453, 167-180 (2013)

9) M. Yamamoto, et al., Improvement of stability and dissolution of prostaglandin E_1 by maltosyl-β-cyclodextrin in lyophilized formulation, Chem. Pharm. Bull., 40, 747-751 (1992).

10) M.E. Brewster, et al., Effect of various cyclodextrins on solution stability and dissolution rate of doxorubicin hydrochloride, Int. J. Pharm., 79, 289-299 (1992).

11) Y. Inoue, et al., Stabilizing effect of β-cyclodextrin on Limaprost, a PGE_1 derivative, in Limaprost alfadex tablets (Opalmon®) in highly humid conditions. Chem. Pharm. Bull., 62, 786-792 (2014).

12) Y. Inoue, et al., Formation of the ternary inclusion complex of limaprost with α- and β-cyclodextrins in aqueous solution, Chem. Pharm. Bull., 63, 318-325 (2015)

13) Y. Inoue, et al., Ternary inclusion complex formation and stabilization of limaprost, a prostaglandin E1 derivative, in the presence of α- and β-cyclodextrins in the solid state. Int. J. Pharm., 509, 338-347 (2016)

井上　靖雄（いのうえ　やすお），庵原　大輔（いおはら　だいすけ）

2.4. 連続生産における製造プロセスモニタリングへのPATツールの利用

　石油化学，高分子，食品などの他産業では，製品を大量に低コストで生産する技術として連続生産が利用されている。一方，医薬品産業ではバッチ生産が主流である。このような違いがうまれた理由として，医薬品産業では，製造工程間で試験を実施し試験に合格してから次工程に進むことがあるため，バッチ生産が適していたと考えられる。さらに，規制当局から認可を受けた事項の変更は規制当局による承認が必要であることから，連続生産などの新技術を採用するインセンティブが少なかった。しかしながら，2002年頃から規制当局が科学的およびリスクベースで審査に柔軟性をもたせるようになったことから新技術の採用が進んできたと考えられる。

　図1にバッチ生産と連続生産の比較を示す。連続生産では，原料が連続的に投入され，製品は各工程を連続的に流れて製剤となる。一方で，バッチ生産では一定量の製品が各工程を逐次的に進み，通常工程間で製品が一時保管される。連続生産を適用する利点としては，原理的にスケールアップが不要なため研究開発の生産性向上に寄与するだけでなく，機器がコ

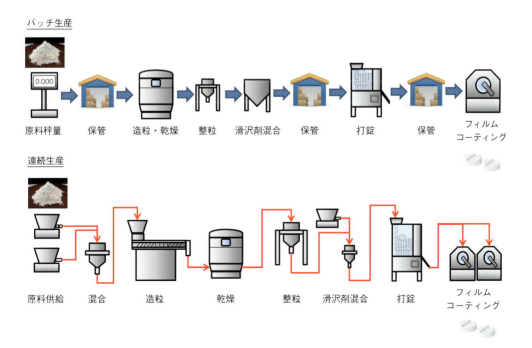

図1　バッチ生産と連続生産の比較

ンパクトで設置面積が小さいため工場の小型化によるランニングコストの削減，時間による製造量の調整が可能になるなど，生産コスト削減も期待される。さらに，需要の増減によるスケールアップやスケールダウンも不要なため，変更管理に伴う薬事面でのコンプライアンスコストの削減効果も大きいと思われる。

1. 連続生産における Process Analytical Technology（PAT）ツール利用の意義

　従来の製剤設計手法では変数を1つずつ検討して品質への影響を調べていたのに対し，Quality by Design（QbD）アプローチでは，①実験計画法を用いて多変量の影響を統計的に解析し，製品品質をモデル化して予測すること，②PATツールにより工程をリアルタイムでモニタリングし，工程についてのより深い理解を得る点が大きく異なる[1]。QbDアプローチを適用すれば，製剤設計段階で得られる知識が従来の製剤設計手法よりも豊富なため，高品質な医薬品を設計する手法として有用であると考えられる。連続生産では，図1に示したとおり工程稼働中は製品が途切れなく流れるため，途中で工程管理試験を実施することは不可能である。そのため，PATツールにより工程中を流れる製品の品質をリアルタイムでモニタリングする必要があることから，連続生産はQbDアプローチの要件に合致している。

　図2に固形製剤の連続生産におけるPATツールによる品質モニタリングの例を示す。実際にはすべての工程にPATツールを設置する必要があるわけではなく，リスクアセスメントと実験によりリスクが残存するとされた工程に設置することになると考えられる。連続生産中は原料の供給と製品の排出が連続的に行われるため，バッチ式に比べて工程内でパラメータの変動が起こりうるという連続生産固有の課題がある。工程稼働中に生じる変動をフィードバック/フィードフォワード管理することにより適切な状態に戻すことが可能となれば，工程稼働中の製品特性の一貫性を保証するのに役立つと考えられる。「サクラ開花錠P2モック」(厚生労働科学研究班作成)において，重要物質特性（CMA）をPATツールによりモニ

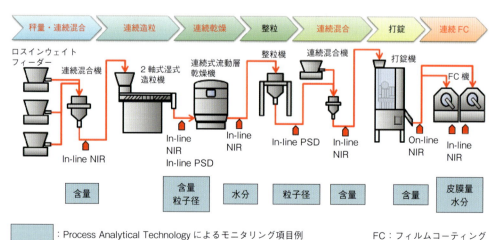

図2　固形製剤の連続生産システムにおける品質モニタリング例

2.4. 連続生産における製造プロセスモニタリングへの PAT ツールの利用

タリングし適宜フィードバック制御を行う手法が提案されているが，このような手法はバッチ生産よりもむしろ連続生産においてより有用となると考えられる[2]。

2. 連続生産における PAT ツールの利用例

前項では，連続生産において PAT ツールによる製造工程のリアルタイムモニタリングが伴うこと，連続生産では PAT ツールにより CMA をモニタリングし適宜フィードバック制御を行う手法が有用になると考えられることを述べた。本項では連続生産における製造工程のリアルタイムモニタリングへの NIR（近赤外分光光度法）の適用について当社での実例を示しながら解説を行う。

2.1. 連続造粒工程における水分および薬物含量のリアルタイム測定[3]

国内および海外において複数の機器メーカーから連続生産システムが販売されているが，当社では水平型高せん断タイプの二軸スクリュー連続造粒機（Twin Screw Continuous Granulator）を導入した。二軸スクリュー連続造粒機に対してインライン型 NIR による造粒物のリアルタイムモニタリングを試みた。特に，実生産を想定した生産速度でリアルタイムモニタリングが可能か確認するため，造粒物の水分値や薬物（アセトアミノフェン）の含量値を予測する検量モデルを作成した。データ解析には CAMO 社の The Unscrambler® X を用いた。説明変数に NIR スペクトル，目的変数に水分値および薬物含量値を用い，部分最小二乗回帰（PLSR）法により検量モデルを作成した。表 1 に PLSR 解析により算出した統計解析結果を，図 3 に水分値の検量線を示す。いずれの検量線も R2 値は良好であり検量線の作成は可能であると考えられた。しかし，SEC（Standard error of calibration）に対して SECV（Standard error of cross validation）が大きく，サンプル数の追加や多重共線性を考慮した処方の追加など，さらに最適化が必要であると考えられた。薬物含量については，処方中の賦形剤を単純に薬物に置き換えたため，賦形剤の変動もモデルに影響していると推察された。ただし，図 4 に示すとおり薬物濃度が低い領域（1〜5 wt/%）でも薬物（アセトアミノフェン）由来のスペクトル（6102 cm^{-1}，5982 cm^{-1}）が特異的に検出できたことから，実生産を想定した生産速度であっても連続造粒中の含量値のモニタリングが可能であることが示唆された。

表 1　部分最小二乗回帰（PLSR）法による解析結果

物性値	R^2	SEC	SECV
水分値（%）	0.988	0.63	1.88
薬物含量値（%）	0.990	1.41	4.31

* SEC：Standard error of calibration
　SECV：Standard error of cross validation
　波長範囲：12000〜4000 cm^{-1}

　波長間隔：8 cm^{-1}
　前処理：サビツキーゴレイ二次微分，平滑化 15 ポイント

第 3 章　固体医薬品の物性評価の解析例

■■ Column ■■

PAT

　PAT（Process Analytical Technology）は，ICH Q8 製剤開発に関するガイドラインで「最終製品の品質保証を目標として原材料や中間製品/中間体の重要な品質や性能特性及び工程を適時に（すなわち製造中に）計測することによって，製造の設計，解析，管理を行うシステム」と定義されている。具体的には PAT はより進んだ Quality by Design（QbD）手法において製造プロセスの理解や，事前の品質リスクアセスメントにおいて高リスクと判断された医薬品の重要品質特性のリスク低減のための管理戦略の一環として利用されることが多い。医薬品の製造工程では，PAT ツールとして近赤外（NIR），ラマン，テラヘルツなどの分光計や医薬品の物理的特性を測定するために粒径測定装置などがよく用いられる。例えば，NIR は固形製剤の製造プロセスで製剤中の水分量（乾燥工程），有効成分の含有量や均一性（混合工程，打錠工程）を評価するために使用されている。さらに，PAT ツールで計測した工程内データによって最終製品の品質が保証できるのであれば出荷試験の代替とすることも可能とされている。これを Real Time Release Testing（RTRT）と呼ぶ。PAT の概念の導入は，医薬品の品質保証に大きな影響を与えたことは明らかである。

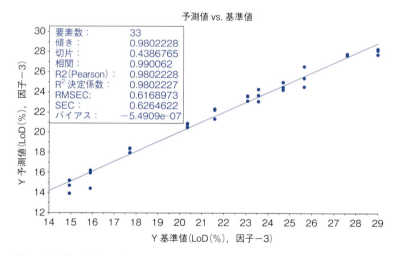

図 3　水分値の検量モデル

2.2.　連続乾燥工程における乾燥顆粒の水分測定[4]

　連続生産システムにおいて，連続乾燥後の顆粒について NIR を用いて水分値の予測を行った例を示す。本試験に用いた連続流動層乾燥機の管体内部は複数のセルに分割されており，一定量の湿潤造粒顆粒を各セルに投入し，乾燥が終了した顆粒を次工程にバッチ連続的に払い出すシステムとなっている。すべての乾燥品の乾燥減量を NIR により予測した結果を図 5 に示す。全体的に乾燥減量の予測値は工程時間とともに増加する傾向にあるが，工程が進むにつれてバラツキがより大きくなったため，詳細な解析を行った。図 6 に流動層乾燥機の製品温度のトレンドグラフを示すが，連続流動層乾燥機の特定のセルで乾燥減量の増加

2.4. 連続生産における製造プロセスモニタリングへのPATツールの利用

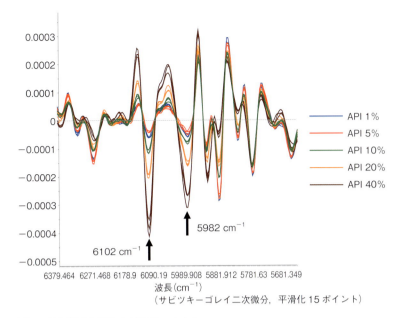

図4 薬物濃度変更時のNIRスペクトル

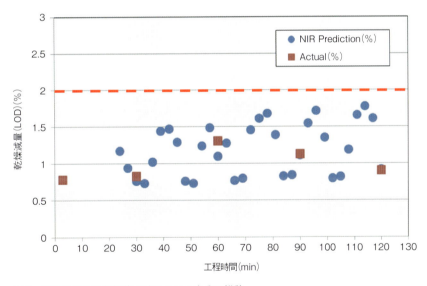

図5 連続乾燥中の乾燥終了時における水分の推移

傾向が大きいことがわかる．図6中の矢印で示した点が乾燥終点における製品温度である．どちらのセルにおいても乾燥終点における製品温度は低下傾向にあるが，特にセル番号3で低下傾向は顕著であり，乾燥終点において製品温度が目標値以下の場合も認められた．連続流動層乾燥工程ではあるセルに投入された顆粒は，次の顆粒が投入されるまでの一定時間以内に乾燥を終了しなければならない．流動層乾燥機のセル間で乾燥能力に差があると考えられることと，本検討の条件では造粒時の水分量が高く，かつ，工程時間の経過により造粒顆粒の粒子径も増大する傾向にあったため乾燥終点の水分量に差が出たと推察された．この結

第3章　固体医薬品の物性評価の解析例

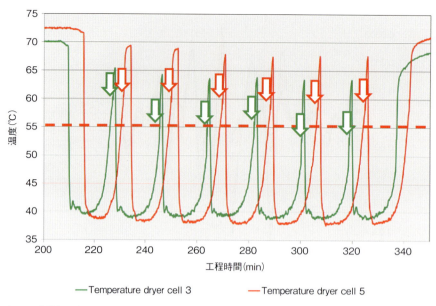

図6　連続乾燥中の製品温度のトレンド

果から，連続造粒乾燥を行う場合，造粒工程の単位操作でQTPP（Quality Target Product Profile）を満足する顆粒が得られても，工程時間が進むにつれて添加する水分量により顆粒の粒子径が変化し，次工程の乾燥工程で乾燥不十分となる可能性が示唆された。このように，連続生産システムにおいて，ある工程でQTPPを満足する製品が得られても次工程に影響を与えることがあるため，連続生産システムとして安定に稼働することを想定した処方・製法の設定や，製造時間による製品品質への影響の評価が必要となることがわかる。

まとめ

　連続生産においてPATツールを利用する意義を当社で実施した検討の例も交えて解説した。連続生産はPATツールによる製造工程のリアルタイムモニタリングが必要なことからQbDアプローチに適している。さらに，製剤研究全般にわたって同じスケールの機器を使用するためスケールアップも不要であることから，高品質な医薬品製剤の迅速な設計に有用であると考えられる。

2.4. 連続生産における製造プロセスモニタリングへの PAT ツールの利用

参考文献

1) 製剤開発に関するガイドラインの改定について（薬食審査発第 0628 第 1 号，平成 22 年 6 月 28 日）
2) 平成 28 年度医薬品の連続生産における品質保証に関する研究「連続生産に関する Points to consider」文書（http://www.nihs.go.jp/drug/section3/AMED_CM_PtC.pdf）
3) 村上貴之，固形製剤の連続製造に対する PAT 適用の検討，第 32 回製剤と粒子設計シンポジウム　要旨集（2015）
4) 松井康博，連続生産の取り組み事例，Pharma Tech Japan, 32, 2045-2050（2016）

松井　康博（まつい　やすひろ）

2.5. 簡易製剤

　新規医薬品の研究開発は，成功確率が低くリスクが高い。開発段階においては，第1相試験で初めて人に投薬（First in Human : FIH）されたのち，前臨床研究で想定された有効性や安全性の概念が限られた人数の患者で検証され，治療法として有効である可能性が高いことを実証（Proof of Concept : POC）することが最も困難であることが示されている[1]。この課題に対するアプローチとして，基礎研究と臨床研究の関連性を高めるための橋渡し研究（Translational Research）が行われているが，必ずしもPOCまでの成功確率を上げるとは限らない[2]。一方，開発段階の後期に進むほど，臨床試験やCMC開発に対する投資額が大きくなるため，医薬品業界では，開発早期での投資を低く抑え，不成功の確率の高くなった研究開発プロジェクトを早期に終結させ，投資効率の向上をねらった手法が取り入れられている。

　CMC開発においては，開発段階に応じて一貫性と同等性を保ちつつ，開発に必要な原薬や治験薬の供給を通じて，一定の品質を担保した製造法の確立を進める。製剤開発においても開発初期の段階では，薬剤のPOC確立を目指すために最低限必要な処方開発と治験薬供給を行い，製剤開発に必要な原薬や人的リソースと供給までの時間を圧縮する戦略も考えられる。そのようにして開発，製造される製剤を「簡易製剤」と呼ぶ場合がある[3]。本項では，経口投与を想定して，製品を目的とはせず，限られた資源（原薬，時間，人手）で開発可能で，新薬開発の前半などで使われる，治験薬GMP管理下で製造された簡易製剤について述べることとする。

1.　簡易製剤の実際と活用

　上市用製剤の処方開発とプロセス開発には，製造の堅牢性，製造にかかる時間も含めた経済性，なるべく長期の有効期間を担保するための安定性，医療従事者や服薬者の利便性などを追求しなければならない。したがって，多くの原薬，時間，人手，場合によっては設備投資など，多大な経営資源の投入が必要となる。ここで，成功確率が低い開発初期においては，必要とされる製剤，被験者，治験施設の数が少なかったり，必要な有効期間が短く設定できたりすることに注目したい。これらの特徴を活かして，開発初期においては簡易製剤を活用することで製剤開発に必要な資源を大幅に削減し，開発スピードの向上やコスト削減に寄与できる可能性がある。

　経口固形剤としての簡易製剤には，錠剤に加えて，原薬のみをカプセルに封入したAPI in Capsule，あるいは原薬と添加剤を混合しただけの粉末をカプセルに封入したPowder in

Capsule などが考えられる。

　錠剤の場合は，2 ないし数種類の標準処方で打錠した製剤について，短期間の安定性スクリーニングを行い，1 つの処方を選択する。これらの処方は，製剤開発を行う機関（会社や研究所）の経験によって，選択されることになるであろう。打錠工程で障害が発生すれば，乾式造粒の工程を加えることも可能である。カプセル剤の場合も同様に簡略化を考慮すればよい。添加剤の選択も錠剤と同様に実施することができるだろう。

　一次包装の形態は，PTP よりも短期間で準備と工程が完了できるボトル包装が簡便である。

　処方検討の労力を少なくするため，原薬の含有量を制限することも有効である（たとえば20% 程度以下）。この開発段階の薬物の場合，臨床開発部門と協議の上，含量が異なる製剤の数をなるべく少なくして，1 投与あたりの錠数が多くなることも受容することで，簡易製剤の利用価値を増すことになる。場合によっては，1 回の投与で，10 錠以上の製剤を投与する場合もあり得る。

　また，錠剤の色，形，大きさを標準化することによって，プラセボをあらかじめ製造しておくことも可能である。これにより治験薬製造にかかる期間を短縮できる。

　なるべく簡便に開発，製造を行うために，欠点が多い物性を示す原薬には不向きである。プレフォーミュレーションの段階で得られる，吸湿性，熱分析，安定性，結晶性，溶解性吸収性などの物性評価の情報を活用して難易度評価の一部とすることが効率的である。一般的には，非吸湿性，高融点，高い安定性を示す無水和物で無色の結晶性原薬が望ましい。また，溶解性改善や放出制御が必要な場合は，簡易製剤の適用が困難である。しかし，上述のように開発初期では，小規模の臨床試験（多くの場合，施設滞在型）に対する治験薬供給を前提としているので，ある種の欠点は，処方の改良ではなく，実用面で克服できる場合もある（表 1）。たとえば，化学的に不安定な簡易製剤の場合は，冷蔵保存（必要なら冷凍保存）で乗り切ることも可能である。一方，第 1 相あるいは第 2 相前期臨床試験が終わるなどして成功確率が上昇する段階では，一般的に製剤開発で使用できる原薬が多くなる。簡易製剤に比べて多くの原薬，人手，時間を必要とする製品を目指した製剤開発は，そのような段階になってから行うことができる。原薬物性の欠点を補う必要がある場合は，この段階での本格的な処方開発において対処することが考えられる。しかし，製剤技術によって原薬物性の欠点の克服が困難な場合は，開発初期で得られている原薬の形態（塩・結晶形）と簡易製剤の組み合わせで早期の臨床試験に対する治験薬供給のみを目的とし，並行して原薬の塩/共結晶等のスクリーニングを実施し，物性評価が良好な原薬形態を後期の CMC 開発に供する戦略を取り得るであろう。もちろん，開発を行う地域の規制や，早期臨床で得ようとする情報も考慮し，実行可能性を精査しなければならない。

表 1　製品と簡易製剤の製剤開発の比較

	開発用原薬量	検討時間	人的リソース	バッチスケール	1 次包装	吸湿性原薬への対処	化学的安定性改善	徐放化
製品	数十 kg	長（>1 年）	人	数十〜数百万錠	PTP・ボトル	包装・乾燥剤	可能性あり	可能性あり
簡易製剤	≪1 kg	短（2〜3 カ月）	小	数万まで	ボトル	乾燥剤	不可*	不可#

＊冷凍（冷蔵）保存，カプセル製剤化による対応可能な場合あり
＃PK/PD が許せば，頻回投与（たとえば，1 日 5 回）で対応可能な場合あり

■■ Column ■■

Proof of Concept

医薬品開発において，標的とする疾病，症状をもつ少数の被検者群に対して，投与された開発薬物が，副作用の許容範囲内で，期待される薬理作用を示すことに対する検証が試みられる。このようにして検証される治療法の概念を Proof of Concept（POC）と呼び，通常，早期第2相試験（Phase Ⅱa）で治療概念の検証を試みる。医薬品開発全体からみると，POC を達成することが，確率的に最も困難であるといわれており，前臨床段階で検証される治療概念の限界を示している。したがって経営的観点から投資リスクを最小限にするため，POC の検証結果の確認までは検証項目を絞ることにより，人的・金銭的・時間的資源の投資の抑制が試みられる。たとえば，対照薬との比較や用量反応性（あるいは，至適用量設定）は，POC 達成以降（後期第2相試験）で行われることも考えられる。CMC 開発においても，POC 達成までは限られた数量の治験薬供給に主眼を置き，POC 達成後は，上市製剤に対する同等性や製造性に対して，より重きを置く開発戦略をとることができる。これにより，開発リスクの高い段階での投資を抑制することが可能となる。

2. 投資の観点

簡易製剤の活用は，単に開発初期の製剤開発や治験薬供給の省力化を目的としたものではない。医薬品の開発において，いろいろな段階にある複数のプロジェクトに対して，成功確率と段階的投資の観点から見るポートフォリオの考えを適用して，投資効率を上げることを目的とした手段の1つである。新規医薬品開発が大変厳しい現状では，成功確率が低い開発初期段階にあるプロジェクトごとに対する投資を少なくし，成功確率が高くなってから投資を増やすことによって，投資効率を上げる必要がある。さらに，他社に対する競合力，特許期間の最大限の活用やアンメット・メディカル・ニーズの早期充足のために，上市までのスピードも求められている。したがって，開発の成功確率が十分高くないプロジェクトにおいては，投資を抑えつつ，成功確率が上がる段階にまでプロジェクトを速く進めたい（図1）。

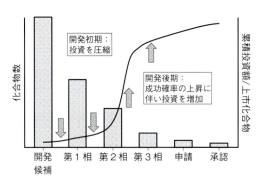

図1 各ステージの化合物の数と，1化合物の上市までの累積投資額関係（イメージ図）

そのような段階のプロジェクトでは，製剤開発や治験薬供給だけでなく，原薬開発と製造も含めたCMC開発や臨床開発，非臨床開発，薬事など，すべての領域で軽量化した戦略をとることが望まれる。

まとめ

　本項では，簡易製剤の意義と実用面での工夫について概説した。新薬の研究開発の困難さを認めた上で，開発前半では迅速で簡便な治験薬供給を，後半では，上市に向けて原薬や治験薬供給を通じて原薬製造，製剤製造の完成度を上げていくことを目指すCMC開発戦略が効果的である。

　科学は日進月歩であり，前臨床の段階で解明できる事象が増えてきたが，それでも臨床試験において初めて解明できることは多い。同じ経営資源を用いて，より多くのプロジェクトの課題を臨床試験で解決する（たとえば仮説を検証する）ことが，限りある経営資源を用いて，出来る限り多くの価値のある新薬を世の中に送り届ける手段の1つである。そのためには，部門を超えて同じ方向性を向いた開発戦略を取ることが望まれる。簡易製剤は，そのような手段の一部であることを強調したい。

参考文献

1)　Steven M. Paul, et al., Nat Rev Drug Discov., 9 : 203-14（2010）
2)　Paul Morgan, et al., Drug Discov Today, 17 : 419-424（2012）
3)　Hans Leuenberger, et al., Pharm Tech Japan, 29 ; 375-384（2013）

真野　高司（まの　たかし）

2.6. 外観観察・ハンドヘルドラマン・X線CT・スペクトル解析・蛍光を用いた医薬品の真贋判定

　近年，偽造医薬品の流通は世界各国で大きな社会問題となっている[1]。従来では，途上国中心のイメージがもたれていたが，米国では抗血管生成因子阻害剤アルツザンの偽造医薬品が流通したことがFDAによって報告され[3]，欧州では抗がん剤ハーセプチンが病院で盗難にあった後に再び流通網に流れたことが確認された。さらにわが国においても，2017年1月にC型肝炎治療薬ハーボニー配合錠の偽造品が確認され，医療用医薬品の偽造品が国内で流通し，薬局から患者さんの手に渡ることが発生した。このような社会的情勢の中で，人々が安心して信頼性の高い医薬品にアクセスできるように，偽造医薬品を迅速に検知できるしくみや分析法の開発が求められている。

1. 偽造医薬品とは

　2017年5月にWHOから，偽造医薬品（falsified medical products）とは，同一性や組成または起源に関して故意に/不正に虚偽表示された医療製品のことであると定義が発表された[4]。また，流通・販売される市場の規制当局の評価や承認を受けていない無承認/無許可の医薬品（unregistered/unlicensed medical products）ならびに当局に販売承認を受けた医薬品であるが一定の品質基準や品質規格を満たさない不良薬（substandard medical products）についても人々に深刻な被害を及ぼすことが警告され，今後の対策や活動計画が検討されている。

2. 医薬品の真贋判定

　正規品と偽造品を判別することを真贋判定という。医薬品の物理化学的特性や薬効発現に必要な品質は，通常，薬局方に掲載された分析手法や規格試験法で評価することができる。一方で，医薬品の真贋判定は，偽造薬に何が含まれているか不明であるため，分析方法の妥当性や適切性を評価することから検討が始められる。真贋判定を行うときは，偽造品か否かの判定が求められている対象医薬品（偽造薬と疑われる検体）の「対照となる正規品」の外観や物理化学的特性，品質規格を十分に理解していることが重要であり，迅速で正確な判定に不可欠である。正規品であることを証明する外箱や内包装の外観，製造番号やICタグなどの追跡システム情報，添付文書の内容なども正規品の総合的なプロファイルを把握する上で重要である。

3. 外観観察

　真贋判定で最も重要で効果的な分析方法は外観観察である。錠剤やカプセル剤であれば，正規品の外観の特徴（形状，色，光沢，厚み，刻印，割線，凹凸，印字マークなど）について正規品と比較して判定を行う。錠剤においては色が異なる偽造医薬品が多数報告されている。そのため，色差計などを用いて錠剤表面の色味を数値化して判定を行う研究も行われている[5]。近年，医薬品の外箱包装や PTP，ガラスバイアルのラベルなどに対して，多次元バーコード，IC タグ，ホログラム，特殊インク，シール，個別認証のための印刷技術など，最先端の技術が適用されている。これらの技術は，偽造防止対策として有用であり，真贋判定を行う上での重要な観察ポイントとなる。

4. ハンドヘルドラマンを用いた判別

　近年，近赤外やラマン分光のシステムを搭載した携帯できるハンディ型の装置が開発され，医薬品製造工場などの原料の受け入れ検査に広く導入されている。この技術は，迅速，非破壊分析で，かつ装置の携行が容易なため，疑わしい検体を現場で速やかに分析することが可能なことから，当局や税関，研究機関などで幅広く利用されている[6]。ハンドヘルドラマンを用いた真贋判定のながれを図1に示す。正規品のラマンスペクトルを測定し，標準スペクトルとして装置内に登録する。次に，判定したい検体を測定し，先に登録した標準スペクトルと比較し，両者のスペクトルパターンに差がないことの不確かさをp値によって評価する[7]。過去に高血圧治療薬のブロプレス錠を模倣した偽造品がインドネシアで発見されたが，外箱および PTP は精巧に模倣されていた。この錠剤にハンドヘルドラマンを適用した結果，p値はほぼ0であり，正規品のラマンスペクトルパターンとはまったく異なることが確認された。正規品とは異なる成分を含む偽造品の多くは，このような分光スペクトル技術を用いて判別することが可能である。

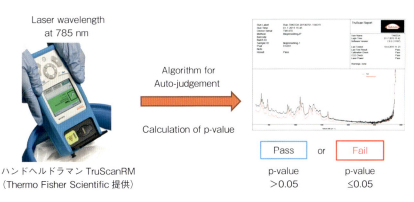

図1　ハンドヘルドラマンを用いた医薬品の真贋判定のながれ

5. X線CTを用いた判別

　偽造医薬品のなかには，正規品と同じ成分で構成されたものが多数流通している[8]。正規品の処方成分は添付文書やインターネットから容易に入手可能である。化学成分が同じ場合は前述のラマンスペクトルなどで判別することは難しい。一方で，製造工程や製造条件が異なると造粒末の大きさや均一性，被膜の厚み，成分の分布状態や粗密などの物理的な違いが生じる。この場合，固形製剤の内部構造を非破壊で分析することでより精度の高い真贋判定を行うことができる。図2はX線CTを用いて正規品とインドネシアの異なる場所で見つかった偽造品をそれぞれ測定した結果である。1つ目の偽造品は多くの亀裂や空隙が確認され，造粒の痕跡が確認されなかった。もう一方の偽造医薬品では，X線を強く吸収する成分が大量に含まれており，不均一で凝集している様子が確認された。両偽造医薬品は，正規品とはまったく異なる内部構造であった。

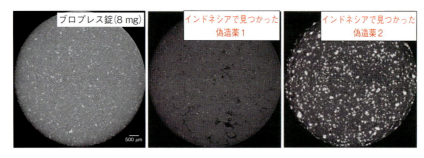

図2　X線CT像による医薬品の真贋判定
Tomoko Kakio et al, American Journal of Tropical Medicine and Hygiene, 97（3），684-689（2017）より引用

6. 分析ステップ（デシジョン・ツリー）の策定

　税関や研究機関，製薬会社などが偽造医薬品が流通していないことを確認するために，市場調査を行うことがある。市場から回収した医薬品について真贋判定を行った結果，偽造医薬品が検知された場合は，当局やPSI（Pharmaceutical Security Institutes），WHOや警察などの関係機関へ報告し，自社のWebサイトで警告を行っている事例もある。市場から回収してきた複数の医薬品の真贋判定を行う場合は，限られた検体を迅速に非破壊で効果的に判定できるいくつかの分析方法の選定とその判定基準を明確にし，分析の優先順位を定めた分析ステップ（デシジョン・ツリー）の策定が必要になる。

7. 主成分分析（PCA）によるサンプルの分類

　市場調査において大量のサンプルを収集して分光スペクトル情報を収集したとき，M種類のサンプルについてN点（任意の波長とその波長における強度の情報）で構成されるデ

2.6. 外観観察・ハンドヘルドラマン・X線CT・スペクトル解析・蛍光を用いた医薬品の真贋判定

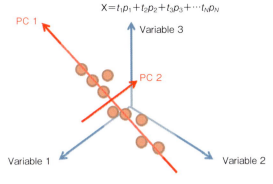

図3　主成分モデルの作成

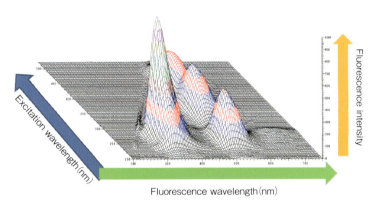

図4　リボフラビンと添加剤のEEMsデータ（蛍光）

ータセット（行列X）を取り扱うことになる。この多次元の成分からなるデータセットをより理解しやすいものにするために，主成分分析（PCA）を行う。行列Xを図3のように，スコア（t）とローディング（p）に分解し，新しい説明変数（2〜3成分）でモデルを作成する。この手法を用いることで，正規品と他検体との類似性や，検体のグループ分け，検体の分布パターンを調べることができる[9]。

8. 蛍光特性をもつ医薬品の真贋判定

　蛋白・ビタミン・抗菌薬・抗体医薬品などは分子量が大きく，複数の環状構造や多環芳香族炭化水素のような構造をもち，それ自体が蛍光特性を有するため，前処理をせずにそのまま蛍光定量分析ができるものが多い。一般に，紫外可視光等により励起状態となった物質は，回転・振動等の熱運動でエネルギーを消費して基底状態に戻る。しかし，複数の環状構造や共役等によって自由度が低く運動が制限されている分子は，熱運動のみでは吸収したエネルギーを全て放出できず，残りのエネルギーを光として放出して基底状態に戻る。この発光が蛍光と呼ばれ，低分子から高分子にいたるまで，蛍光特性を有する医薬品は多く知られ

第3章　固体医薬品の物性評価の解析例

ている。薬効成分や添加剤がこのような蛍光特性をもっている場合に，医薬品の真贋判定に応用することができる。図4のように，励起波長，蛍光波長とその強度の三次元データ（EEMs：Excitation-Emission Matrices）を測定し，識別能力の高い蛍光指紋を用いた真贋判定が可能である。

参考文献

1) WHO, Substandard and Falsified (SF) Medical Products, http://www.who.int/medicines/regulation/ssffc/en/, Accessed on October 01, 2017

2) U.S. Food and Drug Administration, Counterfeit Medicine, Statement Issued : Feb. 05, 2012, https://www.fda.gov/Drugs/ResourcesForYou/Consumers/BuyingUsingMedicineSafely/CounterfeitMedicine/ucm338283. htm, Accessed on October 29,2017

3) European Medicines Agency, U.S. Food & Drug Administration, Statement Issued : Aug. 11, 2014, http://www.ema.europa.eu/ema/index.jsp? curl = pages/news_and_events/news/2014/04/news_detail_002076.jsp&mid = WC0b01ac058004d5c1, Accessed on July 09, 2017

4) WHO, Definition of Substandard and Falsified Medicines (2017), http://www.who.int/medicines/regulation/ssffc/definitions/en/, Accessed on 11 Sep 2017

5) Shu Zhu, et al. 77th FIP World Congress of Pharmacy and Pharmaceutical Sciences 2017

6) Tomoko Kakio, ASTMH *97* (*3*), 684-689, (2017)

7) Probabilistic Approach for Material Verification and Identification in Pharmaceutical Applications, Fundamentals and Performance Characterization of Thermo Scientific TruSan Analyzers, https://tools.thermofisher.com/content/sfs/brochures/Probabilstic-Approach-RMID-09042104.pdf, Accessed on 29 Oct 2017.

8) Pfizer Global Security, A serious threat to patient safety, Counterfeit Pharmaceuticals, http://www.pfizer.com/files/products/CounterfeitBrochure.pdf. Accessed on May 13, 2016.

9) Tomoko Kakio et al, American Journal of Tropical Medicine andHygiene, 98 (6), 1643-1652 (2018)

垣尾　智子（かきお　ともこ），池田　幸弘（いけだ　ゆきひろ）

2.7. 製剤の特許知識

1. 「製剤」関連の発明と物質特許

　発明には，「物の発明」，「方法の発明」および「物を生産する方法の発明（製造法の発明）」の3種類がある。「製剤」については，「製剤自体」の発明と「製剤を生産する方法」の発明が一般的である。そして，「製剤という物自体」の発明（物の発明）を「製剤発明」として捉える。したがって，「製剤の製造法」の発明（製造法の発明）は「製剤発明」に含めない。また，「製剤」の改良により新しい用途が見出される場合があるが，これは「製剤の用途発明」（物の発明）と捉えて，「製剤発明」に含めない。「製剤」は「物の発明」であることから，「製剤発明」の特許は「物質特許」である。しかし，「製剤発明」の把握と権利化による「物質特許」の確保は，特許実務において簡単なことではない。

2. 「製剤発明」の把握

　研究の対象が新しい製剤の製造にある場合は，得られる製剤自体が発明の対象になるか否かについて研究者自らが興味をもつことになる。しかし，研究の対象が既存製剤の製造法の改良による歩留まりの向上などにある場合には，改良製法により得られた製剤のわずかな変化を見逃すことはないだろうか。このわずかな変化が製剤に優れた何らかの性質を与えておれば「製剤発明」につながることがある。したがって，製剤の製造法の改良を研究する場合においては，得られた製剤が成分的および外形的に変化してないとしても内部構造的に変化していないかを詳しく調べる必要がある。この内部構造の変化に基づいて製剤の性質（物性）が改良されていれば，「製剤発明」の権利化の主張点を見出すことができる。

　そして，ある薬効成分（結晶を含む）の製剤を初めて製造する研究において，研究者が日常的に取り扱う既存製剤の製造法を単に適用することで，医薬品として的確な製剤を製造できる場合がある。この場合，研究者自身は特に工夫をしていないので発明を意識することは少ないと思われる。しかし，研究者が日常的に取り扱う製剤製造技術を初めて製剤化する薬効成分に的確に適用できることは，他の研究者が容易に類推できたことだろうか。製剤製造技術は，既存の製剤例が無数にあることを考えれば極めて多数存在するのである。その多数の製剤製造技術の中から，初めて製剤化する薬効成分の物性などを考慮して選択して製剤化しても，得られる最初の製剤が医薬品として望ましい品質を備えていることは極めて稀なことではないだろうか。初めて製剤化する薬効成分で医薬品として望ましい品質を備える製剤

363

第3章　固体医薬品の物性評価の解析例

を製造する研究において，無数の公知製剤製造技術から的確な技術を選択することが容易だろうか。無数の公知製剤製造技術の中から，研究者が日常的に取扱う技術を優先的に選択する根拠，研究者が日常的に取り扱う複数の技術から一つを選択する根拠は，担当の研究者のみが把握するものであり，他の研究者では容易に類推できない。そして，担当研究者の選定した技術で初めて製剤化された薬効成分の製剤が，医薬品として望ましい物性を備えていることを，研究者自身は期待をしていても予測できていなかったのが現実と思われる。現実的には，研究者が製剤経験に基づいて特定の公知製剤製造技術を初めて製剤化する薬効成分に適用したら，意外にも実用的な製剤を製造することができたのではないだろうか。もしそうであれば，研究者が日常的に取り扱う製剤製造技術から特定の技術を選定して初めて製剤化する薬効成分の製剤の製造法（薬効成分と特定の製剤製造法の予想外の組み合わせ）は発明の対象にでき，かつその製造法で製造される製剤を「製剤発明」（特定の製法に限定された物質発明）として権利化するための主張点（新しさと予想外性）はあることになる。

　さらに，製剤を構成するある成分，例えば界面活性剤の平均粒子径を変更した新製品が発売（旧製品は販売中止）されるのに伴い，新製品に変更して製剤を製造した場合は，製剤発明を検討しなくてもよいだろうか。この場合も，製造された製剤の品質や効果（界面活性剤を新製品に変更したことから予測できないもの）が改良されているときには，製剤発明としての権利化の可能性がある。したがって，製剤の添加成分の些細な変更であっても，得られる製剤の物性の変化を正確に把握することが製剤発明の権利化には必須になる。

3.　「製剤発明」特許の効力

　製剤発明の特許は，薬効成分（結晶を含む）の物質特許や用途特許の期間満了後に役立つ権利である。ここでは，製剤発明の特許が如何なる効力（権利）をもっているかを説明しておきたい。「製剤発明」は物の発明であることから，特許法第2条第3項第1号の規定により，物の発明である「製剤発明」の特許権は，発明対象の製剤を製造する行為，製造された製剤を使用，販売，輸出あるいは輸入する行為，および製剤を販売するために宣伝する行為等に効力が及ぶ。したがって，製剤発明の特許権の存続期間中，第三者は特許発明の製剤と同一の製剤を自由に製造したり販売したりすることができない。

4.　「製剤発明」の権利化で強調すべき事項

　特許出願の審査段階で特許性のあることを主張することが必要になるが，その根拠を特許出願時の明細書に可能な限り記載しておくことが大切になる。そのためには，特許出願前に次のような事項を正確に把握しておき，審査段階で必要に応じて強調することができるようにしておくことが望ましい。

　まず，製剤はいろいろな観点から分類することで特許出願対象の発明品である製剤（発明製剤）と比較対象の従来製剤が同じ分類に属さないことを把握する。そして，その分類の相違に基づいて，発明製剤は従来製剤と製剤における技術分野が相違することを強調する。

　次に，発明製剤の特徴部分（従来製剤と相違する新しい部分）に基づいて，医薬品として

優れた性質・効果を有することを立証する実験データを把握する。把握された実験データの少なくとも一つは特許出願時明細書に記載する。また，実験データで立証されていないものも含めて特徴部分から予測される優れた性質や効果のすべてを特許出願時明細書に記載する。そして，発明製剤の優れた性質や効果は特徴部分に基づくことを強調し，性質や効果に直接影響しない非特徴部分は広い範囲で認められるべき旨を主張するのである。

また，発明製剤の特徴部分（新規な部分，新規性）は一つと限らない場合が多いので，特許出願前にできるだけ多くの特徴部分を正確に把握して明細書に記載することが重要である。審査段階で，必要に応じて特徴部分を発明製剤に追加して限定することで従来製剤との相違を明確にできる。ただし，特徴部分を追加された発明製剤は，従来製剤に対して特許性の一つである「新規性」を強調しやすいが，権利範囲が狭くなることに注意が必要である。

それから，発明製剤の医薬品としての優れた性質や効果について，予想外である理由や根拠を正確に把握する必要がある。従来製剤との相違がごくわずかであっても，予測の範囲外あるいは予想外であることは多々ある。問題は事前にその主張の理由や根拠を明確に把握しているか否かにある。ごくわずかな差が予想外であるとの立証ができれば，製剤発明の特許性の一つである「進歩性」を強調することができる。

これら強調すべき4つの事項について以下で詳細に説明する。

4.1. 分類の相違に基づく技術分野の相違

製剤発明の属する技術分野が権利化段階で比較対象として引用された従来技術の属する技術分野と相違することを強調すべきであると上述したが，この「技術分野の相違」の強調が大切であることは特許法第29条第2項に規定されている特許要件から導かれる。この第2項の記載「その発明の属する技術の分野における通常の知識を有する者が前項各号に掲げる発明に基づいて容易に発明をすることができた」は，発明の容易性の判断に係る「通常の知識を有する者」（当業者）を「その発明の属する技術の分野における」人に限定している。この記載は，同じ技術分野において発明の容易性を判断する旨を示唆しているのである。したがって，製剤発明の容易性の判断において，技術分野が相違する場合，従来技術と比較されることも，「容易に発明をすることができる」と判断されることもない。そのため，製剤発明と従来技術の技術分野が相違することを強調することが必要になる。技術分野の相違のみでは特許性が認められない場合でも，他の特許性の主張と共に従来技術との技術分野の相違を強調することで権利化が認められることもある。

そこで，製剤を例えば次に示すような例に基づいて分類して，その相違に基づいて製剤発明の技術分野が相違すると主張する。例えば，経口投与される錠剤である製剤発明と鼻に局所投与される噴霧剤である従来技術は，固体と液体，錠剤と噴霧剤および経口剤と点鼻剤に区別され製剤の種類が相違するので，両者の技術分野は明らかに相違すると主張する。噴霧剤の従来技術は，技術分野が相違するので，錠剤の製剤発明の特許性を判断する比較対象に該当せず，両者を比較判断することは妥当でない旨を主張する。この主張のみで認められるか否かは個々の事例により異なるが，主張する方が権利化に役立つと考える。

①形状：固体，半固体，液体，気体等
②剤形：錠剤，顆粒剤，細粒剤，粉剤，カプセル剤，軟膏，液剤，噴霧剤等
③投与法：経口剤，経皮剤，点鼻剤，点眼剤，坐剤，吸入剤，注射剤，貼付剤，点滴剤等
④機能：徐放剤，持続剤，崩壊剤，腸溶剤等

第3章　固体医薬品の物性評価の解析例

⑤有効成分：単一製剤，混合製剤

4.2.　事例：技術分野「投与法」の変更で特許性が認められた

　知的財産高等裁判所が平成 21 年 3 月 25 日に判決を言い渡した平成 20 年（行ケ）第 10261 号事件においては，キシリトール含有製剤の特許性を否定した特許庁の拒絶審決が取り消されている。この事件では，特許出願（特願 2000-537427）における次の請求項 1 の特許性が争われた。

　「請求項 1　鼻の鬱血，再発性副鼻洞感染，又はバクテリアに伴う鼻の感染又は炎症を治療又は防止するために，それを必要としている人に対して鼻内へ投与するための鼻洗浄調合物であって，キシリトールを水溶液の状態で含有しており，キシリトールが水溶液 100 cc 当たり 1 から 20 グラムの割合で含有されている調合物。」

　そして，この事件の判決においては，「（本願）発明は，引用例のキシリトールの投与により上気道感染を処置する際に，経口（全身）投与に代えて，鼻への（局所）投与を採用し，鼻内へ投与するための鼻洗浄調合物とするものであり，当業者が容易に想到し得るとした審決は誤りである」旨の判断がなされている。したがって，この判決から，「投与方法の変更（経口投与液剤から鼻内投与液剤への変更）は当業者が容易に想到できるものでない」（技術分野が相違するので予測困難である）ことを明らかにしている。

4.3.　特徴部分と優れた効果（物性）の明細書記載と強調

　製剤発明の特徴部分（従来技術と相違する部分＝新規な部分）の正確な把握とその特徴部分に基づく優れた効果（物性）の立証は，特許性を強調するために必須である。製剤発明の特徴部分が一つであれば把握する上で困難ではないが，製剤発明においては意外にも特徴部分がいろいろとある場合がある。したがって，特許出願時点において，特徴部分の一部を見逃すこともある。そのため，特徴部分に基づくいろいろな優れた効果や物性をも見逃すことにつながる。この見逃された特徴部分とそれに基づく優れた効果が，審査段階の特許性の主張に必要になることがある。しかし，見逃された特徴部分やその優れた効果が特許出願時の明細書に記載されていない場合には，特許性の主張に使用できない。主張しても，製剤発明の特徴部分および効果についての記載不備（または発明未完成）が明細書にあることを暴露することになるものの，明細書に記載なくても考慮すべき特別な理由がない限り特許性の判断においては採用されない。

4.4.　製剤発明の新規性（特徴部分，従来製剤との相違）

　製剤発明の特徴部分（公知製剤と相違する部分）を把握すること，すなわち製剤発明の特許性（新規性）を見つけ出すことが簡単でない場合もあるが，ここでは代表的な製剤である固形製剤（特に錠剤）に的を絞って新規な特徴部分になり得る項目①～④について，さらに詳細に説明することにする。

4.4.1　製剤の構成成分の新規性

　製剤の新規性は，まず製剤に配合される成分自体について検討する。製剤発明の物質特許を確保するために重要な項目である。

（1）活性成分

　製剤に配合される医薬活性（有効）成分が新規物質（を記載した特許出願が出願公開され

る前）である場合，製剤は新規性を有する。この医薬活性成分が新規性を有する場合には，医薬活性成分自体が新規な物質である以外に，医薬活性成分の物性（例えば密度，粒度，粘性，嵩，形状など）が従来品と相違している場合なども含まれる。結晶形が相違する場合も新規性は認められる。

(2) 添加成分

製剤に配合される医薬活性成分以外の添加成分が新規な場合であるが，添加成分自体が新規物質である場合，医薬品の添加成分として初めて使用する場合あるいは医薬品の添加成分としてすでに使用されているものとは物性が相違する場合などが該当する。いずれの場合も製剤の新規性を主張できる。添加成分自体が新規物質である場合および医薬品の添加成分として初めて使用する場合には，事前に医薬品の添加成分として使用することについて公的承認を得ることが必要である。添加成分についての新規性主張で多いのが，従来品と物性が相違する（特定の物性を有する）添加成分を使用する場合である。例えば，平均粒子径，密度，粘性，重量，嵩，結晶形などが従来品と相違する添加成分を含有することに基づいて，製剤の新規性を主張する。通常，「添加成分」（物性の特定）に基づいて新規性の主張をするのが製剤発明を広い範囲で権利化するのに有利な場合が多い。

(3) 活性成分と添加成分の組み合わせ

製剤に配合される活性成分と添加成分（一つまたは二つ以上）の組み合わせ，あるいは二つ以上の添加成分の組み合わせが新しい場合は，その組み合わせ自体に製剤の新規性がある。この場合，添加成分の物性が特定されている場合と特定されていない場合とがあるが，組み合わせ自体が新規であれば製剤は新規性があるといえる。この組み合わせ自体に基づく新規性の主張は，比較的認められやすいが，権利範囲が狭くなる（第三者にとって権利侵害の回避が容易になる）可能性があるので注意を要する。

(4) 活性成分または（および）添加成分の配合量または配合割合

製剤に配合される医薬活性成分または（および）添加成分（一つまたは二つ以上）の製剤全体に対する配合（添加）量または割合，あるいは特定の成分間における配合比率が従来の製剤と異なり新しければ，製剤は新規である。活性成分と添加成分の組み合わせ自体に新規性がある場合と同様に，活性成分または（および）の配合量または配合割合に基づく新規性の主張は，比較的認められやすいが，権利範囲が狭くなる可能性があるので注意を要する。

(5) 製剤の構成成分の組み合わせ

前記「活性成分」，「添加成分」，「活性成分と添加成分の組み合わせ」および「活性成分または（および）添加成分の配合量または配合割合」のそれぞれが公知であっても，それらの組み合わせが新しい場合は製剤の新規性を主張できる。

4.4.2 製剤の内部構造の新規性

製剤の特徴が新規な内部構造にある場合，広い権利範囲の製剤特許を取得できる可能性がある。すなわち，配合成分（特に医薬活性成分）を特定することなく特許性を主張できる場合が多いからである。しかし，新規な構造を形成する製剤は，経費あるいは技術の観点から工業的の多量生産に適さない場合があり，構造が複雑になるにつれて製剤の新規性は高まるものの実施化に適さない可能性も高まる場合がある。製剤の構造において新規性主張の対象にすることができる項目として次のものなどがある。

(1) 層または膜

製剤の内部構造が層や膜を含む場合であり，その層や膜を形成する位置（部分，場所），

第3章　固体医薬品の物性評価の解析例

厚さ，数，形状等の一つまたは二つ以上が従来の製剤と相違すれば，製剤の内部構造は新規である。この場合，製剤に含まれる成分の種類，組み合わせあるいは配合などとは別に，新規な内部構造に基づき製剤は新規性を主張できる。

(2) 分散または分布

製剤に配合される医薬活性成分および添加成分が製剤中に均一に分散または分布している場所のほか，効果や吸収などの最適化のために製剤中に不均一に分散または分布している場合がある。例えば，医薬活性成分および添加成分の一つまたは二つ以上の一部分または全部が製剤中の一カ所あるいは数カ所に偏在または局在している，あるいは一部分あるいは全部が特定の割合で数カ所に偏在または局在していることに，従来の製剤にはない新しさがある場合がある。この配合成分の偏在または局在に新規性がある場合，その製剤も新規性を有している。したがって，製剤の新規性は，配合成分の分散または分布の状況，配合成分の分散または分布の割合，あるいは配合成分の分散または分布の状況とその割合の組み合わせなどに基づいて主張することができる場合がある。

(3) マトリックスの形成

前記（1）または（2）に含めて考えることもできるが，製剤に配合される医薬活性成分および添加成分のすべてが製剤全体に均一に分散している（通常のマトリックス）場合のほか，配合成分の一部分により形成された（一個または複数個の）マトリックスが被膜を伴ってまたは被膜なしで残りの配合成分中に分散または分布している場合がある。例えば，製剤の一部分または特定部分がマトリックスを形成している，配合成分の一部分がマトリックスを形成している，製剤に含まれるマトリックスの数が複数である，製剤に含まれるマトリックスが被覆されている，あるいはこれらの組み合わせからなるマトリックスを含む製剤であるなどにより，従来の製剤と構造が相違する場合がある。この場合も，内部構造の特異性に基づいて製剤の新規性を主張することが可能である。

(4) 製剤の空隙（空間）

製剤に配合される成分についてではなく，製剤全体あるいは部分的に設けられる内在的な空隙（空間）の場所（位置），数，大きさや形状，製剤全体に対する割合（率）あるいはこれらの組み合わせなどが従来の製剤にない場合があり，この場合も製剤の新規性を主張することが可能になる。通常，製剤内部の空隙に基づく新規性は数値で表示されることが多い。

(5) 密度

製剤に配合される医薬活性成分および添加成分の密度に着目して，製剤中の配合成分の密度（密集の割合）が新しい場合であり，前記（2）の配合成分の分散や分布にも関係してくる。例えば，「医薬活性成分または他の配合成分の密度が製剤の表面近くにおいて最も高く，中心またはその周辺部分の密度に比べて○○～○○倍である」などが従来の製剤にない場合がある。この場合も，製剤の新規性を主張することが可能である。

(6) 内部構造の組み合わせ

前記「層または膜」，「分散または分布」，「マトリックスの形成」，「製剤の空隙（空間）」および「密度」の各々が新しくない場合でも，これらの組み合わせが新しい場合があり新規性主張の対象にできる。

4.4.3　製剤の外型の新規性

製剤の新規性を外型（外側の形状）のみに依存する場合は多くないが，特定の外形に限定した以外は何ら特徴のない製剤の特許出願が現実になされている。クレーム範囲としては，

2.7. 製剤の特許知識

配合成分および内部構造を限定することなく，比較的広い範囲で権利化できれば価値の高い特許になる可能性があるので，製剤の外型についての新規性主張を十分に検討すべきである。製剤の外型について新規性を主張できる場合として，次のようなものがある。

(1) 製剤の大きさ

製剤全体の大きさについてであり，縦，横または厚さ（幅）を数値で特定するあるいはその組み合わせに新規性がある場合である。しかし，実際に製剤の大きさのみに新規性を主張する特許出願は少ない。

(2) 製剤の全形

製剤全体の形状（全形）が新規な場合である。例えば，従来の製剤にない新規な星型，ドーナツ型，卵形，米粒形またはその類似型などを形成している製剤の場合である。このような製剤全体の形状のみに新規性をもつ製剤の特許出願も数は少ない。

(3) 製剤の部分的形状（面取りなど）

前記（2）は製剤全体の形状に関する新規性であるのに対して，製剤の一部についての形状（部分的形状）特に「面取り」部分が新規か否かに関する。製剤の運搬時に角や縁の部分が破損するのを防止（医薬活性成分の含有量の減少を防止）する技術として，製剤の外形の一部を「面取り」する。この「面取り」については，部分的破損を防止する目的達成のために，製剤の外形に設ける部分（位置），角度，幅，範囲（領域）などについて検討される。そして，製剤の配合成分，内部構造，大きさ，全形などの他，製剤の包装，運搬に使用する容器（入れ物）や運搬方法などを考慮して，製剤の新しい部分的形状「面取り」を見出した場合には，その「面取り」を持つ製剤は新規性を主張することができる。

(4) 製剤の溝

製剤，特に錠剤の分割用に形成される溝に関する。錠剤は患者の体重，年齢，症状などに応じて分割して投与されてもよく，例えば15歳以下の子供に1錠を二つ以上に分割して二回以上に分けて投与される。この場合には，錠剤に形成される分割用の溝の形成箇所（表面，側面，裏面など），形状（角度，深さ，長さ，幅等），個数などに新規性を主張する。また，錠剤の配合成分，内部構成，大きさ，外形，包装，保存容器，運搬方法などに基づいて，錠剤に形成される分割用の溝が変更されることから，錠剤に形成される分割用の溝と有効成分の安定性を考慮した溝の組み合わせなどに新規性を主張できる場合もある。

(5) 製剤の表面状態

製剤の表面状態に関しての新規性であり，その一つとして「滑らかさ」がある。製剤の表面が医薬品の品質として重要視される場合があり，例えば飲みやすさ，溶解度，吸収度，安定性などの効果や扱いやすさの観点から，製剤表面の滑らかさが検討される。製剤の配合成分，内部構成，大きさ，外形，包装，容器，運搬方法などの条件にあわせて表面の滑らかさを特定した数値が，特に製剤表面に存在する物質との組み合わせにおいて，従来にないものであれば製剤として新規性がある。

また，製剤の表面状態の1つである「光沢」は，製剤の表面の滑らかさとは別に，製品の品質として検討されることがある。例えば錠剤表面に印刷を施す場合に光沢が影響することから，この光沢の度合を数値限定したことに新規性があれば製剤としても新規である。

(6) 製剤の外型の組み合わせ

実際に製剤を製造する場合には，前述の製剤の「大きさ」，「全形」，「部分的形状（面取り）」，「溝」，「表面状態」を適宜組み合わせて用いられることから，これらの組み合わせが

第3章　固体医薬品の物性評価の解析例

新しい場合には，製剤の新規性を主張することができる。

4.4.4　製剤の配合成分，内部構造および外型の組み合わせの新規性

前述の製剤の①構成成分（配合成分），②内部構造および③外型の各々が公知であっても，それらを組み合わせることで従来にない新規な製剤になる場合がある。この組み合わせに新規性を有する製剤特許は，権利範囲が広くないものの，効果や目的が明確な場合には意外に価値の高い特許として評価できる。

4.4.5　製剤の用途，製法または物性の新規性

製剤について新しい用途を見出した場合には，用途発明として特許出願することで問題はない。問題なのは，製剤の新たな用途のために配合成分，内部構造，外型またはその組み合わせを変更した場合に，変更内容を正確に把握できていないときである。製剤発明としての対策が取れないのである。同様に，製剤に関して気付いている新しい事柄が製法または物性（溶解性，安定性など）のみである場合も問題であり，「製法または物性を特定した製剤」クレームを検討することになるが，権利化あるいは権利行使において困難が予想される。したがって，新しい製法で製造される製剤自体の新しさ（従来製剤との相違）あるいは新しい物性の根源になる製剤自体の新しさ（配合成分，内部構造，外型またはそれらの組み合わせ）に気付くことが極めて大切になる。

4.5.　製剤発明の進歩性（予想外性）

製剤成分である医薬活性化合物に進歩性（特許性）がある場合には，特許性のある製剤成分を含む製剤自体にも進歩性（特許性）があるとの主張が可能である。この場合以外は，前述4.4で記載した製剤の新規性（特徴部分，従来製剤との相違）に基づく進歩性（優れた効果を含む予想外性）を主張することになる。製剤発明の進歩性としては，例えば次のような事項を挙げることができるが，固形製剤のみに限定される進歩性ではない。製剤の進歩性の主張においては，固定概念に捕らわれることなく色々な観点や立場から，従来製剤より簡単に思いつかない（予想外性）あるいは従来製剤と比較して優れた効果（医薬品としての優れた品質）などを，進歩性として主張することを試みたいものである。

（1）製剤の物性における進歩性

製剤の物性自体に関連して，医薬品としての物性，例えば安定性，吸収性，溶解性，持続性，崩壊性，薬理効果，匂いや味，分割性，無痛化，飲みやすさなどにおける優れた効果を進歩性として主張できる。また，最近は，物性の変化に基づく用法や用量の改善なども製剤の進歩性として主張を試みるべきである。

（2）製剤の製造における進歩性

製剤の製造に関連して，例えば歩留まりや環境衛生の改善（廃液，排煙，危険物質の削減や除去など），製造工程の短縮あるいは簡略化，触媒や試薬などの再利用，装置や設備の省略化あるいは耐久期間の延長（消耗防止）などを進歩性として主張できる。

（3）製剤の取り扱いにおける進歩性

製剤の取り扱いに関して，製剤表面の印字仕上りの改善，製剤の包装（シート，遮光などの目的も含む）の簡略化あるいは容易化，運搬の容易化などを進歩性として主張できる。

宇佐見　弘文（うさみ　ひろふみ）

第4章

レギュラトリー
サイエンスの動向

1. 医薬品の品質とレギュレーション

　医薬品の品質とレギュレーションにおいて最も大きなインパクトを与えたのは，ICH の 2003 年ブラッセル会議において提唱された新しい品質パラダイムと呼ばれるものである。米国 FDA は「リスク管理と科学を取り入れた，製品ライフサイクル全体に適用可能な調和された品質システム」という品質トピックを提案し，採用された。ここで新しい品質のパラダイムとして QbD（Quality by Design）が提唱され，Q カルテット（Q8，9，10，11）と呼ばれるガイドライン群が作成されるに至った。これらの新しい概念に基づくガイドラインには以下のような特徴がある。

① ハイレベルの指針（指示をするものではない）
② 科学およびリスクに基づく
③ 系統的なアプローチを推進
④ 製品のライフサイクル全体にわたって適用可能
⑤ 連接し医薬品の品質を向上させることを意図

　特に⑤に関して Q カルテットは図 1 のように連接して適用されることが重要であり，それによって初めて医薬品品質確保の真価を発揮する。

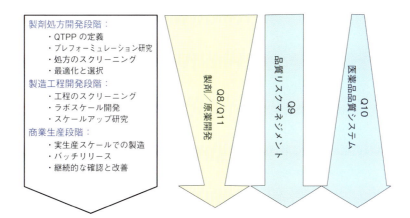

図 1　ICH Q8，Q9，Q10 および Q11 の連接

第4章　レギュラトリーサイエンスの動向

1.　ICH Q カルテットの品質保証コンセプト

1.1.　医薬品製造と一般的な工業製品製造の違い

　Q カルテットと呼ばれる国際調和ガイドラインが作成された経緯は，以下の通りである。一般的な工業製品の品質保証は設計・開発・製造・実装・サービス・文書といったあらゆる活動をカバーする。特に製品の品質管理の理論はシューハート，デミング，石川らにより構築され，広く工業製品の品質向上に寄与してきた。しかし，医薬品に関しては品質が人体への重大な影響と直結しているため，他の工業製品とは異なる厳しい規制条件が要求されてきた。医薬品の承認申請の際には製造法を詳細に規定し，承認後はその製造方法に従った製造のみが許される。また，製造所は GMP 調査が行われ，申請通りに製造がなされていることが厳しくチェックされる。もし，製造法を改良したいときは何らかの申請を当局に対して行わなければならず，その申請から承認までにはかなりの人的，財政的リソースを必要とし時間もかかる。このような状況下では，たとえ製造工程を変更することによって品質が良くなるとしても，よほどのメリットがない限り申請は見送られることになる。かくして，医薬品業界においては一般の工業製品に比べて製造の技術革新の恩恵にあずかることが少なかった。Q カルテットガイドラインのコンセプトは一般的な工業規格である ISO の品質システムを土台にし，これに実験計画法（DoE；Design of Experiment），品質リスクマネジメントを加えたものである。

1.2.　ICH Q8，Q11 の QbD アプローチ

　ICH Q8，Q11 の QbD アプローチを基にした理想の製剤開発および品質管理とは，品質を製品試験や製造工程のバリデーションだけで保証するのではなく，DoE 等による製造条件の最適条件探索ツールを用いて製造工程を理解し，それを基に目的の品質の製品が製造されるように設計を行い，製造工程を適切にコントロールし「品質を製品中に造り込む」ことによって製品の品質を保証することである。そのため，製造工程を理解することは特に重要であり，これにより以下の点での改善が期待できる。
・より頑健な工程
・不適合品，歩留まりの改善
・製品リコールの減少
・ライフサイクルを通じての継続的な品質改善
　これらを通じて，最終的には患者の利益（よりよい品質の医薬品）と企業の利益（信用度，コスト）の双方を改善することが，この品質コンセプトの最終目的である。
　QbD と旧来の品質保証を比較すると表1のようになる。従来の手法は ICH Q8（R2）で最小限の手法（Minimal Approaches）と呼ばれ，経験的で変量を一つずつ検討する開発手法であるが，より進んだ QbD 手法（Enhanced, Quality by Design Approaches）は従来の方法より体系的で，製品および工程を理解するための手段として DoE，多変量実験等の科学的方法を用いる。
　QbD 手法は目標となる製剤の重要品質特性（CQA；Critical Quality Attribute）をまず明確にし，物質特性および工程パラメータの機構的理解を製剤の CQA に関連づけ，統合的な

表1 医薬品の製剤開発，品質管理における新旧アプローチの比較

項目	従来の手法 (Quality by Tests)	QbD 手法 (Quality by Design)
製剤開発	経験的	体系的
プロセス設計	個別に最適化	実験計画法による最適化
工程管理	オフラインの工程内試験	PAT によるモニタリング，制御
工程改善	事後的	予測的
製品規格	品質を担保する唯一の柱	管理戦略の一部
品質システム	ない	ある

製剤開発を行う。また，製造プロセス開発においては，従来の方法が温度や撹拌速度などの工程パラメータを個々にケースバイケースで最適化していくのに比べ，QbD 手法では実験計画法により全体を一括して最適化を行う。DoE を用いることにより，パラメータ間に交互作用がある場合でも，少数回の解析で製造に最適なパラメータ条件が決められる。デザインスペース（DS；Design Space）はこのような方法で求められた確立された製造条件であり，一般的に工程パラメータ等の範囲として示され，薬事規制上は DS 内の変更に際しては申請が不要とされている。

　QbD 手法は製剤の開発時のみならず，実製造における品質管理においても優れた側面をもつ。表1のように従来の手法における品質管理は，主にオフライン分析による，継続か中止かを判断するための工程内試験であるのに比べ，QbD 手法はプロセス解析工学（PAT；Process Analytical Technology）ツールの利用により，センサー等を用いたモニタリングと適切なフィードフォワードおよびフィードバック管理を伴う工程制御技術を用いる。従来の手法はことが起こってからの対応に主眼がおかれているのに対し，QbD 手法はリスクを系統的に管理し，ことが起こる前に予防的にリスクを回避できる点が特に優れている。このため，QbD 手法には必ず品質リスクマネジメント（QRM；Quality Risk Management）が併用されなければならない。ICH Q9 ガイドラインは品質リスクの管理戦略について具体的な指針を示した。さらに承認後の継続的改善努力を裏付けるための工程の解析および傾向づけが，管理図等の QC ツールによってなされることが望ましい

1.3.　ICH Q9 の品質リスクマネジメント

　さらには，ICH Q9 ガイドラインの示すリスクに応じた対応を基本とする，QRM，すなわち品質保証におけるリスク管理と管理戦略が，適切で負担の少ない品質確保を推奨している。QRM とは，医薬品のライフサイクルにわたる品質に関わるリスクのアセスメント，コントロール，コミュニケーション，レビューに対する系統立ったプロセスである。QRM の2つの主要原則は以下の通りである。
・品質に対するリスクの評価は，科学的知見に基づき，かつ最終的に患者保護に帰結されるべきである
・QRM プロセスにおける労力，形式，文書化の程度は当該リスクの程度に相応すべきである
　一般に，リスクとは危害の発生する確率とそれが顕在化した場合の重大性の組み合わせであると認識されている。医薬品およびその成分の製造や使用には，必然的にある程度のリス

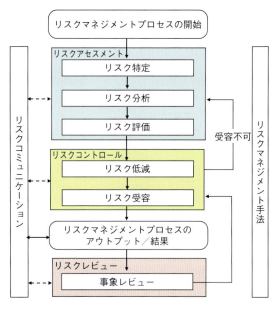

図2　QRMの概要

クが伴う。品質に関するリスクは，その全体のリスクの一部分である。医薬品の品質を維持するための要素は，臨床試験で使用されたときのものと一貫していなければならないというように，医薬品の品質は，その製品ライフサイクルを通して維持されていなければならない。QRMを実施することで，品質問題が生じた場合の対策の質，意思決定の早さを改善させることができる。

　Q9に示されたQRMの一つのモデル例を図2に示す。図中の枠内の各要素のうち，強調すべきものは事例によって異なるかもしれないが，頑健なプロセスでは，これらすべての要素が特定のリスクの程度に適切に対応したレベルで組み込まれると考えられる。プロセスのどの時点でも意思決定が必要になる可能性があるため，図中には意思決定ノードが示されていない。これらの意思決定は，その決定を裏付ける情報に基づき，前のステップに戻り，さらなる情報を求めたり，リスクモデルを変更したり，さらにはリスクマネジメントプロセスを終結する場合もある。QRMについては，常に形式に従ったリスクマネジメントプロセスの運用が適切であるとは限らず，また必要というわけでもない。形式にとらわれないリスクマネジメントプロセスも許容される。すなわち，型にはまった手順を構築するのではなく，状況（リスク）に応じた対応が重要とされる。

1.4. ICH Q10の医薬品品質システム

　QbDによる製剤開発，リスク管理による継続的な品質改善を支えるのはQ10により明確にされた医薬品品質システム（PQS；Pharmaceutical Quality System）である。系統だった品質保証システムの根幹にはPQSの存在が不可欠であり「連接し医薬品の品質を向上させることを意図」するとガイドラインに記されている。品質システムは国際的な通念として広く知られており，一般の会社などのマネジメントの基本であるPDCAサイクル（計画Plan→実行Do→評価Check→改善Act）が取り込まれている。この考え方はISO 9001, ISO

14001, ISO 27001, JIS Q 15001 などの管理システムにも取り入れられている。品質システムにおいては特に上級経営陣のコミットメントが重要視されており，人的，財政的なバックアップに裏打ちされたシステムの構築が不可欠とされている。わが国では，製造における品質の担保は，ともすれば個人の技量に任されてきており，「現場」を邪魔しないことが経営陣の理想的なあり方のように考えられてきた面もあるが，品質システムにおいては上級経営者の責任において，属人的な管理手法を避け，リスク情報が広く共有され，透明性が確保されるシステムを維持することが求められる。また，ルールは盲目的に従うものではなく，常に見直し変えていくという PDCA サイクルのあり方は，ルール遵守に重きを置く日本人には特に苦手な分野かもしれない。しかしながら，医薬品開発，製造および流通のグローバル化が進んでおり，PQS の構築は企業にとって避けて通れない課題となっている。

2. 日本薬局方の今日的課題

日本薬局方（JP）は長らく医薬品の品質基準の基盤となっており，医薬品の承認申請にも大きな影響を及ぼしてきた。また，その法的な位置づけは大変重いものがある。「医薬品，医療機器等の品質，有効性及び安全性の確保等に関する法律」（薬機法）第2条には下記のような医薬品の定義がある。

この法律で「医薬品」とは，次に掲げる物をいう。
1. 日本薬局方に収められている物
2. 人又は動物の疾病の診断，治療又は予防に使用されることが目的とされている物であって，機械器具（略）でないもの（医薬部外品及び再生医療等製品を除く。）
3. 人又は動物の身体の構造又は機能に影響を及ぼすことが目的とされている物であって，機械器具等でないもの（医薬部外品，化粧品及び再生医療等製品を除く。）

したがって，医薬品の品質の根幹を支える役割が期待されている。JP の作成については次の基本方針が出されている。

〈第十八改正日本薬局方作成の5本の柱〉
① 保健医療上重要な医薬品の全面的収載
② 最新の学問・技術の積極的導入による質的向上
③ 医薬品のグローバル化に対応した国際化の一層の推進
④ 必要に応じた速やかな部分改正及び行政によるその円滑な運用
⑤ 日本薬局方改正過程における透明性の確保及び日本薬局方の普及

JP は保健医療上重要な医薬品の全面的収載を目指しているが，JP に収載され，局方品となるのは原則として特許期間が終了し後発品の上市が可能になった医薬品である。一旦 JP に収載されると承認時の規格ではなく JP の医薬品各条の規格が適用される。しかし，収載時には試験規格の局方ルールともいうべきスタイルへの変更が求められることが多く，承認規格の変更を余儀なくされる場合もあった。特に ICH ガイドラインが発出された後に承認された医薬品が JP に収載されるケースが増え，由緒ある JP ルールが ICH 流品質保証の足かせになりかねない事態も予想された。

第4章　レギュラトリーサイエンスの動向

　またJP規格のフレキシビリティーに関しては，薬機法に「日本薬局方に収められている医薬品であって，その性状又は品質が日本薬局方で定める基準に適合しないもの」は販売はできないと厳しく定められている。したがって局方品であればその医薬品各条に規定された規格はすべて満たされなくてはならないことになる。実際問題として多様なルーツをもつ原薬，製剤をただ一つの規格でしばることはほぼ不可能といっても過言ではない。これまでも規格試験法に「別に規定する」と書いた場合は，承認申請書の試験規格が適用される（通則11）という逃げ道があり，一律に規定できない品目ではこの方法が用いられた。ただ，こういう規定の場合は試験規格がオープンにされないため公的な試験機関で試験できなくなるなどのデメリットがあった。また分析方法の場合，通則14には「規定の方法以上の真度及び精度がある場合」は分析法を変更できるという規定があったが，適合しなかったときは最終判定を元の分析法で行うという規定になっていたため，そもそも賦形剤のせいで妨害ピークが出るHPLCなどは元の方法で判定できないのでこの通則が適用できないなどのトラブルが起こっている。

　上記に挙げたような事例を含め，今日におけるJPの重要な課題は以下の3つに集約できる。

　A）新薬の品質管理手法（ICH基準）とのギャップ

　B）医薬品の国際化への対応

　C）新技術への対応

　次に各問題点について具体的に述べる。

A）新薬の品質管理手法（ICH基準）とのギャップ

　JPの試験規格は長らくわが国における医薬品の品質確保の土台であったし，また現在においてもその重要性は変わらない。しかし，新薬に対するICHガイドラインの適用開始からかなりの期間が経過し，ICH基準で開発され承認された医薬品がJPの医薬品各条に収載されるようになり品質規格のギャップが目立つようになってきた。具体的には，QbDに基づく品質管理を行う医薬品を実際に製造する工場での品質確保は，JPに記載されているような，最終製品に対する出荷試験だけでは十分とはいえなくなってきている。

　新しい品質保証のあり方としてのQbDに対し，従来の規格試験法による品質保証はQbT（Quality by Tests）と称される。QbTとは製品が試験規格（specification）に適合することによる品質保証を指し，具体的には出荷試験によって出荷の可否が決められる。試験規格はほとんどの場合，申請時に得られているバッチデータに基づいて決められる。一方QbDでは，試験規格は総合的な品質管理戦略の一部であり，関連する基礎データに基づいた目的とする製品性能（CQA）に基づいて設定される。QbTが「製造できたことの確認」することであるのに対し，QbDは「製造できるように設計」することである。QbDにおいては，工程内でのパラメータ管理などにより十分品質の担保ができる場合は，最終試験を行わず工程内でのパラメータ確認やPATの計測値によるリアルタイムリリース試験（RTRT；Real Time Release Testing）により出荷判定を行うことが可能となる。さらには，リスクに応じた対応を基本とする，Q9ガイドラインの示すリスク管理と管理戦略が，適切で負担の少ない品質確保を推奨している。近年，こういった新しい手法に基づく医薬品申請が増えつつあり，従来のQbTを基本概念とする薬局方も，医薬品品質確保の概念として，こういった新しいパラダイムへの対応が求められている。

1. 医薬品の品質とレギュレーション

B) 医薬品の国際化への対応

　かつて，日本における医薬品製造はほぼ国内で完結する場合がほとんどであった。しかし，今日では医薬品の開発，申請，製造，販売等がグローバル化し，以下のような問題が生じてきた。

・医薬品原材料を海外に求める場合に，JP基準の試験が調達の障害になり得る
・医薬品原材料等の供給元が多様化するにつれ，原材料等のリスクが日本の市場に直結する（これまで想定されなかった意図的混入有害物質（adulteration）等のリスクも考慮が必要）
・JP独自の規格設定の考え方が，海外において理解されにくく，また，海外の基準に合致しない可能性がある

　原薬の供給元が多様化し，2013年厚生労働省調査ではジェネリックメーカーのほぼ半分が海外から輸入した原薬をそのまま製剤に用いているという結果が示されており，そのうちのかなりのメーカーが原薬に関するトラブルを経験している。JPの規格試験法の方針は，かつての，国内ですべての医薬品製造が完結する時代に設定されたままであり，多様でハイリスクな現在の原薬供給状況に対応できなくなってきている。また，JPの独自な規格はグローバルに流通している原薬の輸入に対するある種の障壁になってきており，局方の国際調和は喫緊の課題となっている。

C) 新技術への対応

　QbDに象徴される新しい品質保証の手立てとしてPATのような新技術が多用されるようになった。しかし薬局方の試験規格は，最終製品のほんの一部をサンプリングする出荷試験のような場合を想定しており，NIRによる非破壊検査におけるサンプルサイズの大きい試験に対応していない。具体的な例を挙げると，日本薬局方（JP），米国薬局方（USP），欧州薬局方（EP）で調和された製剤均一性（UDU：Uniformity of Dosage Units）規格は，2018年現在，JP17の一般試験法に「6.02 製剤均一性試験法」として収載されており，サンプルサイズは1段階目10，2段階目30投与単位を基本とした2段階試験である。判定基準は，含量の平均と標準偏差から合格判定値（AV=|M−X̄|ks）を計算し，判定値が規格値（通常15.0%）を超えない場合を適合とする計量試験と，表示量から25%を超える偏差をもつ製剤（outlier）の数がゼロでなければならないという計数試験の組み合わせとなっている（表2）。後者の，表示量から25%を超える偏差の製剤がゼロ（ZTC：Zero Tolerance Criteria）という判定基準を，サンプルサイズが100～1,000を超える場合もあるPATにそのまま適用すると，outlierの出現によってバッチが不合格になる確率は，サンプルサイズが大きくなるほど無視できない頻度となっていく。すなわち，特に問題のない製造でも不適合が出る可能性が大きいということになる。

表2　JP17＜6.02＞製剤均一性試験法の判定基準

計量試験（parametric）：
　判定値＝$|M−X|+ks$
　判定係数：$k=2.4$　（n＝10）
　　　　　　$k=2.0$　（n＝30）

計数試験（nonparametric）：
　c2（許容個数）＝0（±25%, n＝30）

第4章 レギュラトリーサイエンスの動向

表3 EPのPATに対応したUDU判定基準

A. Acceptance constants and numbers for Alternative1 in UDU tests by EP

Sample size (n)	Draft		Final	
	Acceptance constant (k)	C2 (±25.0%)	Acceptance constant (k)	C2 (±25.0%)
≧50	1.91	0	—	—
≧75	1.87	0	—	—
≧100	1.84	0	2.15	0
≧150	1.81	0	2.19	0
≧200	1.79	0	2.21	1
≧300	1.77	0	2.23	2
≧500	1.75	1	2.25	4
≧1000	1.73	2	2.27	8
≧2000	1.72	6	2.29	18
≧5000	1.71	16	2.3	47
≧10000	1.7	34	2.31	94

B. Acceptance numbers for Alternative2 in UDU tests by EP

Sample size (n)	Draft		Final	
	C1 (±15.0%)	C2 (±25.0%)	C1 (±15.0%)	C2 (±25.0%)
≧50	1-2 (≧60)	0	—	—
≧75	2-3 (≧80)	0	—	—
≧100	4-5(≧120)	0	3	0
≧150	6	0	4	0
≧200	8	0	6	1
≧300	13	0	8	2
≧500	23	1	13	4
≧1000	47	2	25	8
≧2000	95	6	47	18
≧5000	239	16	112	47
≧10000	479	34	217	94

　この問題に対し，米国製薬工業協会（PhRMA）および欧州EPがそれぞれ解決策となる判定基準を提案した。PhRMAは製剤均一性試験法の代替法，「Large-N」法[1]を提案している。この方法は表示量から15%を超える偏差のoutlierが規定の数（c1）以下なら適合するという，1段階の計数試験である。具体的にはサンプルサイズが100のときはoutlierが3個以下，200のときは7個以下といった基準である。この方法は含量が正規分布することが前提であり，ロットの含量が正規分布しない場合の対応が取られていないが，EPの提案した試験規格は，25%を超えるoutlierを上乗せで規定する方法である[2]。EPは調和UDU試験法の製剤均一性試験法の代替法として，Alternate 1またはAlternate 2の2種の試験規格（表3）を提示し，そのどちらかを選択する方法を示した。EPのAlternate 1はJP16のUDU試験と同じ計量試験（判定値）と計数試験（C2：表示量 ±25.0%のoutlierの個数）の組み合わせであり，Alternate 2は限度値の異なる2種の計数試験（C1：15%を超える偏差のoutlierの個数，C2の規定）の組み合わせである。EPは含量の分布が正規分布しないときにより厳しくなるように，またPATで出荷判定された製品が市販後にラボで通常のサンプルサイズで試験を行ったときに不適になるリスクを小さくするように判定基準を定めている。また，USPはPharmacopeial Forumの中で，サンプルサイズの大きい試験に対応したZTCに代わる計数試験のための判定基準をStimuli論文[3]として発表した。ここで示された判定基準は表示量 ±25.0%のoutlierの個数であるが，EPの基準よりやや緩くなっている。こういった各国の動きに対し，JPの対応に関心が集まった。

3. 日本薬局方への新たな品質保証コンセプトの取込—製法問題検討小委員会の活動

　これまで述べたような状況に対応するため，日本薬局方では従来の試験規格では対応が難しいケースについて今後の方策を検討する目的で製法問題検討小委員会を2013年2月に立

1. 医薬品の品質とレギュレーション

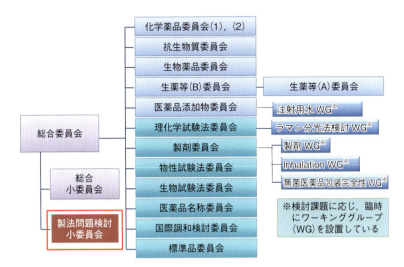

図3　日本薬局方原案審議委員会構成

ち上げた。日本薬局方委員会およびワーキンググループは図3のような構成になっている。

製法問題検討小委員会は委員会横断的な課題を議論するため，最上位の委員会である総合委員会の直属の委員会とし，化学薬品委員会，生物薬品委員会，生薬等委員会，医薬品添加物委員会，製剤委員会，理化学試験法委員会からの代表者で構成された。

製法問題検討小委員会では製法の異なる製品を収載する場合のルールを定めると共に，日本薬局方の試験規格（出荷試験）と工程管理について概念・役割の整理を行い，医薬品申請とGMP査察との関係性をも踏まえ，医薬品規制における日本薬局方の位置づけを明確にすることが目的とされている。この委員会は月1回というハイペースな頻度で開催され，集中的な議論の結果下記のような新たな方策が取られることとなった。

① 純度試験（類縁物質）における別法（第二法）の設定
② 製造要件の項の設定
③ 意図的混入有害物質の項の設定
④ 類縁物質（不純物）標準品を用いた純度試験（類縁物質）の設定
⑤ 類縁物質（不純物）の情報開示
⑥ カラム情報の開示
⑦ ICHガイドラインの参考情報への取り込み

以下に各項目の詳細を述べる。

①純度試験（類縁物質）における別法（第二法）の設定

純度試験（類縁物質）における別法（第二法）の設定では，同一の項目にAとBの2つの異なった規格を取り入れ，どちらかに適合することでよしとする対策がとられた。これは合成ルートの異なる医薬品の類縁物質を同一の各条で規定するための方策であり，USPのドネペジル塩酸塩の規格などに取り入れられている。これまではたとえ合成法が異なってもJPに収載された規格及び試験方法に合致するよう，各社が独自に対応してきたが，今後はそれぞれの原薬に応じた規格設定が可能となる。USPではそれぞれの医薬品がどの規格に対応するのかをラベル等に表示することが義務付けられており，局方品に関しても同様の措置が取られると思われる。

第4章　レギュラトリーサイエンスの動向

表4　「製造要件」について

製造要件

　最終製品の規格だけでは品質確保が極めて困難な項目など，必要に応じて，規格に加えて，製造過程において留意すべき事項を製造要件として設定する。特定の試験方法及び判定基準を設定する場合は，当該試験方法及び判定基準を満たす必要がある場合や条件等についても言及した上で，記載例を参考に記載する。

製造要件の例	内容
原料・資材，製造工程に関する要件	原料・資材や製造工程において混入又は生成するリスクがある不純物の制限など。
中間体の管理に関する要件	最終中間体など，中間体を管理することによって最終製品の品質を担保する場合の判定基準など。
工程内試験に関する要件	精製レベルを管理するなど，工程内試験によって，最終製品の品質を担保する場合など。
出荷時の試験の省略に関する要件	パラメトリックリリース，リアルタイムリリース試験，スキップ試験等が適用される場合のそれらの条件など。

②製造要件の項の設定

　製造要件に関しては，一律に最終製品の規格試験として設定することが妥当でないような事項，例えば，製造工程で担保できれば，出荷試験で確認しなくてもよい品質特性や，最終製品で管理することが困難で中間体で管理すべき事項等が該当する。EP ではこのようなケースに対し Production という項を設定しているが，JP においても，EP の Production と同様な記載場所として「製造要件」という項を医薬品各条に規定できるようにした（**表4**）。

③意図的混入有害物質の項の設定

　JP では，悪意をもって意図的に混入された有害物質に対する管理項目は，以前は医薬品各条に入れることは不適切とされていた。なぜなら，通常の製造において混入しない，犯罪に伴ってのみ入り込むような物質について，通常の試験規格に設定するとすべての出荷試験に適用されてしまうからである。これまでに起こった事例としてはグリセリン中のジエチレングリコールやヘパリン中の過硫酸化コンドロイチン硫酸があるが，これらは国際的な方向性に合わせ各条に規定された。しかし，今後同様なケースについて「意図的混入有害物質」として各条に設定することによって，出荷試験への適用がマストではなくなる。また，意図的混入有害物質の管理については品質リスクマネジメントの考え方が適用できるよう通則35 に規定されているため，受け入れ試験や工程内での管理が可能になった。

④類縁物質（不純物）標準品を用いた純度試験（類縁物質）の設定

　今までの JP では基本的に類縁物質（不純物）標準品を用いた純度試験の設定を認めてこなかった。なぜなら不純物標準品を日局標準品としてリリースするための基盤が整っていなかったためである。しかし，不純物標準品を用いない，相対保持時間を基本とした設定方法の場合，どのピーク（どの保持時間）がどのような不純物を示しているのか不明であること，不純物標準品を用いて不純物を特定した方法で承認された新有効成分含有医薬品に対して，JP 収載時に，不純物標準品を用いず，不純物を特定しない設定方法に変更することが求められていることなど，近年さまざまな不都合が顕著になってきた。そこで，今後 JP でも，EP，USP のような不純物標準品を用いた設定方法（不純物標準品法）を認める方針となった。ただし，不純物標準品の供給体制の課題を解決するために，当面の間は原薬への適用のみ許容することとした（原薬と同じ類縁物質の標準品を用いる場合のみ製剤への適用も可能となる）。なお，混乱を避けるため従来の不純物標準品を用いず相対保持時間を基本と

した設定方法（日局従来法）も引き続き許容することとした。

⑤類縁物質（不純物）の情報開示

JP の類縁物質試験法では，上述したように不純物標準品を用いない，相対保持時間を基本とした設定方法を取ってきており，不純物の名称や構造式は開示されてこなかった。しかし，USP や EP では不純物の情報が示されており，特に不純物標準品法の導入にあたり，どのピークがどのような不純物を示しているのかを明示しなければ，対応が困難である。また，JP の不純物標準品を用いない従来の設定法でこそ，不純物の情報を開示すべきであるとの考えもある。以上のような点を踏まえ，また不純物情報の透明性確保の観点からも，不純物情報を開示していく方針に変更された。具体的には，医薬品各条（生薬等を除く）で個別のピークとして相対保持時間を示して設定するものについては，原則として各類縁物質の名称と構造式を医薬品各条"その他"の項に示す。類縁物質の名称は，IUPAC 命名法に従い作成した化学名英名を翻訳または字訳した名称を用いるものとすることとなった。

⑥カラム情報の開示

HPLC 法においてカラム情報は試験の再現性を握る重要なファクターである。これまで日局原案の意見公募時にカラム情報も併せて示してもらいたいとの意見は以前からも寄せられていた。従来の JP の試験条件のカラムは C18 など大雑把な表現しかされてこなかったため，試験法を追試する際はカラムの選定に苦慮していた面があるが，今後は不純物標準品法の導入にあたり，不純物の情報を開示する必要があることも踏まえ，カラムを用いている試験全般について，カラム情報を PMDA のホームページで原則開示することとなった。

⑦ ICH ガイドラインの JP 参考情報への取り込み

これまでの ICH ガイドラインを含む新たな品質保証コンセプトに則した概念の JP への取り込みを，表 5 に示した。従来，ICH ガイドラインの適用は新薬申請のみとされ，ジェネリック医薬品や OTC 医薬品には原則適用されてこなかった。例えば，ICH Q1 の安定性試験については，長期安定性試験は新薬以外の医薬品については申請の要件とはなっておらず，加速試験のみが要求されている。申請後は自社で長期安定性を行うこととなっているが，これは通常の倉庫で保管する成り行き試験条件であり，25℃，60%RH の Q1 の保存条件ではない。しかし，海外では医薬品であれば ICH Q1 に従った長期安定性試験は必須となっており，現実問題として日本のジェネリック医薬品等を海外に輸出しようとしたときは追加で長期安定性試験を行わざるを得なくなってきている。

また，GMP では PIC/S 加盟によりグローバル基準の GMP ガイドラインが国内実装されている。ここでは，医薬品製造に関して ICH Q10 の医薬品品質システムの実施が義務付けられており，Q9 の品質リスクマネジメントに基づく管理戦略が推奨されている。さらに，市販後の安定性モニタリングは Q1 の長期安定性試験の条件である 25℃，60%RH が義務付けられている。GMP の対象は新薬，ジェネリック医薬品や OTC のみならず，医薬部外品の一部も含まれ，JP に ICH ガイドラインが取り込まれることにより，GMP の国際化への一助となると考えられる。

GMP 以外では，ジェネリック医薬品申請について，2018 年から ICH M4 に基づくコモン・テクニカル・ドキュメント（CTD）申請が行われるようになり，新薬並みの申請内容が要求されるようになった。このように，日本では新薬申請に限られている ICH ガイドラインといえど，新薬以外の医薬品についても実質的な ICH ガイドライン適用が始まっている。ICH ガイドラインを JP に取り込む意義は，グローバルな品質保証コンセプトを，単に

第4章　レギュラトリーサイエンスの動向

表5　日本薬局方への新規概念等の取り込み例

事項	対応
医薬品の国際化に対応	
純度試験（類縁物質）における別法（第二法）の設定	医薬品各条に設定
意図的混入有害物質の項の設定	通則に定義，医薬品各条に設定
類縁物質（不純物）の標準品使用，情報開示	医薬品各条に類縁物質の名称と構造式を記載
医薬品の容器・包装の改正	容器の規定を判定基準から外し，「製剤包装通則」，参考情報「医薬品包装における基本的要件と用語」：を新たに設けた。
製造工程管理の取り込み	
製造要件の項の設定	通則に定義，医薬品各条に設定
ICH 基準への対応	
ICH Q1（安定性試験）	JP17 第一追補収載
ICH Q3A/B（不純物）	JP17 第二追補収載に向けて作業中
ICH Q3C（残留溶媒）	JP17 収載。（ICH の改定に合わせて逐次改訂中）
ICH Q3D（元素不純物）	JP17 第二追補収載（一般試験法，参考情報）に向けて作業中
ICH Q5 シリーズ（バイオ関係）	先に生物薬品総則の作成を検討中
ICH Q6A/B（規格及び試験方法）	JP17 の参考情報「医薬品原薬及び製剤の品質確保の基本的考え方」として収載済み，現在改正案を検討中
ICH Q8（製剤開発）	QbD を含め，Q10 の品質システム関連の用語集収載を検討中
ICH Q9（品質リスクマネジメント）	JP17 の参考情報「品質リスクマネジメントの基本的考え方」として収載
ICH Q10 シリーズ（医薬品品質システム）	QbD を含め，用語集収載を検討中
最新の品質保証技術への配慮	
プロセス解析工学によるリアルタイムリリース試験における含量均一性評価のための判定基準	JP17 第一追補収載
レーザー回折・散乱法による粒子径測定法	JP17 第一追補（一般試験法 3.06）に収載予定
動的光散乱法	日米欧三薬局方検討会議（PDG）で調和に向けて検討中
近赤外吸収スペクトル測定法	一般試験法収載に向けて，検討中
ラマン分光法	一般試験法収載に向けて，検討中
宿主由来タンパク質及び DNA 試験	参考情報収載に向けて，検討中

局方品への適用にとどまらず新薬以外のすべての医薬品についても適用可能な素地を作るため，医薬品品質の基盤としての薬局方の影響力を期待してのことである。

　ICH Q8 に基づく QbD 申請の医薬品の場合，工程内でデザインスペースや PAT で品質管理が十全にできれば，出荷試験は不要になる。NIR のような非破壊的測定法を用いた PAT では，多量のサンプルをリアルタイムで測定することができる。その結果，小さいサンプルサイズで試験を行う従来のロット出荷試験に比べ，PAT では推定精度が高い試験によって確実に品質の悪いロットを排除することが可能となる。しかし上述したように，PAT のような大サンプルサイズ（Large-N）の試験に今までの薬局方に準じた出荷試験の判定基準をそのまま用いると，通常に比べ試験が厳しくなりすぎるなどの問題が生じることが指摘されてきた。JP ではこの問題を解決するために，第 17 改正日本薬局方第一追補の参考情報として「工程分析技術によるリアルタイムリリース試験における含量均一性評価のための判定基準」が出された。日本の Large-N 判定基準は EP の Supplement 7.7 の 2.9.47 の第二規格（Alternative 2）と同等の規格が採用された。この規格の採用については厚生労働科学研究費補助金 医薬品・医療機器等レギュラトリーサイエンス総合研究事業 医薬品等規制調和・

評価研究事業「医薬品のライフサイクルを通じた品質確保と改善に関する研究」（研究代表者 奥田晴宏，分担研究者 香取典子）の平成 26 年度総括・分担研究報告書[4]で述べられている「製剤均一性にリアルタイムリリース試験を採用するときの規格の妥当性について」を参考に作成された。また一般試験法には，PAT に多用される「近赤外吸収スペクトル測定法」および「ラマン文光法」が収載される見込みである。さらに，PAT を用いたリアルタイムリリースに対応するため通則 13 を改訂し「出荷時の検査などにおいて，必要に応じて各条の規格の一部について試験を省略できる。さらに，適切であれば，工程内試験結果と工程パラメータに係るデータを含め，工程内データに基づき最終製品（原薬または製剤）の品質評価を実施し，これを以って規格試験あるいはその実施に代えることができる」という文言が追加された。

ICH ガイドライン以外の変更点として特筆すべきは，JP17 で改訂された医薬品の容器・包装についての改定である。それまでの JP には包装，容器に関する明確な定義がなく，一次包装などの用語も定義されてこなかった。JP17 ではそれまで各条で判定基準となっていた製剤（生薬関連製剤を除く）の容器の規定を保存条件とともに判定基準から外し，医薬品各条の貯法の項は参考に留めることとした。改正の背景には，製剤技術の進歩に伴い，容器の特性はそれぞれの製品の製品設計の一部として変わりうることを許容するという視点が入っている。また，医薬品の品質保証における容器・包装の役割の観点，国際調和の視点を加味しながら，製剤包装に求められる基本的要件を記載した「製剤包装通則」を新たに設けるとともに，参考情報「医薬品包装における基本的要件と用語」を新たに設け，「製剤包装通則」に記載した包装に求められる基本的要件の具体的な例を記載すると共に，医薬品包装に用いる用語およびその定義等について記載した

おわりに

近年，米国 FDA は医薬品の欠品（shortage）問題を改善するため，クオリティカルチャーの醸成を推し進めようとしており，品質コンセプトのさらなる浸透を目指している。また，日本においても，QbD アプローチの取り入れがやや遅れがちであった国内の製薬企業に対して，この品質コンセプトの浸透が緊喫の課題となっている。日本では，ICH ガイドラインの基準は新薬のみに適用されると通知等で示されているが，海外では新薬のみならず，ジェネリックや OTC についても原則適用となってきている。特に Q カルテットのような新たな品質保証のコンセプトは，新薬以外のものは適用外という認識であったが，日本薬局方にこのような品質保証の考え方が収載されることによって，局方品をはじめ，新薬以外のすべての医薬品についても製剤設計の段階から系統立った品質を保証するための素地ができる。これにより，より頑健な工程，不適合品や歩留まりの改善，製品リコールの減少，ライフサイクルを通じての継続的な品質改善などが達成できる。したがって，企業にとってはコストの削減，信用度の増大といった利点があるのみならず，規制当局にとっても品質低下への対応に要するリソースを削減でき，ユーザー（患者，医師，薬剤師）にとってもよりよい品質の医薬品の供給が推進されるというメリットが期待される。

第4章　レギュラトリーサイエンスの動向

参考文献

1) PhRMA CMC Statistics Expert Team（Bergum, J.; Vukovinsky, K.E.），A PROPOSED CONTENT UNIFORMITY TEST FOR LARGE SAMPLE SIZES. 2009.
2) EP〈7.7〉DEMONSTRATION OF UNIFORMITY OF DOSAGE UNITS USING LARGE SAMPLE SIZES
3) Hauck W., Sandell D., Larner G., Bergum., Brown W., Hofer J., Applying the USP〈905〉Content Uniformity Zero Tolerance Criterion to Large Sample Size. Pharmacopeial Forum. 2012 ; 42（5）.
4) 厚生労働科学研究補助金「医薬品ライフサイクルを通じた品質確保と改善に関する研究—製剤のライフサイクルにわたる品質保証に関する研究—」平成 26 年度分担研究報告書 2013.3，添付資料「サクラ開花錠 P 2 モック」

香取　典子（かとり　のりこ）

2. 日米欧での製造販売承認取得に向けてのCMCに係る薬事的要件と薬事戦略の構築

　本項では，CMC[*1]担当者が知っておきたい，日米欧[*2]での，開発段階から製造販売承認取得までのCMCに係る基本的な薬事的要件や薬事戦略の要点について概説した。CMCに係る資料は，多くの国で，開発段階[*3]から製品の終焉までのライフサイクル[*4]を通じて，CTD（コモン・テクニカル・ドキュメント）様式での資料提出が要求されることから，最初にCTDの仕組みについて概説した。なお，本項では，特に断りのない場合には，低分子化合物の新医薬品を念頭に記載した。

1. CTD

　CTDは，日米欧における新医薬品に係る情報交換を促進し，有効かつ安全な新医薬品の迅速な提供に資することを目的にICH（医薬品規制調和国際会議）において定められた。CTDガイドライン（ICH M4ガイドライン）では，日米欧での製造販売承認申請時に，臨床，非臨床，品質について，規制当局に提出する資料の様式について共通化を図っている。

　日本では，開発段階において，治験薬のCMC情報の詳細や当該CMC情報の変更管理について，規制当局への資料提出は要求されない。よって，CTDガイドラインは，あくまで製造販売承認申請時あるいは承認取得以降の変更管理におけるCMC資料の提出の枠組みを定めたものとなる。

　他方，欧米を始め，中国や韓国等のアジア諸国を含む多くの国では，開発段階から，CTD様式でのCMC資料の提出が要求される。そこで，開発段階でのCMC要件や薬事戦略について詳述する前に，CTDの仕組みや枠組みについて概説する。

　CTDの概念図を図1に示す。CMCに係る資料は，第2部における品質概括資料[*5]と第3

＊1　CMCとは，Chemistry Manufacturing and Controlsの略であり，もともとは，分析や製剤，製造方法等に係る申請資料の総称としてFDAが提唱した用語である。現在は，日本においても一般的な用語として定着しつつあり，ICHにおいては「品質」という用語が同義として使われている。ICHでの品質分野には一部GMPや医薬品品質システムに係るガイダンスも含む。

＊2　本項での「日米欧」でいう欧州とは，便宜上，欧州連合（EU）加盟国を指し，EU非加盟国であるアイスランド，ノルウェー，スイス等を除く。

＊3　開発段階でのCTD様式でのCMC資料の提出は，欧米，中国，韓国等の諸外国では要求されるが，日本においては要求されない。

＊4　ICH Q8（R2）によれば，ライフサイクルとは，「初期開発から市販を経て製造販売中止に至るまでの製品寿命の全過程」と定義されている。

第4章 レギュラトリーサイエンスの動向

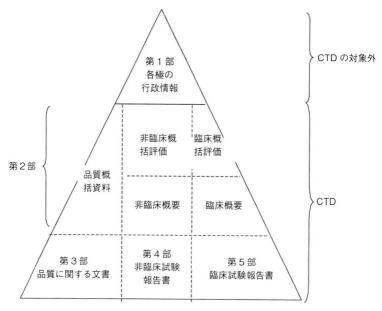

図1 ICH コモン・テクニカル・ドキュメントの概念図

部品質に関する文書[*6]に相当する．第1部には各極の行政情報[*7]が入る．日本では，4.6.2に示す承認申請書がここに入る．

1.1. 品質概括資料の Table of Contents

品質概括資料の Table of Contents は以下のとおりである．各項目への記載内容については，CTD ガイドラインに示されている．

2.3 品質に関する概括資料
緒言
2.3.S 原薬（品名，製造業者）
　2.3.S.1 一般情報（品名，製造業者）
　2.3.S.2 製造（品名，製造業者）
　2.3.S.3 特性（品名，製造業者）
　2.3.S.4 原薬の管理（品名，製造業者）
　2.3.S.5 標準品又は標準物質（品名，製造業者）
　2.3.S.6 容器及び施栓系（品名，製造業者）
　2.3.S.7 安定性（品名，製造業者）

[*5] 品質概括資料は CTD ガイドラインの原文（Step 4 文書）においては，Quality Overall Summary という用語であり，Module 2.3 文書とも呼ばれる．
[*6] 第3部 品質に関する文書は CTD ガイドラインの原文（Step 4 文書）においては，Module 3 Quality という用語が使用されている．
[*7] 第1部 各極の行政情報は CTD ガイドラインの原文（Step 4 文書）においては，Regional Administrative Information という用語が使用されている．

2. 日米欧での製造販売承認取得に向けての CMC に係る薬事的要件と薬事戦略の構築

2.3.P 製剤（品名，剤型）
2.3.P.1 製剤及び処方（品名，剤型）
2.3.P.2 製剤開発の経緯（品名，剤型）
2.3.P.3 製造（品名，剤型）
2.3.P.4 添加剤の管理（品名，剤型）
2.3.P.5 製剤の管理（品名，剤型）
2.3.P.6 標準品及び標準物質（品名，剤型）
2.3.P.7 容器及び施栓系（品名，剤型）
2.3.P.8 安定性（品名，剤型）
2.3.A その他
2.3.A.1 製造施設及び設備（品名，製造業者）
2.3.A.2 外来性感染性物質の安全性評価（品名，剤型，製造業者）
2.3.A.3 添加剤
2.3.R 各極の要求資料

1.2. 第3部 品質に関する文書の Table of Contents

第3部 品質に関する文書の Table of Contents は以下のとおりである。各項目への記載内容については，CTD ガイドラインに示されている。

第3部 品質に関する文書
3.1 第3部目次
3.2 データ又は報告書
  3.2.S 原薬（品名，製造業者）
    3.2.S.1 一般情報（品名，製造業者）
      3.2.S.1.1 名称（品名，製造業者）
      3.2.S.1.2 構造（品名，製造業者）
      3.2.S.1.3 一般特性（品名，製造業者）
    3.2.S.2 製造（品名，製造業者）
      3.2.S.2.1 製造業者（品名，製造業者）
      3.2.S.2.2 製造方法及びプロセス・コントロール（品名，製造業者）
      3.2.S.2.3 原材料の管理（品名，製造業者）
      3.2.S.2.4 重要工程及び重要中間体の管理（品名，製造業者）
      3.2.S.2.5 プロセス・バリデーション/プロセス評価（品名，製造業者）
      3.2.S.2.6 製造工程の開発の経緯（品名，製造業者）
    3.2.S.3 特性（品名，製造業者）
      3.2.S.3.1 構造その他の特性の解明（品名，製造業者）
      3.2.S.3.2 不純物（品名，製造業者）
    3.2.S.4 原薬の管理（品名，製造業者）
      3.2.S.4.1 規格及び試験方法（品名，製造業者）
      3.2.S.4.2 試験方法（分析方法）（品名，製造業者）
      3.2.S.4.3 試験方法（分析方法）のバリデーション（品名，製造業者）
      3.2.S.4.4 ロット分析（品名，製造業者）

第4章　レギュラトリーサイエンスの動向

　　　3.2.S.4.5　規格及び試験方法の妥当性（品名，製造業者）

　　3.2.S.5　標準品又は標準物質（品名，製造業者）

　　3.2.S.6　容器及び施栓系（品名，製造業者）

　　3.2.S.7　安定性（品名，製造業者）

　　　3.2.S.7.1　安定性のまとめ及び結論（品名，製造業者）

　　　3.2.S.7.2　承認後の安定性試験計画の作成及び実施（品名，製造業者）

　　　3.2.S.7.3　安定性データ（品名，製造業者）

　3.2.P　製剤（品名，剤型）

　　3.2.P.1　製剤及び処方（品名，剤型）

　　3.2.P.2　製剤開発の経緯（品名，剤型）

　　　3.2.P.2.1　製剤成分（品名，剤型）

　　　　3.2.P.2.1.1　原薬（品名，剤型）

　　　　3.2.P.2.1.2　添加剤（品名，剤型）

　　　3.2.P.2.2　製剤（品名，剤型）

　　　　3.2.P.2.2.1　製剤設計（品名，剤型）

　　　　3.2.P.2.2.2　過量仕込み（品名，剤型）

　　　　3.2.P.2.2.3　物理的化学的及び生物学的性質（品名，剤型）

　　　3.2.P.2.3　製造工程の開発の経緯（品名，剤型）

　　　3.2.P.2.4　容器及び施栓系（品名，剤型）

　　　3.2.P.2.5　微生物学的観点からみた特徴（品名，剤型）

　　　3.2.P.2.6　溶解液や使用時の容器/用具との適合性（品名，剤型）

　　3.2.P.3　製造（品名，剤型）

　　　3.2.P.3.1　製造者（品名，剤型）

　　　3.2.P.3.2　製造処方（品名，剤型）

　　　3.2.P.3.3　製造工程及びプロセス・コントロール（品名，剤型）

　　　3.2.P.3.4　重要工程及び重要中間体の管理（品名，剤型）

　　　3.2.P.3.5　プロセス・バリデーション/プロセス評価（品名，剤型）

　　3.2.P.4　添加剤の管理（品名，剤型）

　　　3.2.P.4.1　規格及び試験方法（品名，剤型）

　　　3.2.P.4.2　試験方法（分析方法）（品名，剤型）

　　　3.2.P.4.3　試験方法（分析方法）のバリデーション（品名，剤型）

　　　3.2.P.4.4　規格及び試験方法の妥当性（品名，剤型）

　　　3.2.P.4.5　ヒト又は動物起源の添加剤（品名，剤型）

　　　3.2.P.4.6　新規添加剤（品名，剤型）

　　3.2.P.5　製剤の管理（品名，剤型）

　　　3.2.P.5.1　規格及び試験方法（品名，剤型）

　　　3.2.P.5.2　試験方法（分析方法）（品名，剤型）

　　　3.2.P.5.3　試験方法（分析方法）のバリデーション（品名，剤型）

　　　3.2.P.5.4　ロット分析（品名，剤型）

　　　3.2.P.5.5　不純物の特性（品名，剤型）

　　　3.2.P.5.6　規格及び試験方法の妥当性（品名，剤型）

　　3.2.P.6　標準品又は標準物質（品名，剤型）

　　3.2.P.7　容器及び施栓系（品名，剤型）

3.2.P.8　安定性（品名，剤型）
　　　3.2.P.8.1　安定性のまとめ及び結論（品名，剤型）
　　　3.2.P.8.2　承認後の安定性試験計画の作成及び実施（品名，剤型）
　　　3.2.P.8.3　安定性データ（品名，剤型）
　　3.2.A　その他
　　　3.2.A.1　製造施設及び設備（品名，製造業者）
　　　3.2.A.2　外来性感染性物質の安全性評価（品名，剤型，製造業者）
　　　3.2.A.3　添加剤
　　3.2.R　各極の要求資料
　3.3　参考文献

2.　開発段階での CMC 情報の取得と薬事戦略

　CMC に係るデータの取得，原薬や製剤の品質管理は，開発段階での目的に応じてふさわしいものとする必要がある。

2.1.　開発段階での原薬に係る CMC 要件と薬事戦略

2.1.1　合成経路と出発物質の特定

　初回の臨床試験に向けて，原薬は GMP 環境下で製造する必要がある。初回の GMP バッチの合成経路の選定にあたっては，毒性試験で使用した GLP バッチと比較し，新たな不純物が生成しないことが原則となり[8]，ICH M7 ガイドラインに基づく遺伝毒性不純物の評価も必要となることから，一般に，GLP バッチでの製造方法から，大幅な変更は行わない。

　原薬の合成経路の決定後は，どの中間体を規制上の出発物質とするかを決める。規制上の出発物質とは GMP 管理の起点であり，当該中間体以降の製造工程は，GMP 管理を要することを意味する。出発物質を，合成経路のできるだけ下流の中間体に設定することで，GMP 管理の工程を最小限とし，製造コストを下げることができる。ただし，原薬から何工程前の中間体を出発物質にするかはケースバイケースであって，例えば 5 工程あればよい等のマジックナンバーは存在しない。ICH Q11 ガイドラインには，製造販売承認申請時の市販製品の製造に向けての原薬出発物質の要件が示されている。特に重要な考え方は，原薬の不純物プロファイルに影響を与える工程は GMP 管理下で行うという原則である。すなわち，原薬中の不純物中に，出発物質として設定したい中間体に由来する不純物が含まれるような場合には，当該中間体は出発物質としては不適であると考えられ，さらに上流の中間体を出発物質として設定する必要がある。ただし，光学活性を有する原薬について，原薬中に含まれる立体異性体である不純物について，出発物質中で，当該立体異性体不純物に由来する立体異性体の不純物を適切に管理しているような場合には，その限りではない。

　ICH Q11 ガイドラインに示されている出発物質の要件は，製造販売承認申請時の要件であって，開発段階での要件ではない。しかし，前述のとおり，原薬の不純物プロファイルの

＊8　製法変更の有無にかかわらず，新たな不純物が見つかった場合には，再度，毒性試験等が必要かどうかを考える必要が生じる。

第4章 レギュラトリーサイエンスの動向

変化が，毒性試験の再試験へとつながる可能性があることから，合成経路そのものの著しい変更は難しく，換言すれば，初回のGMPバッチ製造時から，合成経路と出発物質の特定については，スケールアップのし易さも考慮の上，製造販売承認申請をある程度見据えて設定しておく必要がある。

2.1.2 原薬の規格及び試験方法

初回のGMPバッチの製造に先立ち，規格及び試験方法を事前に設定する。規格及び試験方法には，試験項目（性状，確認試験，示性値，純度試験，含量等），各試験項目の判定基準と試験方法を定める。ICH Q3A（R2）ガイドラインには原薬の不純物規格の設定について，ICH Q3Cガイドラインには残留溶媒の規格設定について，ICH Q6Aガイドラインには規格及び試験方法の設定についての考え方が示されている。いずれも製造販売承認申請に向けてのガイダンスであって，開発段階でのものではないが，考え方を理解する上では参考になる。

規格及び試験方法は，開発のステージに応じて，適切な試験項目や判定基準を設定する。開発段階では，製造実績が極めて限られていることを考慮し，例えば，有機不純物の判定基準は，毒性試験での結果を考慮し，安全性を担保しつつも高めの限度値となることも考えられ，残留溶媒については，ICH Q3Cガイドラインに記載されているPDE（Permitted Daily Exposure[*9]）値を判定基準として設定することも考えられる。

2.1.3 原薬の安定性

原薬には，貯法とリテスト期間[*10]または有効期間を設定する。低分子医薬品の場合には通常リテスト期間を設定する。ICH Q1A（R2）ガイドラインには，製造販売承認申請時に要求される，低分子医薬品の貯法とリテスト期間または有効期間の設定についてのガイダンスが示されている。ICH Q1A（R2）ガイドラインに示されている試験条件を参考に，例えば，一般的な原薬では，長期保存試験（25℃±2℃/60%RH±5%RH または 30℃±2℃/65%RH±5%RH）や加速試験（40℃±2℃/75%RH±5%RH）を行い，貯法とリテスト期間を設定し，適宜，ICH Q1Eガイドラインに示されているガイダンスを参考に，リテスト期間を外挿[*11]する。

2.1.4 原薬の構造決定と物理的化学的性質の検討

原薬が意図する構造であることを示すために，IR，NMR，UV，質量分析，元素分析，粉末X線回折，結晶X線解析等を必要に応じて行う。

原薬の物理的化学的性質，例えば，溶解性，pH，吸湿性，結晶多形，分配係数，強制分解物等について検討し，原薬の品質の一貫性を担保する上で重要な要素について把握し，規

[*9] ICH Q3Cガイドラインにおいて，Permitted Daily Exposureは，「医薬品中に残留する溶媒の1日当たりに摂取が許容される最大量」と定義されている。

[*10] リテスト期間とは，ICH Q1A（R2）ガイドラインにおいて，「原薬が，定められた条件の下で保存された場合に，その品質が規格内にとどまると想定される期間であり，当該原薬が製剤の製造に使用できる期間。この期間を超えて保存された原薬のロットを製剤の製造に使用する場合は，規格への適合性を再試験し，速やかに使用する。原薬のロットは複数回再試験することができる。使用された残りの原薬は，規格に適合し続ける限り，再試験後に使用できる。不安定であることが知られているほとんどのバイオテクノロジー応用製品/生物起源由来製品の原薬に関しては，リテスト期間より有効期間を設定する方が適切である。同じことがある種の抗生物質についても言える」と定義されている。

[*11] ICH Q1Eガイドラインにおいて，「外挿とは，既知のデータセットを用いて，将来のデータに関する情報を推論することである」と定義されている。

2. 日米欧での製造販売承認取得に向けての CMC に係る薬事的要件と薬事戦略の構築

格及び試験方法に反映させる。

2.2. 開発段階での製剤に係る CMC 要件と薬事戦略

2.2.1 剤型と処方の選択

　原薬の特性や疾患の特徴，コマーシャル部門からの要望等を考慮の上，剤型を決めるのが一般的と考えられる。

　添加剤については，原薬との適合性を考慮の上で選択する。

　望ましくは，開発初期から目標製品品質プロファイル（QTPP：Quality Target Product Profile）[＊12]を定義する。ICH Q8（R2）ガイドラインには，QTPP は製品開発の設計の基盤であり，考慮すべき事項として，以下の項目を含めることが示されている。
- ●臨床上の使用目的，投与経路，剤形及び送達システム
- ●製剤含量
- ●容器及び施栓系
- ●開発中の製剤の剤形に適した，薬効成分の放出/送達特性及び薬物動態特性に影響を及ぼす種々の特性（溶出性，空気力学的性能等）
- ●目的とする市販製剤にふさわしい品質基準（無菌性，純度，安定性及び薬物放出性等）

　QTPP は開発のマイルストーンに応じて，必要に応じて，改訂していくとよい。

2.2.2 生物学的同等性

　経口固形製剤や皮下注射剤等では，臨床試験開始後に処方や剤型を変更する場合には，変更後の製剤が，変更前の製剤と生物学的に同等であることを示す必要がある。それによって，変更後の製剤が，変更前の製剤と安全性や有効性のプロファイルを継承していることの証明となる。

　開発を加速させるために，初期の臨床試験では，原薬をカプセルに充填し，安全性のプロファイルを確認した後に，錠剤とし，原薬を充填したカプセル剤との生物学的同等性試験を行った上で，以降の臨床試験に進むというアプローチも行われている。

2.2.3 製剤の規格及び試験方法

　初回の GMP バッチの製造に先立ち，規格及び試験方法を設定し，その後，臨床試験の進展に伴い，適宜，改訂していく。

　ICH Q3B ガイドラインには製剤の不純物規格の設定について，ICH Q6A ガイドラインには規格及び試験方法の設定についての考え方が示されている。いずれも製造販売承認申請時のガイダンスであって，開発段階でのものではないが，考え方を理解する上では参考になる。

2.2.4 製剤の安定性

　貯法と有効期間を設定するために安定性試験を実施する。ICH Q1A（R2）ガイドラインには，製造販売承認申請時に要求される，低分子医薬品の貯法と有効期間の設定についてのガイダンスが示されている。一般に開発段階であっても，ICH Q1A（R2）に示されている試験条件を参考に，例えば，一般的な製剤では，長期保存試験（25℃±2℃/60%RH

＊12　ICH Q8（R2）ガイドラインにおいて，目標製品品質プロファイル（QTPP）とは，「製剤の安全性及び有効性を考慮した場合に要求される品質を保証するために達成されるべき，製剤の期待される品質特性の要約」と定義されている。

393

第 4 章　レギュラトリーサイエンスの動向

±5%RH または 30℃±2℃/65%RH±5%RH）や加速試験（40℃±2℃/75%RH±5%RH）を
行い，貯法と有効期間を設定し，適宜，ICH Q1E に示されているガイダンスを参考に，有
効期間を外挿する。

3. 三極での開発段階での CMC 資料の提出に係る要件

3.1. 米国での治験申請

　米国では，臨床試験に先立ち，FDA（米国医薬品食品局）に，IND（Investigational
New Drug）申請が必要となる。その際，治験薬に係る CMC 情報について，CTD 形式での
資料の提出が要求される。

　IND の審査期間は 30 日である。IND 申請者は，FDA から Clinical Hold を通告する連絡
がない限り，IND 申請の受領日から 30 日後に臨床試験を開始することができる。ただし，
FDA は，いつでも Clinical Hold を命ずる権限を持つ。

　初回の IND においては，治験薬の製造方法や管理方法が，被験者の健康を非合理的なリ
スクに曝していないかどうか，という点に審査の重点が置かれる。FDA は，IND 審査にお
ける手順やポリシーを統一化するためのマニュアルを作成しており，Manual of policies and
procedures 6030.1（以下，MAPP 6030.1）として一般にも公開している。MAPP 6030.1 に
は，以下のような審査の視点が明記されている。

●未知あるいは純度の不十分な材料/資材を用いた製品ではないか

●その製品は既知の毒性あるいは毒性をもっている可能性の高い化学構造ではないか

●予定されているプログラムの試験期間を通じで化学的な安定性が担保できないような製品
　ではないか

●潜在的に健康危害があることを示唆する不純物プロファイルを有する製品ではないか，あ
　るいは，不純物プロファイルは潜在的な健康危害をもたらすか否かを十分に評価できるよ
　うに定義されているか

●マスター・セル・バンクやワーキング・セル・バンクの特性解析は不十分でないか

　ここで，提出した CTD 第 3 部資料に，照会事項がでないからといって，FDA が CTD 第
3 部資料の内容に合意しているとは限らないことに留意が必要である。開発段階において，
FDA の審査は，被験者の健康が合理的に確保されているか，という点での審査であり，そ
の点が担保されている限り照会事項が出ないことも多い。

　よって，米国での製造販売承認申請である NDA（New Drug Application）や BLA（Bio-
logics License Application）等に向けての薬事戦略については，別途，End of Phase 1
Meeting や End of Phase 2 Meeting 等の Type B Meeting 等において協議する必要がある。

　治験薬の製造方法や規格及び試験方法等を変更し，CTD 第 3 部資料の内容について，特
に安全性や有効性への影響を生じ得るような場合には，改訂が必要な CTD のセクションを
とりまとめ，Information Amendment を提出する。Information Amendment の審査期間も
30 日である。IND 申請者は，FDA から Clinical Hold を通告する連絡がない限り，申請から
30 日後に当該変更を伴う治験薬バッチの使用を開始することができる。

3.2. 欧州での治験申請

欧州連合（EU）諸国内の各国での治験申請（CTA）に際しては，米国と同様，治験薬の CMC 情報について，CTD 第 3 部形式での資料提出が必要となる。欧州連合諸国のガイドラインにおいて，治験薬は IMP（Investigational Medicinal Product）と呼ばれ，CTA の際に提出する品質に関する資料は IMPD（Investigational Medicinal Product Dossier）と呼ばれる。IMPD は CTD 第 3 部形式を採用している。CTA の審査は 60 日である。IMPD は，CTA ごと（プロトコールごと）に提出が必要である。

米国と同様，治験薬の製造方法や規格及び試験方法等を変更し，CTD 第 3 部資料の内容について，特に，安全性や有効性への影響を生じ得るような場合には，改訂が必要な CTD のセクションをとりまとめ amendment を提出する。

ただし，米国とは amendment 提出の仕組みが異なる。米国では，初回 IND 以降は，変更部分について Information Amendment を提出することとされ，CMC 資料の改訂は臨床試験のプロトコールとは切り離すこともできる。他方，欧州連合諸国では，新プロトコールで治験を開始するたびに，全セクションを含む，完全な IMPD の提出が必要になる。同一プロトコール内での治験期間中に，CMC 情報の変更が必要な場合には，amendment の提出が必要になり，審査期間も同様に 60 日となる。よって，治験薬への変更管理は，プロトコールごとに管理することで amendment の提出回数を減らすことができる。

欧州での審査の傾向，その他諸国での開発段階の要件の詳細は，別の文献[1]にも示している。

3.3. 日本での治験申請

日本では，治験を開始する前には治験届を提出する。その際，欧米で要求されるような CTD の第 3 部形式等の品質に関する資料は要求されない。

治験届とともに提出する治験薬概要書には，物理的・化学的および薬剤学的性質ならびに製剤組成を簡潔に盛り込む。

治験届の審査期間は，「当該届出をした日から起算して 30 日を経過した後でなければ，治験を依頼し，又は自ら治験を実施してはならない」と規定されていることから，実質 30 日間となる。

4. 製造販売承認申請に向けての CMC 情報の取得と薬事戦略の構築ならびに CTD の作成

日米欧のいずれにおいても，新医薬品の製造や販売には，規制当局の承認取得を要する。規制当局への製造販売承認申請に向けては，CTD 形式での CMC 資料の作成を要する。それに先立って，製造販売承認に向けての CMC に係る薬事戦略の要点について整理する。

4.1. 市販製剤および市販製剤の製造に用いる原薬の規格及び試験方法の設定

市販製剤および市販製剤の製造に用いる原薬の規格及び試験方法を設定する。規格及び試

第4章　レギュラトリーサイエンスの動向

験方法に，どのような試験項目を設定し，どのような判定基準を設定するかについては，ICH Q6A に従う必要がある。また日本での承認申請においては，日本薬局方の要件も加味する。

　規格及び試験方法においては，不純物の規格を適切に設定することが必要である。有機不純物，無機不純物，残留溶媒についても，下記に示す ICH ガイドラインに基づいて試験項目と判定基準を設定する。

ICH Q3A（R2）：新有効成分含有医薬品のうち原薬の不純物に関するガイドライン

ICH Q3B（R2）：新有効成分含有医薬品のうち製剤の不純物に関するガイドライン

ICH Q3C：医薬品の残留溶媒ガイドライン

ICH Q3D：医薬品の元素不純物ガイドライン

ICH M7：潜在的発がんリスクを低減するための医薬品中 DNA 反応性（変異原性）不純物の評価および管理[2]

　不純物の判定基準（限度値）の設定においては，安全性だけでなく，製造実績を加味する。例えば，原薬の残留溶媒の規格については，クラス3の溶媒の残留量は 0.5% 以下にすることが ICH Q3C ガイドラインで定められているが，各国の規制当局からは，開発段階での製造実績も加味して，限度値を設定することが期待される。ただし，限度値を厳しく設定しすぎると，市販後に規格に不適となるロットが出現し，安定供給に支障を来すリスクを含む。承認申請時の製造実績は限られていることを念頭において，合理的な判定基準を設定しなければならない。

　設定した規格及び試験方法については，ICH Q2（R1）ガイドラインにしたがって，分析法バリデーションを行う。

4.2.　製剤の開発と製造ならびに管理戦略の構築

　製剤開発に係る情報は，開発段階においては，通常の製剤であれば，欧米においてもほとんど情報の提出は要求されない。しかし，日米欧のいずれにおいても，製造販売承認申請時には，ICH Q8（R2）ガイドラインに基づいて，多くの情報が必要となる。

4.2.1　製造販売承認申請時に，製剤開発として最低限必要な情報

　ICH Q8（R2）ガイドラインの第2部　製剤開発に関するガイドライン　補遺によれば，製剤開発に係る情報として，最低限，以下の要素を含めるべきとされている。

●投与経路，剤型，生物学的利用能，製剤含量，安定性などを考慮して，品質，安全性，有効性に関連する目標製品品質プロファイル（QTPP）を定義する。

●製剤の品質に影響を及ぼす製剤特性の研究や管理が可能となるように，当該製剤の見込まれる重要品質特性[*13]（CQA）を特定する。

●目的とする品質[*14]の製剤とするための，原薬，添加剤などの重要品質特性を決定し，添加剤の種類と量を選択する。

●適切な製造工程を選択する。

＊13　ICH Q8（R2）によれば，重要品質特性（CQA）は，「要求される製品品質を保証するため，適切な限度内，範囲内，分布内であるべき物理学的，化学的，生物学的，微生物学的特性又は性質」と定義されている。

＊14　ICH Q6A によれば，品質とは，「原薬あるいは製剤の意図した用途への適切さのこと。同一性，含量，物質の純度のような特性を指すこともある」と定義されている。

2. 日米欧での製造販売承認取得に向けての CMC に係る薬事的要件と薬事戦略の構築

●管理戦略[*15]を決定する。

　これらの情報を得る手順について，以下に概説する。まず，製剤開発の原点は QTPP となる。QTPP は，「2.2.1 剤型と処方の選択」で示したように，開発段階で設定し，開発のマイルストーンに応じて，それらの妥当性を定期的に見直し，改訂するのが合理的と考える。開発段階の後期，当該医薬品の安全性や有効性が確認された頃（通常は前期第 2 相試験の終了時点）には，ICH ガイドラインに従って，製造販売承認申請を見据えての各種 CMC データの取得（または再取得）を本格化する。この頃には，最終製剤のイメージ（処方，剤型，容器及び施栓系等）を決めることとなり，併せて，QTPP を実現するために必要な，CQA は何かを考える。通常，市販製剤の出荷試験に用いる規格及び試験方法の案の試験項目はいずれも CQA として取り扱う。続いて，CQA の一式を充足するために必要となる，原薬や添加剤の重要品質特性を考え，それらを原薬や添加剤の規格及び試験方法へと反映させる。製造工程についても適切に選択し，これらの管理の一式を考慮しながら，管理戦略を構築する。

4.2.2　製剤開発におけるより進んだクオリティ・バイ・デザイン（QbD）手法

　ICH Q8（R2）には，製品開発におけるより進んだ QbD[*16]手法を適用した場合には，さらに以下の要素を含めることができるとされている。

●製剤処方や製造工程を体系的に評価，理解し改良する。これには以下の内容が含まれる。
　▶すでに得られた知識，実験，リスクアセスメント等から，製品の CQA に影響を及ぼし得る物質特性および工程パラメータを特定する。
　▶物質特性および工程パラメータと製品の CQA を関連づける機能的関係を明らかにする。
●デザインスペースおよび/またはリアルタイムリリース試験[*17]等の提案を含む適切な管理戦略を構築するため，より深められた製品および工程の理解を品質リスクマネジメントと組み合わせて活用する。

　QbD 手法によって得られる情報と，「4.2.1 製造販売承認申請時に，製剤開発として最低限必要な情報」に概説した情報を比較すると，その主な違いは，製品の CQA に影響を及ぼし得る物質特性および工程パラメータへの理解が進んでいるか否かという点といえる。QbD 手法の手順について，以下に概説する。

　4.2.1 に示したアプローチによって，QTPP とそれを実現するための CQA の一式は特定され，CQA の一式を充足するために必要な原薬や添加剤の重要品質特性は特定される。

　QbD 手法では，各製造工程での変動要因となり得る，各種因子の特定を行う。ここには，各種工程パラメータが含まれ，さらには，装置や設備，人員の capability 等の因子も考慮す

＊15　ICH Q10 によれば，管理戦略とは，「最新の製品及び製造工程の理解から導かれる，製造プロセスの稼動性能及び製品品質を保証する計画された管理の一式。管理は，原薬及び製剤の原材料及び構成資材に関連するパラメータ及び特性，設備及び装置の運転条件，工程管理，完成品規格及び関連するモニタリング並びに管理の方法及び頻度を含み得る」と定義されている。

＊16　ICH Q8（R2）によれば，クオリティ・バイ・デザイン（QbD）とは，「事前の目標設定に始まり，製品及び工程の理解並びに工程管理に重点をおいた，立証された科学及び品質リスクマネジメントに基づく体系的な開発手法」と定義されている。

＊17　ICH Q8（R2）によれば，リアルタイムリリース試験とは，「工程内データに基づいて，工程内製品及び/又は最終製品の品質を評価し，その品質が許容されることを保証できること。通常，あらかじめ評価されている物質（中間製品）特性と工程管理との妥当な組み合わせが含まれる」と定義されている。

第4章　レギュラトリーサイエンスの動向

る。続いて，これらの因子が変動したときに，その変動が，CQA に影響を与え得るか否か
について考える。その際，必ずしも実験を行う必要はなく，すでに得られている知識（pri-
or knowledge）および初期の実験データに基づいて，ICH Q9 ガイドラインに示された品質
リスクマネジメントを参考にし，欠陥モード影響解析（FMEA）[18]などの手法を用いる。そ
の結果，CQA に影響を与える工程パラメータとして，重要工程パラメータ（CPP）[19]を特
定することができ，同様に，各種原材料の品質特性についても考慮し，その変動が，CQA
に影響を与える原材料の特性についても特定することができる。CPP や重要な原材料の特
性については，品質を担保できる，稼働範囲について検討する。その際，実験計画法を用い
ることで，複数の因子（重要工程パラメータや原材料等の重要な品質特性）について，目標
とする品質を担保できる稼働範囲を，因子間の相互作用を含めて検証できる。このように求
められた重要工程パラメータや原材料等の重要な品質特性の稼働範囲に基づいて，デザイン
スペース[20]の設定が可能となる。

　ICH Q8（R2）ガイドラインにおいては，ある一つの工程パラメータについて，他のパラ
メータを一定とするときに得られた（すなわち一因子実験から得られた）稼働範囲を立証さ
れた許容範囲[21]（proven acceptable range）として取り扱っている。「立証された許容範囲
を組み合わせるだけではデザインスペースは構築されない」とし，実験計画法によって導か
れたデザインスペースとは区別される。

　上述の手順に基づいて，規格及び試験方法等の CQA の一式，各種 CPP，容器施栓系を含
む原材料等の重要品質特性，およびそれらの稼働範囲，さらには，設備および装置の運転条
件，その後のモニタリングの頻度なども定め，これらの管理の一式を，管理戦略として定め
る。ここで得られた管理戦略は，開発段階での CMC の一つのゴールであり，続くバリデー
ションや市販後の変更マネジメントの基盤となる。したがって，管理戦略の構築にあたって
は，その構築の過程も含め，一貫したストーリーとなるように留意したい。

---

[18] ICH Q9 によれば，FMEA は，「プロセスやプロセスが結果及び/又は製品性能に与えそうな影響に関
　　　して，潜在的な欠陥モードの評価を行う手法である。いったん欠陥モードが確定されれば，リスク低
　　　減を用いて，潜在的な欠陥を除外，阻止，低減，抑制することができる。FMEA は製品とプロセス
　　　の理解に依存する。FMEA は複雑なプロセスの解析を可能な段階まで系統的に細分化する。FMEA
　　　は重要な欠陥モードや，これらの欠陥を生ずる因子や，欠陥から生じうる影響を要約するための有力
　　　な手法である」とされている。適用分野として，「FMEA は，リスクの優先順位づけや，リスクコン
　　　トロール措置の有効性の監視に用いることができる。FMEA は設備や施設に適用でき，また，製造
　　　作業やその製品又はプロセスへの影響を解析するのに用いうる。FMEA は，システムの脆弱性を生
　　　じさせるシステム内の因子/作業を特定する。FMEA のアウトプット/結果は，設計の基礎として，
　　　又は更なる分析のため，若しくは資源配分の手引きに用いることができる」とされている。
[19] ICH Q8（R2）によれば，重要工程パラメータ（CPP）は，「工程パラメータのうち，その変動が重要
　　　品質特性に影響を及ぼすもの，したがって，その工程で要求される品質が得られることを保証するた
　　　めにモニタリングや管理を要するもの」と定義されている。
[20] ICH Q8（R2）によれば，デザインスペースは，「品質を確保することが立証されている入力変数（原
　　　料の性質など）と工程パラメータの多元的な組み合わせと相互作用。このデザインスペース内で運用
　　　することは変更とはみなされない。デザインスペース外への移動は変更とみなされ，通常は承認事項
　　　一部変更のための規制手続が開始されることになる。デザインスペースは申請者が提案し，規制当局
　　　がその評価を行って承認する」と定義されている。
[21] ICH Q8（R2）によれば，立証された許容範囲とは，「ある一つの工程パラメータについて，他のパラ
　　　メータを一定とするとき，その範囲内での操作であれば関連する品質基準を満たすものが得られると
　　　して特定された範囲」と定義されている。

4.3. 原薬の開発と製造ならびに管理戦略の構築

原薬の開発に係る情報は，通常の原薬であれば，「4.2. 製剤の開発と製造ならびに管理戦略の構築」での製剤の状況と同様に，開発段階においては，その治験申請において，欧米においてもほとんど記載は要求されない。そして，日米欧のいずれにおいても，製造販売承認申請時には，ICH Q11 ガイドラインに基づいて，原薬の製造と開発に係る情報が必要となる。製造工程の開発についての ICH Q11 ガイドラインでの考え方は，ICH Q8（R2）と同様であり，4.2. に示したとおり，最低限必要な情報とより進んだ手法を適用したときの情報，CQA の特定，CPP の特定，リスクアセスメントの適用，デザインスペースの構築，管理戦略の構築等について考え方が示されている。ICH Q11 ガイドラインには，「2.1.1 合成経路と出発物質の特定出発物質の選定」において言及したとおり，出発物質の選定についての考え方も示されている。

4.4. 原薬および製剤の安定性

製造販売承認申請においては，原薬と製剤の安定性試験の結果を含める。安定性試験の目的は，原薬および製剤の貯法およびリテスト期間（一般的な原薬の場合）および有効期間（製剤またはリテスト期間の設定が適切でない原薬）を設定することである。製造販売承認申請に向けて実施すべき安定性試験のデザインや製造販売承認申請時に含めるべき安定性試験成績についてのガイダンスは，ICH Q1 シリーズとして発効されている。

ICH Q1A（R2）は，安定性試験の親ガイドラインの位置付けであり，ここには，原薬および製剤の安定性試験実施に関して，下記のようなガイダンスが示されている。
- 安定性試験の種類（長期保存試験，加速試験，苛酷試験）と保存条件，測定時期
- 有効期間とリテスト期間の考え方
- 安定性試験に供するロットの選定
- 容器施栓系
- 安定性試験をモニターする際の規格及び試験方法の考え方
- 製造販売承認申請時に最低限必要な安定性試験成績
- 安定性試験のコミットメント

ICH Q1B ガイドラインには，原薬および製剤の光安定性試験の実施に係るガイダンス，ICH Q1D ガイドラインには，ブラケッティング法[*22]やマトリキシング法[*23]を使用する場合のガイダンスが示されている。ICH Q1E ガイドラインには，リテスト期間や有効期間の外挿についてのガイダンスが示されている。一般的な原薬や製剤であって，各種条件がそろった場合には，実安定性データが得られている 2 倍までの期間で，かつ 12 カ月を超えない範

[*22] ICH Q1A（R2）において，ブラケッティング法は，「全数試験において設定する全測定時点において，含量や容器サイズ等の試験要因の両極端のものを検体とする安定性試験の手法である。この手法は，中間的な水準にある検体の安定性は，両極端の検体の安定性により示されるとの仮定に基づいている。一連の異なる含量の製剤が試験される場合，製剤の成分が同一であるか類似しているならば，ブラケッティング法が適用できる（例：同様の組成の原料顆粒を使用して製造した含量違いの錠剤，異なるサイズのカプセルに異なる量の同一組成の成形粉末を充填して製造したカプセル剤）。ブラケッティング法は同じ包装仕様で異なるサイズの容器もしくは容れ目違いにおいても適用できる」と定義されている。

第 4 章　レギュラトリーサイエンスの動向

囲で，有効期間の外挿が可能となる。

　新医薬品については，ICH Q1A（R2）ガイドラインに基づき，承認申請時に 12 カ月まで
の長期保存試験成績の提出が要求される。また上市にあたっては，一般に，少なくとも 18
カ月，望ましくは 24 カ月以上の有効期間の設定を目指す。製剤の有効期間の設定に係る薬
事戦略は，承認申請のタイミング，生産計画や変更計画，バリデーション，販売計画等，多
くの要素に絡み合うことに留意しなければならない。

4.5.　欧米での製造販売承認申請

　米国での低分子医薬品やバイオ医薬品の新医薬品の製造販売承認申請は，それぞれ NDA
（New Drug Application）および BLA（Biologics license application）と呼ばれる。欧州で
の製造販売承認申請は，低分子医薬品やバイオ医薬品の区別なく，MAA（Marketing Au-
thorization Application）と呼ばれる。

　欧米での製造販売承認申請時には，1 CTD（コモン・テクニカル・ドキュメント）に従っ
て，CTD を規制当局に提出する。CMC に係る情報について，主たる審査資料は，CTD 第
3 部　品質に関する文書であることから，4.1.～4.4. に概説した内容等を，1. に示す，適切
なセクションに記載する。CTD 第 3 部の資料を簡潔にまとめ，品質概括資料（CTD Mod-
ule 2.3）を作成する。欧米において，品質概括資料は，CMC に係る審査官によって審査を
受けたり，照会を受けたりするものではなく，CMC 以外，すなわち臨床や非臨床に係る審
査官が，申請された薬剤の CMC に係る情報の概要について把握するための資料となる。

　欧米では，CTD 第 3 部および品質概括資料（CTD Module 2.3）については，R（各極の
要求事項）の項の一部を除き，記載を工夫することで（例えば，薬局方の引用については，
米国薬局方と欧州薬局方を併記する等），ほとんどの資料を共通して使うことが可能となっ
ている。

4.5.1　米国で提唱されている Established Conditions

　米国において，2015 年 5 月に，Guidance for Industry : Established Conditions : Report-
able CMC Changes for Approved Drug and Biologic Products というガイダンスの案が発出
されている。当該ガイダンス案において，Established Conditions とは，「承認された品目の
工程の性能や品質を保証する，申請において定義された，製品や製造方法，施設及び装置，
並びに管理戦略の要素の記述である（…the description of the product, manufacturing
process, facilities and equipment, and elements of the associated control strategy, as defined
in an application, that assure process performance and quality of an approved product）。」と
定義されている。また established conditions とは新しい用語ではなく，すでに，米国のレ
ギュレーションの位置づけである，CFR（Code of Federal Regulations）の中でもすでに使
用しており，CFR 中の「Changes to the established conditions must be reported to FDA

＊ 23　ICH Q1A（R2）において，マトリキシング法は，「ある特定の時点で全ての要因の組み合わせの全検
　　　体のうち選択された部分集合を測定する安定性試験の手法である。連続する 2 つの測定時点では，全
　　　ての要因の組み合わせのうちの異なる部分集合を測定する。この手法は，ある時点における全検体の
　　　安定性は各部分集合の安定性により代表されているという仮定に基づいている。従って，同じ品目の
　　　試料間で見られる差が何に起因する差であるかを明らかにする必要がある。例えば，ロットの違い，
　　　含量の違い，同じ容器/栓システムのサイズの違い，又，場合によっては異なる容器/栓システムの違
　　　いに起因するのかを明らかにする必要がある」と定義されている。

2. 日米欧での製造販売承認取得に向けてのCMCに係る薬事的要件と薬事戦略の構築

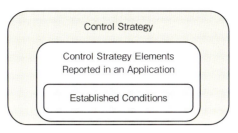

図2　Established Conditions の概念

（21 CFR 314.70 and 601.12）.」を引用しながら，Established Conditions を変更する場合には，Supplemental NDA (sNDA)，Supplemental BLA (sBLA)，Supplemental ANDA (sANDA) といった変更管理のための申請が必要とされている。本概念は，後述の，日本における承認事項と類似の考え方であり，現在，協議が進んでいる ICH Q12 ガイドライン 医薬品のライフサイクル管理においても，協議が進んでいる。

　FDA の Established Conditions に係るガイダンスの案には，図2に示すような established conditions の概念が示されている。すなわち，企業が構築した管理戦略については，各種管理の一式を含むことから，承認申請資料（CTD 第3部）に記載されるものと，記載されないものがあり，established conditions は，CTD 第3部に記載された内容のエッセンスであるという考え方である。同ガイダンスには，established conditions について，申請者は表形式でリスト化し，品質概括資料に含めることを推奨している。

4.6. 日本での製造販売承認申請

　日本での製造販売承認申請においては，CMC に係る情報は，CTD 第3部，品質概括資料に加え，製造販売承認申請書の作成を要する。また CTD 第3部と品質概括資料の役割も欧米とは異なる。以下に概説する。

4.6.1　日本における CTD 第3部と品質概括資料の役割

　日本の製造販売承認申請においては，後述の製造販売承認申請書に加え，品質概括資料が主たる審査資料となる。よって，品質概括資料には，CMC の審査官が審査に必要な情報をしっかりと含めることが必要であり，欧米での製造販売承認申請時に作成した品質概括資料を翻訳するだけでは，一般に，充足しているとはいえない。

　CTD 第3部は，CMC の審査官が，承認申請書の内容や品質概括資料の内容の背景について，さらに深く知りたいときに参照される場合があり，英語での提出も認められている。

4.6.2　承認申請書の役割

　日本においては，承認申請書にも多くの CMC 情報が入る。承認申請書は，承認取得後は承認書となり，承認書に記載された内容が薬機法の拘束を受け，記載内容に変更が生じる場合には，軽微変更届出[24]または承認事項一部変更承認申請（以下，一変申請）[25]を要する。

---

[24]　薬機法第14条第10項によれば，「厚生労働省令で定める軽微な変更について，厚生労働省令で定めるところにより，厚生労働大臣にその旨を届け出なければならない」とされている。

[25]　薬機法第14条第9項によれば，「承認された事項の一部を変更しようとするとき（当該変更が厚生労働省令で定める軽微な変更であるときを除く。）は，その変更について厚生労働大臣の承認を受けなければならない」とされている。

第4章　レギュラトリーサイエンスの動向

よって，承認申請書の記載内容または記載の深さについては，特段の注意を要する。承認申請書の構成は次のとおりである。

● 一般的名称欄
● 販売名欄
● 成分及び分量又は本質欄
● 製造方法欄
● 用法及び用量欄
● 効能又は効果欄
● 貯蔵方法及び有効期間欄
● 規格及び試験方法欄
● 製造販売する品目の製造所の名称，住所，許可/認定区分等
● 備考欄

　ここで，成分及び分量又は本質欄には，製剤の処方を示す。

　製造方法欄への記載は，その様式の詳細について通知[2]で定められている。また製造方法欄の記載についての解説[3]も発効されている。4.2. 製剤の開発と製造ならびに管理戦略の構築に基づいて得られた管理戦略を，通知で定められた記載様式に基づいて，製造方法欄に記載する。製造方法欄での工程パラメータについては，軽微変更届出事項と一変事項に切り分ける。薬機法施行規則において，軽微な変更は，次の各号に掲げる変更以外のものとするとされている。

一　当該品目の本質，特性，性能及び安全性に影響を与える製造方法等の変更
二　規格及び試験方法に掲げる事項の削除及び規格の変更
三　病原因子の不活化又は除去方法に関する変更
四　用法若しくは用量又は効能若しくは効果に関する追加，変更又は削除
五　前各号に掲げる変更のほか，製品の品質，有効性及び安全性に影響を与えるおそれのあるもの

　貯蔵方法及び有効期間欄は，「4.4. 原薬および製剤の安定性」での安定性試験での内容も留意の上，記載する。3年以上の安定性が推定または確認され得ないものは，有効期間を設定した上で申請すべきとされており（すなわち，有効期間が3年以上の場合には空欄とする），原薬についてリテスト期間を設定する場合には，貯蔵方法及び有効期間欄並びに備考欄にその旨を記載する。安定性試験が継続中の場合も，その旨，備考欄または安定性試験資料に記載する。

　規格及び試験方法欄は，「4.1. 市販製剤および市販製剤の製造に用いる原薬の規格及び試験方法の設定」なども考慮の上，記載する。

　製造販売する品目の製造所の名称，住所，許可/認定区分等の欄には，承認申請書に記載された製造方法や規格及び試験方法に従って，製造や出荷に携わる製造業者や試験機関の一覧を示す。製造業者には，包装や表示，保管を行う施設を含める。国内の施設については医薬品等の製造業の許可，海外の施設については外国製造業者の認定を取得する必要がある。

まとめ

　CMC 担当者が知っておきたい，日米欧における開発段階から製造販売承認取得までの CMC に係る薬事的要件やそれらを詳述する各種ガイドライン，ならびにそれを加味した薬事戦略の構築について概説した。市販後の医薬品の安全性と有効性を保証するためには，医薬品の品質の一貫性をしっかりと担保することが必要であり，そのためには，開発段階での CMC に係る各種検討や管理戦略の構築は重要であり，その周辺情報も含めて，文書化した集大成が CTD となる。また日本においては，承認書の内容に基づいて，市販製品の製造と出荷が薬機法で義務付けられていることから，承認申請書の作成には特段の注意を要する。

　近年，医薬品の開発は多様化しており，日米欧を含む，世界規模での同時開発に携わる CMC 担当者も多い。本稿で示したとおり，CMC 要件の多くが ICH の進展によって調和されているものの，相違も残っている。世界規模での開発を視野に入れた CMC グローバルストラテジーの構築は，よりよい医薬品をより早く世界中の患者さんに届けるために，ますます重要になっている。

参考文献

1) 淺原初木．米国 IND 申請や各国での治験申請（CTA）に関わる規制の枠組みと品質に関する資料の提出について．医薬品医療機器レギュラトリーサイエンス，44-1，63-66（2013）
2) 薬食審査発第 0210001 号　改正薬事法に基づく医薬品等の製造販売承認申請書記載事項に関する指針について（平成 17 年 2 月 10 日）
3) 承認申請書記載例解説　厚生労働科学研究費補助金　医薬品・医療機器等レギュラトリーサイエンス総合研究事業　医薬品の製造方法等の変更に伴う品質比較に関する研究班（平成 17 年 3 月 23 日）

淺原　初木（あさはら　はつき）

略語等一覧

略語	英語正式名	和訳
ASAP	accelerated stability assessment program	安定性評価加速プログラム
AOTF	acousto optical tunable filter	
API	active pharmaceutical ingredient	原薬
AFM	atomic force microscopy	原子間力顕微鏡
ATR 法	attenuated total reflection	全反射（減衰）法
BCS	biopharmaceutics classification system	
CPP	cell penetrating peptide	細胞膜透過ペプチド
CSS 画像	chemical shift selective images	化学シフト選択画像
CCF	cocrystal former	共結晶化剤
-	cogrinding 法	共粉砕法
CT	computed tomography	コンピュータ断層撮影
CP	cross polarization	交差分極
CD	cyclodextrin	シクロデキストリン
DSC	differential scanning calorimetry	示差走査熱量測定
DTA	differential thermal analysis	示差熱分析
DWI	diffusion weighted image	拡散強調画像
DMSO	dimethyl sulfoxide	ジメチルスルホキシド
DD	dipolar decoupling	双極子デカップリング
DPI	drug product intermediate	製剤中間体
EPI	echo planar imaging	エコープラナーイメージング
TE	echo time	エコー遅延時間
EDX, EDS	energy dispersive X-ray spectroscopy	エネルギー分散型 X 線分光法
EMA	european medicines agency	欧州医薬品庁
FSE	fast spin echo	高速スピンエコー
FaSSIF	fasted state simulated intestinal fluid	空腹時小腸模擬液
FeSSIF	fed state simulated intestinal fluid	摂食時小腸模擬液
FE	field-emission	電界放出
FPD	fine particle dose	微粒子量
FPA	focal plane array	二次元大容量検出器
FDA	food and drug administration	米国食品医薬品局
FID	free induction decay	自由誘導減衰
GRAS	generally recognized as safe	米国 FDA より食品添加物に与えられる安全基準合格証
GSD	geometric standard deviation	幾何標準偏差
GRE	gradient-recalled echo	グラジエントエコー
HPLC	high performance liquid chromatography	高速液体クロマトグラフィー
HTS	high throughput screening	ハイスループットスクリーニング
IR	infrared spectroscopy	赤外分光法
IGC	inverse gas chromatograph	インバースガスクロマトグラフィー
TI	inversion time	反転時間
JP1	1st fluid for disintegration test in the Japanese Pharmacopoeia	日本薬局方崩壊試験第一液
JP2	2nd fluid for disintegration test in the Japanese Pharmacopoeia	日本薬局方崩壊試験第二液
	kinetic solubility	動力学的溶解度

略語	英語正式名	和訳
	Kofler 法	溶融法
MAS	magic-angle spinning	
MRI	magnetic resonance imaging	磁気共鳴画像法
MMAD	mass median aerodynamic diameter	空気力学的質量中位径
MALDI-TOF-MS	matrix assisted laser desorption/ionization TOF-MS	マトリックス支援レーザー脱離イオン化飛行時間型質量分析法
NAS	new active substance	新有効成分
NMR	nuclear magnetic resonance	核磁気共鳴
ORTEP	oak ridge thermal ellipsoid plot	
PLS	partial least squares	
PMDA	pharmaceuticals and medical devices agency	独立行政法人医薬品医療機器総合機構
PXRD	powder X-ray diffraction	粉末 X 線回折
PCA	principal component analysis	主成分分析
PAT	process analytical technology	
PDWI	proton density weighted image	プロトン密度強調画像
QbD	quality by design	
QTPP	quality target product profile	目標製品品質プロファイル
RF	radio frequency	ラジオ波
	reaction crystallization 法	スラリー法
RTRT	real time release testing	
RH	relative humidity	相対湿度
SEM	scanning electron microscope	走査型電子顕微鏡
STEM	scanning transmission electron microscope	走査透過型電子顕微鏡
SIMCA	soft independent modeling of class analogy	
	supramolecular synthon	超分子シントン
T_1 WI	T_1 weighted image	T_1 強調画像
T_2 WI	T_2 weighted image	T_2 強調画像
TG	thermogravimetry	熱重量測定
TOF-MS	time of flight mass spectrometry	
TOF-SIMS	TOF-secondary ion MS	飛行時間型二次イオン質量分析法
TEM	transmission electron microscopy	透過型電子顕微鏡
UPLC	ultra performance liquid chromatography	超高速高分離液体クロマトグラフィー
XPS	X-ray photoelectron spectroscopy	X 線光電子分光
XRPD	X-ray powder diffraction	X 線粉末回折

索　　引

ア

アルミニウムパン　53
アンダーセンカスケードインパクター法　154
安定多形　25

イ

一次核　22
一次核発生　22
一斉沈降法　147
一点法　132
イニシャルブリーディング　23
医薬品質システム　376
インクルージョン　25
因子分析法　75
インバースガスクロマトグラフ　161

エ

エアロダイナミック飛行時間法　154
液-液拡散法　42
液相　18
液相線　19
液滴法　160
エコー遅延時間　207
エコープラナーイメージング　205
エナンチオトロピー型　54
エバネッセント波　87
エロゾル粒子　154
エントロピー・エンタルピー補償　10

オ

オイルアウト現象　21
オストワルドの逐次転移の法則　9
温度勾配法　42
温度変調型DSC　55,58,67

カ

回折格子型　75
回復エンタルピー　58
回分冷却晶析　29

カウンターイオン　243

化学シフト　100
化学シフト異方項　104
化学シフト選択画像　212
化学ポテンシャル　21
拡散強調画像　207,209
拡散係数画像　207
拡散反射法　71
拡散律速　10
核磁気共鳴　96
核発生　22
撹拌溶融造粒法　193
ガス吸着法　132
活性成分　288
活性本体　288
過飽和　17,20
過溶解度曲線　19
ガラス転移温度　57
ガラス転移点　8
乾燥減量試験法　52
緩和　8,57,97,201
緩和時間　9,101
緩和時間測定　112

キ

幾何学径　142
幾何標準偏差　154
疑似溶解度曲線　32
偽造医薬品　358
気体吸着量測定　128
基底状態　199
擬等温測定　53
逆ラプラス法　152
吸光度スペクトル　87
吸着水　55
キュムラント法　152
共結晶　31,238,244
共粉砕法　264
共鳴周波数　96
禁制遷移　75
近赤外イメージング　181
近赤外吸収スペクトル測定法　85
近赤外分光　331

406

近赤外分光法　73

ク

空間オフセットラマン　77
空気力学的質量中位径　154
グラジエントエコー法　205
クラスター分析法　75
クラスレート　55

ケ

携帯型ラマン分光器　77
結合音　73
結晶化　60
結晶核生成速度　9
結晶化度　10,11,49,67
結晶形態　27
結晶構造情報ファイル　47
結晶純度　24
結晶水　55
結晶成長　23
結晶相　46
結晶多形　3,10,25,54
ケモメトリックス　75
原子間力顕微鏡　225
減衰定数　57
懸濁法　222
顕微鏡法　144
ケンブリッジ結晶学データセンター　47

コ

コアモルファス　57
高感度反射法　72
交差効果　203
高速スピンエコー法　205
後方散乱型　80
固液平衡相図　18
コールターカウンター法　146
固相　18
固体NMR　87,268
固体分散体　9,59
コフォーマー　263
互変形　4
コモンテクニカルドキュメント　383,387
固有溶解速度　11
コンタクトタイム　109

サ

再結晶　16,20
細孔径分布　131
歳差運動　199
再沈　16
細胞膜透過ペプチド　329
撮像パラメータ　202
酸塩基法　159
散乱X線　36

シ

シールパン　53
紫外可視吸光度測定法　188
磁気回転比　96
シクロデキストリン　339
自己相関関数　152
示差走査熱量分析　51
示差走査熱量計　87
示差熱分析　52
実験計画法　374
質量分析　184
指紋スペクトル　87
シャドウィング法　222
斜方格子　40
自由エネルギー　65
自由誘導減衰　98
重要品質特性　374,396
主成分分析　75,360
準安定多形　26
純度試験（類縁物質）　381
純度測定　62
昇温速度　56
消化管内移動特性　327
蒸気拡散法　42
晶析　16
晶析操作　16
蒸発乾燥法　21
晶癖　27
初回通過効果　327
シンク条件　10
人工腸液　234
浸漬熱法　129
振動エネルギー準位　69
振動分光法　73,78

索　引

ス

水蒸気吸着測定用装置　136
水蒸気吸着等温線　138
垂直板法　160
水分吸脱着　67
水分測定法　52
水和物　7,55
ストークス式　147,149
スピニングサイドバンド　104
スピンエコー　200
スピン拡散　113
スピンロック　109
スピン―格子緩和時間　201
スピン―スピン緩和時間　202
スラリー法　264

セ

製剤中間体　288
成長速度論　22
生物学的利用率　327
ゼーマン分裂　95
赤外イメージング　181,183
赤外吸収帯　69
赤外吸収スペクトル　52,69
赤外分光法　69,87,268
線成長速度　24
せん断核化　23
全反射減衰法　84

ソ

相関法　67
双極子デカップリング　107
双極子モーメント　69
走査型電子顕微鏡　214
操作点　17,19
走査透過型電子顕微鏡　222
相図　18
相平衡　17
相溶性　59
速度論　17

タ

体心格子　40
タイトジャンクション　324

多角 NMR 測定　119

多形転移　55
脱溶媒　43
縦緩和　98
多点法　132
種結晶　20,28
球相当径　142
単結晶　43
単結晶 X 線回折　45
単結晶 X 線構造解析　42
単純共晶系　18
単純格子　40
単純格子　48
単分子層吸着式　125
単変形　4

チ

チップ増強近接場ラマン散乱　77
超高速 DSC　63
長軸径　142
超分子シントン　263
沈降法　146

テ

低温透過型電子顕微鏡　222
底心格子　40
デザインスペース　375
デシケーター　134
デバイ・シェラー環　38,48
テラヘルツ時間領域分光法　86
テラヘルツ波　83
テラヘルツ分光　331
テラヘルツ分光分析　87
テラヘルツ分光法　83,85
転移エンタルピー　54
転移温度　25
転移熱則　5

ト

等温カロリメトリ　67
等温マイクロカロリメトリ　66
透過型電子顕微鏡　219
透過型ラマン分光法　80
透過性　324
透過法　70,77,84

索　引

等沈降速度球相当径　142
動的光散乱法　152
動的流動法　128
特性 X 線　36
特性吸収波数　72
特性振動吸収帯　69
ドライパウダーインハレーション　154
トランスポーター　324
トリプルモノクロメーター　79

ナ

内部標準法　49

ニ

ニードルブリーディング　23
二次核　22

ヌ

ぬれ　158
ぬれ性　167

ネ

ネガティブ染色法　222
ネクストジェネレーションインパクター法
　154
熱重量測定　51
熱分析装置　52
熱分析法　233
熱容量則　5
熱量測定　65

ハ

バイオアベイラビリティ　327
倍音　73
パウダーパターン　104
発光分光法　72
ハロー　343
反転回復　113,206
反転時間　206
判別分析法　75

ヒ

光音響光学素子　75
光音響分光法　72
非晶質　8
非晶質状態　57
非点収差　216
非熱容量　62
比表面積　156
比表面積測定法　124
非平衡状態　20
非溶媒添加法　24
表面エネルギー測定法　158
表面自由エネルギー　158,168
表面積球相当径　142
表面増強共鳴ラマン　77
品質リスクマネジメント　375
貧溶媒添加法　24

フ

不安定ガラス　57
フーリエ干渉分光方式　75
フェレー径　142
部分的最小二乗回帰　88
ブラケッティング法　399
フラスコ振とう法　240
ブラッグの式　36
ブラッグの法則　36
ブラベー格子　38
フリー体原薬　243
ふりかけ法　222
不良薬　358
ふるい分け法　144
プロトン密度強調画像　209
雰囲気ガス　53
分光イメージング技術　182
分散型　75
分散沈降法　147
分子パッキング　28
粉末 X 線　67
粉末 X 線回折　87

ヘ

ヘイウッド径　142
平均粒子径　143
平衡論　17

409

索　　引

ベクトルモデル　99
ヘテロダイン法　152

ホ

包接複合体　339
飽和回復　113
ホモダイン法　152

マ

マーチン径　142
膜透過性　328
膜透過促進剤　329
膜輸送　324
マッピング測定　335
マルチステージリキッドインピンジャー法
　154

ミ

ミクロトーム法　222
密着接合　324
密度則　5

メ

メジアン径　143
面心格子　40

モ

毛管法　160
目標製品品質プロファイル　393
モノトロピー型　54

ユ

融解エントロピー則　5
融解熱　12
融解熱則　5
輸送担体　324

ヨ

溶液媒介転移　26
溶解性　10
溶解速度　11,12

溶解速度式　10
溶解度曲線　19
溶解熱　11,12,67
溶解熱測定　65
溶媒蒸発法　42
溶媒添加共粉砕法　233
溶媒和物　7
溶融法　265
横緩和　98

ラ

ラーモアの歳差運動　95
ライフサイクル　387
ライプニング現象　23
ラウエ斑点　37
ラジオ波　199
ラマンイメージング　182
ラマン散乱光　76
ラマンスペクトル　76
ラマン分光　67,331
ラマン分光法　76,85,87,333
ラングミュア型吸着　125
ラングミュア式　125

リ

リテスト期間　392
粒径　28
粒径分布　29
粒子群　141
粒子径　28,141,151,156
粒子形状　142
粒子径分布　143
粒子径分布曲線　147
流体力学径　154
粒度　141
臨界半径　22

レ

励起　69,97
冷却温度プロファイル　21,29
レイリー散乱　76
レーザー回折・散乱法　150
連続晶析　18

410

索　引

A

abundant spin　102
active moiety　288
AFM　225
ANDA　401
Anti-solvent　28
Anti-solvent 添加法　24,30
AOTF　75
API　288
API in capsule　354
ASAP　234
ATR-IR　183
ATR 法　71,84
Avrami-Erofeev 式　61

B

BCS　328
BET 型吸着　127
BLA　400

C

CCDC　47
CCF　263
CIF　47
CMC　387
cocrystal　31
continuous wave NMR　97
CP/MAS 測定　115
CP/MAS 法　103,108
CP ビルドアップカーブ　109,110
CQA　374,396
CRAMPS　110
cryoSEM　217,222
CTD　383,387

D

DD/MAS 法　107
differential themal analysis　52
DoE　374
DPI　154,288
dry powder inhalation　154
DSC　51,67,87
DSC 曲線　54,58
DSC 信号　52

DTA　52
DWI　207,209
dynamic nuclear polarization　122

E

enantiotropy　4
EPI　205

F

FaSSIF　234
fast MAS　111
FeSSIF　234
FID　98
FIH　354
FMEA　398
fourier transform NMR　97
frequency effect　58
FSE　205

G

geometric standard deviation　154
Gibbs-Thomson 式　23
Gibbs 自由エネルギー　3,10,22
GLP　391
Gordon-Taylor 式　10,59
GRAS　263
grinding 法　264
GSD　154
Guggenheim-Anderson-de Boer equation
　(GAB) 式　135
Gutmann の式　166

H

Hartmann-Hahn（マッチング）条件　108
Hermans 法　49

I

IGC　161,173
IMPD　395
IND　394
inverse gas chromatograph　161
IR　87,206

411

索　　引

J

James-Matin 圧力降下係数　163

K

kofler 法　265
Kohlrausch-Williams-Watts の経験式　8
Kohlrausch-Williams-Watts 式　57

L

Large-N　384
liquid assisted grinding 法　265
lnkley 法　133

M

MAA　400
MALDI-TOF-MS　184
MAS　102
mass median aerodynamic diameter　154
miller 指数　39,41
MMAD　154
monotoropy　4
morphology　27
MQMAS　119
MRI　203

N

NDA　400
Nernst-Noyes-Whitney 式　241
NMR　94,199
NMR 緩和時間測定　121
Noyes-Whitney 式　10,241

O

ORTEP 図　44

P

PAT　21,73,347
PCA　360
PDWI　209
PLS　88
PLS 回帰分析　333

POC
POC　354
powder in capsule　354
PQS　376

Q

QbD　176,373,397
QbT　378
QRM　375
QTPP　352,393
Q カルテット　373

R

rare spin　102
Ruland 法　49,68

S

S/N 比　102
SEC　349
SECV　349
SEM/EDX　214,217
SIMCA　75
spring and parachute model　237
SPring-8　190
SSB　104
STEM　222

T

TE　207
TEM　219
TG　51
TG-DTA 曲線　56
thermogravimetry　51
TI　206
TOF-MAS　184
TOF-SIMS　184
TOSS 法　105
total suppression of spinning side bands 法　105
translational reserch　354

U

ultrafast MAS　111

V

van der Waals 力　124
van' t Hoff 式　5
VFI　174
void forming index　174

W

Washburn 式　160

X

XRD-DSC　63

XRPD　331
XRPD 集光法　332
XRPD パターン　276
X 線 CT　360
X 線-DSC 同時測定　63
X 線回折　35
X 線光電子分光法　268

Y

Young 式　159

固体医薬品の物性評価 第2版

定価　本体10,000円（税別）

2003年 6 月 1 日　初版発行
2018年 8 月31日　第 2 版発行
2023年10月 5 日　第 2 版第 2 刷発行

監　修　　日本薬剤学会 物性FG
編　集　　米持 悦生
　　　　　よねもち えつお
発行人　　武田 信
発行所　　株式会社 じほう

　　　　101-8421　東京都千代田区神田猿楽町1-5-15（猿楽町SSビル）
　　　　振替　00190-0-900481
　　　　＜大阪支局＞
　　　　541-0044　大阪市中央区伏見町2-1-1（三井住友銀行高麗橋ビル）
　　　　お問い合わせ　https://www.jiho.co.jp/contact/

©2018　　　　　　　　　　　　　　　　　　　　組版・印刷　三美印刷(株)
Printed in Japan

本書の複写にかかる複製，上映，譲渡，公衆送信（送信可能化を含む）の各権利は
株式会社じほうが管理の委託を受けています．

JCOPY ＜出版者著作権管理機構 委託出版物＞
本書の無断複製は著作権法上での例外を除き禁じられています．
複製される場合は，そのつど事前に，出版者著作権管理機構（電話 03-5244-5088，
FAX 03-5244-5089，e-mail：info@jcopy.or.jp）の許諾を得てください．

万一落丁，乱丁の場合は，お取替えいたします．
ISBN 978-4-8407-5107-0